现代医院管理与医院经济运行

主编　梅增军　孔凡芹　孔　霞　周新玲

再依奴尔·阿不都外力　林　洁

鞠少华

黑龙江科学技术出版社

HEILONGJIANG SCIENCE AND TECHNOLOGY PRESS

图书在版编目（CIP）数据

现代医院管理与医院经济运行 / 梅增军等主编. --
哈尔滨：黑龙江科学技术出版社，2023.7
ISBN 978-7-5719-1999-3

Ⅰ．①现… Ⅱ．①梅… Ⅲ．①医院－管理②医院－经
济管理 Ⅳ．①R197.32

中国国家版本馆CIP数据核字（2023）第107044号

现代医院管理与医院经济运行
XIANDAI YIYUAN GUANLI YU YIYUAN JINGJI YUNXING

主　　编	梅增军　孔凡芹　孔　霞　周新玲　再依奴尔·阿不都外力	
	林　洁　鞠少华	
责任编辑	包金丹	
封面设计	宗　宁	
出　　版	黑龙江科学技术出版社	
	地址：哈尔滨市南岗区公安街70-2号　邮编：150007	
	电话：（0451）53642106　传真：（0451）53642143	
	网址：www.lkcbs.cn	
发　　行	全国新华书店	
印　　刷	黑龙江龙江传媒有限责任公司	
开　　本	787 mm×1092 mm　1/16	
印　　张	23.5	
字　　数	592千字	
版　　次	2023年7月第1版	
印　　次	2023年7月第1次印刷	
书　　号	ISBN 978-7-5719-1999-3	
定　　价	198.00元	

前 言
FOREWORD

医院管理学作为管理学的一个分支学科,已经发展得较为完备并形成了比较完善的学科体系,是卫生事业管理专业的重要学科之一。随着社会经济的发展和人民群众对医疗服务需求的提高,医院的功能与任务也随之发生了较大变化。近年来,我国医院信息化建设取得了长足的进步和发展,并因此带来了医院管理理论和方法的创新与变革。为了适应医院管理工作及教学改革的迫切需要,在以现代管理学理论和方法及国外医院管理研究的新进展为基础,同时密切结合我国医院改革和发展实际的前提下,我们邀请本领域的专家编写了《现代医院管理与医院经济运行》一书。

本书以实现医院现代化管理为目标,遵循系统性、科学性、先进性和实用性的编写原则,系统介绍了各项管理在实际工作中的应用。内容涉及医疗质量管理及医疗安全管理、电子病历管理、经济管理、资产管理、运营资金管理、成本核算管理、预算管理、财务管理、会计管理等多个方面。本书在编写过程中理论联系实际,并充分借鉴、参考了相关学科的知识,做到了内容翔实、涵盖面广、语言精练、结构合理、逻辑清晰,适合卫生行政机构工作人员、医院各部门管理人员、各级医护人员等阅读和学习,也可作为医院管理培训班的辅助用书。

在本书编写过程中,各位专家不辞辛苦、夜以继日,查阅了大量文献资料,并结合多年管理工作经验,梳理本书内容,完善编写思路,反复讨论修改,最终完成了编写任务,在此,表示深深的感谢和敬意!由于编写时间仓促、经验有限,难免有疏漏、不当甚或重复之处,望广大读者惠予指正,不胜感谢。

《现代医院管理与医院经济运行》编委会

2023 年 3 月

目 录
CONTENTS

第一章

绪　论

第一节　医院管理学的方法论与基本原则

一、医院管理学的方法论

方法论是指认识世界和改造世界的一般方法,在不同层次上有哲学方法论、一般科学方法论、具体科学方法论之分。关于认识世界、改造世界、探索实现主观世界与客观世界相一致的最一般的方法理论是哲学方法论;研究各门学科,带有一定普遍意义,适用于许多有关领域的方法理论是一般科学方法论;研究某一具体学科,涉及某一具体领域的方法理论是具体科学方法论。三者是互相依存、互相影响、互相补充的对立统一关系。哲学方法论在一定意义上带有决定性作用,它是各门科学方法论的概括和总结,是最为普遍的方法论,对一般科学方法论和具体科学方法论有着指导意义。

每一门学科都有其方法论,也就是总的指导思想和原则。研究我国医院管理,其方法论应该包括,必须从我国的国情和医院发展的实际出发,掌握有关社会科学、现代管理科学和医学科学等知识,并以此为基础,运用一般科学研究的基本方法,如定性调查的方法、统计和实验等定量的方法、综合分析的方法等。同时要研究现代管理科学在医院管理中的应用,紧密结合国情和实际,借鉴国外一切先进的科学管理理论和经验。重视我国医院管理的实践经验,全面理解医院作为社会事业重要组成部分的性质,坚持社会效益第一的原则和促进人民健康的根本宗旨,合理运用医院管理的相关理论和方法。

二、医院管理学的基本原则

医院管理学作为一门科学,其发展既要遵循哲学层面的普遍客观规律、也要遵循管理科学的一般规律,还要紧密结合本学科领域的特点。医院管理学的发展应坚持以下原则。

(一)遵循医院管理客观规律

马克思主义认为,规律是事物、现象或过程之间的必然关系。规律具有本质性的内部联系,也是现象间的必然关系,是现象中的普遍东西。管理作为一门科学,存在不以人们意志为转移的客观规律。医院管理者的责任就是要正确认识并把握医院管理的客观规律,运用科学管理方法,使医院良好运行并实现其发展目标。切忌脱离客观实际、主观随意。

1

(二)坚持发展的观点

一切客观事物都处在不断运动、发展、变化之中,因此医院管理必须与不断发展变化着的客观实际相适应。医院管理的对象是发展、运动着的,新情况、新问题不断出现,发展观点强调管理上的动态性、灵活性和创造性。要始终坚持发展的观点,改革创新,切不可满足现状,墨守成规,停滞不前,思想僵化。

(三)坚持系统的观点

所谓系统,一般是指由相互作用和相互依赖的若干组成部分相结合而成为具有特定功能的有机整体,任何系统都不是孤立的,它总是处在各个层次的系统之中,它在内部和外部都要进行物质、能量、信息的交换。所谓系统的观点,就是把所研究的事物看作是一个系统。医院正是这样一个系统,因此研究医院管理必须坚持将医院作为一个整体系统加以研究。医院作为一个系统,由人员、设备、物资、经费、信息等要素组成,并按功能划分为若干子系统及更小的子系统,形成层次结构。

(四)坚持"以人为本"的理念

人是一个系统中最主要、最活跃的要素,也是一切活动的最重要资源。重视人的因素,调动人的积极性,已成为现代管理的一条重要观点。传统管理以管理事务为主体,现代管理则发展到以人为主体的管理,即只有充分调动人的积极性、主动性、创造性,才能实现管理的目标。在医院系统中,服务提供者是医院员工,服务对象是病患中的人,这就要求在医院管理中既要充分调动医院员工的积极性、主动性和创造性,又要切实尊重患者,服务患者,真正做到"以人为本"。

(五)遵循医疗行业特点

医疗行业作为一个服务行业,有其显著特点。医院是一个劳动、知识和资金密集型兼有的组织,对生产诸要素中劳动力素质的依赖更为明显;医疗服务具有明确的区域性、连续性、协调性和可记性等特点,且调节供需矛盾的方法少、效果差、难度大和周期长;医疗服务的产出直接依赖消费者的协作,医疗服务消费者严重依赖提供者;由于医疗服务的需求弹性较小,医疗服务的价格和服务的效用、意愿之间的关系并不紧密。医院提供的服务是直接面对消费者的即时性供给,具有明显的不确定性、专业性、垄断性和不可替代性,同时责任重大、客观上要求无误和完整,还有部分福利性的特点。医疗服务的需求者具有明确的目的性,即以较少的花费治愈疾病;但其寻求服务的过程则是盲目的、被动的和不确定的;同时医疗服务要求公益性和公平性,往往表现为第三方付费。

医疗服务具有其他服务性行业难以比拟的复杂性,医院管理者要认真研究。

(六)坚持一切从实际出发

医院管理研究在我国还是一门新兴学科,其理论体系、研究方法还很不完善,大多是直接学习和借鉴其他一些学科的理论和方法,尚未形成独立的学科体系。在这样一个阶段,我们必须加强医院管理理论的研究,同时又要认真总结我国医院改革发展的经验和教训,紧密结合医药卫生体制改革的实际,坚持理论研究与医院实践相结合。在研究方法上,要坚持定性与定量研究相结合,针对研究问题,采取适宜研究方法。在推进医院改革发展中,要坚持借鉴国际经验与开拓创新相结合,既要从中国国情出发、坚持走中国特色的创新之路,又要学习借鉴国际的先进经验,同时避免其已走过的弯路。

(王晓萌)

第二节 医院管理的职能

所谓职能是指人、机构或事物应有的作用。管理职能是管理系统功能的体现,是管理系统运行过程的表现形式。管理者的管理行为,主要表现为管理职能,每个管理者工作时都在执行这些职能中的一个或几个。医院管理的职能主要是管理职能在医院工作实践中的运用,通常包括计划职能、组织职能、控制与协调职能、激励职能、领导职能等。现结合医院管理的具体内容,逐一做出说明。

一、计划职能

计划是管理的首要职能。计划是对未来方案的一种说明,包括目标、实现目标的方法与途径、实现目标的时间、由谁完成目标等内容,是管理工作中必不可少的重要内容。计划贯穿于整个管理工作中,具有如下特点:目的性,即计划工作为目标服务;第一性,管理过程中的其他职能都只有在计划工作确定了目标后才能进行;普遍性,计划工作在各级管理人员的工作中是普遍存在的;效率性,计划要讲究经济效益;重要性,计划是管理者指挥的依据,进行控制的基础。

计划工作也是医院管理的首要职能,主要包括确定医院目标、实现目标的途径和方法等,而目标又可分为医院的整体目标和部门的分目标。按照计划所涉及的时间分类,可以分为长期计划、中期计划和短期计划。长期计划是战略性计划,它规定医院在较长时期的目标,是对医院发展具有长期指导意义的计划;短期计划通常是指年度计划,它是根据中长期计划规定的目标和当前的实际情况,对计划年度的各项活动所做出的总体安排。中期计划介于长期计划和短期计划之间,是指今后一段时间内,医院的发展步调、重点任务等。

按照计划内容来分,可分为整体计划和部门计划。整体计划是对整个医院都具有指导意义的计划,如医院总体发展规划。部门计划是医院科室和部门的工作计划,如医疗计划、药品计划、财务计划、人员调配计划、物资供应计划、设备购置计划、基建维修计划等。

计划工作是一种特定的管理行为,是医院各级管理者所要完成的一项劳动,是一种预测未来、设计目标、决定政策、选择方案的连续程序。所以在制订计划和目标时,要进行调查研究和预测,并在此分析比较的基础上,做出最优的选择。

二、组织职能

组织是为达到某些特定目标,经由分工和合作及不同层次的权利和责任制度而构成的人的集合。实现计划目标,要建立有效的、连续性的工作系统。这个系统包括体制、机构的建立和设置,工作人员的选择和配备,规定职务、权限和责任,建立工作制度和规范,同时建立有效的指挥系统,使单位的工作有机地组织起来,协调地发展。组织有以下基本含义:目标是组织存在的前提,组织是实现目标的工具,分工合作是组织运转并发挥效率的基本手段,组织必须具有不同层次的权利和责任制度,组织这一工作系统必须是协调的。

医院组织是指为了实现医院目标,以一定的机构形式,将编制的人员群体进行有机的组合,并按一定的方式与规则进行活动的集合体。医院组织是组成医院的基本机构,是医院进行各项活动的基本条件,也是整个医院管理的基础。医院组织设置的原则主要考虑以下几点:管理宽度原则,一个领导者有效指挥下属的人数是有限的;统一指挥原则,一个人只能接受一个上级的命令和指挥;责权一致原则,赋予责任的同时,必须赋予相应的权力;分工协作的原则,按照不同专业和性质进行合理分工,各部门也要协调和配合;机构精简原则,保证机构正常运转情况下配置少而精的管理人员。

医院组织机构的设置,要从医院的工作性质和任务规模出发,适应自身的职能需要。组织工作就是为了实现医院的共同目标,需要建立有效的、连续性的工作系统,而建立这个系统所采取的行动过程。医院组织工作的一般程序为确定医院目标、设置组织结构、合理配置资源、授予相应权责利、协调沟通各方关系等。

三、控制与协调职能

控制是指组织在动态变化过程中,为确保实现既定的目标,而进行的检查、监督、纠偏等管理活动。控制就是检查工作是否按既定的计划、标准和方法进行,若有偏差要分析原因,发出指示,并做出改进,以确保组织目标的实现。它既是一次管理循环过程的重点,又是新一轮管理循环活动的起点。按照控制活动的性质分,可分为预防性控制、更正性控制;按照控制点的位置分,可以分为预先控制、过程控制、事后控制;按照信息的性质分,可以分为反馈控制、前馈控制;按照采用的手段分,可以分为直接控制、间接控制。

医院不论是惯性运作还是各项工作计划的执行,都必须在有控制的条件下进行。医院内的控制通常可以分为三种,一是事前控制,又称前馈控制,是指通过情况观察、规律掌握、信息收集整理、趋势预测等活动,正确预计未来可能出现的问题,在其发生之前采取措施进行防范,将可能发生的偏差消除在萌芽状态,如制定实施各种规章制度,开展医疗安全、药品安全、预防医院感染等活动。二是过程控制,又称事中控制,是指在某项经济活动或者工作过程中,管理者在现场对正在进行的活动或者行为给予指导、监督,以保证活动和行为按照规定的程序和要求进行,如诊疗过程、护理过程等。三是事后控制,又称后馈控制,是指将实行计划的结果与预定计划目标相比较,找出偏差,并分析产生偏差的原因,采取纠正措施,以保证下一周期管理活动的良性循环,如医疗事故处理等。

医院进行控制的方式主要有利用医院信息系统,进行各类绩效考核等。控制是一种有目的的主动行为。医院的各级管理人员都有控制的职责,不仅对自己的工作负责,而且必须对医院整体计划和目标的实现负责。控制工作离不了信息的反馈,在现代化医院中建立医院信息系统将会成为管理者进行控制工作,保证管理工作沿着医院的目标前进的一种重要手段。

协调就是使组织的一切工作都能和谐地配合,并有利于组织取得成功。协调就是正确处理组织内外各种关系,为组织正常运转创造良好的条件和环境,促进组织目标的实现。包括组织内部的协调、组织与外部环境的协调、对冲突的协调等。协调也可以说是实现控制的一种重要手段,与控制相比有更好的管理弹性。

四、激励职能

激励是指人类活动的一种内心状态,它是具有加强和激发动机,推动并引导行为使之朝向预定目标的作用。激励有助于激发和调动职工的积极性,这种状态可以促使职工的智力和体力能量充分地释放出来,产生一系列积极的行为;有助于将职工的个人目标与组织目标统一起来,使职工把个人目标统一于组织的整体目标,激发职工为完成工作任务作出贡献,从而促使个人目标与组织目标的共同实现;有助于增强组织的凝聚力,促进内部各组成部分的协调统一。

医院管理者要对职工进行培训和教育,充分激励职工的积极性、创造性,不断提高业务水平,更好地实现目标。正确的激励应遵循以下原则:目标结合的原则,将医院组织目标与个人目标较好的结合,使个人目标的实现离不开实现组织目标所做的努力;物质激励与精神激励相结合的原则,既要做好工资、奖金等基本物质保障的外在激励,也要做好满足职工自尊心和自我实现的内在发展激励;正负激励相结合的原则,即运用好奖励和惩罚两种手段进行激励约束。

目前医院激励职工的手段与方法包括:①物质激励,在物质激励中,突出的是职工的工资和奖金,通过金钱的激励作用满足职工的最基本需要;②职工参与管理,参与管理是指在不同程度上让职工和下级参与组织决策和各级管理工作的研究和讨论,能使职工体验到自己的利益同组织利益密切相关而产生责任感,职工代表大会是目前医院职工参与管理的主要形式之一;③工作成就感,使工作具有挑战性和富有意义,满足职工成就感的内在需求,也是激励的一种有效方法;④医院文化建设,通过建设富有特色的医院文化,增强职工的凝聚力和归属感,从精神上激励职工产生自尊和责任感。

五、领导职能

领导是在一定的社会组织或群体内,为实现组织预定目标,领导者运用法定权力和自身影响力影响被领导者的行为,并将其导向组织目标的过程。领导的基本职责,是为一定的社会组织或团体确立目标、制定战略、进行决策、编制规划和组织实施等。

领导职能是领导者依据客观需要开展一切必要的领导活动的职责和功能,医院领导的基本职能包括规划、决策、组织、协调和控制等。有效的领导工作对于确保医院高效运行并实现其目标至关重要。在医院经营管理活动的各个方面都贯穿着一系列的领导和决策活动。例如,办院方针、工作规划、质量控制、人事安排、干部培训、财务预算、设备更新等都要做出合理的决定。从我国医院管理现状来看,领导者在现代医院管理中的作用越来越大,地位也越来越重要。领导的本质是妥善处理好各种人际关系,其目的是形成以主要领导者为核心、团结一致为实现医院发展目标而共同奋斗的一股合力。

我国医院的领导体制也在不断变化之中。自1991年以来,我国公立医院的领导体制多实行院长负责制,也有少部分为党委领导下的院长负责制;而在一些股份制医院、民营医院、合资医院则有不少实行的是董事会领导下的院长负责制。院长负责制是目前我国医院领导体制的主体形式,在该体制下医院院长对医院行政、业务工作全权负责,党委行使保证监督的职能,职工通过职工代表大会参与医院的民主管理与民主监督。公立医院院长受政府或其下属机构委托全权管理医院,对行政、业务工作全面负责,统一领导。当前,新一轮的医药卫生体制改革正在全面深化的过程中,我国医院的领导和管理体制也必将会随之发生相应的改变。

(林 洁)

第二章

医院医疗质量管理

第一节 术语概念

术语是反映科学研究的成果,直接反映该领域科学知识积累和科学进步的程度,术语的规范与统一是一门成熟和独立学科所必备的基础条件。术语概念是一个理论问题,也是指导医疗质量管理实践的认识问题,只有明确科学的术语概念,才能有效地进行医疗质量管理。

一、质量管理概念

国际标准化组织(International Standard Organization,ISO)将质量管理定义为"在质量方面指挥和控制组织相互协调的活动"。质量管理包括组织的最高管理者制订质量方针(quality policy)与质量目标(quality objectives),建立质量管理体系等。质量管理由质量策划(quality planning)、质量控制(quality control)、质量保证(quality assurance)和质量改进(quality improvement)4个部分组成。质量策划是指致力于设定质量目标并规定必要的作业过程和相关资源以实现其质量目标,质量控制是致力于满足质量的要求,质量保证是致力于对达到质量要求提供信任,质量改进是指致力于满足质量要求的能力。

二、质量意识概念

意识是人头脑对于客观物质世界的反映,是感觉和思维等各种心理过程的总和,其中思维是人类特有的反映现实的高级形式。比如,作为一个医院院长,进入你的医院时候,你就会对医院发生的问题,马上敏感起来,比如,当你了解到门诊患者突然减少,这是为什么?有什么因素造成门诊量下降,医院下一步应采取什么措施和对策?这就是"问题意识"。又如你想买一件某品牌全棉衬衣,到商店后,售货员给你一件衬衣看,你一定首先注意的是品牌标识,再看看有无"全棉的标记",其手感是否是棉的感觉,这就是"质量意识"。

质量意识(quality consciousness)是医院每个层面的人员对质量问题和质量管理的思想观念、心理状态和行为表现的总称。增强质量意识是实施医院质量管理的关键,质量教育的重点是质量意识教育,因为医务人员的质量意识如何是实施质量管理的第一要素。质量问题首先是人的素质问题,每个人的个人素质又集中地反映在质量意识上。因此,任何人都不自觉地有着自己的质量意识。正确的质量意识不是自发形成的,而是与个人觉悟、修养、教育及良好的医院文化氛围有关。增强质量意识就是要通过强化质量意识教育,树立正确的质量意识,克服轻视质量或抵制质量管理的心态和行为。质量意识可分为 3 个意识层次。

(一)质量观念

质量观念(quality concept)是质量意识的核心和基础,是质量和质量管理的认知意识,包括认识什么是质量、质量是如何形成的、什么是质量控制和质量管理、如何进行质量控制和质量管理、什么是质量要素和质量决定因素等。

医务人员的医疗质量观与医学模式有直接关系。传统的生物医学模式质量观是只重视医疗技术质量和生物医学效应的狭义质量观,而生物、心理、社会医学模式质量是全面的医疗服务质量观。

质量观的深层次问题是认知质量和质量管理的世界观问题。正确的医疗服务质量观是以辩证唯物主义为指导的现代医学模式的科学质量观。在机械唯物主义和形而上学认识论的指导下就不能树立全面的科学质量观,甚至会形成形形色色的片面质量观。

(二)质量价值观

质量价值观(quality values)是质量意识的第二层次。在医院管理与医疗活动中,我们可看到存在这些问题,如:涉及质量管理的相关部门对某质量管理问题不关心与配合支持;医师在诊疗过程中未考虑合理检查、合理用药和合理治疗等问题。质量价值是指医疗质量对社会、患方、医院和自己有什么意义,包括科学价值、生命价值、生活价值、经济价值及伦理道德价值等。质量价值观是在正确的质量观支配下,对医疗质量的价值的认识及价值取向。它决定着管理者和医务人员对保证质量有无自觉的内驱力,对质量管理和质量控制的执行有没有积极性。端正管理者与员工的价值观是增强质量意识的关键。

(三)质控心态

质控心态是质量意识的第三层次。在医院的管理中,有时我们会发现:个别员工对质量管理有抵触情绪,甚至有抗拒行为,这就是质控心态的表现。质控心态是每个员工质量意识的直观外在表现和质量意识的综合体现,所以质控心态和对待质量管理的行为表现各异。它与个人的素质、知识、职业道德和职业习惯密切相关。

质控心态是对待质量管理的情绪倾向,不仅是个人的情绪,还包括群体情绪。医务人员能否保证医疗服务质量不只是技术上合格就行了,还必须有良好的个人和群体质控心态。伦理学家认为,质量意识是职业道德的重要标志之一。其观点是:没有强烈的质量意识就不可能有高尚的职业道德,从而也不可能有优质的医疗服务。

三、医疗质量概念

至今为止,全世界对医疗质量的定义尚未取得一致意见,有关医疗质量的定义目前尚无统一定义。1984 年,美国医学会(American Medical Association,AMA)对医量质量的定义:患者生活质量的改善及/或对延长寿命确实有贡献的医疗。而美国医疗机构评审联合委员会(Joint Commission on Accreditation of Healthcare Organizations,JCAHO)对医疗质量的定义:"在现有医学知识的基础上,医疗服务可以提高满意结果可能性的程度和降低不满意结果可能性的程度"。2016 年,原卫生计生委在《医疗质量管理办法》中给予的定义:"指在现有医疗技术水平及能力、条件下,医疗机构及其医务人员在临床诊断及治疗过程中,按照职业道德及诊疗规范要求,给予患者医疗照顾的程度"。

由于社会、生产力和科学技术的不断进步,以及人民对健康需求的不断增长,医疗质量随着医学模式向生物、心理、社会医学的转变,其内涵已从单一的临床医疗质量转变为整体综合质量的观点和看法。广义的整体综合质量内涵还包括:疗效、服务、时间和费用4个方面。此外,广义的医疗质量不仅包括医院诊治全过程的医疗工作质量,而且还向医院诊治前后延伸的趋势,即包括了增加医院服务范围、内容和手段、扩充健康知识和防病治病的宣教,加强出院患者的随访和康复指导等,正形成医院质量的重要内容。

医疗质量定义的不同表述是因为定义者研究的思路、关注点有所不同或各有所侧重;另外,因前述原因人们对医疗服务的感受、体验与要求在不断提升。所以,目前要给"医疗质量"下所谓完整定义较为困难,随着时间的推移和研究范围扩大,新的医疗质量的定义还会出现与发生变化。

四、医疗服务质量概念

医疗服务(medical services)是医疗机构以患者和社会人群为主要服务对象,以医学知识和医学技术为基本服务手段,向社会提供能满足人们卫生保健需要,为人们带来实际利益的医疗产出和非物质形态的服务。

(一)医疗产出

主要包括医疗服务实体及其质量,它们能够满足人们对医疗服务使用价值的需要,如手术后将疾病治愈。

(二)非物质形态的服务

主要包括服务态度、医院形象、品牌和声誉等,可以给患者带来心理上的满足、信任感和附加利益,具有象征性价值能满足服务对象精神及心理上的需要。

医疗服务质量特性是服务质量特性在医疗服务业中的体现,它除了具有其他服务质量的特征外,还具有其自身特殊的质量特性,包括:安全性、时间性、有效性、经济性、适宜性和可及性等。

关于医疗服务质量的概念尚无统一的定义。目前具有一定的代表性,并得到广泛赞同的医疗服务质量概念有1988年美国技术评估办公室(office of technology assessment,OTA)对医疗服务质量提出的定义,即"利用医学即知识和技术,在现有条件下,医疗服务过程增加患者期望结果和减少非期望结果的程度"。以及同年多那比第安所作的定义:"医疗服务质量是指利用合理的方法实现期望目标(恢复患者身心健康和令人满意)的能力。"

虽然上述概念表述不同,但都反映了两个重要的医疗服务质量理念,一是医疗服务已从"供者导向"向"患者导向"转变;二是医疗服务质量是医疗服务的使用价值是否满足患者健康需求的程度。医疗服务质量是衡量医疗服务机构整体素质和医疗能力发展水平的一个重要标志。

五、医疗质量管理概念

医疗质量管理是医疗工作的头等任务和医院现代科学管理的核心,它是医院全部职能管理的一个重要方面。医疗质量管理是指导和控制组织与医疗质量有关的相互协调的活动,是对确定和达到质量要求所需的职能和活动的管理。该管理包括医院质量方针的确定、医疗质量目标的制订、质量策划、质量控制、质量保证及质量改进。2016年,原国家卫计委发布的《医疗质量管理办法》的定义:"按照医疗质量形成的规律和有关法律、法规要求,运用现代科学管理方法,对医疗服务要素、过程和结果进行管理与控制,以实现医疗质量系统改进、持续改进的过程"。

六、医疗质量安全核心制度概念

医疗质量安全核心制度是指医疗机构及其医务人员在诊疗活动中应当严格遵守的相关制度。2005 年,原卫生部发布了《医院管理评价指南(试行)》,在《指南》中,第一次提出医疗质量安全核心制度的概念,并列出了 13 个核心制度,2016 年在《医疗质量管理办法》中又提出 18 个。建立医疗质量安全核心制度这种概念是我国医院质量管理的特色。

18 个核心制度包括首诊负责制度、三级查房制度、会诊制度、分级护理制度、值班和交接班制度、疑难病例讨论制度、急危重患者抢救制度、术前讨论制度、死亡病例讨论制度、查对制度、手术安全核查制度、手术分级管理制度、新技术和新项目准入制度、危急值报告制度、病历管理制度、抗菌药物分级管理制度、临床用血审核制度、信息安全管理制度。

（再依奴尔·阿不都外力）

第二节 质量管理基本原理

医院质量管理基本原理是指医院质量管理的本质和现实的反映,是在医院质量管理实践中被检验的正确理论,医疗质量必须遵循有关质量管理基本原理和理论进行管理。

一、系统论原理

系统论原理是现代管理科学的一个最基本的原理。ISO 对系统基本定义:"相互关联或相互作用的一组要素"。系统原理是指系统是由相互联系相互作用的若干要素结合而成的、具有特定功能的有机整体。系统是由两个以上的要素组成,各要素之间存在着有机的联系,整体具有新的功能和性质。

医院质量管理是医院管理的重要组成部分。以质量管理而言,医院质量管理就是一个系统,如果我们将医疗质量管理放在医院质量管理中,医疗质量管理就属医院质量管理的子系统,它们之间存在着有机的联系(图 2-1)。

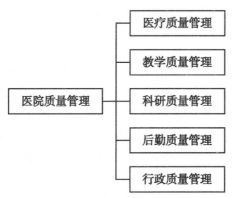

图 2-1 医院质量管理系统示意图

医院管理是一个复杂的系统,质量管理不是单一独立的过程,而是由医院多个相互关联、作用的过程构成的,他们之间的关系相当密切而复杂。医院管理者(包括员工)可将自己负责的管理对象视为一个整体系统,而不是一个孤立分割的部分来进行管理。从整体系统着眼,使局部服从整体。

例如,我们根据医疗工作活动的特点,将它看作是一个较独立的系统。医疗工作系统是由门、急诊工作、病房工作、护理工作及医技工作等小系统组成的。对组成医疗工作的各小系统过程加以识别、理解和管理,以达到实现预定的管理目标。

医院质量管理要用系统论原理的思想整体体现,并将此原理用于医疗质量管理中。在医院质量管理中,要求科室领导着眼于医院的整体质量,而不是一个科室的质量,应明确一个科室的医疗质量能影响全院的质量,个人医疗质量不仅会影响科室的质量,还会影响全院的质量。

系统原理运用医疗质量管理的意义在于运用系统的观点、理论和方法对管理活动进行充分的系统分析,将医疗质量关联的过程作为系统加以识别、分析、理解和管理。换句话讲,管理对象是一个系统,具有系统论的属性。系统原理的运用有助于提高和实现质量管理目标的有效性和效率。

二、控制论原理

控制原理源于控制论理论,控制论是一种能应用于任何系统中的一般控制理论。所谓控制,就是由管理人员对组织实际运行是否符合预定的目标进行测量,并采取措施确保组织目标实现的过程。

控制是医院管理的重要行为,对于医院质量管理具有极为重要的意义。医院医疗质量管理是一项有意识的活动,要达到一定的目的。可是,医院活动受多种因素制约,其发展有多种可能性。为保证医院质量管理目标的实现,医院管理者就不得不对医疗活动和医疗行为实行一定的控制,并采取各种方式将各项质量活动过程处于人的监控之下或处于正常活动状态。

医疗质量的实时监控是目前医疗质量管理的推崇方式,实施医疗质量的实时监控需实现从事后控制为主转向事前、事中控制为主,从以终末质量控制为主转向过程质量控制为主,从反馈控制为主转向前馈和现场控制为主,从被动控制转向主动控制的控制方式转变。

控制不仅是医疗质量管理的重要组成内容之一,而且其他的管理工作也离不开控制。因此,控制也是现代医院管理必需的。故医院管理者应运用控制原理实施管理,以保证实际工作能与医院的目标、计划保持一致,以提高医院质量管理活动的有效性。

三、政策主导原理

政策是国家或政党为实现一定历史时期的路线而制定的行动准则。政策主导原理指国家对卫生事业、医院各项管理工作及正常运程起主导的作用。政策主导作用是由国家政权的性质和职能所决定,国家的政策在医院管理中始终处于主导作用。国内有学者研究,国家有关部门共颁布与医院管理有关的法律法规和有关技术标准规范近 400 个,这对医院的管理起到导向的作用。国家政策对医院管理的引导,其根本目的是为了保障人民群众的身体健康,以满足民众日益增长的卫生保健需求,从而促进卫生事业的发展。

政策主导就是医院要对国家的方针政策进行宣传和教育培训、让员工都知晓,并必须不折不扣地贯彻执行。必要时,卫生行政部门对政策贯彻落实要进行行政干预和采用法律手段强行执行。此外,医院在制订本单位的质量管理制度或措施时,必须以国家的相关政策为依据,体现有关政策的要求和规定,充分发挥国家相关政策的导向作用,不能与国家的政策相矛盾或有违背之处。

四、整分合原理

整分合原理是现代管理基本原理之一。整分合原理是指在整体规划下明确分工,在分工基础上进行有效的综合。"整"是指整体,整体可以是某项工作、某个部门、某个项目等。要充分详细了解整体的功能、任务、作用、目的等。"分"是明确分工、任务或目标分解,建立责任制,以便实现有效管理。"合"就是进行强有力的组织管理,在纵向的分工之间建立起必要的横向联系,使各个方面的环节同步协调、综合协作,形成合力,使管理系统正常运转。整体把握、科学分解、组织综合。

整分合原理就卫生行业而言,整是指医院管理的整体性,即必须在医院的质量管理整体目标下才能获得高水平的管理效果。分是指医院管理的科学分工,即必须在科学、合理、明确的分工下才能发挥每个成员的最大作用,才能最有效地利用资源。合是指在已分工的基础上进行有效的综合,发挥最大的整体效能。

管理必须有分有合,先分后合,这是整分合原则的基本要求。在这个原则中,整体是前提,分工是关键,综合是保证。

如果不是科学的分工,就会无法避免和解决分工带来的各环节的脱节及横向协作的困难,不能形成"凝聚力",进而影响完成和实现整体目标等众多问题。

五、层次原理

层次原理是指一个组织按管理的功能与分工设定的行政等级的层次数目,形成组织的等级制或层次性管理结构。当组织达到一定规模时,管理层次和管理幅度之间存在着一种反比例的关系。管理幅度越大,管理层次就越少;反之,管理幅度越小,则管理层次就越多。这两种情况相应地对应着两种类型的组织结构形态,前者称为扁平型结构,后者则称为高耸型结构。扁平型结构则被认为比较灵活,容易适应环境,组织成员的参与程度也相对比较高。

所谓层次管理就是分级管理,这在医疗质量管理中非常重要。由于扁平型结构有利于缩短上下层级距离,密切关系,信息纵向流快,管理成本较低,且由于各层管理幅度较大,各层有较大的自主性、积极性和满足感,医疗质量管理层次一般为 3 个层面,即决策层、控制层和执行层(或称操作层),如图 2-2 所示。

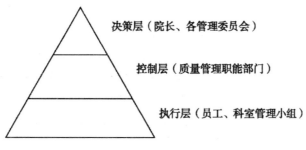

图 2-2 医疗质量管理层级示意图

图 2-2 表明医疗质量管理层级的纵向结构中,院长和各质量管理委员会属决策层,位于三角形层的顶端把握质量管理的方向,制订质量目标及实现目标的方针政策,实施质量管理的组织、

指挥、决策和协调工作;质量管理职能部门和主管部门属控制层,位于层次的第二层,履行医疗质量的指导、检查、监督、考核、评价和控制管理职能。员工及科室管理小组属执行层,位于三角形层的底部,执行落实质量管理的各项规章制度,解决纠正本科室存在的质量问题。现代医院管理要求管理的各个层次都要赋予其管理功能,承担管理职责和责任,并给予一定权力,使其职权责统一。

六、弹性原理

弹性是指物体在外界力的作用下变形,除去外力后能作出反应,变形随即消失,并维持自身稳定性的能力与特性,这种性质称为弹性。弹性原理是指管理必须要有很强的适应性和灵活性,用以适应系统外部环境和内部条件发生变化的形势,实现灵活管理。

引用到管理科学上,弹性原理就是要考虑到人和事物本身的可塑性,以及客观事物运动过程的可变性,进而把握在一定原则下或一定范围内的可调节性,进而对内外部环境变化做出能动的反应并最终达成有效目标的能力。组织系统的弹性通过富有弹性的管理来实现,称为"管理弹性"。

医院面对的社会形态是多样的。同时系统也是不断变化的,是动态发展的。因而,医院的质量管理具有很多的不稳定性,是一个多因素、多变化的综合管理。实践中,想把每一个变化都考虑到,每一个因素都抓到几乎是不可能的。

如在制订某管理方案时要有一定的"弹性"思想,考虑周到点多准备几种备选方案;制订指标时,应考虑到不能定得太高而致不能完成、定得太低又不能达到管理目的;再如,在抗生素使用管理时应考虑具有一定的弹性,在不违反合理用药的前提下,医师有一定的选择余地等。这是因为质量管理的主要对象是人,人是有思维的。所以,医院质量管理必须保持适当的弹性是为了更好地达到管理目的。质量管理系统必须保持充分的伸缩性,以便及时适应客观事物的各种变化,才能实现有效的动态管理。掌握管理科学的弹性原理知识,对实现高效能管理的连续性、提高管理技巧和水平都有非常重要的现实意义。

（张连涛）

第三节　医疗质量的三级结构

医疗质量的形成既是一个过程,又有一定规律。医疗质量的形成过程由 3 个层次构成,称为"三级质量结构",即结构质量、环节质量和终末质量。这是医疗质量管理的实践经验总结。遵照医疗质量形成的过程及规律,按层次实施对构成医疗质量的各环节进行有效的控制是医疗质量管理的根本。医疗质量的三级结构是密切联系、互相制约、互相影响的。结构质量贯穿于质量管理的始末,终末质量是基础质量和环节质量的综合结果,而终末质量又对结构和环节质量起反馈作用。

一、结构质量

结构质量是由符合质量要求、满足医疗工作需求的各要素构成,是医疗服务的基础质量,是保证医疗质量正常运行的物质基础和必备条件。

医疗质量要素通常由人员、技术、物资、规章制度和时间五个要素组成,是最基本的要素。目前根据医疗质量管理的实际,各个学者在此基础上进一步扩展,使得医疗质量要素更加符合医院医疗质量管理。

(一)人员

人是医疗质量要素中首要因素。人员素质对医疗质量起着决定性的作用。它包括医院人员的政治思想、职业道德、工作作风、业务技术水平、身体健康状况,机构与人员组织配置的合理程度,如人员编制、年龄、资历、能力、知识结构等。

(1)数量要充足,结构要合理。根据医院的规模和功能任务,在人员数量上一定要配够。根据医院的功能、性质、任务等不同,各类医学专业人员之间都要按一定的结构比例配备。

(2)重视医学专业人员,但不可忽视保障人员。医、药、护、技等医学专业人员是医疗服务的直接参与者,对医疗质量具有直接决定作用,而医疗保障人员包括医疗活动的生活服务人员,保障医疗服务的水、电、暖、气、衣、食、住、行等,对于医疗服务质量的影响虽然是间接的,但影响往往很大。

(二)技术

技术是医疗质量的根本。医疗服务的实质是"人"运用"医疗技术"为"患者"服务。因此,在这里的"人"不只是医学专业人员,包括参与医疗活动的所有人员;"患者"不只是生了病的人,包括以保健为目的的所有人;医疗技术一般是指医学理论、医疗技能和专科技术水平,但这里的"医疗技术"不只是单纯的专业技术,还包括在医疗活动中使用的所有技术。

1.技术质量

技术质量是指某种技术工作的优劣程度。各种技术均有其质量指标,来评价工作的优劣程度。技术质量是在医疗技术上以最小的消耗取得最大的医疗效果。技术质量的评价:①医疗工作效率和质量指标的完成情况;②规章制度执行情况;③新技术、新疗法、新药物的评审情况;④经济效益的评价等。

2.技术要靠学习、实践和训练

不论是医疗专业技术、管理专业技术,还是保障专业技术,并不是天上掉下来的,也不是生来就有的,而都是靠学习实践和训练获得的。

(1)学习专业技术:对于专业理论上的知识,主要是靠学习。

(2)总结专业经验:高超的技术除了学习训练外,还要通过总结经验。不总结经验,专业技术就不会提高,不善于总结经验,专业技术提高也不会快。尤其是医院管理技术,如果不善于总结,仅靠学习和训练是不会有提高的。

(3)以医疗专业技术为主导:无论在什么时候,医疗专业技术都是形成医疗质量专业技术中的主导技术。如果医疗专业技术水平很低,也必然地影响到医疗质量。

(4)注重保障专业技术:尽管保障专业并不直接参加医疗活动,在医疗活动中位于从属地位,但是保障专业在医疗活动中的作用是十分重要的。

3.加强"三基"训练

加强"三基"训练是医院人才培养和提高技术的一项长远的任务。"三基"是在《全国重点高等学校暂行工作条例》中提出的,是指基础理论、基础知识和基本技能的简称。只有切实抓好"三基"训练,才能不断提高医务人员素质,适应世界科学技术日新月异的发展形势,才能有广阔的适应能力,才能满足社会主义现代化建设的需要。

(1)基础理论是经过实践检验和论证了的系统知识,为人们在基础科学研究中获得关于客观事物及其现象的本质与规律的知识。临床医学基本理论是指与疾病诊断、治疗有关的基础理论,如人体解剖、生理、病理、药理学、输液、输血、水及电解质平衡基础理论;休克、感染、发热等的病因及发病机制,常见病的诊断、鉴别诊断和处理原则,危重患者,营养、热量供应及护理基础理论。

(2)基础知识是指某一学科中由一系列基本概念和原理所构成的系统知识。临床医疗基础知识是指为疾病诊断、治疗直接提供科学依据的基础知识,如医疗护理技术操作常规,各种疾病的阳性体征,各种检验检查的标本采取方法及临床意义,各种药物的基本成分、作用、使用方法、适应证及禁忌证。

(3)基本技能是为顺利地完成某种任务所必需的活动方式。临床医疗基本技能是指诊断治疗的操作技能和思维判断能力。前者如各种注射、穿刺技术基础;后者如对患者的诊治过程,根据自己掌握的理论知识和实践经验、结合患者的病情,通过反复思考、分析、归纳,拟订出完整的诊断治疗计划等。

4.医院管理技术

医院管理对医疗质量的作用非常重要。医疗活动必须在医院管理的控制下运行,没有医院管理活动的医疗是不可能的,医疗质量也是不可能产生的。医院管理技术对于医疗质量管理影响很大,管理技术水平高,医疗质量肯定好,这是毋庸置疑的。医学科学的发展,一方面促进了医院管理的发展,另方面又对管理提出了新的更高的要求。新的管理理论、观点、观念和方法应运而生,使医院管理水平上了一个台阶。尤其是计算机在医院管理中的应用,更加使医院管理方法步入现代化、规范化和自动化的轨道,对医疗质量管理更加全面。

(三)物资

物资是医院存在的基础,也是医疗质量的基础。如果没有物资这个物质基础,要提高基础医疗质量就是"无源之水""无本之木"。医院是看得见摸得着、客观存在的由物质构成的有形体。医院物资、药品器材的供应、设备的完好和先进程度是医疗质量的保证基础。

物资的医疗质量效益主要靠物资管理。物资对于基础医疗质量的作用显而易见,但并不是说有了物资、使用了物资,基础医疗质量就提高了。相反,有了物资不用,或只用不管,物资在基础医疗质量建设中仍然是不会产生多大效益的。因此,管理好物资才是提高基础医疗质量的重点。

1.设备的购置

设备的购置一定要符合医院实际,切不可脱离医院的实际。医用物资的价格相差很大,小到几分钱的针头,大到上千万元的仪器。医院在引进时,一定要考虑到所花代价与医院的实际情况相符。根据医院的任务、功能、技术发展特点和当地卫生资源分布情况,积极引进和发展新技术设备,并有计划地进行设备更新换代。设备建设也要从区域规划的全局出发,防止资源浪费。

2.加强设备管理

要提高设备完好率和使用率。不仅要把设备使用率看作是对卫生资源的利用,而更重要的是要将其看作是提高基础医疗质量的一个内容。同时还要注意物资合理使用。

3.药品物资

药品物资是指药品、试剂、消毒物品、消耗性物资、生活物资等方面医疗所需药品物资,供应要齐全、及时和质优。它是医疗服务质量的物质基础和保证。加强医疗质量管理,必须抓好药品物资管理规章制度,严格执行《中华人民共和国药品管理法》,完善药品物资管理规章制度,严格把好质量关,保证药品物资质量,杜绝假冒伪劣药物品。合理用药,保障医疗需求。

(四)规章制度

医疗质量管理必须以规章制度为准则。就是指医疗工作必须严格地执行各级各类规章制度,按章办事。没有规章制度,医疗质量就无法形成;有了规章制度而不去执行,医疗质量同样不能保证。

1.用规章制度规范医院工作制度

医院的工作,不论是直接参加医疗服务还是间接参与医疗服务,都需要有一整套工作制度。如果没有这个"规矩",医院的各项工作就进行不下去。一个患者从在门诊到病房住院,对一个疾病从检查诊断到治疗护理,都要有一套规章制度,就是由于有一整套的工作规范,才使得患者的住院诊疗有了保证。

2.用规章制度规范工作人员行为

医疗服务是一项很严密的工作,对于每一个参与医疗服务活动的人员,都应该有相应的任务分工和责任要求,使每个工作人员任其职、尽其责,共同完成医疗服务工作。否则,医疗服务就处于无政府状态。

3.用规章制度规范质量评价

医疗质量的高低是通过对疾病的诊疗来形成,通过对各种服务效果的评价来体现。因此,必须有一套评价标准,如诊断质量、治疗质量、护理质量等的评价标准,既是评价质量的指标,又是医疗质量管理准则。

(五)时间

时间又称时限,实施任何医疗过程,都必须注意及时性、适时性和准时性,医疗质量必须有时间观念,重视时间对基础医疗质量的影响。

1.时间能影响医疗质量

换言之,医疗质量的高低与时间有着密切关系。例如,在一般的疾病诊疗中,时间对于质量有影响,但并不是主要的。而在特殊情况下,如急症抢救时,时间又显得非常重要,往往只是几分钟甚至数秒钟,患者的转归就可能是截然不同的两种结果。这两种结果就是两种医疗质量。此时,时间就是生命,争取时间就是争取生命;时间就是质量,争取时间就是提高质量。

2.工作效率

工作效率是医疗质量的一个组成部分,浪费时间就是降低工作效率,而降低了工作效率就是降低了医疗质量。因为充分利用时间是提高工作效率的主要方法。

值得注意的是,医疗质量的五个要素并不是孤立存在的,他们互相依靠、相互制约,必须通过有效的组织管理,把各个要素有机地组合起来。一是要素要齐全,缺一不可。在医疗质量要素中,人的因素是第一位的。但同时也要注重其他要素的综合作用。因为这些要素在医疗质量中所占的"分量"虽然各不相同,但离了哪一种都不行。二是结构要合理,比例要适当。所谓各质量要素之间的比例,也就是平常所说的"配套",也就是各基础医疗质量要素的最佳组合。

二、环节质量

环节质量指医疗全过程中的各个环节质量,又称为过程质量。在医疗工作的全过程中,存在着许许多多的环节,医疗质量就产生于各环节的具体工作实践之中,环节质量直接影响整体医疗质量,对环节质量的控制,亦称为环节质量管理。

(一)医疗服务过程和环节质量内容

医疗服务的过程质量管理首先要明确医疗服务的过程。过程的划分一般根据医疗服务的组织结构和患者的就医流程进行。前者通过医院的组织形式对医疗质量进行管理,后者是在以患者为中心思想指导下进行的医疗质量过程策划,以便使医疗工作更加适合患者的需求。

(二)诊断环节质量管理

1.诊断

诊断是医疗活动的第一步,也是一个"关口",因此,把它作为医疗活动的第一环节。诊断的"诊"是指看病,"断"是指判断。通常来说,诊断既是一个过程,又是一个结果。说诊断是一个过程,是指诊断就是医师对疾病进行诊察的过程。这个过程包括望、闻、问、检查、分析和诊断6个过程。说诊断结果是一个病名,是指医师作出的诊断就是某种疾病的病名。

2.影响诊断环节质量的主要因素

一是临床医师的物理检查质量,如一些专科操作技术质量;二是医技科室的仪器检查质量,如物理、化学等仪器的检查质量。

3.诊断环节医疗质量管理方法

由于医院不同、情况不同、医师不同,监控的方法也就不同。根据诊断环节的几个步骤,诊断环节质量管理主要应该加强以下方面:①落实检诊制度中规定的新入院伤病员,医师应在2小时内进行检诊;疑难、急危重伤病员,应立即检诊,并报告上级医师,实行经治医师、主治医师、正(副)主任医师和科主任分级检诊;②落实查房制度规定的一般经治医师每天最少要查房一次,特殊情况要随时查,科室主任每周查房一次,主治医师也应每天对本组重点患者查房一次;③落实会诊、疑难病例讨论和术前讨论制度。

(三)治疗环节质量管理

1.治疗是一个结果

这就是指治疗后即产生相应的结果。一般来说,患者到医院看病的目的是为了治疗,治疗效果是患者对医疗质量的直接评价。但有时治疗后并没有效果,这本身也是一种结果。治疗的结果以疗效来表示,分为治愈、好转、无效、死亡和未治结果。通常通过门诊(急诊)抢救脱险率、治愈好转率、无菌手术切口甲级愈合率、手术并发症发生率、活产新生儿死亡率、麻醉死亡率等指标评价治疗质量。

2.治疗环节质量

治疗环节质量与多个专业工作、多个部门人员有关。一是医师,主要是制订治疗计划和实施治疗,包括,手术、医疗技术操作等;二是护士,各级护士是各种治疗方案的直接实施者,药物等一些治疗方案,一经医师确定(下医嘱),就由护士去执行;三是药师,治疗用药的调剂、配制都是由各级药师完成的;四是技师,仪器的治疗大都是由医技人员操作的。

3.技术水平

技术水平是治疗疾病的基础。技术水平高,治疗效果肯定好,治疗质量也就高。否则,就相反。涉及治疗的专业技术较多,包括临床护士技术水平、药材供应技术水平等。

4.制度是治疗环节医疗质量的保证

(1)靠制度管理:除了国家的有关规定外,各个医院还有自己的规定。主要包括各科室工作制度,如"治疗室工作制度""换药室工作制度""放疗工作制度""高压氧工作制度"和"理疗工作制度"等,如能严格执行,治疗质量就会有保证。

(2)加大技术训练力度:对于各类人员,加大专业技术训练,只有专业技术水平提高了,治疗环节的医疗质量才能提高。

(四)护理环节质量管理

1.护理工作质量

护理工作质量对医疗质量的影响很大,如果没有临床护理工作,医疗活动仍然是无法进行的。

2.护理环节质量内容

护士对患者要实施责任制管理下的整体护理,护士对自己分管负责的患者要观察记录病情变化,如测量患者的体温、脉搏、呼吸、血压、体重、出入量和瞳孔等项目,并如实记录;协助生活不能自理的患者日常生活,如进食、饮水、排泄、沐浴、翻身、拍背和起居等;进行病区秩序管理,如探视管理、陪员管理和作息制度管理等。常用的护理质量指标有病区管理合格率、护理技术操作合格率、急救物品准备完好率、表格书写合格率和护理差错发生率等。

3.护士素质

护士素质包括思想素质、业务素质、身体素质和心理素质。另一方面,护士的素质对护理质量有直接的影响。

4.护理环节质量管理要点

(1)监督落实规章制度:分析以往发生的护理差错事故,大部分是没有执行规章制度所致。要监控护理环节医疗质量,首先要监督各项护理规章制度的落实。规章制度不落实,要保证护理环节医疗质量是不可能的。

(2)督促履行工作职责:实施责任制护理,使得护士职责明确,并有相应的绩效考评方法和奖惩办法,使得缓解质量管理落到实处。

(3)提高护理技能:由于护理操作技术引起护理质量降低的情况在临床上并不少见。例如,吸痰技术不过硬,就有可能由于痰没有及时吸出而致患者窒息死亡;导尿技术不过关,不但会损伤患者的尿道,而且还会影响疾病的救治;静脉穿刺技术不精,就可能由于给药不及时而延误抢救时机。因此,只有强化训练,才能提高护理操作技术。

(五)环节质量管理的主要方法

1.分解过程,明确环节质量内容

环节质量是医院质量管理的重要组成部分,医疗质量产生与各个环节质量,每一个环节的质量都会直接影响到整个医院质量。因此,要重视每一个环节的质量管理,首先必须将每一个环节分解到最小单元,即具体内容,才能真正达到环节质量管理的目的。

2.把握好重点环节

一是重点科室,如门诊、急诊、外科、妇产科、骨科和麻醉科等;二是重点人员,如新毕业人员、新调入人员、实习生和进修生等;三是重点因素,如思想不稳定、工作不安心、对立功受奖、技术职务或评定不满等;四是重点时间,如节假日,工作特别忙碌时;五是对重点环节和对象要重点检查、分析、及时发现问题,及时进行研究,采取有效对策。

3.环节质量管理的检查方法

通常采用现场检查和跟踪检查,也可采用全面检查、抽样检查或定期检查。利用数理统计方法分析和及时采取相应控制措施是十分重要的。同时,要运用现代计算机技术,建立医疗质量实时控制模式,提高医疗环节质量管理的水平。

4.环节质量指标

急诊抢救患者到院后,开始处置时间≤5分钟;院内急会诊到位时间≤20分钟;急诊检查一般项目出报告时间≤2小时;平诊检查一般项目出报告时间≤24小时等。

从医院医疗质量管理和控制角度看,医疗环节质量管理是一种十分有效的管理手段,因为它是一种现场检查和控制,可以及时地发现问题和及时纠正,以保证医疗质量。

三、终末质量

医疗终末质量是医疗质量管理的最终结果。医疗终末质量管理主要是以数据为依据综合评价医疗终末效果的优劣。发现问题,解决质量问题,因此,医疗终末质量是评价质量的重要内容,它不仅能客观地反映医疗质量,而且也是医院实施医院信息管理系统的重要组成部分。终末质量管理虽然是事后检查,但从医院整体来讲仍然起到质量反馈控制的作用,可通过不断总结医疗工作中的经验教训,促进医疗质量循环上升。

(一)医疗终末质量指标统计管理

这是指医院医疗终末数字资料的收集、整理、计算和分步骤进行科学的管理过程。一是以数字为事实,为医疗质量管理提供更可靠的质量改进依据。二是应用终末质量统计指标,为质量管理的计划、决策、内容、措施、评价提供可靠依据,从而更好地为患者健康服务。

1.医疗终末质量指标统计管理作用

其作用主要体现在指标项目固定,易形成共识。医疗指标传统性强,统计项目、内容较固定,带有普遍性,长期以来形成了医务界的一致认识。通常主要指标达到规定标准,就能知道医院的质量基本管理情况。如门诊接诊患者次数、出院患者数、特色专科收容患者情况等。

2.医疗终末质量指标统计管理内容

(1)统计资料的连续性:医院医疗终末质量统计资料有相当强的连续性。对连续性的资料进行分析研究,就可以反映事物的本质和规律性,可以指导未来的医院质量管理工作。

(2)资料的准确性、完整性和及时性:要求统计数字必须真实准确,不能弄虚作假,不能报喜不报忧,而要实事求是。统计资料必须完整,不能残缺不全,不能想当然办事。统计资料要及时,统计资料具有很强的时效性,有不少资料具有重要的全局指导意义。而且有些专题或专项调查资料具有重要的全局指导意义,若延误了时间,不但影响工作的开展,而且为决策提供错误的依据,后果严重。

3.医疗终末质量统计分析方法

(1)对比分析:各项统计指标完成情况必须与上月、季或年度或一个时期不同指标进行比较。首先是与上级规定的指标比较,看指标完成情况;其次是纵向比较,全院各科室与往年比较;三是横向比较,如大致相同科室,即人员、床位基本相同科室的比较;四是重点指标比较,如就诊人数、出院人数、经济收入、病历质量等,这些指标具有代表性,需要重点比较,详尽分析;五是分层次比较分析,如内科片、外科片、医技片、大型设备使用、人员与质量比较、质量与效益比较等。

(2)百分比分析:如甲级病案的百分比、床位使用率、治愈率等。

(3)统计表图:绝大多数数据可以制成统计表和统计图。统计表简明扼要,概括性强,比较充分,一目了然。常用的统计表有简单表和复合表。需注意的是统计表要便于进行对比分析,表的内容要围绕主题,重点突出,简单明白。常用的统计图主要有条图(单式条图、复式条图、分段条图)、圆图、百分条图、线图、直方图和箱式图等。运用统计图不仅直观,而且可以提高实际效果。

(二)终末质量目标管理方法

目标管理是管理科学的一种管理方法,也是一种现代的管理思想。它是根据外部环境和内部条件的综合平衡,确立在一定时间预定达到的成果,制订出总目标,并为实现该目标而进行的组织、激励、控制和检查的管理方法。也就是说,根据医疗质量的要求,把医疗质量指标的标准值化作一个时期的目标,并将目标分解到各个部分和个人,严格按目标执行和实施,并进行考核和结果评价。

1.终末质量目标管理的作用

(1)用于未来管理:用医疗终末质量结果(统计数据),将医疗质量的事后管理转移到未来的目标上,使医疗质量成为具有主动性和前瞻性的动态管理。

(2)用于绩效管理:终末质量的目标管理最终是衡量工作绩效,通过医疗质量统计指标的比较分析,针对性强,说服力好。

(3)用于激励管理:合理医疗质量目标是提高医疗质量无形的激励剂。以充分调动医务人员的主动性、积极性和创造性。使医务人员的创新精神达到最大限度地发挥。可使科室、全体医务人员按照目标要求去努力奋斗,创造性地完成任务。

(4)用于奖惩措施:终末质量一般用来评价医疗质量,并与医院奖惩挂钩。奖惩是目标管理的一个显著特点,如果说有目标而没有明确的奖惩措施,这样的目标是失败的目标。每个人都有荣誉感,完成任务希望得到一定的精神、物质奖励,这是目标管理成功的关键。

2.终末质量目标质量管理需要注意的问题

目标质量管理是科学的管理方法,运用得当,能极大地提高医院的质量水平,但如果管理不当,也会把医院引向歧途。因此,制定目标时,必须慎之又慎,充分考虑到实施过程中可能遇到的问题,尽量把问题解决在目标制定之前,即使问题出现在实施过程中,也应考虑到目标恰当的弹性,以利目标的贯彻执行。一是建立健全目标质量管理制度;二是制定质量目标应广泛征求意见;三是目标要具有挑战性,但又要符合实际,具有可行性;四是目标要定量化、具体化,目标完成期限要适中;五是防止单纯经济观点。

（张连涛）

第四节 医疗质量管理方法

目前,全世界的医院医疗质量管理方法归纳起来共有十余种,如三级质量管理(three-grade quality management)、医院分级管理(hospital classification management)、标准化管理(standardization management)、目标管理(management by objectives,MBO)、医疗指标管理(medical index management)、品管圈(quality control circle,QCC)、单病种管理(single disease management)、临床路径(clinical pathway,CP)、诊断相关分类组(diagnosis related groups,DRGs)等。下面简述 3 种医疗质量管理方法。

一、三级质量管理

该方法引用了多那比第安"结构（structure）-过程（process）-结果（outcome）"医疗质量三维理论管理概念。我国有学者把医院服务质量分为基础质量、环节质量和终末质量，明确地划分为三级质量结构。在我国结构-过程-结果质量管理方法在卫生行政部门和医疗机构的实际管理工作中运用较多，从20世纪70年代末就开始广泛采用。管理内容如下。

（一）基础质量

医院医疗质量决定要素是各类人员编制比例，床位数与人力配置的比例、医疗技术、就医环境、设备设施、器械物资、工作效率、医疗信息等，这些质量要素通过管理和整合形成医疗质量的基础质量。

（二）环节质量

环节质量是各种质量要素按医疗工作本身的特点与规律，通过组织管理所形成的各项工作能力、服务范围与项目、工作程序或工序的质量。这些过程质量是一环套一环的，故称为环节质量。如住院诊疗是由门诊就诊-入院-住院诊治-出院-健康指导等环节组成。

（三）终末质量

终末质量是对医疗机构结构与运行最终质量的测量和评价，是医疗质量的最终体现。医疗终末质量是采用某种质量评价方法进行测量和评价，包括：按某标准进行的现场检查、追踪检查、患者满意度测定、统计指标分析等。

该方法的优点是明确将医疗质量分为三个质量结构，分级管理针对性较强，重视事前控制和环节质量控制，务实。效果比较可靠，易被理解管理者承认。

二、目标管理

目标管理是美国著名管理学家德鲁克的首创。德鲁克认为，并不是有了工作才有目标，而是相反，有了目标才能确定每个人的工作。所以"企业的使命和任务，必须转化为目标"，如果医院没有目标，医院的工作必然被忽视。

目标管理是以目标为导向，以人为中心，管理者通过各侧面、各层级目标的科学确立，引导执行者一步步实现各层级目标以实现最终目标的管理方法。目标管理看起来可能简单，但要将它付诸实施，医院管理者和员工必须对它有很好地领会和理解。目标管理概括起来主要有几个过程。

（一）目标制订

由医院目标管理部门根据医院医疗质量管理现况，通过调查研究提出管理的主要目标，再由医院管理高层评估给予确定。制订总体目标时，注意目标具有具体化、超前性、平衡性和目标之间的逻辑顺序。所设置的目标必须是正确和合理的。

（二）实施目标

目标管理部门将总体目标进行分解，将目标分别下达到医院实施部门和临床科室，实施单位通过任务下达落实到每个员工，明确其职责。使全院各层级统一步调、各司其职，形成一个目标管理链。

（三）检查和评价效果

在目标实施过程中，有关职能部门应有计划阶段性的检查目标实施情和有无偏差，是否需要有关部门的协调等。目标实施期限完成后,要及时评价是否达到医院所制订的目标。如果经过考评达到了目标的预定值,则说明实行目标管理的效益是较好的,反之,则没有较好的管理效益。

医院实行目标管理应对广大医务人员广泛进行目标管理的知识教育,让全院员工知道"我们的目标是什么、我们如何执行目标、目标要达到什么程度、什么时候达到目标要求、能否很好完成目标",增强其目标意识,达到全员参与。目标管理成果的考核评价必须有明确考核标准和指标,以实际的客观事实或数据为依据,做出实事求是的评价,并依据考评结果,以责定利,确定奖惩。

三、临床路径

临床路径是现代医院质量管理的一种现代新模式。从 20 世纪 90 年代中期开始,采用临床路径对某些单病种进行质量管理已日益受到全世界医院管理者的关注和重视。

(一)定义及概念

临床路径是由组织内的一组成员(包括医师、护士及医院管理者等),根据某种疾病或手术制订的一种医护人员同意认可的诊疗模式,让患者由住院到出院都按照该模式来接受治疗。

(二)产生的历史背景

20 世纪 80 年代中期,美国政府为了遏止医疗费用不断上涨的趋势和提高卫生资源的利用,以法律的形式,实行了诊断相关分类定额预付款制(DRGs-PPS)。参加 DRGS- PPS 的医院最明显的影响是所承担的经济风险。如果医院能使其提供的实际服务费用低于 DRGS-PPS 的标准费用,医院才能从中获得盈利,否则,医院就会出现亏损。

在这种历史背景下,1990 年,美国波士顿新英格兰医疗中心医院,选择了 DRGs 中的某些病种在住院期间,按照预定的既可缩短平均住院天数和节约费用,又可达到预期治疗效果的医疗护理计划治疗患者。此种模式提出后受到了美国医学界和医院界的重视,并逐步试行和推广。人们将此种既能贯彻持续质量改进,节约资源,又能达到单病种质量管理的诊疗标准化模式,称之为临床路径。

2009 年,原国家卫生部正式将临床路径作为医院的管理项目之一,近几年政府有关部门先后发布了近 2 000 个病种临床路径。2011 年,原国家卫生部发布的《三级综合医院评审标准》明确提出:将推进规范诊疗、临床路径管理和单病种质量控制作为推动医疗质量持续改进的重点项目。

(三)临床路径实施内容

(1)成立临床路径管理的组织(包括院级委员会和实施管理小组)、制订实施的相关制度和工作职责。

(2)根据本院实际情况,以临床科室和专业选择进入临床路径病种目录和文本。

(3)建立临床路径信息化管理平台,以利临床路径管理。

(4)临床路径实施需有多部门和科室间的协调配合。

(5)确定"临床路径"监测指标,包括患者的入组率、入组后完成率、平均住院日、平均住院费用等。

(6)主管部门对临床路径实施监管,每季度对监测指标进行汇总与分析,有问题及时反馈。

临床路径的实施具有提高医疗品质、控制医疗成本和促进质量持续改进的现实意义。

(张连涛)

第五节 医疗质量管理工具

医疗质量管理工具是指将质量管理的思想运用于质量管理实践的手段和方法。医疗质量管理工具对实现医院质量管理运行的稳定性、规范性并获得较高的效率起到明显的推动作用,它是影响医院竞争力的核心要素。

质量管理工具最常用的有十余种,如最常用的因果分析图、排列图、控制图、直方图、散布图、统计图、流程图和某些分析技术等。在实际的医院管理工作中,各医疗机构的管理者是根据各医院的实际情况和工作所需,采用适合自身的管理工具实施质量管理。

运用管理工具可在质量管理过程中,系统地或有目的地收集与医疗质量有关的各种数据,并用统计方法对数据进行整理,加工和分析,用特定的方法做出各种图表,计算某些数据指标,从中找出质量变化的情况,为实现质量的控制提供依据。

一、因果分析图

因果分析图是非定量工具,可帮助管理者找出潜在问题的根本原因。

(一)因果分析图的特点
能反映出特定问题的基本规律,直观、简单明了、实用,可进行不同层面、不同问题的分析。

(二)方法
(1)确定某一"为什么会发生的问题"作为主题问题,供开会用。

(2)召集项目小组或相关有经验的人员 4～10 人。

(3)准备白板或大白纸、数支色笔做记录用。

(4)采用脑力激荡法每人对影响该问题的原因发言的内容记入载体上,中途不质问。

(5)搜集 20～30 个原因则可结束(大约 1 个小时)。

(6)再由参会人员根据收集的原因轮流发言,经磋商后归类,找出影响最大的原因,认为影响较大者用符号做上标识。

(7)与上步骤一样,对已做上标识的,若认为最重要的可以再做上标识的。

(8)再次标识后,删去未做标识的原因,将以标识的原因并进行分类处理。

(三)制图操作步骤
(1)根据上述分析,确定问题原因和质量特性,分出大、中、小原因,并分别对应大原因分类。

(2)绘制鱼刺形状图。

(3)将已确定和列出的大、中、小原因分别写入相应的箭头部位,但要注意不能错部位和遗漏。

(4)检查已制作的因果图有无错误。

二、排列图

排列图是在 1897 年由意大利经济学家和统计学家帕累托创始运用的,故排列图又称帕累托图或柏拉图。按其实际应用的含义,也称之为主次因素排列法。排列图是为寻找主要问题或影响质量的主要原因所使用的图。

(一)排列图的特点

(1)按问题大小进行排列,以便找出关键因素。排列图是按问题分类,把数据从大到小排列,成为一种数据分布。

(2)强调分类分析,有利于确定问题的次序。

(3)强调以数据说明问题,每项有数据和累计百分比,以数据为依据,以数据反映质量问题。

(二)制图操作步骤

(1)收集确定分析问题的一定时间内的数据并制订出与问题原因相应的统计表。

(2)统计表栏目包括:序号、名称、频数百分率、累积百分率等。

(3)按栏目要求,填入和统计出相关数据以备绘制之用。

(4)应用办公软件绘制排列图。

三、控制图

控制图是质量控制中最常用的有效工具和最常用的管理方法之一,也是最基本的统计工具。它是由美国数理统计学家休哈特于1924年创立的,故又称为休哈特控制图。质量控制图简单明了、可及时地观察、判断、分析管理指标的动态变化规律,并且与标准值比较,发现问题采取措施进行质量控制。质量控制图在医疗质量管理方面,主要用于临床检验、单病种、平均住院日以及病历等质量控制。2001年,国家质量技术监督局发布的GB/T4091-2001《常规控制图》在中,常用的计量质量控制图有均值(X)图与极差(R)或标准差(S)图、单值(X)控制图、中位数(Me)控制图。

(一)作图步骤

1.确定主题,收集数据选择并计算有关统计数值

(1)样本平均值 X:样本均值又叫样本均数(即为样本的均值)。均值是指在一组数据中,所有数据之和再除以数据的个数。它是反映数据集中趋势的一项指标。

(2)标本标准差 S:标准差也称均方差。是各数据偏离平均数的距离的平均数,它是离均差平方和平均后的方根,用 σ 表示。标准差是方差的算术平方根。标准差能反映一个数据集的离散程度。平均数相同的,标准差未必相同。

(3)标本极差 R:一组数据中的最大数据与最小数据的差叫作这组数据的极差,以 R 表示。在统计中常用极差来刻画一组数据的离散程度。它是标志值变动的最大范围,它是测定标志变动的最简单的指标(极差=最大值−最小值)。

2.采用统计方法确定中心线和控制限

位于中心线上侧,称为上控制限、位于中心线下侧,称为下控制限。控制限一般采用虚线表示。

3.绘制控制图

应用办公软件绘制控制图即可。

(二)异常现象判别

根据控制图中各点子波动的情况,给出一定的异常判别准则,以便做出异常因素起作用的判断。异常状态图形结构可分为链、偏离、倾向和周期4种缺陷。

(1)在控制图中心线一侧连续出现的点称为链,其点子数目称为链长。出现链表明过程均值

向链的一侧偏移,如1/3的点数间断出现在控制界限外时,判定为异常;1/4的点数连续出现在控制界限外时,可以判定为异常。

(2)较多的点数间断地出现在控制界限上侧或下侧时,可以判定为异常偏离。

(3)点数在控制界限内向一侧上升或下降基本呈斜线,并且超出控制界限时,可以判定为异常倾向。

(4)点数的上升或下降出现明显的周期性变化,并且时常超出控制界限,可以判定为异常周期。

(三)控制图的作用

一般认为,控制图有以下几个作用。

(1)可诊断评估一个过程的稳定性。

(2)决定某一过程何时需要调整,何时需要保持原有状态。即当过程发生异常质量波动时必须对过程进行调整和控制,采取措施消除异常因素,使过程能够稳定在合理的正常质量波动状态。

(3)确认某一过程的改进效果。

（张连涛）

第六节　医疗质量管理的实施

医疗质量管理是指导和控制与医疗质量有关的活动,此活动通常包括质量方针和质量目标的建立、质量策划、质量控制、质量保证和质量改进。

医疗质量管理仅仅是医院管理的一部分,但由于它涉及患者的生命健康、医院的生存与发展以及社会的和谐稳定,故在医院的管理工作中始终处于中心地位。医疗质量管理的内容与医疗卫生行业本身的属性和功能特性有关,同时,其管理内容与法律法规规定、政府各时期的要求和社会民众的期望有密切的关系。

医院管理者和员工应根据质量管理基本原理,遵循质量管理七项原则,运用医院质量管理方法与管理工具实施医疗质量管理。实施医疗质量管理有以下几个方面。

一、医疗质量策划

医疗质量策划是医院质量管理的一部分,致力于制订质量目标并规定必要的运行过程和相关资源的活动以实现质量目标。质量策划的最终目的是实现质量目标,不断满足患者的需要。质量策划属于"指导"与质量有关的活动,也就是"指导"质量控制、质量保证和质量改进的活动。在质量管理中,质量控制、质量保证和质量改进只有经过质量策划,才可能有明确的对象和目标,才可能有切实的措施和方法。因此,质量策划是质量管理诸多活动中不可缺少的中间环节,是连接质量方针和具体的质量管理活动之间的桥梁和纽带。

(一)质量策划环节

医疗质量的任何一项管理活动,不论其项目是什么、涉及的范围大小、内容多少,都需要进行质量策划。医疗质量管理中所涉及的质量策划主要包括以下几个方面。

1.医疗质量管理体系的策划

医疗质量管理体系的策划是一种宏观的质量策划,应由医院院长或领导班子负责进行,根据医院质量方针确定的方向,设定质量目标,确定质量管理体系要素,分配质量职能等。在组织尚未建立医疗质量管理体系而需要建立时,或虽已建立却需要进行调整或重大改进时,就需要进行这种质量策划。

2.医疗质量目标的策划

医院医疗质量目标是医院在质量方面追求的目的。医疗质量目标的建立为医院全体员工提供了其在质量方面关注的焦点;质量目标可以帮助医院有目的地、合理地分配和利用资源,以达到策划的结果;同时,质量目标可以发挥员工的潜能,注重自我控制,这对医疗质量改进、满足患者需求发挥了不可替代的作用。

由于医疗活动受诸多可变因素的影响,如患者需求的变化,服务项目与范围的变化,各个时期卫生行政部门提出新的医疗质量内容,医疗技术的改变,医院需要对某一特殊的、重大的项目和临时的、阶段性(月、季度、半年、全年)的任务进行控制时,就需要进行这种质量策划,制订针对性质量目标,以便调动各部门和员工的积极性,确保策划的质量目标得以实现。

3.过程的策划

医疗活动是不同类别的医疗项目和非医疗项目构成的,这些项目可能有共同的、相似的过程,但各种项目有不同的过程。如做检查、手术、输血都是为了患者健康实施的诊疗项目,它们各自有不同的过程(工作流程)和工作环节,这些过程(工作流程)和工作环节均需进行质量策划。医疗质量管理针对具体的医疗项目进行质量策划,重点在于规定必要的过程、相关的资源、各个项目的实际工作流程、各个工作流程之间的相互关系、各个项目之间的工作接口以及把管理要求附加在过程实现的各个环节,使各医疗项目的工作流程和管理要求有机结合起来。这种策划是根据项目过程本身的特征(大小、范围、性质等)来进行的。

4.质量改进的策划

医疗质量改进与持续改进的策划是针对特定的改进项目或目标进行的,目的是使医疗质量管理不断深化,故质量改进过程需加强策划。持续改进在于增强质量改进的能力,质量改进应遵循前面已介绍的"七项质量管理原则"过程方法理论。质量改进包括:①分析和评价现状,识别需改进的问题类别(项目、环节、过程等);②确定改进目标(目标层级、近期或远期);③寻找可能的解决办法和措施以实现改进的目标;④对解决办法和措施进行评价并做出选择和实施;⑤测量、分析和评价实施的结果,以确定这些目标是否实现。

(二)质量策划实施

质量策划是一种高智力活动,一般来说,涉及医院层次的质量策划,应由院长或院领导班子负责,由相关的管理人员组成的委员会或小组召开会议,由大家共同来完成质量策划。如果质量策划的内容涉及的范围很大,还可以多次召开会议或召开分层次会议来进行质量策划。

1.策划前准备

进行质量策划时,收集将涉及该项活动的全部信息,作为质量策划的输入。涉及质量策划的信息包括:存在的问题点、新的质量要求(如卫生行政部门新规定和要求)、患者和其他相关方的需求和期望,医疗质量管理已明确规定的相关的文件,针对某项目或问题事先草拟的方案(包括任务、计划、目标等)有关材料。

负责主管部门与人员在进行质量策划准备时,应尽量搜集与策划内容有关的信息,最好能有形成文件的材料。这些材料应尽早交与参与策划的所有人员。

2.策划会议

质量策划会议是根据策划的项目和范围大小进行分层(院级、部门级、科室级和班组级)召开。为了使质量策划会议更有效率,院级策划也可由院长或委托有关部门,有关部门准备好质量策划的有关材料(包括事先拟好的方案等),然后交由质量策划会议讨论、删减、修改,这种形式可提高质量策划效率和质量。

质量策划会议达成共识后应由主管部门整理,形成相关文件,包括:通过质量策划设定计划、质量目标、方法或措施、所需资源、具体工作、负责部门或人员等。

这种质量策划的重点在确定具体的、可测量的、可实施的、能满足各方要求的质量目标和强化质量管理体系的某些功能,而不是对质量管理体系本身的改造。

3.策划后实施

(1)质量策划的目的就是要确保项目质量目标的实现,确定责任部门、科室和人员是质量策划贯彻落实的基础,也是保证质量体系持续有效运行的关键。确定相关的职责和权限是质量策划的难点和重点,如果没有文件对职责和权限给予具体规定,那就会出现推诿扯皮现象。

(2)实施过程控制是质量策划落实的一项重要内容。在执行落实过程中,应根据质量策划要求实行医院层面或科室层面的检查与监管,以保证质量策划的实现。

(3)测量和评价实施的结果,以确定这些策划的计划和目标是否实现和是否达到有关要求。

二、医疗质量控制

控制是管理的一种基本职能,控制对于医疗质量管理具有极为重要的意义。医疗质量管理是一种有意识的活动,并要达到一定的目的。但是医疗过程活动受多种因素的制约,其结果有多种可能性,为保证医疗质量管理目标的实现,管理者必须对这个"活动"实行科学的控制。

ISO9000－2015对质量控制的定义:质量管理的一部分,致力于满足质量要求。医疗质量控制主要是对内部使用,重点是对医疗服务过程的监控,以保证医疗质量目标的实现。控制是质量管理的重要组成部分,该方法运用控制论原理对医院实施全面的质量管理,使医院处于最佳标准规定的运行状态之中。

医疗质量控制是指为保证达到既定医疗质量要求而采取各种措施检查和监督医疗质量各项活动,并纠正各种偏差的过程。医疗质量检查是以事实或数据为依据,了解实现标准的程度;控制是根据质量检查的反馈信息,针对偏移标准的程度,分析其原因,采取措施使偏离标准的程度保持在允许范围内,以实现质量目标。检查侧重于发现问题,控制侧重于解决问题。医疗质量控制重点是对医院工作人员服务过程的检查控制,以保持医疗质量目标的实现。

(一)医疗质量控制组织层次

根据层次原理,医院实行三级质量控制层。

1.科室医疗质量控制

科室医疗质量管理小组负责科室的医疗质量管理和控制工作,内部实行三级质量控制。医院应建立医疗质量、护理质量和医技质量控制程序,使医疗、护理和检验质量管理工作制度化、程序化和标准化。严格执行三级医师负责制、护理工作三级检查制以及医技三级质量控制。如三级医师查房制度要求住院医师检查患者、书写病历、巡视患者、检查化验报告单、分析检查结果、提出检查或治疗意见等;主治医师对所管患者系统查房,检查病历并对治疗计划及病历书写进行指导,检查医嘱执行情况及治疗效果等,副主任以上医师或科室主任抽查医嘱、病历、护理质量,主持重大抢救,制订疑难患者的治疗方案等,三级医师负责制体现了各级医师承担的任务、职责和责任,也体现了上级医师对下级医师的工作质量检查控制。

2.医疗质量控制的职能部门

2016年,国家卫健委发布的《医疗质量管理办法》第十条规定:医疗机构应当成立医疗质量管理专门部门,负责本机构的医疗质量管理工作。医院的医疗质量管理专职部门、医务科(处)和护理部等是医疗质量管理和控制的职能部门。这些职能部门属质量管理的控制层,其主要职责是根据医院的质量方针、质量目标、质量计划以及质量标准,组织实施全院的医疗质量监控。

3.院级质量管理组织对医疗质量的控制

院级质量管理组织对医疗质量控制应起到决策和领导作用,其职责主要是开展医疗质量监测、预警、分析、考核、评估等。负责召开医疗质量控制会议,全面了解与掌握全院医疗质量存在的问题,并负责组织有关人员研究讨论改进措施。

(二)医疗质量控制运作方式

为了达到医疗质量持续改进,使医疗质量处于最佳状态,医疗质量的监控可采用以下运作方式。

1.自我控制

医务人员要不断增强质量意识,强化自主管理的自觉性。在医疗质量控制中,医院基层人员是被控对象,也是控制的主体,自觉实施自我控制是成熟的表现和医德高尚的具体体现。医德的内涵是医学良心,所谓良心是在没有任何外部的监督情况下的自我约束,体现基本的思想觉悟。由于医疗活动在许多场合和时间是在分散情况下独立实施,自我控制更为重要。医疗质量的自控可形成制度化,如:自查病历,定向质控等。

2.同级控制

医疗活动是由多专业、多层次的集中协作形式体现的。同级控制实质上是各专业、各层次之间的协调与配合。在临床科室、医护之间是横向控制关系。如护士转抄与整理医嘱是对医师工作的控制;医师检查医嘱执行情况时,是对护士的横向控制;医技科室与临床科室之间,对处方笺、检查申请单的书写质量以及对报告诊断的符合情况的监控属同级控制。

3.逐级控制

医疗质量的逐级控制是医院各管理层次的职责,高层次的部门对低层次的控制,一级控制一级。主要是根据医院的质量目标、质量标准实施质量控制。如:科室内部的三级查房制,医技部门对报告结果的复核、审阅、会签制等控制。

4.越级控制

高层次人员或管理组织具有越级控制医疗质量的权限,一般是指医院领导或医院行政管理部门越级检查执行者工作质量。

5.预防性控制

预防性控制属事前控制,是质量控制不可缺少的形式。如对新职工、进修医师、实习医师进行医疗质量教育的岗前培训制;对具有高风险的手术实行手术预审批制;职能部门的检查和检查后的反馈意见;与患者进行面对面交谈沟通,了解病员的抱怨与不满等均是预防性控制的措施。

6.回顾性控制

回顾性控制的形式有各管理层面召开的各种医疗质量分析会议、利用院内宣传媒介、会议通报、简报以及信息部门提供的医疗质量指标的统计分析报告等。

（三）医疗质量的考核评估

医疗质量的考核评估是一项较复杂而科学的系统工程。医疗质量的考核评估应根据医疗服务工作流程的规律寻找质控点，有选择的控制医疗服务实现过程中的关键环节和容易发生问题的薄弱环节，并针对这些环节制订相应的考核标准。

目前，国内尚无一套统一的考核评估标准，各医院基本是按照自身情况和管理者对医疗质量的考核评估理解而制订的。考核评价的意义和目的主要是通过考核评估持续改进医疗质量，不断提高医疗服务水平使患者满意。

1.设置质量目标

医院应建立各考核单元的质量目标，其质量目标应与医院的质量方针保持一致。质量目标包括满足医疗服务要求所需的内容，质量目标是可测量的，即对质量目标建立相应的质量标准与项目。

2.建立医院医疗质量考核评估体系

考核评估标体系一般由考核部门、考核方法、考核评价标准、考核指标（包括定性与定量指标）、考核数据和接受考评单位等构成，考核结果是医疗质量管理实施效果的客观证据。

（1）建立考核标准：体系中考核标准首先要按照和参考国家法律法规、卫生健康委和当地卫生行政部门有关规定与要求进行制定。其次，还应根据整个医疗活动过程的特点与规律寻找质控点，针对有医疗过程的关键环节和容易出现问题的薄弱环节制订相应的考核标准。另外，还要考虑到随着国家卫生改革的不断深入发展和医院管理的需要，考核标准也要随之进行修订和改变。

（2）确定考核评价指标：制订医疗质量考核评价指标需遵循"科学性、准确性、可操作性"的原则，应具有医院医疗服务要素、过程和结果三个维度结构，并有既包含定量也能包含定性的多层次多指标。

考核评价指标的选择应考虑：①国家、省和当地卫生行政部门在医疗质量管理方面明文要求的考核评估指标；②政府各行政管理部门要求，且与医疗质量有关的指标；③医院自身管理要求的指标。同时，指标的选择还要注意其通用性和不同性质与不同功能科室的差异性，避免烦琐、做形式、搞花架子的做法。考核评估指标可根据实际情况进行动态增减和调整。

3.考核分值的设置

国内大部分医院的考核评价均采用多指标综合评价方法，对考核标准中各项目和指标赋予具体分值或权重，经考核后，最终形成一个总分值，该总分值的多少代表某接受考核单位当时的医疗质量量度。为了体现和保证考核评价的客观性和科学性，考核分值的设置要做到以下几点：①根据考核评估对象工作的性质、环节质量要求进行设置。②分值的分布要注意到科学性，如重要关键环节以及工作难度大的分值的权重系数应大些，反之则小些。③不同科室同一考核内容尽量注意到分值分布的同一性，合理性和可比性。

4.数据收集与结果处理

医疗质量的考核评估要认真负责、实事求是，恪守"公开、公平、公正"原则。在提取、收集和汇总原始数据时，一定要客观真实，分值计算要精确无误，问题分析有根有据。考核的结果要反馈给接受考核的科室和部门，并与绩效挂钩，使考核结果能起到医疗行为更加规范有序，医疗质量得到持续改进，患者满意度不断提高。

三、医疗质量保证

质量保证是在全面质量管理的基础上,应用行之有效的方法和手段,推行规范化、系统化的质量管理。质量保证属质量管理的一部分,致力于提供质量要求会得到满足的信任。世界各国对质量保证的表述各异,我国有学者认为,质量保证是为了达到一定的医疗服务质量目的,在组织上、制度上和物资技术条件上所提供的实际保证。

(一)医疗质量保证的特征

1.系统性

医院质量是由医院这个复杂系统运转而形成的。在医院管理中,医疗质量保证是一种有目的、有计划、有系统的质量活动,每一个人与每一项工作、每一个环节都在相互联系、相互作用和相互影响,任何工作和环节的问题都可直接影响医院的质量。因此,医院质量保证应当是一个系统工程,需全体员工、全过程和全部工作的质量管理进行质量保证。

2.主导性

医院质量是由包括医疗质量、教学质量、科研质量、行政质量、后勤保障质量、医学装备质量等构成,虽衡量各质量的具体标准因其内容不同而有别,但无论哪一种质量的问题均会直接影响医疗质量,医疗质量是医院其他质量的最终体现,所以医院要以医疗质量为主导进行质量保证。

3.可追溯性

医院诊疗活动过程的可追溯性是医疗质量保证重要特征。在质量保证工作中,凡是要求有可追溯性的要求,医院各有关部门、科室和岗位在履行其各自质量职能的同时,必须留下表明其已按规定落实的文字记录。这个记录既是实施质量追踪检查的基础,又是确保质量保证活动得以连续不断进行的重要手段。凡不具备可追溯性的质量活动,肯定不具备质量保证效果。

(二)质量保证管理内容

质量保证是一个广义的概念,它既包括保证质量的物质资源、人力资源、科技资源等;又包括保证质量必备的组织结构、管理制度、管理技术等。质量保证也是一种工作过程,通过这一工作过程来确定、执行并达到所需求的质量因素,以保持质量水平。质量保证包含以下管理内容。

1.人员的保证

人是医疗质量的关键,没有符合要求的人员就不可能有质量保证。人员保证要素包括:人员的配置比例(如卫生技术人员与开放床位之比、病房护士与开放床位之比、在岗护士占卫生技术人员总数比例等)、学历、职称结构以及员工的素质。高素质员工是质量保证的前提,素质需要形式多样、讲求实效的继续教育和员工培训。

2.规章制度保证

医院规章制度是医院工作人员在日常工作中应当自觉遵守的工作要求、行为准则和道德规范。医院的规章制度应根据社会的发展,患者的需求变化不断完善。加强各项规章制度,特别是医疗质量安全核心制度的贯彻执行。规章制度是质量保证的根本保障。

3.技术的保证

医疗技术是医疗质量的核心,对医疗质量保证起到支撑作用。医疗技术的管理包括以下几个方面。

(1)运用的医疗技术服务符合法律法规、部门规章和行业规范的要求,并符合医院诊疗科目范围,符合医学伦理原则,技术应用安全、有效。

（2）建立医疗技术管理制度，医疗技术管理符合国家相关规定与管理办法，不应用未经批准或已经废止和淘汰的技术。

（3）有医疗技术风险预警机制和医疗技术损害处置预案，并实施。对新开展医疗技术的安全、质量、疗效、经济性等情况进行全程追踪管理和评价，及时发现并降低医疗技术风险。

（4）对实施手术、介入、麻醉等高风险技术操作的卫生技术人员实行"授权"管理，定期进行技术能力与质量绩效的评价。

4.时间的保证

时间保证是质量保证的重要内容，时间管理是医疗质量管理的内涵组成部分。医疗质量保证时间是指门诊就诊时间、住院天数、术前等待时间、会诊时间、检查时间、治疗时间等。如在我国医院看病存在了近20年的"三长一短"（挂号时间长、候诊时间长、取药时间长、就诊时间短）现象就是时间质量问题。

在医院管理中，时间的质量管理一直受到卫生行政部门和医院管理者关注与重视，卫生行政部门对时间质量管理有硬性规定，如平均住院日，择期手术患者术前平均住院日，院内急会诊到位时间，急诊留观时间，挂号、划价、收费、取药等服务窗口等候时间，大型设备检查项目自开具检查报告申请单到出具检查结果时间，血、尿、便常规检验、心电图、影像常规检查项目自检查开始到出具结果时间，超声自检查开始到出具结果时间，术中冰冻病理自送检到出具结果时间等。医院只有通过利用信息系统、网络、APP、微信等平台优化患者就诊流程，通过科学规划，合理布局门诊功能，充分利用人力、物力资源等管理措施给予解决。

5.设备的保证

设备设施是医疗质量保证的重要基础。设备的质量控制与质量保证对现代医院管理的建设与发展起着积极的促进作用。医院从设备购置前的市场调查、可行性论证、选型及购置、安装、使用、维护、修理等环节纳入设备的管理之中，把住医疗设备的环节质量关。医疗设备的质量保证就是通过科学的、有计划的统一管理行动提供一种保证。

医院做好医疗设备的质量保证和质量控制是确保患者进行的各类物理检查数据的真实、可靠，为医师的诊疗工作和患者的抢救提供科学的数据和信息。另外，也可避免医疗设备意外给患者和医务人员带来的伤害。

6.信息的保证

21世纪是信息社会，在现代社会生活中，人民时时刻刻都在吸收和传播不同的信息，医院的信息也是如此。在医疗活动中，医护人员的诊疗过程就是设法获取信息并利用信息做出诊断与治疗决策的过程；医师的问诊是医患之间的信息交流，医师开出的各种检查申请单是为了进一步获得患者健康信息，这些申请单和检查报告在临床与医技科室之间的传递实质上是信息的传递；护士执行医嘱是根据医师下达的医嘱信息完成的。财务收费是根据医嘱项目信息划价计费而定。病历则是患者就医信息的记录和载体，也是患者信息的集中体现。因此，医疗工作是高度依赖信息处理的工作过程，信息管理系统是医院信息管理工作正常开展的基础。

在科学技术日新月异的今天，医院信息管理系统是医院为患者提供医疗服务的强有力的技术支撑，以患者临床信息为中心，能够优化患者就医流程，对提高医护人员和行政管理人员的工作效率，提高医疗服务水平，保证医疗质量，降低医院的运营成本，增强医院竞争优势的信息保证。

质量保证的实质在于提供信任。由于质量保证关系到医院内部质量保证和外部质量保证，建立由组织机构、职责、程序、活动、控制和医疗资源等构成的医疗质量保证体系尤为重要。因此,医院应通过完善的规章制度、操作程序、流程等将质量保证活动加以系统化、标准化和制度化,把质量控制与质量保证结合起来,从整体管理出发,有计划、有系统地开展质量保证活动,有联系地而不是孤立地去分析和改善质量问题。当医院医疗质量能满足患者的需求时,质量保证就能给患者提供充分的信任。

四、医疗质量改进

质量改进是质量管理的构成部分,也是质量管理原则之一。改进可是一次性的或持续的,质量改进可提高对内外部的风险和机遇的预测和反应的能力,增强对存在问题的调查、确定其根本原因以及后续的预防和纠正措施的关注,加强利用学习实现改进;增强创新的驱动力,改进过程绩效、组织能力和顾客满意。

医疗质量是一个内容复杂、涉及面和影响面大的综合概念,政府和医院管理者一直高度关注和重视有关的质量改进问题。医疗质量持续改进实施如下。

(一)抓医院质量文化建设

医院文化是医疗质量改进不可缺少的基本条件。质量管理不是一项纯技术行为,它涉及医院管理者和员工的法律观念、人文精神、思维方式、道德水平、价值取向、行为准则等。医院质量文化可激发员工的动机,发挥人员的主观能动性,诱导人的行为,使其充分发挥内在潜力、聪明才智和创造性,为实现组织的目标,包括持续改进的目标而努力。抓医院质量文化建设,对提高医疗质量具有重要意义。①医院最高管理者和领导层是医院质量文化的创造者和引导者,医院应围绕"为人民服务""以患者为中心""使命、责任、奉献"等开展文化活动。②采取措施改变以职能管理、制度约束为主的外在管理模式向调动员工内在积极性为主的流程导向管理模式转变。③重视员工的质量意识教育和素质教育,牢固树立起质量意识。④建立健全医院医疗质量责任制的相关制度和标准。

(二)开展医疗质量管理教育培训

开展医疗质量教育培训使医务人员牢固树立"以人为本、质量第一"的思想,增强责任和质量服务意识,提高医疗质量和改进服务质量的重要途径。医疗质量管理培训内容包括以下三个方面。

1.质量意识教育

提高质量意识是质量管理的前提。质量意识教育的重点是要求各级员工知晓本岗位工作质量职责,其工作结果对工作过程质量的影响以及采用何种态度、方法才能为实现与本岗位直接相关的质量目标做出贡献。

质量意识教育的内容可包括:与医院质量有关的法律法规,质量的概念、质量对社会、医院、科室、员工和的意义和作用,质量责任等。

各级卫生技术人员在医疗护理工作和技术操作中都应该不断增强质量意识,强化自主管理的自觉性,认真执行质量标准,实行质量自我检查,自我管理。如医院工作制度、诊断常规、操作程序等都应严格执行。

2.质量管理制度与流程培训

质量培训是质量管理培训内容的主体,医院应对所有临床科室和部门进行质量管理制度的培训,特别是医疗质量安全核心制度的学习与流程的培训。

3.技能培训

技能是指为质量保证的专业技术操作和管理技能。技能培训是质量管理培训中不可缺少的重要组成部分。医务人员主要是强化"三基"知识(如临床路径)和专业技术操作培训;担任管理职务的人员主要是进行管理方法和管理工具的培训以便能掌握管理技能。

医疗质量管理教育培训要做到培训内容有针对性和实效性,不同层面的人员应采取不同培训内容、制订的培训计划或方案合理,选择的培训对象合适,培训方式多样化和培训的规范管理等以达到预期的培训效果。

(三)完善组织体系,各司其职

必要的组织和人员配备是管理的根本保证,医院质量管理组织机构应健全、人员构成合理、职责明确、各司其职。

1.质量相关管理委员会

包括医疗质量管理委员会、伦理委员会、药事管理与药物治疗学委员会、医院感染管理委员会、病案管理委员会、输血管理委员会、护理质量管理委员会等,在质量管理中,各质量管理委员会在质量管理中发挥领导决策和督导作用。各相关管理委员会要定期专题研究质量与安全工作,职责落实到位,对存在的质量问题进行分析,并提出改进措施。

2.医院医疗质量管理部门负责医院的质量管理工作

根据医院质量方针与目标,制订并实施相应的质量管理工作计划与管理方案。履行指导、检查、监督、考核、评价和控制管理职能。

3.科室医疗质量管理工作小组负责本科室质量与安全管理小组工作

定期对科室医疗质量进行自查。制订科室质量管理工作计划,召开工作小组会议,研究解决本科室存在的质量管理问题,对科室存在的问题和相关管理指标进行分析,对存在的问题有改进措施与落实执行。

4.医院质量管理组织配备的管理人员能满足管理需要

质量管理人员应有较高的素质,具备一定的管理知识和掌握一定的质量管理方法与工具。

(四)医疗质量指标数据库的建立

建立科学的医疗质量评价指标是实施医院科学评价的基础。通过持续性的医疗质量评价监测,可以对医疗机构质量管理过程进行追踪评价。运用基于客观衡量数值的定量指标,对医院过程质量和结果质量进行评价是促进医疗质量持续改进的重要手段。

1.指标分类

根据政府卫生部门有关文件要求、指标产生范围、指标可及性以及医院管理的实际情况,质量管理指标群可分为基本监测指标、患者安全管理、疾病或手术管理、药事管理监测、临床路径管理、专科质量控制指标(包括:麻醉、重症医学、急诊、临床检验专业、病理专业、医院感染管理、康复医学科、精神科、血液净化、输血科)等,此分类目的主要是便于指标的识别和实际操作。

2.建立医疗质量管理指标数据库

医疗质量管理指标数据库包括以下几个方面。

(1)基本监测指标类:①非手术住院患者总例数、死亡例数、当天再住院例数、平均住院日与住院费用;②手术(或操作)患者总台次、死亡例数、术后非预期再手术例数、非计划再次手术、术前住院日与住院费用。

(2)患者安全管理类:①住院患者当天出院再住院率、患者出院2～31天内再住院率;②非手术患者并发症,包括肺部感染、压疮发生、跌倒/坠床发生、人工气道意外脱出例数;③手术(或操作)患者相关术后并发症,手术患者术后并发症的总例数、择期手术后、急诊手术术后、围术期手术后并发症总例数,包括伤口裂开、手术过程中异物遗留、医源性气胸、医源性意外穿刺伤或撕裂伤、肺部感染、肺栓塞、深静脉血栓发生例数、出血或血肿、髋关节骨折、生理与代谢紊乱、呼吸衰竭、败血症等;新生儿器械辅助阴道分娩及非器械辅助阴道分娩产伤发生例数;④信息上报,不良事件上报例数、输血反应发生例数、输液反应发生例数。

(3)疾病或手术管理:①代表性疾病(重点)的总例数、死亡例数、再住院例数、平均住院日与住院费用,肺部感染、压疮发生、跌倒/坠床发生等并发症;②代表性(重点)手术或操作的总台次、死亡例数、术后非预期再手术、术前住院日、住院日与住院费用、手术后并发症例数、非计划再次手术例数。

(4)药事管理监测:抗菌药物处方数/每百张门诊处方(%)、注射剂处方数/每百张门诊处方(%)、药费收入占医疗总收入比重(%)、抗菌药物占西药出库总金额比重(%)、常用抗菌药物种类与可提供药敏试验种类比例(%)、药物不良反应例数。

(5)临床路径管理:医院临床路径总病种数、医院临床路径总入组例数、入组后完成例数、平均住院日、平均住院费用、死亡率、各病种临床路径入组例数、入组后完成例数、平均住院日、平均住院费用。

(6)专科质量控制指标(2015 年版):①麻醉专业医疗质量控制 13 个指标;②重症医学专业医疗质量控制 15 个指标;③急诊专业医疗质量控制 10 个指标;④临床检验专业医疗质量控制 15 个指标;⑤病理专业医疗质量控制 13 个指标;⑥医院感染管理质量控制 13 个指标。

(7)康复医学科:康复治疗有效率、年技术差错率、住院患者康复功能评定率、设备完好率。

(8)精神科:住院患者使用物理约束的总小时数、患者使用隔离的总小时数、出院时患者仍两种及以上抗精神病药联合应用的比重。

(9)血液净化:年度血液透析(简称"血透")总例数、年度血透治疗总例次(普通血透、高通量血液透析、血液透析滤过、血液滤过、单纯超滤例次)、年度维持性血透患者的死亡例数、年度维持血透患者透析 1 年内死亡率、年度血透中严重(可能严重危及患者生命)并发症发生例次、年度可复用透析器复用率与平均复用次数;年度血透患者乙肝病毒表面抗原或 E 抗原转阳病例数、年度血透患者丙型肝炎病毒抗体转阳病例数、年度血透转腹透例数、血透转肾移植例数、年度溶质清除患者比例、年度维持性血透患者血红蛋白达标率、年度钙磷代谢例数、年度继发性甲状旁腺功能亢进患者比例,年度血管通路类别:动静脉内瘘、中心静脉血透导管、动静脉直接穿刺、其他血管通路例次、年度血压控制例数、年度腹膜透析例次。

(10)输血科指标:涉及输血安全、质量的相关指标。

3.指标的管理

(1)根据医院实际情况,加强信息系统的建设与网络技术的应用,确定获得指标数据的最佳方法与途径。

(2)对指标实行分类管理,确定监测部门与科室,再按分类由责任部门与科室实施管理。

(3)为防止填写数据失实,医院要明确基础数据源填写要求,确定指标数据来源、统计标准、统计时限和统计部门。

(4)制订工作流程和管理措施,对数据信息产生过程与数据的流向实施管理,以保证数据的及时性、真实性、正确性和一致性。杜绝不实、虚假数据的产生。

(5)将指标应用于医院和科室的管理,持续改进医疗质量。

(五)加强医院信息化建设,改进质量管理手段

医院信息管理系统作为一种现代化管理手段和工具,现已在全国各医院得到了广泛的应用,各医院的信息化建设的程度已成为衡量医院管理水平的重要标志。医疗质量管理的手段也应随着计算机网络技术的发展而发生改变,目前,医院的计算机网络技术可通过提供一系列数据传输、数据检索和数据挖掘等技术支撑,为各类数据的有机融合、应用分析提供了开放性的智能化的医疗质量管理应用平台,从而为医院、科室和人员提供有价值的医疗质量管理与控制信息,改进医疗质量。

医疗质量管理应用平台的建立主要取决于医院管理者管理思路、管理需求、信息利用的意识、系统的支撑和软件的开发能力等。医院信息化建设的建立可用于以下几个方面。

1.患者服务管理平台

目前,为患者服务的应用平台已逐渐在医院得到采用:如信息化预约管理平台可方便患者及时获取预约诊疗信息和医师出诊时间的变动信息;实行分时段预约、预约挂号统一管理与动态调配。又如:影像自助打印服务和检验报告自助打印服务可为前来看病的患者缩短就医看病检查等待时间,同时避免了可能因同名同姓或装袋、翻找等流程原因造成的差错。这不仅改善了患者的就医体验,也优化了服务流程,方便患者。

2.临床路径与单病种管理平台

临床路径与单病种管理是医疗质量持续改进的重点和规范临床诊疗行为的重要内容之一,建立相关信息化平台可提高临床路径与单病种管理质量。

3.医疗质量实时监控

医疗质量实时监控是以在计算机网络系统基础上,运用控制论和信息论的基本理论,采用决策技术、预测技术等建立的一种质量控制模式,它可用于电子病历质量、医嘱质量、信息采集质量、临床路径、单病种质量、药物使用评价、处方点评等的管理。医疗质量实时监控可及时发现问题和偏差,并及时给予改进。

4.医疗质量管理信息应用平台

在医院 OA 办公系统建立医疗质量管理信息应用平台:①该平台可整合相关的质量管理子系统,实行单点登录;②将与质量管理有关的规章制度、技术规范、SOP、工作流程等上传到平台,以方便大家学习查阅;③各科室质量管理资料可以上传到质量管理平台,方便质量管理部门查阅、检查、监管和分析;④公示各种检查结果、数据以及质量考核评价结果。

建立和运用医疗质量管理信息应用平台,可减少管理程序和环节加速医疗质量管理信息的交流和传递,提高工作效率和有效性,改进工作质量。由于时代的发展是永无止境的,现移动医疗和互联网+出现与运用,无疑会给医疗质量与医疗服务质量增加更多内容,质量改进本身是一个变革和突破的过程,这就需要新的管理理念和新的改进管理手段和模式。

(六)分析问题,改进质量目标

医疗质量目标管理是医院重要的管理方法之一,在医院医疗质量目标管理中,首先是确定一个时间段的医疗质量总体目标,然后对总目标进行逐级分解,制订出各科室、部门甚至单个员工的质量目标。

1.目标考核评估

当目标进入执行期后,需结合目标值、目标进度计划、过程的实施、阶段性完成情况和结果进行监管、跟踪,以了解与掌握目标的执行情况。同时,还要了解系统内部各个环节的协作配合和存在的问题。

2.达标情况分析

医院的医疗质量目标是医院根据政府卫生部门的要求、自身现状和管理发展趋势制订的,质量目标一般是由能量化的多层次的各类指标数值构成,如:单病种质量目标、临床路径管理目标、医疗安全目标、药事管理目标、医疗费用目标、患者满意度目标以及各专科质量管理目标等。医院的质量目标必须和质量方针保持一致并得到持续改进。

达标分析可判定各分目标和总目标完成情况。判定目标制订是否具有可行性、可操作性。若目标实现,总结好的经验,继续管理。有的可不再作为年度质量目标,有的则根据行业标准要求、医院发展的需要以及潜力又提出新的目标。对没有实现的目标,分析执行过程,寻找原因及对策,并继续作为下一年度的改进目标,采取措施力争不断改进。

3.管理意义

实际上,医疗质量目标管理的意义是一个紧紧围绕制订、确定、实现改进目标和寻求改进机会的持续 PDCA 循环的管理活动过程。该过程使用数据分析、管理评审、管理结论等方法,其结果通常会找出纠正或预防措施,使医疗质量不断得到改进。

(七)运用质量管理技术和工具,实施全程质量改进管理

在整个医疗过程中,质量改进的重点是"在管理中发现问题,而不是发现问题再管理",是将质量安全隐患消除在萌芽阶段,而不是事后的检查和补救。所以,医疗质量改进的关键是对医疗全过程实施管理,消除、减少质量安全隐患,防止医疗差错、医疗事故和不良事件的再发生,只有事前质量控制,才能达到长久性的、根本性的质量改进。

1.医疗全过程质量环管理

在整个医疗过程中,不同情况的患者到医院看病就医过程有差别,急诊患者就诊要经历的过程有分诊、诊断、检查、缴费、治疗、取药,而部分急诊患者还要经历院前急救、留观诊疗;门诊患者就诊要经历预约挂号、挂号、诊断、检查、缴费、治疗、取药的过程;住院患者诊疗经历的过程有门诊(或急诊)、等候住院、办理住院、检查诊断、治疗或手术、出院、随访等,每类患者还会有若干子过程。以上全过程构成了不同的质量环,每个质量环过程直接影响和决定医疗和服务质量。因此,对质量环的管理,首先要进行识别,对全过程细化分解,直到过程质量环的最基本单元,并对其质量问题进行研究改进。在上述质量环中,特别是手术室、麻醉科、消毒供应中和医技辅助部门等支持或医疗辅助环节质量改进的有效性和效率特别重要。

改进的前提是以现有医疗质量全过程为基础进行监管,并针对监管的结果、患者的不满意和各环节存在的问题进行分析,寻找原因,改变现状,解决问题,以提高质量完成此阶段的质量改进。

2.质量改进组织形式与方法

(1)质量管理小组:医院临床科室和部门可根据医院要求或自身情况成立若干质量管理小组主要进行本科室和部门范围内的质量改进;如是跨部门、跨专业质量管理改进小组主要是进行本院某质量项目质量改进。质量管理小组根据质量改进的情况可以是长期的或临时的。

(2)PDCA 循环:PDCA 循环又称质量环是开展所有质量活动的科学方法。PDCA 是在管理活动中,为提高系统质量和效率进行的计划(plan)、执行(do)、检查(check)和处理(action)等工作的循环过程。PDCA循环运行步骤如下：①P(计划)阶段,确立主题。分析现状,找出质量问题;分析各种原因,找出主要原因;提出改进计划,制订管理措施;论证计划与措施的可行性。②D(实施)阶段,对提出的计划与措施进行宣传和相应教育培训,再实地去实施管理措施与计划,实现和执行计划与措施中的内容。③C(检查)阶段,评估比较执行前后效果,注重效果,找出问题,并证实管理的有效性。④A(处理)阶段,总结经验,将成功的经验和存在的问题制订成相应的标准、制度或管理规定,防止再次发生过去已经发生过的问题。未解决的问题放到下一个PDCA循环。

(3)品管圈:已被公认是一种调动职工积极性和创造性,提高质量和效益的有效方法。活动不仅可以提高医院质量、改善工作质量和提高组织的综合素质,而且也会促使员工增强质量意识,更好地发挥创造才能,达到人人参与质量管理的目的。

(4)标杆学习:这是最具有挑战性的质量改进方法。它是与本行业内在质量管理方面比自身做到更好的其他医院对比,找出自己的差距。对比包括业内声誉对比、管理理念对比、管理方法对比、管理措施对比和管理效果对比等。标杆学习包括参加会议、医院访问、现场考察和互动交流等。可以说,标杆学习是最具有促进持续质量改进的动力。

3.运用质量改进技术和管理工具

医疗质量的改进工作离不开质量改进技术和管理工具,在质量改进工作中,除前述的医院质量管理方法与工具外,还可以运用适合本行业特点和需要的以下质量改进技术和工具。

(1)4M1E法:4M1E指人(man)、机器(machine)、物料(material)、方法(method)、环境(environments),合称4M1E管理法。简称人、机、料、法、环,它告诉我们质量改进管理工作中要充分考虑人、机、事、物5个方面因素的管理。

在医院医疗质量改进中,人指人员比例、资质、职责、培训、准入、授权等;机器指医院的设备设施"采购、安装、运行状态、维护保养、校准、入出库、各种记录"的管理等;物是指物资、耗材、药品类的"申购、验收、出库、保管储存、供应、使用、账务管理、有效期"管理;法是指医疗过程中所需遵循的法律法规、规章制度、技术规范的教育培训、执行、落实、流程、操作等;环境是指在医院这个特定的场所中,空间的分区、洁污的分开、人、物流分开、安全通道、特殊物品存放地等的管理都会影响医疗质量和安全。

(2)5W1H分析法:5W1H分析法是一种思考方法。是对选定的项目、工序或操作,都要从原因(why)、对象(what)、场所(where)、时间(when)、人员(who)、方法(how)6个方面提出问题进行思考。5W1H分析法在运用时,可针对不同性质、不同类型的不同质量问题发问,可使思考的内容更深入、更科学。

(3)5why分析法:也被称作5个为什么分析,它是一种探索问题原因的诊断性技术,用于识别和说明因果关系链。通过对一个问题不断提问为什么前一个事件会发生,直到问题的根源被确定下来才停止提问。解释根本原因以防止问题重演。提问的"为什么"的语句都会定义真正的根源。通常需要至少5个"为什么",但5个"为什么"不一定就是5个,可能是小于5个或可能是大于5个。

(4)根本原因分析法:根本原因分析法是一个系统化的问题处理过程,包括确定和分析问题原因,找出问题解决办法,并制订问题预防措施。在医院质量管理中,根本原因分析能够帮助管理者发现医院质量问题的症结,并找出根本性的解决方案和措施。在进行根本原因分析时,常常会运用到其他管理工具如:头脑风暴法、因果分析法、5个为什么分析法等。

(5)失效模式和效应分析:失效模式和效应分析是一种系统性、前瞻性的定性分析方法,用来确定潜在失效模式及其原因,是事件发生之前就认清问题并预防问题发生的风险管理手段。其目的是发现、评价过程中潜在的失效及其后果,找到能够避免或减少潜在失效发生的措施并不断地完善。

在医院医疗质量管理中,主要用于个医疗环节的医疗风险管理、流程的制订与修订或在问题解决后预防再发生方面等。

(6)循证管理:循证管理就是运用循证医学的理论,寻找最科学、最合理的依据,并把这些依据应用到医院质量管理上的思维模式和运作方法。ISO已将"循证决策"列为七项质量管理原则之一,说明在医疗质量管理方面,管理者应有循证医学的理念。在进行医疗质量改进工作时,首先要做到决策是建立在数据和信息分析的基础上,一定用"数据说话";其次要保证数据的准确性和可靠性,并使用正确的统计分析方法分析数据;再次医疗工作中要注意认真各种记录和有关数据的录入留下证据的痕迹,并使记录和数据有可追溯性。

(7)统计技术:统计技术是促进持续质量改进的管理工具。应用统计分析能帮助我们更好地识别管理事项的性质、程度和产生变化的原因,从而帮助决策,采取有针对性的改进和预防措施。掌握和运用统计技术是质量改进必不可少的。

医疗质量是医院生存发展之本,医疗质量管理与持续改进永无终点。医院的每位员工应做到"人人关心质量、人人重视质量、人人参与质量、人人改进质量",只有这样,医疗质量才能得到极大提高。

(张连涛)

第三章

医务及医疗安全管理

第一节 医务管理

一、概述

医疗工作是医院的核心业务,医务管理在维护医院医疗秩序、保障医疗质量和医疗安全方面具有非常重要的作用,也是医院综合管理水平的重要体现。管理是一种活动,即执行某些特定的功能,以获得对人力和物资资源的有效采购、配置和利用,从而达到某个目标。医务管理是指医院相关管理部门对全院医疗系统活动全过程进行的计划、组织、协调和控制,使之经常处于工作状态,并能够快速适应客观环境的变化,从而达到最佳的医疗效果和医疗效率。

(一)医务管理发展的历史沿革

医务管理的范畴是在不断变化的,大致可以分为3个阶段。

1.第一阶段

19世纪中叶至20世纪50年代。社会经济的发展和工业革命的完成推进近代医院的建设,社会化大生产促使社会医疗卫生需求的增长,也对医院建设与发展提出进一步要求。医院成为医疗卫生服务的主要形式,并形成了专业分工、医护分工、医技分工和集体协作的格局,也催生了规范化的管理制度和技术性规章制度的建立。但医务管理维度大部分都仅包含医疗档案管理、医疗行为规范和非常简单的医疗资质准入。

2.第二阶段

20世纪50至80年代。随着"二战"之后重建及经济的复苏,社会生产不断扩大,社会生产力得到空前的发展,各家医院的规模也随之不断增加,从而使近代医院向现代医院转变。为了更好地管理医疗行为,现代管理学开始与医学相结合,发展出了医院管理学,医务管理维度随之扩展为医疗资质准入、医疗服务组织、医疗行为规范、医疗资源协调、医疗档案管理等。

3.第三阶段

20世纪80年后以后。随着电子信息技术的不断发展,通过信息化监控和数据提取开展评价及医疗流程改善成为现代医院建设的必备要求。管理维度逐渐引入医疗流程改进、医疗质量评价、医疗安全改善等内容,适应医院管理的总体发展。国内医务管理加强了对外医疗服务组织和医疗质量评价等维度的强调力度,比如卫生应急管理、对口支援管理和临床路径管理都属于比较有中国特色的管理工作。

（二）医务管理的主要职能

通常,由于各个医疗机构规模、类别、科室设置等不同,其对医务管理部门所赋予的相应工作职责也会有所差异,医务管理的工作职能大体可以概括为计划、组织、控制和协调职能。

1.计划职能

计划职能即根据医院总体工作计划拟订符合医院实际情况和发展特点的业务计划。

2.组织职能

组织职能即根据有关法律、法规、条例、标准及医院的规章制度,组织全院医技人员认真贯彻执行,保证医疗业务工作的常规运行,杜绝医疗事故,减少医疗缺陷。

3.控制职能

控制职能即负责医疗工作的宏观管理,制订医疗质量标准和考核办法,并对全院医疗质量进行检查、监督和控制,确保医疗安全。

4.协调职能

协调职能即正确处理医院内外各种关系,为医院正常运转创造良好的条件和环境,促进医院整体目标的实现。

（三）医务管理面临的最主要问题——管理效率

在管理实践过程中我们常常发现,需要进行协同完成的工作,往往是整个管理流程中最可能出现各种问题的环节。管理问题有各种各样的表现形式,譬如相互推诿、流程不清、责任不明、执行力不强,但其最终的表现形式,均体现为项目推进效率低下。原因之一是因为在组织管理,尤其是多部门涉及的组织管理过程中存在一个非常重要的概念被忽视——"命令链"。

命令链是一种连续的、不间断的权力运行路线,从组织最高层扩展到最基层,不可见但实际存在。它可以回答谁向谁报告工作。例如,有问题时,"我去找谁"和"我对谁负责"。命令链的运行效率直接决定了组织执行力的效果。

国内的医院无一例外都是典型的科层制组织,在这样的组织架构中,讨论命令链的重要性一定要理清两个附属概念:权威性和命令统一性。权威性是指管理岗位所固有的发布命令并期望命令被执行的权力。为了促进协作,每个管理岗位在命令链中都有自己的位置,每位管理者为完成自己的职责任务,都要被授予一定的权威;命令统一性原则有助于保持权威链条的连续性。它意味着,一个人应对一个且只对一个主管直接负责。如果命令链的统一性遭到破坏,一个下属可能就不得不疲于应付多个主管不同命令之间的冲突或优先次序的选择,直接降低效率。

国内各公立医院的现行体制,决定了在医务管理命令链的信号传递中,权威性是没有异议的,但是由于管理维度和科室职责之间的不匹配,导致很多具体的管理实务需要两个以上的部门或个人协同处理,命令统一性就存在较大的分歧,因此多部门协作的工作往往缺乏效率。

这里就引申出了一个非常重要的问题,如何保障医务管理工作的有序推进且保有效率?

（四）现代医院医务管理的核心——制度

提高医务管理效率需要体制机制做支撑,关键是需要制度体系做保障。在人类的社会互动过程中,每个人所拥有的有关他人行为的信息均是不完全的,因此,有必要制订一种旨在简化处理过程的规则和程序,通过结构化人们的互动、限制人们的选择集合来规范人的行为。

这种规则和程序就是制度。往往需要协同完成的医务管理呈现出效率低下的特点,原因是命令统一性出现了问题,实质就在于多方的参与使得事务的执行出现了不确定性从而影响效率。

而制度最大的作用,是通过建立一个人们互动的稳定结构来减少不确定性。因此,对于现代医院医务管理而言,制度设计和建设尤为重要。

在进行制度设计时,为了保证制度的完整和全面,尤其是制度的可执行性,通常情况下要兼顾到下列几个方面的问题。

1.设计的目的

制度本质上是一种人为设计的、重塑人们互动关系的约束。因此在每一项制度设计之初就应该有明确的管理对象、内容、流程、目的。

2.权威的明确

制度应该界定一套位置与每一个位置上参与者的命令归属关系。让参与其中的人能够依照这样的归属关系明确其本人命令链的上下游,从而避免决策、意见的冲突和混乱。

3.行为的界定

在制度设计中,最为重要的,是要对所涉及的各个环节给出明确的规则,让人知晓其对"约束"的界定。任何人通过对制度的学习即可明确合规与违规之间的区别、界限。

4.流程的规范

制度必须提供一个框架,包含标准的执行流程和大概率出现异常情况时的应急处置方案。每一种不同的处置方案均有明确的指令发出者和指令执行人,保证制度执行的畅通。

5.交流的渠道

在制度被执行时,一定会出现不同位置上参与者之间观念、意识、行为的冲突。因此在设计时,要充分考虑到不同参与人的交流渠道,并且能够界定所使用的方式和流程上的约束。

6.依从的监督

制度在被设计时,一定要将依从成本考虑在内。因为任何制度都存在依从与违反两种结果。必须在设计之初就要考虑到如何识别那些违反制度的行为,并衡量其违反的程度,尤其重要的是,知道谁在违规。

精巧的制度设计是提高医务管理效率水平的最优方式,此外,对于医务管理而言,制度的设计固然重要,制度的全面性也是现代医院医务管理的重要保障。

二、组织架构

组织架构是指一个组织整体的结构。医务管理的组织架构一般是指与医务管理有关的科室设定、分工安排、人员权责及各个环节之间的相互关系。医务管理组织架构的本质是为了实现医院管理目标而进行的分工与协作的安排,组织架构的设计要受到内外部环境、组织文化、组织内人员的技术技能等因素的影响,并且在不同的环境、不同的时期、不同的使命下有不同的组织架构模式。

(一)医务管理组织架构将随着多院区发展模式发生相应变化

按照国家深化医药体制改革相关文件精神,未来公立医院改革方向会有两个:"医院合理规模控制"和"医院集团化趋势"。随着分级医疗政策的推进,由单体医疗中心规模扩张模式转为医联体多院区模式将是必然的趋势。

要适应这样的变化,医务管理要做两方面的准备:①医务管理人员应对整个医务管理的内容做到去芜存菁,洞悉医务管理的内涵和实质,然后对各项管理工作开展制度化、体系化、标准化改造以利于快速复制,同时将医务管理从管理实务性工作上升到学术理论高度,保证同一医务管理理论在不同医疗机构中管理水平与质量的同质化;②开始探索有效的医师集团管理模式,为了解决优质医疗资源的不均衡,除了行政性的拆分优质大型医院,还有一种有效的方法就是利用市场的力量调配医疗资源,医师集团模式就是一种有益的尝试。

现有的医师集团模式存在以下几点问题:①组织内医师晋升机制和继续教育机制缺失;②组织结构松散,成员黏度低;③缺乏明确的战略目标和盈利模式;④缺乏实体医院作为依托;⑤目标客户没有明确的市场区分。这几个缺点都可以通过与传统的大型医院结合,也即"联合执业"来弥补。

以下几个新的问题需要医务管理人员认真思考:①责任与收益的分配模式;②集团内医师的再培训机制;③"联合执业"中相关法律法规的适用问题;④"联合执业"中组织有效性如何解决。

(二)MDT医疗模式对医务管理组织架构的可塑性提出了更高要求

医学学科整合,是继学科细分后的又一学科发展趋势。在历史上,随着科学技术的进步,医学学科不断细分,这样的分化在初期确实有利于医学研究的深入和发展,但是在临床实际诊疗过程中,一方面因为不同专精方向的医师给出的诊疗计划不尽相同,仅让患者独立选择诊疗方案造成极大的困扰;另一方面对医学生的全面培养、医疗基本技术的掌握也面临很大的缺陷。因此,国内外先进的医疗机构都开始了对学科设置的重组,开展学科发展中心化的探索。

将学科进行重组,如将心外科与心内科重组建立心脏疾病中心、将神经内科与神经外科融合组建神经疾病中心、胸外科与呼吸科组建胸部疑难危重症疾病诊治中心,甚至以老年、免疫等综合性疾病为中心建设综合性科室等,都是国内部分医疗机构已经开展了对学科融合的尝试。这样做不仅有利于患者得到联合支持治疗,也可以执行高效的MDT诊疗模式,打破科室间的壁垒,提高危重患者的救治经验和科研能力,带动学科整体发展。现代化医院管理必然会进入医学学科整合时代,医务管理也要随之改变甚至先于医院做出调整以适应时代的变化和临床工作中对效率需求的提高。

医务管理群组化可能是一种切实可行的解决方案。必须要认识到的是,无论医学学科如何整合,医务管理维度都不会发生太大的变化,只是会出现不同的管理项目组合形式,比如以"授权管理"为例,原来可以分为门诊资质授权、手术资质授权、药物资质授权、会诊资质授权等,因为医学学科整合的自下而上性,管理部门的设置应该随临床需求而变化,因此可能会将各类授权工作从原有的职能部门剥离出来组建成一个新的"授权管理办公室",全面负责医院授权管理,保证效率与质量;再比如,随着学科整合医学新技术势必会蓬勃发展,可以将医疗技术管理、医学伦理审查、医学技术转化组建成一个综合性办公室,简化流程,提高医院新技术转化效率。

(三)人工智能等技术革命可能颠覆传统的管理组织架构

随着国民经济的发展和技术水平的提高,互联网概念和信息技术开始渗透进生活中的方方面面,医疗卫生行业也不例外。

传统的医疗体系中有六大利益相关方:医师、患者、医院、医药流通企业、医药制造企业、医疗保险机构。随着互联网概念的介入,将会重构或新建一些关系连接模式。

可以看出,在互联网概念介入后与医务管理相关的发展模式主要有以下几种:就医服务、远程医疗、医疗联合体改革、新型健康管理模式发展等。面对这些变化,医务管理人员应该进行思考和积极改变,梳理管理体系,改变管理流程,重组医务管理模式,适应市场变化。

(四)科学合理的医务管理组织架构要求执行力强的职业化管理人员

客观地讲,长期以来中国的公立医院一直处于半计划经济体制时代,行政管理接受上级卫生主管部门管理,医院收益绩效接受市场检验。在这样的体制下,公立医院内部管理体制和运行机制中存在明显的官僚化和行政化。随着医疗体制改革的深入和开放社会资本进入医疗行业,公立医院必然会面临市场经济的冲击,当面临生存考验的时候各个医院就需要精简人员、缩编机构,这时就要求每一个医务管理从业人员不仅拥有医学知识,还需要具备现代化管理思维及管理水平,否则一定会被市场所淘汰。

医务管理需要从以下入手:①对医务管理人员的管理学、社会学、法律知识等方面的培训优于医学知识的培训,基本的医学知识和医院运行体系、规则仍然是继续培训的重点;②医务管理团队要注意学科背景的构成,加强团队异质性方面的考量,强化医务管理中多学科交叉所带来的创新收益;③借鉴企业管理中的职业经理人模式,参考企业的在职业化上的管理经验和绩效考核方法,开拓管理思路、提高管理水平。

三、主要内容

(一)依法执业管理

依法执业是指医疗机构按照《医疗机构管理条例》《医疗机构管理条例实施细则》《医疗机构诊疗科目名录》等卫生法律、法规、规章、规范和相关标准要求开展一系列诊疗活动的行为,主要包括机构合法、人员合法、设备合法和行为合法4个内容。其中,机构合法是指医疗机构必须依据《医疗机构管理条例》《医疗机构管理条例实施细则》等国家相关法律法规规定,经登记取得《医疗机构执业许可证》;人员合法是指在医疗机构内从事需要特许准入的工作人员必须按照国家有关法律、法规和规章规定依法取得相应资格或职称,如从事临床医疗服务的医师必须依法取得执业医师资格并注册在医疗机构内;设备合法是指医疗机构不得使用无注册证、无合格证明、过期、失效或按照国家规定在技术上淘汰的医疗器械。医疗器械新产品的临床誓言或者试用按照相关规定执行;行为合法是指医疗机构和医疗机构内的有关人员必须按照国家有关法律、法规和规章的要求开展相关工作。

1.医疗机构依法执业的意义

医疗服务涉及公民的生命健康权,是《宪法》明确规定的公民最基本权利,任何人不得侵害;同时,医务人员在提供医疗服务过程中往往又涉及对患者进行检查、用药,甚至手术等。由于医患双方在专业知识方面的差异,导致患方往往只能"被动"接受服务。因此,国家、卫生行政部门为确保医务人员的医疗行为所导致的结果不与患者的生命健康权相违背,从不同层面出台了一系列法律法规、规章制度,对医方的主动权加以约束,对患方的被动权加以保护。但实际生活中由于这些法律法规不够健全完善,医务人员法制意识相对薄弱,而人民维权意识在不断增强,导致医务人员在发生医疗纠纷、诉讼时,往往拿不出有利于自己的证据。因此,在全面深化依法治国的大背景下,加强医疗机构依法执业管理应该成为医院管理的重要工具和组成部分,也是防范医疗事故、保障医疗安全、促进医疗机构健康发展的重要保证。

据不完全统计,目前,与医疗机构执业相关的法律共11部、行政法规39部、部门规章138部,还有形形色色的行业规范、技术规程、技术指南及行业标准等。但其中使用较多的主要有《中华人民共和国执业医师法》《医疗机构管理条例》《医疗事故处理条例》《人体器官移植条例》《医疗机构病历管理规定》《医疗机构临床用血管理办法》《放射诊疗管理规定》等。

2.医疗机构常见违法违规行为

(1)未取得《医疗机构执业许可证》擅自执业,主要表现形式如下。①未经许可,擅自从事诊疗活动:如黑诊所、药店坐堂行医等;②使用通过买卖、转让、租借等非法手段获取的《医疗机构执业许可证》开展诊疗活动的;③使用伪造、变造的《医疗机构执业许可证》开展诊疗活动的;④医疗机构未经批准在登记的执业地点以外开展诊疗活动的;⑤非本医疗机构人员或者其他机构承包、承租医疗机构科室或房屋并以该医疗机构名义开展诊疗活动的。

(2)使用非卫生技术人员:卫生技术人员是指按照国家有关法律、法规和规章的规定依法取得卫生技术人员资格或者职称的人员;非卫生技术人员是指未取得上述任职资格(资质或者职称)的人员在医疗机构从事医疗技术活动的。医疗机构使用非卫生技术人员的主要表现形式如下:①医疗机构使用未取得相应卫生专业技术人员资格或职称(务)的人员从事医疗卫生技术工作的;②医疗机构使用取得《医师资格证书》但未经注册或被注销、吊销《医师执业证书》的人员从事医师工作的;③医疗机构使用卫生技术人员从事本专业以外的诊疗活动麻醉药品和第一类精神药品处方资格的医师开具麻醉药品和第一类精神药品处方的;④医疗机构使用未取得医师资格的医学毕业生独立从事医疗活动的;⑤医疗机构使用未取得药学专业技术任职资格(执业资格或者职称必须均无)从事处方调剂工作;⑥医疗机构使用取得《医师执业证书》但未取得相应特定资质的人员从事特定岗位工作的;⑦医疗机构使用未变更注册执业地点的执业医师、执业护士开展诊疗或护理工作的;⑧医疗机构使用未获得《外国医师短期行医许可证》的外国医师从事诊疗活动的;⑨其他。

(3)超范围行医:超范围行医是指医疗机构超出《医疗机构执业许可证》核准登记的诊疗科目范围开展诊疗活动的行为。主要表现形式:①未经核准从事计划生育专项技术服务;②未经核准开展医疗美容服务;③未经核准擅自开展性病专科诊治业务;④未经批准开展人类辅助生殖技术;⑤擅自从事人体器官移植;⑥未经医疗技术登记擅自在临床应用医疗技术;⑦其他。

(4)非法发布医疗广告:医疗广告是指利用各种媒介或形式直接或间接介绍医疗机构或医疗服务的广告。医疗机构非法发布医疗广告的主要表现形式如下:①未经取得《医疗广告审查证明》发布医疗广告;②虽取得《医疗广告审查证明》,但医疗广告内容或发布媒体与《医疗广告审查证明》内容不一致;③医疗机构以内部科室名义发布医疗广告;④利用新闻形式、医疗资讯服务类专题节(栏)目发布或变相发布医疗广告;⑤其他。

3.医师多点执业带来的影响

2009年4月《中共中央国务院关于深化医药卫生体制改革的意见》中首次提出医师多点执业概念,此后,陆续出台相关政策大力推进医师多点执业得到有效落实。然而,医师多点执业后,医师从定点执业向多点执业的转变,身份由"单位人"向"社会人"的转变必然会促进医务管理工作发生变化。第一,医师多点执业对传统医师培训模式也将产生重要影响,目前而言,医师的毕业后教育主要发生在医院,而医院也遵循"谁培养谁收益"的原则,掌握了对医师技术劳务价值使用的控制权。而多点执业政策执行后,既有格局将可能被打破,出现"为他人作嫁衣裳"的局面。第二,在不同地点执业过程中,参与多点医师面临的医疗纠纷和医疗安全问题等医疗风险和责任的分担也将是新形势下医务管理部门即将面对的问题,特别是在医师执业相关法律法规不完善的情况下这一问题将更加凸显。第三,医师多点执业对传统的工作评价模式也将产生挑战,多点执业后医师的工作将在多个执业点进行,对其执业绩效考核变成一个相对动态的过程,无论是工作数量和质量还是数据收集的全面性、及时性都将面临新的挑战。第四,医师的流动虽然能够扩大医院的影响力,但也有可能会带走部分病源,从而影响到主执业机构的既得利益。

4.如何加强依法执业

随着现代医学技术不断发展,放射诊疗设备被广泛运用到各级医疗机构,在提高患者疾病放射诊断与治疗质量同时存在放射设备无证经营、从放人员非法执业、放射性职业病、过量照射或防护不当引起患者投诉、医疗纠纷、放射事故等问题。医院应从管理机制、从放人员、放射设备及受检者防护管理等几方面开展放射防护管理工作。

(1)完善管理组织架构:医院成立以分管院领导为主任委员,相关临床、医技科室和有关职能部门负责人为委员的放射防护委员会,管理办公室设在医务部,安排专人负责放射防护管理工作;相关科室成立了放射防护管理小组,安排兼职人员负责本科室的放射防护管理工作,从院、科两级构建了放射防护组织体系,委员会建立了工作制度,明确了部门职责,放射防护委员会实行例会制度,定期对放射防护管理工作存在的问题进行总结并提出整改意见和办法。

(2)健全规章制度:按照国家相关法律法规规定,对新、改、扩建放射工作场所,放射设备的引进、换源、退出,放射防护用品的规范使用均做出明确规定,同时,各科室还根据设备分类制订了放射设备操作规程,由医院统一修订后下发并上墙,为强化放射防护管理提供了制度、规程保障。

(3)强化过程管理:①规范从放人员管理,医院对所有从事放射工作人员均进行了职业健康岗前、在岗及离岗体检,其中在岗体检不超过2年进行1次;每2年进行1次工作培训,每4年进行1次辐射安全与防护培训,通过加强放射防护安全培训,降低了职业照射和提高了放射防护水平。工作人员在体检、培训合格取得《放射工作人员证》后方能从事放射诊疗工作。从放人员进入放射工作场所必须按要求佩戴个人剂量计,医院委托第三方检测机构每季度进行1次个人剂量检测,针对剂量>1.25 mSv的人员进行调查,并填写分析调查记录表。同时,医院为每位从放人员建立职业健康档案,包括职业健康检查记录、放射培训记录、个人剂量监测数据等资料,为规范从放人员管理提供了资料保障。②重视放射设备管理,医院凡新增放射设备均按要求委托第三方有资质的卫生技术服务机构及环评机构进行职业病危害预评价与环境影响评价,对新增放射设备项目可能存在的职业放射危害因素及项目拟采取的防护措施、防护用品分析评价。评价报告完成后报卫生、环保主管部门进行审批,审批通过完成项目建设后再进行职业病危害控制效果评价与环境验收监测,再报卫生、环保行政主管部门审批并通过专家验收后,放射设备在取得《放射诊疗许可证》《辐射安全许可证》后正式投入运营使用。在用放射设备每年定期进行1次设备性能及防护状态检测,检测合格后方能继续使用。严格做到放射设备依法执业管理。③加强工作场所管理,放射工作场所防护门、观察窗厚度均按规定达到与墙体相同防护厚度,进出口设置醒目的电离辐射警示标志,工作指示灯有文字说明。按照放射工作场所分类:放疗场设置了多重安全联锁系统、剂量监测系统、影像监控、对讲装置、固定式剂量报警装置、剂量扫描装置和个人剂量报警仪等;核医学设置了专门的放射性同位素分装、注射、储存场所与放射性固体废物存储室及放射性废水衰变池,配备了活度计及表面污染监测仪;介入放射及X射线诊断场所配备了工作人员及受检者的铅围裙、铅围脖、铅帽、铅眼镜等防护用品。④强化受检者管理,受检者在进行放射诊疗前,工作人员告知放射检查的危害,检查时对其他非检查的敏感部位(如甲状腺、性腺等)采取屏蔽防护,如受检者较为危重检查时需陪伴,工作人员也为陪伴提供并使用了相应的防护用品,由于受检者防护意识较为薄弱,医院在每个放射检查室设置了防护用品使用示意图指导受检者及陪护如何正确使用防护用品。

(4)管理成效:通过规范放射防护管理,健全组织构架,完善管理工作机制,优化工作流程,提升人员防护意识等措施。历年来,在放射诊疗人次数持续快速增长的同时,医院未发生1例放射事故,未发生 1 例疑似放射职业病患者,未发生因放射防护引发的纠纷投诉。从放人员职业健康体检率、放射防护培训率、个人剂量监测率均从初期的 80% 提升到 99.9%,基本达到从放人员放射体检、培训、剂量监测全覆盖。

(二)医疗技术管理

医疗技术是指医疗机构及其医务人员以诊断和治疗疾病为目的,对疾病做出判断和消除疾病、缓解病情、减轻痛苦、改善功能、延长生命、帮助患者恢复健康而采取的诊断、治疗措施。

1.医疗技术管理的重要性

医药卫生是高新技术密集型领域,现代生命科学技术的飞速发展,推动了组织学技术、系统生物学技术、干细胞和再生医学、生物治疗等高新技术迅速发展,高新技术的发展是把双刃剑,为疾病治疗和健康维护带来了曙光的同时,也会产生一些如医学伦理等方面的影响。我国医疗技术准入管理和监督制度发展相对落后,医疗技术的发展和管理步调的不一致,致使少数涉及重大伦理问题、存在高风险或安全有效性有待进一步验证的医疗技术管理与监管存在一定风险。因此,对医疗技术实行规范化管理,是医院伦理管理的必然要求,也是医疗机构保障医疗安全、规避风险、承担社会责任的具体体现。对此,2008 年卫健委颁布《医院管理评价指南(2008 年版)》,将医疗技术管理列为医院管理评价体系中的一项重要考核指标,也是十八项医疗核心制度和三级医院等级评审中重要评价指标之一。

2.医疗技术管理的现状和难点

医疗技术的监管,是全球化的难题,为更好实现对医疗技术的有效管理,各国采取了包括医疗技术评估、行政规划和干预、专科医师培训制度、医疗保险制度等各种综合手段和方法。2009 年之前,我国仅有《人类辅助生殖技术管理办法》《人体器官移植条例》等几部针对专项技术管理的特别规定,尚无一部系统性规定。2009 年卫健委颁布了《医疗技术临床应用管理办法》,对医疗技术实行分类分级管理:将医疗技术分为三类,并对第二类、第三类技术实施准入管理和临床应用前第三方技术审核制度。2015 年以后,我国医疗技术管理逐渐进入创新转型阶段。在政府简政放权的大环境下,原第三类医疗技术管理规范已不适应当前医疗技术管理要求。对此,卫健委印发《关于取消第三类医疗技术临床应用准入审批有关工作的通知》取消第三类医疗技术临床应用准入审批,并对医疗技术的管理由"准入审批"改为"备案管理",医疗机构对本机构医疗技术临床应用和管理承担主体责任。

2018 年 11 月 1 日,国家卫生健康委员会公布《医疗技术临床应用管理办法(2018 版)》,目的在于加强医疗技术临床应用管理,建立医疗技术准入和管控制度,促进医学发展、技术进步,提高质量,保障安全。此管理办法以部门规章的形式下发,旨在加强医疗技术应用管理顶层设计、建立制度和机制、强化主体责任和监管责任。

3.医疗技术管理实务

(1)高风险医疗技术管理:高风险医疗技术广义上是指安全性、有效性确切,但技术难度大、风险高,对医疗机构服务能力、人员水平有较高要求;或者存在重大伦理风险,需要严格管理的医疗技术。相对于普通医疗技术,具有高危险性、高难度操作性,具有准入要求。高风险医疗技术管理是医院医疗技术管理工作的重要组成部分,应当遵循科学、安全、规范、有效、经济、符合伦理的原则。科室开展高风险医疗技术,应当与其功能任务相适应,具有符合资质并获得医院高风险技术授权的专业技术人员,相应的设备、设施和质量控制体系,并严格遵守技术管理规范。在高风险医疗技术管理中,应该建立相配的医疗技术准入和管理制度,同时对开展高风险技术的医务人员进行动态授权,以提高医疗质量,保障医疗安全。

(2)医疗新技术:医疗新技术主要是指医疗机构此前从未开展过的,对治疗、诊断疾病确切有效的,具有一定创新性并且具有一定技术含量的,有临床应用价值的新技术和新方法。包括对各类医技检查、临床诊断和临床治疗过程中相关的器械设备、药物、检验检测试剂、手术耗材等的技术创新,改造和扩展功能。医疗新技术开展临床应用涉及设备、药剂、运营及伦理审查等多个方面。

(3)强化过程管理:①申报管理,新技术审核实施院科两级审核。申报人所在科室对申报者资质、能力、技术条件、安全性、有效性及伦理风险等进行可行性论证,医务部组织专家进行可行性论证,专家论证严格实行回避、保密制度;医院伦理办公室进行伦理审查,医疗新技术管理专委会审批。②审批管理,医疗新技术管理专委会定期对通过专家论证和伦理审查的新技术/新项目进行审批,经委员讨论投票通过后正式开展实施。③应用管理,经批准开展的新技术/项目在临床应用中,严格履行告知义务,征得患方书面同意后方可实施;实施过程中一旦发生不良医疗事件,严格按照"不良损害应急处置预案"相关规定进行处置,并立即停止该项目,收集相关证据资料,查找原因,报告医教部,医务部组织相关人员开展调查后报医疗新技术管理专委会决定该技术/项目是否继续开展。④追踪管理,经批准开展的新技术/项目,项目负责人定期向医务部提交《诊疗新技术/新项目进展报告》,内容包括诊治患者情况、质量和安全分析、成本效益分析等。⑤保障支撑,医院将临床新技术/项目申报、开展情况纳入科室年终考核评分;同时,对技术新颖、成熟度较高、临床应用前景好的新技术/项目,可申请医院临床新技术基金资助。

(三)医疗授权管理

医学作为一门实践科学,需长期实践经验的积累。依法取得执业资格并进行注册,是一名医师能够从事医疗活动的基本条件,通常并非所有满足执业医师从业条件的医师都能独立完全所有与自身专业相关的临床工作,按照不同工作能力、岗位职责及岗位管理要求,医师的资质水平对质量安全影响重大,根据资质实施授权是有效手段。

1.医疗授权管理的界定

20世纪50~60年代,许多企业特别是一些大的公司已经提出了授权的概念。授权是指将权利转移出去,让他人共担,以实现更大的管理效益,授权管理目前广泛应用于金融、信息、企业等行业管理中。由于患者疾病的个体差异性、医疗救治的时效性、医疗专科的独特性,对患者的诊疗活动采取统一固定的模式会脱离临床实际。因此,对医疗服务主体(如医师、护士等)进行分权、授权的程度,远远大于其他行业,即每位医疗组长有权力决定其诊治的患者所需的医疗服务项目。但由于医疗服务的不可逆性,没有约束的授权又容易导致医师对同一种疾病可能采取各种不同的治疗方案,使得治疗效果与治疗成本参差不齐,势必造成患者的利益损害,影响医疗质量和医疗安全。

2.医疗授权管理的必要性

医疗管理的最终目的在于提高医院的社会和经济效益。因此,医院管理者进行决策时,应充分运用授权与目标管理的理念,达到管理的专门化与人性化。

(1)医疗授权是规范执业人员行为的基础:授权是完成目标责任的基础,权力伴随责任者,用权是尽责的需要,权责对应或权责统一,才能保证责任者有效地实现目标,进而规范执业人员的行为。

(2)医疗授权是调动执业人员积极性的需要:通过赋予权力,实现目标,激发执业人员的潜在动力,调动被授权者的积极性和主动性。

(3)医疗授权是提高下级人员能力的途径:通过授予具备相应岗位素质要求的医师从事相应岗位工作的权利,实现自我控制与自我管理,在一定程度上改变完全是上级医师指导或指挥下做事的局面,有利于下级人员发挥临床工作和协调能力。

(4)医疗授权是增强应变能力的条件:现代医疗管理环境的复杂多变性,对医院组织管理提出了更高的要求:必须具备较强的适应和应变能力。而具备这种能力的重要条件即相应岗位素质要求的医师应被赋予相应的自主权。

3.医疗授权的原则

开展医疗授权管理以医疗授权为手段,健全机制,理顺流程,对影响医疗质量和医疗安全的重要环节(如岗位)、技术开展评估、实施准入、强化考核,从而实现全过程监管。通过提高执业人员素质和能力,规范医师行为,合理、安全、有效地应用医疗技术,规避可避免的医疗风险,从而持续改进医疗质量,保障医疗安全。医疗授权管理具有以下特点。

(1)明确授权:授权以责任为前提,授权的同时应明确其职责,责任范围和权限范围,包括行使权力的前提、时间、对象、方式、规范等。同时,还需要建立处罚机制,对超越授权范围开展医疗行为进行处罚。

(2)视能授权:医疗服务的授权标准必须以医师、技师的自身能力水平为主体,依据工作的需要和授权对象能力大小、水平高低制订授权标准,不可超越授权对象能力和水平所能承受的限度,以保证医疗安全为前提,最大限度地发挥授权对象的能力。

(3)完整授权:"疑人不用,用人不疑",卫生技术人员一旦达到授权的标准,医疗管理部门就应向其授予对应的权利,并为其行使对应的医疗诊疗权利提供支持和便利。

(4)动态授权:授权不是弃权,在授权以后,应对医师、技师等行使医疗权限的行为进行持续动态追踪的监管,同时定期对医疗权限进行清理和重新评定,针对不同环境、不同条件、不同时间授予不同的权力。如果出现权力使用不当或违反规章制度者,应及时缩减或终止授权。

4.医疗授权的实施

(1)搭平台,建制度:医院层面应成立医疗授权管理委员会,成员应包括院领导、医务、质控、护理等行政部门负责人,以及各临床、医技科室主任。同时,应该建立工作制度,明确权限申请、审批、调整和终止程序;建立工作例会制度,定期对全院各级授权进行调整。

(2)抓重点,分类管:医疗业务过程环节千头万绪,将医疗授权工作全面铺开势必不具可操作性,医疗授权管理工作是否能落到实处,关键在于抓住重点环节,进行重点管理。

(3)强监督,勤考核:授权不等于弃权,如何确保被授权者合理使用取得的授权,必须建立与之配套的考核评价体系,不合格者及时终止授权。医院应建立完整的考核评价体系,确保被授权者合理使用被授予的权力,组织多部门进行动态管理,定期或不定期对各级授权人员进行考核,考核不合格者及时终止授权。同时,取得医疗授权意味着医院对其医疗业务水平的认可,取得岗位和技术授权也意味着要付出更多的努力,承担更重要的责任。为保证每一位被授权者以积极的态度认真履职,必要的激励机制不可或缺。

(四)医务流程管理

医务流程管理是医务管理的重要内容之一,流程一词指的是主体为达到某种特定目标,按照一定形式进行的连续不断的一系列动作或行为。通过分析流程中的各个环节,保留有价值的环节,尽量减少没有价值或阻碍流程运行的环节,最终达到每个步骤都能够为流程创造价值的目的。医院流程优化通过借鉴流程管理在生产中的成功经验,从而利用其理念和工具对医院管理流程进行优化和改善,以满足广大患者的需求和医院自身发展的需要。目前,医务管理的流程主要涉及资质审核、任务指派、应急处置、风险预警等。其业务流程的正常运行需以流程管理方法论的运用为基础,以"规范、培训、总结、改进"的实施为保障。

在医务管理中推进流程管理是一个循序渐进的过程。应重点做好宣传引导,在医疗相关部门统一思想,在流程管理的重要性上达成共识。具体操作层面,应根据管理实际情况,明确管理目标,对现有流程进行分析,判断现有流程与管理目标的协调程度,从而决定是否设计新流程,舍弃一些比较陈旧的流程,设计过程中要注意流程的可操作性;如果现有流程无明显缺陷,则仅需对其进一步规范,可通过加强日常宣讲、培训、强化流程管理意识,保证全院职工认可管理的各个环节,从而确保流程管理的全面展开、有序推进。同时,在流程管理中,要任命流程负责人或成立管理小组,负责整个流程的规范、改进、革新;新的流程在设计结束后,需要对其进行全面检查,并加强制度建设,总结经验,反思流程的可行性和最优化探索,持续改进,构建流程优化长效机制。以下以院内科间会诊管理优化为例浅谈医务管理流程优化。

1.院内科间会诊流程优化背景

会诊是在临床诊疗过程中,对疑难危重患者的诊治,仅凭本医院、本科室医疗水平不能解决,需要其他医院、科室医务人员协助时,由科室发出会诊邀请,被邀医院、科室相关专业医务人员前往会诊并共同确定诊疗意见的医疗过程。其目的是为了帮助解决疑难病症的诊断和治疗,是发挥综合医院协作医疗功能的重要方式。会诊作为集多学科力量、加强学科间技术交流、保证优势互补、提升临床诊治水平的关键环节和手段,其重要性和不可替代性毋庸置疑。会诊质量的高低已成为衡量医院医疗环节质量水平的重要指标,尤其是会诊的时效性,是医疗环节质量控制的重要指标。不断提高会诊质量管理水平是医疗质量持续改进,确保医疗安全的重要内容。

2.会诊流程改进思路和重点

会诊流程管理重点在于及时发现现有管理中的问题、找到问题根源,并及时解决会诊质量和会诊质效两方面的问题,从而不断提升医院会诊质量。从找问题的角度出发,目前运用最多的是鱼骨图,它是一种发现问题"根本原因"的方法,也可以称之为"因果图"。其特点是简捷实用,深入直观。

针对上述存在的问题,医院应加强制度建设,做到有章可循、有法可依:①对会诊人员资质做明确规定,通过准入保证会诊质量;②发挥信息化优势,保证会诊信息传递的及时有效,加强监控;③在电子会诊系统增设不良事件提醒、会诊任务智能排序、患者检查结果等便捷链接,以便于临床查询、提高会诊效率;④建立评价指标,实现会诊结束后"请会诊-会诊"双向评价单方可见的会诊质效评价,为会诊相关医疗质量的评价提供客观依据;⑤将院内科间会诊纳入医疗质量考核指标,提高会诊及时率和满意度。

3.流程改进中的注意事项

(1)加强宣传,转变观念:为确保医务流程管理工作扎实有效开展,制订全面流程管理计划,对医务管理人员、医务人员进行专题讨论,进一步统一思想,达成共识;同时,做好宣传教育培训工作,加强对流程管理重要性的认识,举办专题讲座,使流程管理的核心理念渗透到全体医务人员,确保此项工作顺利开展。

(2)完善机制,确保成功:最优医疗服务流程的实现,依赖于相应管理机制的建立和完善,如多科会诊督导人员设置及会诊质效考评等,而相关工作的经济效益核算及合理分配是重要因素,要以强有力的组织措施和合理激励机制保障流程管理顺利进行。

（3）以点带面，逐步推广：医务流程管理的推行是一个循序渐进的过程，相关制度的制订和实施为其提供了有力保障，推行后认真总结、及时反馈、逐步推广。流程管理改造的出发点和立足点要基于简化流程的原则，同时也要注意改进的新流程是否能有效降低成本和提高质量，也要考虑医院自身的承受能力。

（五）医师培训管理

1.医师培训的重要性

如前所述，医务管理的范畴是在不断变化的，有着鲜明的时代特点和文化特点。但是，医务管理的重要对象则一直是临床医师，临床医师是提供医疗服务的核心，临床医师的水平和素质直接决定着医院的医疗质量和医疗安全。因此，对医院而言，全方位高水平人才的持续性培养是医院持续发展的重要保障，是提高医院核心竞争力的关键。开展医师培训正是医院人才培养的重要形式。

医学作为一门实践科学，需不断学习和长期实践经验的积累。尤其随着医学科学技术的迅速发展，各种医疗新技术、新方法不断涌现；随着医改的深入，医联体多院区模式和医院集团化趋势明显，医师多点执业法律法规的出台；医务人员法制意识相对薄弱，而人民维权意识在不断增强，医疗纠纷事件层出不穷等时代背景下，如何做好医师培训机制建设，通过医师培训，提升临床医师专业理论和技能、提升医院整体医疗质量、防范医疗事故、保障医疗安全、捍卫医师权益等是医务管理者急待思考的问题。

2.目前我国医师培训发展现状

基于医师培训的重要性，我国各大医院非常重视院内医师的培训工作，开展了多种形式的培训，但培训效果不尽人意。针对培训内容来说，目前我国医院主要侧重于知识和技能等基本胜任力的培训，对于医德医风、医患沟通能力、医疗相关法律法规、科研、教学，以及团队合作能力等人文素质的培训较少；针对培训形式，缺乏分层分类培训，导致培训的内容缺乏系统性和针对性，不适应时代发展和临床实际需求；同时医师培训缺乏有效的监督和考核制度，使培训流于形式，不能调动临床医师参加培训的积极性。

所以，大型综合性医院要做好医师培训工作就应积极响应国家号召，顺应时代发展，深入挖掘临床医师需求，合理设置培训课程及内容，优化医师培训模式，开展分层分类的医师培训工作。医院应根据本院医师、规培医师、研究生、进修生等人员类别的不同、岗位的不同，以及职称的不同来开展培训，应坚持分阶段、分层次、分类别、全面覆盖原则全面开展培训。具体做法如下。

（1）设立医师分级培训管理和监督机构。由机构负责培训工作的总体规划、组织、实施和协调工作。负责督导各专科专业理论和临床技能培训计划的落实和完成，督导各专科培训管理小组的考核并提出指导意见。

（2）成立培训指导委员会，专门负责确定医师培训总体目标、实施计划与考核办法，制订医师培训相关政策，审核各专科、各级别、各类别人员的培训计划及培训合格的认定。

（3）建立系统的、有针对性的医师分级培训、考核和监督体系：由医院负责引导，各专科培训管理小组负责落地各专科培训计划的制订、实施和考核，并提供本专科各级医师培训与考核情况。①制订培训计划：全院各专科首先分别确定本专科初、中、高级培训医师名单，再按照医院规定的统一格式和模板分别制订本专科各级人员培训细则，医院将各专科的培训细则整理成册，各部门、专科各尽其责，严格按照培训计划实施培训内容，将专科培训工作制度化、常态化，使培训工作有据可依;②执行培训内容,监督培训过程:各专科培训管理小组按照培训计划,督促科内各级医师按要求进行培训,切实把培训内容贯穿于平时工作。培训内容既有基础理论、基础技能,又有专科手术操作技能,同时涉及科研、教学能力的培养和创造性思维的培养。科室负责所有培训人员的考核并及时组织上报。医院督导培训过程及考核情况并提出指导意见。

(4)立足专业培训基础,医院牵头开展综合素质培训:医师培训中综合素质培训及专业技术培训两手抓两手都要硬。对于专科培训,医院在组织开展时除了建立系统的、有针对性的医师分级培训、考核和监督体系,积极引导及督导科室落地培训外还应丰富培训形式,提高培训积极性。对于综合素质培训,医院则应发挥更大的主导性,从医院层面提供更多的通用课程设置,比如医学基础理论和操作培训,包括内、外科基础临床技能、急救技能、放射检查报告解读、临床检验新项目概览、医学人文教育、医疗核心制度解读、医疗相关最新法律法规解读、医疗机构常见违法违规行为案例分析、多点执业相关法律解读、医患沟通与纠纷防范、新技术申报及合理用药等,旨在通过培训提高临床医师执业相关法律意识、人文素养并推进医务管理制度的落实,提高制度执行效率,培养全面复合型高水平人才。

(5)以信息化手段为支撑,提高培训效率:医院信息化建设是提高质量效率的必由之路,医师培训同样需要信息化建设为支撑,医师的分层分类安排、培训细则、培训计划、讲课安排、授课课件,以及考核情况等信息都应达到标准化、信息化建档,通过信息系统查询便可快速得到所需数据,为科学决策提供服务。同时可利用信息化手段创新培训方式,增加在线在位培训方式,扩大培训辐射面及培训时间选择的灵活性。

3.医院进修生岗前培训管理

进修医师岗前培训是院内医师分层分类培训的一种重要形式。进修生岗前培训的目的在于向新到院的临床进修学员,系统介绍医院基本情况,开展规章制度、医德医风教育,以及基本工作流程、规范、标准等要求的系统培训,帮助进修生依法依规参与临床工作,最大限度地降低医疗风险,规避医疗纠纷,圆满完成临床进修学习计划。所以医院应对进修生岗前培训十分重视。

(六)关键环节实施项目管理——合理用血管理

患者在医院中进行的诊疗经过,本质上是一种流程,带有明显的时间属性和逻辑属性。医务管理对患者的诊疗行为进行全程管控,也即是一种流程管理。整个医务管理流程由若干个环节构成,其中部分环节对于患者诊疗效果、医疗质量影响巨大,我们将其称为"医疗关键环节"。在现代企业管理学与工程管理学中,有一个原理叫"控制关键点原理",是指管理者越是尽可能选择计划的关键点作为控制标准,控制工作就越有效。控制关键点原理是管理工作中的一个重要理念。对一个肩负管理职责的人员来说,随时注意计划执行情况的每一个细节,通常是费时且低效的。管理人员应当也只能够将注意力集中于计划执行中的一些主要影响因素和节点上。而且事实上,控制住了关键点,也就控制住了最终的效果。

正如本章第一节我们谈到的,医务管理工作纷繁复杂,管理项目多,管理难度大,通常需要多部门科室进行协作联动解决,关键环节的项目种类也不胜枚举。在此,鉴于篇幅原因,我们以"合理用血管理"这一医务管理关键环节为例,给大家展示如何对关键环节实施项目管理。

输血是现代医学的重要组成部分,如果应用得当,可以挽救患者生命和改善生命体征。但血液供应、血液保管、血液传播疾病和输血不良反应对患者健康的威胁又使得合理用血管理成为医务管理中最重要的关键节点之一。

运用项目制推进关键环节工作,首先要设立明确、可行的工作目标。例如,在合理用血管理项目"技术创新结合科学管理,大力推广合理用血"中,项目目标被设置为以下内容。①根据各科室年度用血量,以及合理用血指数制订详细的临床合理用血评分细则,每月对各临床科室进行合理用血评分,准备把该评分纳入科室医疗质量考核;②建立定期反馈机制:包括各临床科室总用血量、相比上月的增减率等;以医疗组为单位分析评估治疗用血液的合理性、平均输血前血红蛋白等,要求科室将该指标纳入科室医疗质量管理,定期分析评估改进;③紧密跟踪创新性技术,促进合理用血相关转化医学研究成果的推广应用和制度化实施(如围术期的输血指征评分);④完善合理用血分析评估制度,督导临床科室持续改进。

之后项目组按照既定计划和目标,逐条进行项目推进,并做期中阶段成果总结。总结结果如下:①输血科已拟订临床合理用血评分细则(试行),对输血量大及不合理输血例数较多的科室和个人定期公示;②医教部根据每月评分情况及分析数据,向科室反馈合理用血相关数据、督导整改,通过院内信息系统、即时通信工具等方式加强管理部门、输血科及各临床科室的联系和沟通;注重加大合理用血培训的强度和重点科室的针对性培训;③创新性合理用血相关转化研究成果的专项宣教及制度改进,已依据研究进展试行制度化实施;④阶段性成果已形成改善医疗服务行动计划全国擂台赛案例,报医院审核后提交。

进入到一定阶段以后,项目组对研究的工作亮点、创新结果、优秀经验、未按计划完成部分及原因,以及下一阶段工作推进安排进行总结和讨论。

最终,该项目通过引入革新性的输血理念(如国际上首创以围术期的输血指征评分指导临床用血),持续增加日间手术病种及比例,推行外科快速康复模式、大力发展微创技术、改进自体输血技术等方法,在手术台次逐年增加的同时,用血量呈下降趋势,有力保障了患者就医需求。

(七)多院区医务管理

根据国务院日前印发的《"十三五"卫生与健康规划》和《"健康中国2030"规划纲要》相关精神,在今后的医疗体制改革中会逐步建立"体系完整、分工明确、功能互补、密切协作、运行高效的整合型医疗卫生服务体系",建立不同层级、不同类别、不同举办主体医疗卫生机构间目标明确、权责清晰的分工协作机制,引导三级公立医院逐步减少普通门诊,重点发展危急重症、疑难病症诊疗。完善医疗联合体、医院集团等多种分工协作模式,提高服务体系整体绩效。

从上述文件精神可以看出,下一阶段的公立医院改革将会出现"医院合理规模控制"和"医院集团化趋势"两个方向。这是为了适应现代医院的发展趋势,确定地区内医院的规模,保证医疗资源的合理分配。按照国外医院管理经验,现代化医院的床位在1 500~2 000床位之间为宜,保持管理幅度和管理层级规模效应最佳。随着分级医疗政策的推进,由单体医疗中心规模扩张模式转为医联体多院区模式将是必然的趋势。

1.多院区发展历史沿革

早在20世纪80年代初期,我国医疗卫生领域曾以医疗合作联合体的形式,进行过一场医疗资源的重组,医疗联合体模式下的各个院区主要以技术上的互助形式松散联结;20世纪90年代中后期开始,国内很多医院开始尝试医院集团化发展道路,通过采用合作共建、委托管理等多种方式,形成了以资本或长期的经营管理权等为纽带并拥有两个及以上院区的医院。需要说明的是,目前国内多院区医院通常组织形式为核心院区加一个或多个分院区,由核心院区向其他院区输出人力、技术、管理等各类资源要素,这与由产权独立的医疗机构组成的松散医联体仍有本质差别。随着大型公立医院多院区发展趋势日趋明显,医联体建设步入快速、纵深发展阶段的,纯粹意义上的单体医院将越来越少。

2.多院区模式的优势

多院区医院的出现和发展与既往我国优质医疗资源主要集中于各大型公立医院有着密切联系。首先,位于城市中心的大型医院发展空间往往受到地域的严重限制,医院在扩张战略中不得不选择迁建或新建院区的多院区模式;其次,可提高资源利用效率,降低服务成本是医院发展多院区的重要目标;另外,多个院区同时运行,使多院区医院医疗服务提供能力增强,服务覆盖人群更广,从而使得医院品牌知晓度提高等。

3.多院区医务管理的难点和对策

一体化管理难度大几乎是所有多院区医院发展过程中的共性问题,具体包括院区间文化整合问题、学科布局的科学性和前瞻性问题、成本控制问题、医疗同质化问题等。

对于医务管理而言,核心仍然是如何在多院区模式下保证整体的医疗质量和安全,促进医疗同质化。必须正视各个院区由于人员质量文化认同差异、技术水平参差不齐、医疗设备配置不同、各自有学科重点发展方向等因素对于医务管理带来的挑战,一般而言,可从以下几个方面入手提高医务管理质效。

(1)尽力建立统一的医疗质量标准、医疗服务流程和医疗质量考核体系。由此需要充分发挥核心院区的引领作用,合理配置各分院区的人力资源、医疗设备。

(2)针对性进行人员培训和院区间交流,促进医疗质量文化的整合。可依据现有人员的技术水平差异采取集中培训、鼓励院区间科室-人员互访、医院自媒体平台及时发布各院区建设发展信息等方式,以实现整体质量安全文化的整合。

(3)强调前置风险管理,合理界定不同层级医务管理部门权限。对于层次化管理模式的院区,有适度赋予其医务管理权限,以提高对医疗风险前置处理效率;同时也要注重医疗质量核心指标数据的信息共享,以保证及时介入干预。

（张依轩）

第二节　医疗安全管理

一、概述

(一)概念

医疗安全管理是指通过积极的手段、方式设计和运用以防止医疗错误及其带来的不良后果的行动。

《"健康中国 2030"规划纲要》中明确提出,"持续改进医疗质量和医疗安全,提升医疗服务同质化程度,再住院率、抗菌药物使用率等主要医疗服务质量指标达到或接近世界先进水平"的工作目标,为了顺利推进"健康中国战略"的实施,习近平总书记在中共第十九次全国代表大会上也明确提出"健全现代医院管理制度",医疗质量安全和医疗服务被放在了十分突出重要的位置。

(二)医疗安全管理现况及进展

近年来,随着医药卫生体制改革工作的不断深化,我国在努力满足人民群众日益增长的医疗卫生服务需求的同时,医疗安全风险隐患也随之增加,挑战日益严峻。

1.医疗资源配置和就医格局的改变给医疗质量安全带来的挑战

随着分级诊疗制度建设不断推进,政府对社会办医的鼓励和扶持力度日益加大,患者的就医地点选择呈现向基层和民营医疗机构集中的趋势,但基层和民营医疗机构的医疗技术、医疗质量安全管理基础较为薄弱,服务能力不足,医疗质量安全隐患也随之增加。

2.医疗发展模式和社会相关领域的变革给医疗质量安全带来的挑战

随着我国经济发展和社会进步,环境变化、人口老龄化及生活方式转变等,使得我国疾病谱从以感染性疾病为主向以心脑血管疾病及恶性肿瘤等慢性病为主转变。医学模式的转变和"大卫生概念"的确立,医疗服务范围的领域拓展,医疗机构的功能向院前和院后延伸,日常工作也从院内医疗向院外社区服务扩展。医疗机构的服务质量应在内涵上不断深化,外延上不断拓展,不仅仅体现在"治好病",还要在预防保健、服务方式、设施环境、医疗费用等方面让患者满意,得到社会的认可。健康服务业、社会办医、医师多点执业、医药电子商务、互联网医疗等新生事物蓬勃发展,医疗相关法律法规及配套设施建设相对滞后的矛盾越来越凸显。这些变化,对医疗卫生行业,特别是医院的医疗质量安全管理提出了更高要求。

3.医院外延式发展阶段的后续效应给医疗质量安全带来的挑战

医院的规模扩大,优质资源摊薄效应导致医疗质量安全同质化水平下滑,管理机制落后和管理人才不足导致有效的质量安全管理工作难以为继,服务量的超负荷增长导致的质量安全问题愈加突出,管理理念、管理手段、管理模式、管理能力和管理水平仍滞后于发展需要。

(三)组织构架

医疗安全管理是医院管理的重要组成部分,医疗安全管理需打破碎片化管理的模式,应形成相应的组织管理体系。至少包含医疗机构决策层、医疗安全管理专职部门、临床科室管理小组三位一体的组织构架模式,决策层由医疗安全专委会统筹全局,医疗安全管理专职部门负责日常管理事务,各科医疗主任负责科室常规医疗安全防控,各个环节履行相应的职责,还需建立与之相对应的风险预警、质量控制、授权管理的平台,保障医疗安全落到实处。

二、前期风险防范措施

(一)医疗安全培训

1.培训目的

医疗安全培训的目的旨在提高医务人员临床服务能力、医患沟通技巧、医疗安全(不良)事件的处置能力,提高医疗风险防范意识,减少和避免医疗纠纷,保障医疗安全。

2.培训对象

医疗安全培训对象应包含各级医师、护士、技师、药师、实习生、进修生,以及行政工勤人员、新进职工等,教学性质的医院还应包括医学生等。

3.培训形式

根据医院的培训目标和要求,医疗安全的培训形式是多样化的,针对不同层级、不同类别的人员进行针对性的培训,包括自己组织培训或者委托给企业、管理机构代为培训。方式有理论培训(授课)、实践培训(在医院的职能部门轮岗)、卫生行政监督执法培训(参与执法调查)、参加医疗争议案件的鉴定或诉讼程序。

4.培训内容

医疗安全培训内容包括医患双方的权利与义务、患者安全目标、依法执业、医疗质量、医疗文书、医患沟通、保护患者隐私等。培训内容围绕牢固树立以患者为中心的服务理念,加强医德医风教育,注重医学人文教育和医疗服务的科学性、艺术性。

(二)医疗安全(不良)事件管理

1.定义及分类

(1)定义:临床诊疗工作中及医院运行过程中,任何可能影响患者的诊疗结果、增加患者痛苦和负担,并可能引发医疗纠纷或医疗事故,以及影响医疗工作的正常运行和医务人员人身安全的因素和事件称为医疗安全(不良)事件。

妥善处理医疗安全(不良)事件也是医疗风险防范工作的关键环节。目前医疗行业将医疗安全(不良)事件按事件的严重程度分4个等级。①Ⅰ级事件(警告事件):非预期的死亡,或是非疾病自然进展过程中造成永久性功能丧失;②Ⅱ级事件(不良后果事件):在疾病医疗过程中是因诊疗活动而非疾病本身造成的患者机体与功能损害;③Ⅲ级事件(未造成后果事件):虽然发生了错误事实,但未给患者机体与功能造成任何损害,或有轻微后果而不需任何处理可完全康复;④Ⅳ级事件(隐患事件):由于及时发现错误,但未形成损害事实。

但是在实际操作过程中,医疗安全(不良)事件报告的原则和流程就决定了医疗安全(不良)事件需要再划分到Ⅴ级。因为免责和鼓励报告原则尽可能地激发了医务人员的主动性,所以如欠费、三无人员等无任何医疗安全隐患的事件也在报告事件范围内。

(2)分类:医疗安全(不良)事件的分类没有统一明确的规定,医疗机构可结合实际情况来进行分类,从四川某大型医院的经验来看,把医疗安全(不良)事件先分等级后再进行分类,类别主要有诊疗相关、用药相关、手术相关、辅助检查相关、医患沟通相关、意外事件、体液暴露、跌倒、医疗器械相关、院感相关、费用相关、院内流程相关、备案等13类。

2.报告流程及处理

医疗安全(不良)事件的报告流程根据医院的发展程度应满足多渠道的上报方式,包括手工、邮箱、电话或电子信息系统填报等。满足一个原则,即医疗安全(不良)事件的填报方式和处理的流程是快速和通畅的。医院职能部门就医疗安全(不良)事件应尽量做到事件各个击破,且不同类型的报告由专业的职能部门介入处理,做到专事专管,提高医疗安全(不良)事件处理的效率。这样不仅能鼓励临床医务人员的报告积极性,还有利于医院管理部门对全院医疗安全(不良)事件的知晓情况。因为每个医疗机构的处理模式不同,且没有统一的规定。

3.分析

医疗安全(不良)事件是内部主动发现和报告的,该数据会明显高于医疗纠纷的数据,从医院管理的角度讲,有明显的分析意义,从医疗安全(不良)事件发生的时间、类型、具体科室等作为划分标准,做到前后对比和典型医疗安全(不良)事件PDCA的循环管理。

4.奖罚机制

鼓励报告医疗安全(不良)事件的态度及免责报告的原则就决定了医疗安全(不良)事件主要是奖励的管理模式。按照三级医院综合评审要求,每百张床位年报告≥20件。现阶段难以从质上评价医疗安全(不良)事件报告的好与差,但是可以做到量上的评价,对达到标准的科室进行适当的奖励,发生医疗纠纷反查漏报的科室进行考核。

三、医疗纠纷及投诉管理

(一)医疗纠纷的现状分析

医疗纠纷可以做广义和狭义的不同理解,广义上强调纠纷双方当事人的身份,即一方是患方,一方是医疗机构,就可以称之为医疗纠纷;狭义上说更强调的是纠纷的内容,指患者因购买、使用或接受医疗服务与医疗机构发生的纠纷称之为医疗纠纷。近几年来,我国医疗纠纷的医患关系仍呈现紧张状态,尤其职业医闹的出现、媒体的不实报道,使医患之间的关系恶化。医疗纠纷的现状可归纳为数量多、类型广、索赔高、处理难。该态势短期内不会改变。

(二)医疗纠纷处理

1.医疗纠纷常规处理模式

我国目前常见医疗纠纷的处理有4种模式:分别为医患双方协商、人民调解委员会调解、医疗争议行政处理(医疗事故技术鉴定)和民事诉讼。

(1)医患双方协商:协商解决医疗纠纷是法律赋予医患双方在意思表示真实且完全自愿的条件下,进行沟通协商,协议内容不违背现行法律和社会公序良俗。

(2)人民调解委员会调解:人民调解委员会为医患双方搭建了沟通平台,有利于医患双方矛盾的缓冲。但由于我国的调解制度运行时间较短,尤其是医疗纠纷调解中往往涉及专业性很强的医学、法律知识,调解员队伍及素质还有待提高。

(3)医疗争议行政处理(医疗事故技术鉴定):医疗事故技术鉴定是围绕是否构成医疗事故及事故等级展开的。医疗事故技术鉴定是由各级医学会主持进行的,鉴定专家都是具有一定临床经验的专科医师,鉴定的科学性较高。同时也是判断患方能否依据《医疗事故处理条例》获得赔偿的关键。但由于医院与医学会及鉴定人员的关系特殊,且医疗事故技术鉴定是集体负责制,使患方对医疗事故技术鉴定的中立性和公正性大打折扣。我国现行医疗鉴定体制是二元化的鉴定体制,即医疗事故技术鉴定和医疗过错的司法鉴定并行。既有医学会作为官方代表进行医疗事故责任鉴定,又有司法鉴定机构进行医疗过错责任鉴定。

(4)民事诉讼:民事诉讼是医疗纠纷处理最权威的解决方式,也是医疗纠纷处理的最后一道防线。医疗纠纷启动诉讼程序后,卫生行政部门及其他机构不再受理,若已受理的,应当终止处理。由于诉讼程序性极强,医疗鉴定专业性强,这种模式成本高、周期长,易造成案件久拖不决。此外,诉讼的强对抗性及专注于法律问题而忽视灵活性,不利于医患关系的和谐。

2.重大、突发医疗纠纷事件及应急事件处置

重大、突发医疗纠纷出现苗头或已发生后,医疗机构应启动医疗纠纷处置预案,并按程序处置,防止医疗纠纷矛盾激化升级。处置程序包括医疗机构和上级卫生行政部门的联合接访;患方情绪失控与医务人员发生纠纷后,医疗机构和警方加强警医联动,并向上级主管单位报备。

在我国,暴力伤医、辱医及其他突发公共卫生应急事件时有发生,在处置该类事件中,应当做好以下几点:①端正意识,提高防范能力;②做好应急预案;③梳理隐患,妥善处置纠纷;④善安保措施;⑤合理应对新媒体;⑥依法处置伤医者。

3.涉及医疗纠纷的尸体处置

《医疗事故处理条例》明文规定患者在医疗机构内死亡的,尸体应当立即移放太平间。但部分医疗纠纷患者家属拒绝移动尸体,以此给医疗机构施压。为维护病房正常秩序,医院应立即启动院内应急预案,多部门联动,包括保卫部、医教部,必要时报警处置。若患方对患者死亡原因有异议要求尸检,医疗机构应当予以配合。

4.医疗纠纷病历的复印和封存

根据《中华人民共和国侵权责任法》《医疗事故处理条例》相关规定,患方有权复印或封存患者住院病历资料。目前行业内习惯将病历分为主观病历和客观病历。实践操作中,患方可复印客观病历,封存主观病历。

5.医疗纠纷的分析、考核、整改

医疗纠纷充分反映了医院医疗服务过程中存在的问题和缺陷,以及潜在的医疗服务需求。重视投诉处理既是提高医疗服务质量、改进服务水平的一项措施,也是构建和谐医患关系的重要手段。将 PDCA 循环运用于医疗投诉处理中,能使投诉的接待和处理更加规范化和程序化,对医院的可持续发展具有重要意义。建立医疗投诉处理 PDCA 质量管理流程需注意以下几点。

(1)疏通渠道,明确目标:为保障投诉渠道的通畅,在院内公布院内各类型纠纷的投诉电话。同时,制订医疗安全管理制度,优化投诉处理流程。

(2)明确职责,执行目标:投诉接待实行"首诉负责制"。在听取投诉人意见后,核实相关信息,并如实填写《医院投诉登记表》,并经投诉人签字(或盖章)确认。对于涉及医疗质量安全、可能危及患者健康的投诉,组织相关专业专家及被投诉科室管理小组成员进行讨论。

(3)依照指标,检查落实:每起投诉处理后,须向相关科室反馈处理结果及医疗过错中待改善的地方,要求科室定期进行整改。定期以典型的医疗投诉、医疗不良医疗安全事件为重点,进行院内展示,对相应科室整改再进行督导,提高全院医务人员的防范意识。与此同时,利用临床科室晨交班时间,进行宣教。

(4)反馈处理,评价总结:各科室落实检查阶段中针对医疗安全工作制订的各类规章制度,医院定期组织科室质量大查房及机关、专家查房等方式对科室的整改情况进行监督;建立医疗投诉预警机制,该机制主要通过对医院往年的医疗投诉发生率、医疗数量、质量及效率指标进行统计分析,得出医院在各个时段不同的患者收治数量下,医院发生医疗隐患的预警指数,并划分出预警级别,针对不同的预警级别采用检查阶段制订的各种整改措施。

(张依轩)

第四章

医院电子病历管理

第一节 电子病历的概念

一、电子病历的产生

(一)医疗工作对病历电子化的需求

病历是患者病情、诊断和处理方法的记录,是医护人员进行医疗活动的信息传递媒介和执行依据,是临床教学和科研的主要信息源。病历在医疗工作中的基础地位,决定了它对医疗、教学和科研水平的重要影响。如何提高病历的记录质量和管理利用水平,是医院管理的一个重要目标。传统上,病历一直是以纸张为介质,完全靠手工记录。在医院信息化的发展进程中,如何利用计算机和网络技术来改变这一现状,实现纸质病历的电子化,帮助医院提高医疗效率、改善医疗质量、降低医疗成本,成为医务工作者和信息技术工作者的共同期待。

病历的电子化并不仅仅是病历本身信息化管理的发展需要,更是医疗活动对信息的获取和处理需要。医师对患者的诊断治疗过程实质上是一个不断获取信息并利用信息进行决策的过程。医师的问诊过程是为了获取直接信息,申请检验检查是为了获取间接信息,查阅手册、教科书是为了获取相关知识,然后依据这些信息、运用知识和经验,进行判断和处置。可以说,医护人员能否充分、准确、及时地获取信息,直接影响诊断和治疗质量。概括起来,医疗工作对病历信息处理的要求有以下几个方面。

1.记录的方便性

为了信息的后续利用,获取的患者信息首先必须记录下来。一些客观的、可由机器设备完成的检查信息,应当能够自动记录下来,如化验、监护、放射、超声信息等。而由人工观察和手工记录的内容,则应当提供尽可能方便的录入手段,在计算机辅助下由人工记录。这些自动和半自动化的记录手段应大大简化传统的纸张病历的记录方式。

2.信息的及时性

信息的及时获得对医疗工作极为重要。信息的及时性有几方面的含义:首先是信息发生后能及时传递给医护人员。如化验结果一旦出来,就能够通过网络实时地传递给医师而无须等待纸张的传递。其次是信息在需要时随时随地可以获得,只要在有计算机联网的地方,就可以调阅所有相关的患者资料,不需要去查找患者病历,不会出现病历资料被别人借走、丢失的情况。

3.信息的完整性

医护人员对患者的信息掌握得越完整,越有利于疾病的准确诊断,越有利于治疗措施的确定。完整的医疗信息包括来自医疗过程中各个环节生成的检查、检验、观察记录,包括历史的和当前的医疗记录。在医院内部临床科室和辅助科室之间、辅助科室与辅助科室之间,医护人员需要参照患者的各类信息。如麻醉医师在患者行手术之前需要了解患者身体整体情况;病理诊断、影像学诊断需要参照患者的临床表现与临床诊断以便在复杂情况下作出正确诊断。

4.信息表现的多样性

传统的纸张病历,或者以信息的类别或者以时间顺序划分记录,患者信息的阅读利用方式完全取决于病历的记录排列方式。比如患者的一次住院病案按病案首页、病程记录、化验单、医嘱单的顺序排列。而医疗工作需要了解信息的方式是多种多样的。如了解某一化验项目随时间的变化情况或者某一化验结果与某一用药量的关系,了解某一时间病情与各种治疗措施的对照等。医护人员期望计算机能够在一次性采集的患者原始信息的基础上,根据用户的不同需要,以最恰当的方式来展现患者信息。

(二)医疗保障体系发展对病历电子化的要求

医疗保障体系的发展变化,对病历电子化也提出了迫切要求。

首先,日益增长的个人保健需求和层次化医疗保健体系的建立对病历信息的共享要求更加迫切。人们不仅有病才来医院,健康状态下也定期查体,接受健康教育和固定的保健服务。以医疗资源合理利用为目标的社区医疗→医院→专科中心模式的层次化就医体系将越来越普遍,患者根据病情选择不同层次的医疗机构就诊。人们希望建立自己的个人健康档案,医疗机构之间对病历信息的共享要求迫切。我国推行的医疗体制改革,重要目标是建立层次化的就医服务体系和双向转诊制度。居民的初级医疗及健康服务由社区等基层卫生服务机构承担,需要时由社区医师将患者转入医院治疗,患者出院后仍转由社区医师负责。英国的保健体系,美国的商业医疗保险制度下的医疗保健体系都有类似的特点。在这样的保健体系下,对患者信息有高度共享的要求,只有病历信息的电子化才能满足这一需求。

其次,医疗保险这样的第三方付费制度的发展,也要求实现病历信息的电子化。一方面,付费方(保险公司)需要对患者的治疗方案进行审核控制,医院对实施的医疗项目和费用需要申报,这些过程逐步过渡为电子化方式进行。另一方面,第三方付费制度对医疗机构的医疗行为和医疗成本控制提出了更高要求。传统的纸张病历不能够对医师的医疗行为进行有效的提示和控制,只有依靠电子化的病历系统才能够在医师发出处置指令的同时,进行审查和主动提示。

(三)医院信息化由以业务为中心发展到以人为中心

医院信息系统的建设是随着医院内部诸多业务过程的信息化而逐步发展的,如收费业务管理、药房业务管理、医嘱处理过程的计算机管理等。医院信息系统发展的前期是以业务为中心的。随着医学科技的进步,越来越多的医疗设备本身就是数字化的信息系统,如监护设备、检验设备、CT、CR 等。而临床信息系统的发展,越来越多的临床业务实现了计算机管理,如检验信息系统、放射信息系统、护理信息系统等。这些临床业务信息系统是站在各自不同的业务的角度纵向看待患者信息的。但医疗工作本身对患者信息的需求是从单个患者的信息整体出发的,对患者信息的需求是全方位的、是以人为中心的。随着临床信息系统对患者信息覆盖范围的扩大,信息管理需求很自然地由以业务为中心发展到以患者整体为中心。病历作为患者信息的载体,实现以患者为中心的信息计算机管理,就是要实现病历的电子化。

上述因素的共同作用,促使了电子病历概念的诞生,以及与之相关的研究开发工作的发展,并使其成为医院信息化发展中的热点。

二、什么是电子病历

(一)电子病历的定义

尽管人们从各自不同的角度都可以对电子病历的需求进行一番描述,但电子病历在不同的参与者心目中有不同的想象。这一点从对电子病历的不同叫法就可见一斑。在国外称呼电子病历的名词中,有电子病案(electronic medical record,EMR)、电子患者记录(electronic patient record,EPR)、计算机化的患者记录(computerized patient record,CPR)、电子健康记录(electronic health record,EHR)等。每种不同的称谓实质上强调了不同的含义。虽然中文都概称电子病历,但事实上对其有不同的理解:有把医师用计算机记录病案称为电子病历的,有把医院与患者信息所有相关业务的计算机化称为电子病历的,也有把纸张病案的计算机扫描存储称为电子病历的等,只不过都使用了同一名词罢了。

的确,对电子病历的不同称谓,反映了对电子病历概念的不同理解,也反映出人们对电子病历的内容及功能还缺乏非常清晰的界定。这毫不奇怪,因为对电子病历的内容和其具备的功能尚处在探索的过程中,而技术的进步又使得人们对电子病历的可能功能期望在不断提高,人们只能从方向上、轮廓上探讨电子病历的范围,而不能从具体的功能上对电子病历进行锁定。

提到对电子病历认识的发展,必须要提到美国医学研究所(Institute of Medicine)早期的工作。他们先后两次开展了电子病历进展状况研究并分别于1991年和1997年出版了电子病历研究进展报告:电子病历——一项用于保健的基础技术,对电子病历的概念、意义、进展及存在的困难进行了综述。该书把电子病历称为 computer-based patient record。他们不仅对电子病历的发展进行了比较系统的研究,而且组织了一个松散的电子病历研究机构——电子病历研究所。

电子病历是以电子化方式管理的有关个人终生健康状态和医疗保健行为的信息,它可在医疗中作为主要的信息源取代纸张病历,提供超越纸张病历的服务,满足所有的医疗、法律和管理需求。电子病历依靠电子病历系统提供服务。电子病历系统是包括支持病历信息的采集、存储、处理、传递、保密和表现服务的所有元素构成的系统。对电子病历的研究与开发实际上集中在电子病历系统上。

(二)电子病历的内涵

在上述电子病历的定义中,强调了电子病历的内容和功能两方面的特征。

从包含的信息内容上,定义又分别从时间跨度和内容两方面进行了强调。从时间跨度上,要求电子病历覆盖个人从生到死的整个生命周期。从内容上,强调了健康信息。电子病历不仅包含传统意义上的发病的诊断治疗记录,包含文字、图形、影像等各种类型的病历记录,而且包含出生、免疫接种、查体记录等健康信息。按这一定义,电子病历实质上是个人终生的健康记录。它突破了传统的病历内容,也因此突破了一个医疗机构的范围而扩展到家庭、社区甚至整个社会。

从电子病历系统的功能上,定义强调了电子病历超越纸张病历的服务。采集功能包括了各种来源数据的手工录入和自动化采集;存储功能则要提供永久、持续的患者信息存储及备份;加工处理功能则面向患者医疗提供原始信息的各种处理、面向其他用途提供统计分析;传递功能指集成分散的患者信息所需的传递和其他共享要求的患者信息传递;保密功能提供患者信息不被未授权者使用的保护服务;展现功能指根据使用者需要以其更适合的形式来展现患者信息的服务。从这些功能可以看出,纸张只是一种被动的记录介质,它不能提供任何主动的服务功能。而电子病历采用计算机手段,可以采集、加工和集成更多的信息,并可以与各种相关知识库系统集成。它不仅可以记录,更可以提供主动的、智能化的服务。这才是电子病历的真正意义所在。

(三)EMR 与 EHR

尽管在引用的定义中将电子病历定位于个人终生的健康记录,但在现实环境中,人们在讨论电子病历时往往是处在两个不同的语境下,侧重于电子病历的不同内涵。一种是针对医院内部电子病历的应用,一种是针对区域医疗环境下电子病历的应用。有时候分别使用"电子病历"和"电子健康记录"来分别表示医院内部电子病历和区域电子病历,有时候则都使用"电子病历"一词。国外通常分别用 EMR 和 EHR 来表示医院内部电子病历和区域电子病历。很显然,EMR 与 EHR 内容上有重要关系,同时两者又有明显不同。

个人健康记录包含了医疗记录,医院内部的电子病历当然是个人健康记录的重要组成部分。但 EHR 中包含 EMR 的内容主要是临床诊断、主诉、检查检验报告、用药等与长期健康管理密切相关部分,而不必是 EMR 的全部内容。除各医疗机构的部分 EMR 内容外,EHR 中包含着 EMR 所不具备的居民健康档案内容。因此 EMR 与 EHR 是交集关系。

美国 HI MSS Analytics 指出 EMR 与 EHR 的差别,见表 4-1。

表 4-1 EMR 与 EHR 的差别

EMR	EHR
医疗机构的法定记录	来自患者就诊的各医疗机构的信息子集
患者就诊过程的医疗服务记录	患者所有
医疗机构所有	社区、州、区域、国家范围
系统购自厂商,由医疗机构安装	提供患者访问,并可有患者追加信息
可能为患者提供查询结果的门户,但不能互动	与国家卫生信息网络连接
不包括其他医疗机构的就诊信息	

三、国内外病历的发展

(一)国外电子病历的发展

美国电子病历研究所在 1992 年出版的电子病历进展报告中曾预言,10 年后,将开发出真正的电子病历系统。这一预言显然过于乐观。在其 1997 年的修订版中,将这一目标向后推迟。电子病历的研究与开发在各个方面取得了很大进展。在电子病历信息模型方面,HL7 发布了 HL7 3.0,以及作为该标准基础的参考信息模型 RIM,在医疗文档标准方面发布了 CDA。在信息展现方面,开发了一些更加符合临床应用习惯的患者信息表现方法,如反映整个病情和治疗发展变化的图表化表示方法。在输入手段上,开发了不同专科的结构化的输入界面、有知识库导航的输入方法。在病历结构化方面,有半结构化的面向段落的病程记录,有完全结构化的专科病历记录。在临床辅助决策方面,建立了比较完善的药品知识库的应用,也有各种专科(如糖尿病、高血压)的临床指南。在医疗机构之间信息共享方面,IHE 发布了基于文档的信息共享技术规范 XDS 及其他相关规范。

政府方面也积极组织推动电子病历的发展和推广。美国总统布什在 2004 年的国情咨文中,要求在 10 年内为绝大多数美国人实现电子病历,目的是减少医疗差错、降低医疗成本、提高医疗质量。政府积极推动医疗机构内部电子病历系统特别是医嘱医师录入系统(CPOE)的应用。通过 CPOE 和药品知识库,实现电子化处方,自动核查医师处方中潜在的用药差错,避免严重的医疗事故。英国医疗服务机构 NHS 制订了 1998—2005 年医疗信息的 8 年发展规划,明确提出将患者信息在基层保健医师到各级医疗机构之间的实时共享的发展目标。日本医药信息协会健康信息系统工业协会正在开展病历安全规范和临床信息交换标准的研究。香港医院管理局所属的医院已经实现了院际间患者检验、检查报告信息的共享,并将逐步实现其他信息的院际共享。

(二)国内电子病历的发展

随着医院信息化向临床信息系统方向发展,特别是医师工作站的应用,国内医院对于电子病历的关注程度越来越高。在医嘱录入、病历编辑、系统集成等方面取得了显著进步。国内医师工作站的应用基本上都是从医嘱录入开始的,医嘱录入解决了护士重复转抄和计费问题,部分医院在医嘱录入系统中嵌入了合理用药自动审核功能,能自动发现潜在的用药错误。在病历编辑录入软件开发和应用方面,一些公司开发了结构化、半结构化的病历编辑软件。医师可以根据专科和病种需要自行定义录入模板,在模板中可以通过单选、多选等交互方法快速录入患者症状、体格检查等内容。有些系统还结合医学相关知识,提供医学术语相关性录入辅助。近两年,也出现了基于 XML 描述的病历录入软件,较好地实现了病历的结构化表达和用户自定义结构化模板的功能。基于用户定义的病历结构,软件也提供一定程度的统计分析功能,一定程度上满足了对病历的科研利用需求。在系统集成方面,在信息化程度较好的医院,比较多地实现了患者医嘱、处方、住院病历、检验报告的计算机管理,部分医院实现了放射影像检查、超声检查、心电图检查、护理记录、手术麻醉记录等报告的集成。总体上看,国内电子病历的发展正处于由临床信息系统建设向完整的信息集成,由医疗事务处理系统向智能化应用方向发展的阶段。

四、电子病历的发展阶段

电子病历的定义为电子病历设立了一个非常高的标准,它是电子病历的最终目标。电子病历的发展过程是对患者信息或健康信息不断覆盖的过程,是电子病历系统功能不断增强的过程。在医院内部电子病历系统建设方面,如何评价电子病历的应用发展水平,有不同的阶段划分和评价标准。其中,较为著名的有美国 Himss Analytics 对 EMR 的阶段划分及评价要点,见表 4-2。

表 4-2　EMR 的阶段划分(HIMSS)

阶段	特征
阶段 7	全电子化病历、与外部医疗机构共享 HER、数据仓库
阶段 6	医师医疗文书录入(结构化模板)、全功能辅助临床决策、完整 PACS
阶段 5	闭环式用药过程
阶段 4	医师医嘱录入,基于循证医学的辅助决策
阶段 3	护理记录、电子给药记录、合理用药检测、科室级 PACS
阶段 2	临床数据库存储 CDR,受控医学词汇 CMV,初步的冲突检测 CDSS,文档扫描
阶段 1	三大辅助科室:检验、放射、药房
阶段 0	三大辅助科室未应用

阶段 0:部分临床自动化系统可能存在,但实验室、药房、放射科三大辅助科室系统尚未实现。

阶段1：三大临床辅助科室系统已安装。

阶段2：大的临床辅助科室向临床数据仓库（CDR）送入数据且该临床数据仓库为医师提供提取和浏览结果的访问功能。该CDR包含受控医学词汇库和初步的用于冲突检测的临床决策支持/规则引擎，文档扫描信息可能链接到CDR系统。

阶段3：临床文档（如体温单、流程单）是必需要求。护理记录、诊疗计划图和/或电子给药记录（eMAR）系统可获得加分，并被实现和以提供至少一种院内服务的形式与CDR相集成。实现用于医嘱录入中错误检测（通常药房中应用的药品/药品、药品/食物、药品/检验冲突检测）的初步的决策支持。某种程度的通过PACS的医学影像访问成为现实，医师在放射科之外通过内部Intranet或其他安全的网络可以访问。

阶段4：计算机化的医师医嘱录入系统（CPOE）加入护理和CDR环境中，同时伴随第二级的基于循证医学的临床决策支持能力。如果一个患者服务区域实现了CPOE并且达到了上一个阶段，则本阶段已达到。

阶段5：闭环式给药环境已完整地在至少一个患者服务区域实现。eMAR和条形码或其他自动标识技术，如RFID，被实现并被集成到CPOE和药房系统，以最大化患者给药过程中的安全。

阶段6：完整的医师文书（结构化模板）在至少一个患者服务区域实现。第三级的临床决策支持对医师所有活动提供指导，这种指导以可变和遵从警告的形式、与协议和成效相关的方式提供。完整的PACS系统通过Intranet为医师提供医学影像，取代了所有的基于胶片的影像。

阶段7：医院具有无纸化的EMR环境。医疗信息可以通过电子交易很容易地共享，或与区域卫生信息网络内的所有实体（其他医院、门诊部、亚急性环境、雇主、付费方和患者）进行交换。这一阶段允许HCO像理想中的模型那样支持真正的电子健康记录。

由于美国医院的传统、文化背景、医疗保障制度等的不同，上述划分不一定完全适合中国医院的情况。如处于阶段4的医师医嘱录入在国内医院应用就比较靠前。结合国内医院的情况，可以把电子病历的发展过程划分为几个阶段。

从电子病历包含的信息内容上可以划分为3个阶段。①第一阶段是电子医疗文书阶段。这一阶段的主要目标是围绕患者信息处理的业务环节的信息化。它的基本特征是患者在院就诊期间的医疗文书处理都已计算机化。医护人员可以通过计算机系统来记录和使用患者信息。②第二阶段是电子病历阶段。这一阶段的主要目标是实现以患者为中心的信息集成和存储管理。它的基本特征是与患者信息有关的信息系统各个部分集成到一起，患者历次的就诊和住院信息集成到一起，并且实现了病历信息的长期保存和随时访问。医护人员可以通过计算机系统以统一的视图随时访问病历信息。③第三阶段是个人健康记录阶段。这一阶段的主要目标是实现分布在不同地方的患者病历和健康信息的集成。它的基本特征是区域医疗机构之间可以共享患者信息。医护人员在任何一个医疗机构都可以访问到患者的整体信息。

从电子病历系统所提供的服务功能上可以划分为2个层次。①第一层次是事务处理层次。这一层次的主要目标是利用计算机取代手工完成医疗文书的记录和处理工作。计算机起到取代纸和笔的作用。②第二层次是智能化服务层次。这一层次的主要目标是发挥计算机的主动服务优势，对医疗工作本身提供主动化、智能化的服务。这一阶段的特征是各种知识库、临床指南的建立和应用。

当然电子病历的发展并不是严格按照阶段来划分的，阶段和层次之间可能有交替。比如，在未完全实现电子病历第二阶段的目标下,已经实现了检查检验结果的院际共享;部分信息仍为手工处理的情况下,部分系统已经应用知识库系统。就目前电子病历的发展状况而言,在患者信息的内容上,基本上处于第二发展阶段。而在国内,绝大多数医院仍处于第一发展阶段,即实现临床信息系统、实现患者信息的计算机管理。而在系统服务功能方面,主要集中在第二层次,即智能化服务功能的研究上。

五、发展电子病历的意义

(一)电子病历的应用可以提高医疗工作效率

电子病历系统改变了医师护士的医疗文书记录方式。医师可以直接在计算机上通过适当的编辑软件来书写病历。通过建立典型病历模板、输入词库、方便的编辑功能,可以提高输入的速度,更不存在字迹潦草的问题。医师直接在计算机上下达医嘱,护士直接通过计算机自动处理医嘱、生成各种执行单和医嘱单,避免了转抄工作,也避免了一些转抄错误。而检查、检验、观察结果的自动化采集,更直接简化了记录过程。

电子病历系统可以加快信息传递。医院内部各部门之间依靠信息的传递来协同工作。如医师与护士之间的医嘱传递、病房与药局之间的用药申请传递、病房与医技部门之间的申请传递和结果回报等。传统模式下,这些信息用人工以纸张方式传递,不及时且不可靠。电子病历的实现变"人跑"为"电跑",及时可靠。

电子病历使得患者信息随时随地可得。传统病历同时只能一个人在一个地点使用。如我们常听到麻醉医师抱怨,到病房查看第二天手术患者的病历,但因病历在别的医师手上而无法及时看到。电子病历使得医师不仅可以在病房、家里,甚至可以在医院外的任何地方,通过网络访问患者信息。患者信息可以同时为多人使用、互不影响。

(二)电子病历的应用可以提高医疗工作质量

电子病历系统可以以更全面、更有效的方式为医师提供患者信息,帮助医师正确决策。通过电子病历系统,临床医师可以随时随地了解患者既往病史、各种健康状态、各种检查结果(包括图像)。这些信息可以以各种更有效的形式提供,如对多次化验项目的结果进行图形化显示、对医学图像进行增强处理。医技科室的医师在检查过程中,不同检查之间可以相互参照,如做CT检查时参考超声报告,以利于提高检查质量。

电子病历系统可以为医师提供疾病诊治的临床路径和临床指南。按照循证医学的方法,可以制订特定病种的临床路径,规范同种疾病的治疗路径和医师的医疗行为,缩短患者的住院时间。在电子病历系统中应用临床指南知识库,以疾病和症状等条件选择出来供医师参考,甚至可以智能化地辅助医师的医疗决策。

电子病历系统可以对医师不合理的医疗行为进行告警。对药品之间的相互作用、用药对检验之间的干扰等不符合医疗常规的行为提出警告,避免出现医疗差错。

电子病历系统可以提供各种联机专业数据库,如药品数据库、各种诊疗常规,供医师查询。

(三)电子病历的应用可以改进医院管理

电子病历的应用为实施环节质量控制提供了支持。传统的医疗管理主要是终末式管理。各种医疗指标在患者就诊住院完成后统计出来,再反馈回医疗过程管理,像三天确诊率、平均住院日等。这样的管理滞后于医疗过程,并且数据不够准确。实现了电子病历系统,各种原始数据可以在医疗过程中及时地采集,形成管理指标并及时反馈,达到环节控制的目标。如根据电子病历中患者的诊断时间判断患者入院后三天内是否确诊,规定的时间内患者是否实施手术等,对这些事件可以实时监控并作出处理。再比如,对感染的控制,可以对术后患者,根据患者体征及使用抗生素情况,自动判断是否发生了感染,以便于及时处理。

电子病历的应用为控制医疗成本提供了手段。医疗费用的多少,相当大程度上取决于医师,取决于对医疗过程的控制。通过电子病历系统可以建立各种疾病的典型医疗计划,什么时间完成什么工作,进行哪些检查。从患者入院开始,严格按计划提示医师进行医疗活动。在医师工作站中,可以围绕降低费用提供智能服务,如合理用药咨询、医疗方案咨询等。可以建立医师评价系统,对医师个人的医疗质量及治疗患者的费用消耗进行考评,个人与标准、个人与个人进行对比。结合管理措施,对考评结果进行反馈,从根本上建立医疗成本控制系统。

(四)电子病历为患者信息的异地共享提供了方便

远程医疗是以患者信息的异地共享为基础的。目前远程医疗的模式基本上都是在会诊之前将患者的病历资料准备好(往往是录入或扫描成计算机文件),以电子化方式传到对方地点。会诊方在研究这些资料的过程中,也许需要发起方提供其他资料,需要一些反复,最后将结果反馈回去。有了电子病历系统的支持,这些资料不再需要额外的准备,而且可以由会诊方主动地通过网络从患者所在地读取病历信息,会诊工作随时可以进行。这是一种在电子病历系统支持下新的会诊工作模式。

当患者转诊时,电子病历可以随患者转入新就诊医院的电子病历系统中。如果需要,也可以通过移动介质自由携带。

(五)电子病历为宏观医疗管理提供了基础信息源

电子病历也为国家医疗宏观管理提供了丰富的数据资源。与原始病历相对应,CPRI称其为第二病历。这是一个巨大的数据仓库,政府管理部门可以根据需要,从中提取数据进行统计分析,像疾病的区域分布,各种疾病的治疗情况,用药统计,医疗费用统计等。根据这些统计,可以制订宏观管理政策、合理安排卫生资源。

另外,医疗保险政策的制订,如保险费率、各病种的医疗费用及补偿标准,都依赖于对大量病例的统计分析。电子病历无疑提供了极大的方便。我国的医疗保险正处于大发展的初期,对电子病历的需求会越来越强。

(任桂芳)

第二节 电子病历的系统架构与功能组成

一、电子病历系统的整体架构

电子病历系统的功能包含了患者医疗信息的采集、存储、展现、处理等各个方面,覆盖了患者就医的各个环节。从广义上看,电子病历系统在医院信息系统中并不是一个独立的系统,它与医院信息系统融合在一起,各类与医疗相关的信息系统都是它的组成部分。另一方面,电子病历系统又不是各类临床信息系统的简单叠加,它要解决支撑电子病历的一些基础架构问题。电子病历系统的实现方法或系统结构可能各不相同,但整体上其组成成分是类似的,都包含了信息的采集、存储、展现、利用、智能服务等部分。

各部门临床信息系统包含检验信息系统(LIS)、医学影像信息系统(PACS)、心电信息系统、监护信息系统等各医学专科信息系统。它们既是各医学专科的业务信息系统,也是电子病历的信息源,通过接口为电子病历系统提供数据。

集成引擎主要负责各类异构临床信息系统与电子病历的接口。它通常具有多种接口形式,能完成数据格式、编码转换,把不同来源的医疗记录以统一的格式提交电子病历系统管理和使用。

数据存储是电子病历的数据中心,负责电子病历数据的存储和管理。它可以有不同的实现方式,可以是集中式的,也可以是分布式的;可以是数据库形式,也可以是文档形式或者两者的混合形式。

安全访问控制负责电子病历的访问权限控制。它包括了用户的身份认证、授权、访问控制策略的执行与验证、日志记录等功能,保障电子病历数据不被超范围使用。

医师工作站是电子病历的最主要使用者。它是电子病历的重要信息源,提供患者的医嘱录入、临床病历录入;同时又是电子病历信息的综合使用者,提供患者各类信息的综合浏览展现。

访问服务主要为其他需要访问电子病历的临床或管理应用提供访问服务。它以统一接口的形式提供电子病历的浏览和访问服务,屏蔽电子病历数据管理的实现细节,简化其他系统使用电子病历的复杂度。

知识库系统主要为医师提供临床决策辅助。它通常包括合理用药审核、临床路径、临床指南等服务,嵌入到医嘱录入、诊断处置过程中,为医师提供主动式的提示、提醒、警告,起到规范医疗、防止医疗差错的目的。

本节将重点阐述电子病历系统组成中的患者信息采集、存储与处理等功能,有关信息集成、展现和安全服务在后续节进行讨论。

二、患者医疗信息采集

患者医疗信息发生在医疗过程的问诊、检查、诊断、治疗的各个业务环节,对这些信息的采集要尽可能做到在发生现场实时进行。这需要医护人员在工作的过程中将获得的信息,如问诊记录、病程记录、医嘱、检查报告、生命体征观察记录等,及时记录到计算机中。病历内容的记录可分为两类:一类是由患者主诉或由医护人员观察得到的需要手工记录的信息,另一类是由各种医疗设备,如 CT、MRI、超声、监护设备等产生的检查信息。设备产生的信息是病历的重要组成部分,也要将其输入到电子病历系统中。

(一)手工记录

由纸加笔的记录方式到计算机录入方式,对医护人员的记录习惯是个很大的挑战。更困难的是,许多情况下,记录发生在面对患者诊断治疗的过程中。记录习惯的改变会直接影响到医疗过程,从而阻碍医护人员的接受。因此,医护人员直接录入一直是病历电子化推进过程中最困难的问题。这就要求计算机录入方式要尽可能简单、符合医护人员的工作和思考习惯。在手工记录方面,为了简化录入工作,常采用词库、模板、相互关联、表格化界面、智能化向导等手段,这些技术将在医师病历录入一节详细介绍。

除了手工键盘录入,语音方式输入也是一种有效的记录手段。辅诊科室医师记录检查报告可以直接采用录音方式。国外一些医院传统上就采用医师录音,由护士或秘书打字的记录方式。

这种记录方式容易为用户所接受。对于语音可以采用两种方式来处理：一种是以数字化语音方式记录并保存，访问时直接还原语音；另一种是通过语音识别，将语音转换为文字信息保存。另外，扫描输入也是另一种辅助输入手段。特别是对于患者携带的纸张病历资料，可以采用直接扫描进入病历系统的方法，以保持病历资料的完整。

(二)联机采集

在检查设备产生的信息记录方面，可以采用接口的方式将这些设备与信息系统直接连接，将其生成的信息记录到患者病历中。这种方式可以极大地提高工作效率、保证信息的原始性、提高信息的质量。一些新的检查设备产生的信息，如监护记录、内镜动态视频图像等内容进入病历，也是对传统的纸张病历内容的丰富。越来越多的设备提供了数字化的接口，为信息系统的连接提供了方便。但同时由于医疗设备种类越来越多，接口的研制也面临着巨大压力，这需要依靠接口标准化来解决。

三、病历信息存储与CDR

(一)电子病历存储需求

纸张方式下医院都有病案库、X线片库等专门的机构来负责病历资料的归档和管理。大型医院的病历资料库往往要占据较大的空间，病历资料不断增长的存储空间成为令人头痛的问题。患者资料往往不能做到集中存放与管理，如患者的 X 线片、CT 片、病理切片、纸质病案等需要分别管理，使用起来非常不便。

电子病历的存储服务必须起到病案库的作用。具体地讲，它应能提供如下服务。

病历信息必须能长期永久保存(至少在一个人的生命周期内)，这就要求存储容量足够大。一个患者的信息，包括结构化文本、自由文本、图像甚至是动态图像，其占用空间可能需要几兆字节、几十兆字节。对于一个大型医院，长期保存这些信息必须建立一个海量的存储体系来对其加以管理。

存储体系要保证病历信息的访问性能。因为患者随时可能再次来就诊，其历史记录必须能够随时获得。这就要求病历信息或者时刻处于联机状态，或者能很快由脱机自动转为联机状态。

病历信息是累积式增加的，如同手工归档系统一样，存储系统应能够将新增的信息归并到历史信息中，实现病历的动态维护。

电子病历的存储系统提供完善的备份和恢复机制。为了确保病历信息不丢失，备份和恢复机制能做到出现故障及恢复后，能将数据恢复到故障断点时的状态。

(二)临床数据存储库

能满足以上需求的电子病历数据存储体系称为临床数据存储库(clinical data repository，CDR)。CDR 是电子病历系统的数据核心，电子病历的一切服务功能围绕 CDR 来构建。

由于电子病历数据类型的复杂性、来源的异构化以及数据的海量特征，CDR 的具体实现形态是一个非常复杂的问题。其中，最为复杂的是电子病历数据的模型问题，这方面已有理论研究成果。

HL7V3 提出的参考信息模型(reference information model，RIM)是以医疗活动(ACT)对象为中心，对整个医疗数据集进行概念建模。在 RIM 中，整个医疗过程由活动及活动之间的关系进行表达。RIM 的具体实现是一个较为复杂的工作，为了简化这一工作，有数据库公司开发了 HTB(医疗事务平台)来简化应用系统对 RIM 模型的应用。通过该平台，应用系统可以通过接口服务层来操作 RIM 的各个对象。

相对于 RIM 高度抽象、完全通用化的信息模型,产品开发者也可以针对不同的电子病历数据类型定义较为具体的数据库模型,如分别针对处方、检验报告、各类检查报告等,相比于 RIM,这样的模型的通用性和扩展性会稍差,但电子病历应用开发的效率较高。

除了单纯的数据库模型外,还可以采用数据库与文档相结合的方式来实现 CDR。由于大部分的医疗记录在形成后都是文档形式,所以采用文档结构表达电子病历数据是一种非常自然的方式。不同的医疗记录具有不同的结构,从图形、图像、自由文本到结构化的项目,但都可以表达为不同结构的文档。XML 在文档结构表达方面具有先天优势,能够适应医疗记录类型复杂多变的情况。HL7 专门针对电子病历制订了以 XML 为描述语言的文档结构标准 CDA,该标准定义了通用的医疗文档结构,能够适应各类医疗文档不同的结构化粒度,适于在异构环境中表达医疗文档,也是采用文档实现 CDR 的一种选择。

四、病历信息处理与利用

病历信息的处理可以分为以患者个体医疗为目的的个体病历信息处理和以科研、管理为目的的病历信息的统计分析处理两方面。

在辅助医疗方面,从根据医嘱生成各种执行单这样最简单的信息处理到将各种知识库应用于患者的医疗过程这样的智能化处理,对病历信息的充分利用有很大的潜力。如基于药品知识库和患者个体信息,在医师下达用药医嘱过程中,对用药的合理性进行审查;又如,在患者医疗过程中应用临床路径管理,根据患者诊断及病情,选择临床路径,并按照路径安排医疗过程。有关临床辅助决策的内容在其他章节已有阐述,这里不再重复。

病历的原始信息是一丰富的数据源,在其基础上可以对科室甚至医师个人的工作效率和质量进行客观的评价,可以进行广泛的流行病学调查,可以进行药物使用的统计分析、疗效的评价,可以分析疾病的相关因素,可以对医疗成本进行分析等。充分利用病历信息进行各种统计处理,对于医疗质量的提高,对于社会医疗保障水平的提高都具重要价值。

(任桂芳)

第三节　电子病历的录入

一、病历录入的需求

在医师的日常医疗文书记录中,大量的是病历的书写记录。在门诊,有患者主诉、体格检查等记录;在病房,有病史、体格检查、病程记录等。病历管理要求病历书写字迹工整,不能随意修改,写错的地方要重新抄写。写病历占了医师医疗文书记录的大部分时间,对医师是较大的负担,医师非常期望通过计算机解决这一问题。

病历内容以描述性文字为主,与医嘱等结构化较强的内容相比,计算机处理病历在技术上与应用上都有较大的难度。特别是在门诊这种工作节奏比较快、与患者面对面记录的场合,实现病历的实时记录难度更大。这就要求医师工作站的病历编辑功能要尽可能地符合医师记录需求,满足如下要求。

（1）病历编辑要有足够的自由度。因为上述病历内容多为描述性文字，患者的个体情况千差万别，所以必须允许自由格式编辑。除了文本内容外，病历内容还经常有示意图形等非文字内容（如病灶部位的图形标注），因此病历编辑软件应能支持图形、表格等的嵌入。

（2）病历编辑要能对版式外观进行控制。编辑软件能提供诸如字体大小、版心大小、行距等版面控制。记录者不仅可以记录内容，而且也能将病历的外观保留下来，对于仍需打印纸张记录的需求提供支持。

（3）对病历框架结构的支持。尽管病历内容是描述性文字，但病历的整体是有框架结构要求的。如住院病案包括入院记录和病程记录，入院记录又包括病史部分和体格检查部分，而病史部分又包括现病史、过去史、家族史等，这构成了住院病案结构的框架。病历记录应符合这一结构以便于后续使用时的内容定位。病历编辑软件要提供这种框架约束。

（4）对病历的各组成部分的记录要根据时间发展进行操作控制。病历的及时性及不可修改性在医疗法规上有具体的规定。对住院患者，其病程记录要随着时间的推移分阶段记录。对于已经记录完成的阶段记录，不能回过头来随意修改。对门诊患者，对已经完成的前一次就诊记录也同样不能再行修改。

（5）为上级医师对下级医师的病历记录检查和修改提供支持。上级医师有权修改下级医师记录的病历，但对于修改的内容要保留记录。

（6）为病历编辑过程提供方便性手段。病历内容采用自由格式，记录工作量很大。编辑功能要针对病历编辑的特点提供辅助录入功能，加快医师的记录速度。对于相对固定的内容（如体格检查），提供表格化的模板，医师可以采用填空或选择的方式完成记录。病历有严格的格式要求，其中有许多重复性内容，如患者的基本信息和症状，医师工作站可以提供简单的复制或患者信息插入功能。对于病历中对检查检验结果、处方的引用，可以从相关的信息源获得并直接插入到病历中。

（7）为以后病历的检索提供支持。病历自由格式的内容不利于病历的分类检索利用。全文检索在一定程度上可以解决这一问题，但正文检索的准确性较差。为了弥补这一不足，可以采用标注关键词的方法，如采用 SNOMED 医学术语系统对病史部分进行人工标注，以后可以按照关键词方法准确检索。

二、辅助录入功能

医师工作站病历编辑功能的方便与否，直接影响医师记录病历的效率，影响到医师能否接受计算机书写病历。所以，病历编辑的关键是提高医师的记录效率。在医师工作站中，常用以下方式辅助医师记录。

（一）提供医学术语词库

这是最简单、最微观的方法。病历中需要大量地用到医学术语，如症状、诊断、操作、药物等。通过收集应用这些术语，并将词库应用于医师的录入过程中，只要输入几个字母，整个词汇术语就可以完成录入。这种方法对于记录病史或患者主诉较为有效，在门诊医师工作站中得到比较多的应用。

（二）表格病历

表格病历是对纯描述性病历的一种简化和规范。它适合于专科、专病病历记录的需要。医师在记录时,只要选择或填空即可,既减少了书写量,又增加了记录的准确性,避免遗漏项目。这种格式的病历多用在体格检查记录中。在医师工作站的病历记录中,可以结合这种表格化病历。但由于各专科需要不同的表格内容,医师工作站应允许用户自己定制表格病历的结构。这对于提供具备交互式功能的表格来讲非常困难,所以这种表格化的病历结构目前只是在国外的专科医师工作站中较为多见。因为表格病历只能解决病历中部分内容的表格化,在通用的医师工作站中只能是部分地结合表格化病历的功能。

(三)病历模板

如果让医师每一份病历都逐字逐句地在键盘上敲,其速度一般比不上手写速度。事实上,医院各专科医师所处理的患者在病种上是类似的,其主诉、查体、鉴别诊断、治疗方案等内容也是类似的。各个专科可以建立典型疾病的病历模板,如查体记录模板、手术记录模板等,这些模板可以同时起到规范医疗的作用。医师在记录病历时,可以直接调入对应模板,在模板的基础上进行修改。除了普通的自由文本模板外,模板中可以设置有如表格病历项目元素的可交互式模板,包括填空、单选、多选等元素,以增强模板的适应性和操作的方便性。除了这些经过规范化的公共模板,每个医师还可以根据自己接触的典型病例,建立自己私用的模板供以后使用。词库辅助录入解决了键盘输入的微观问题,而依靠模板可以从宏观上减少病历内容中手工录入的文字量。

(四)引用患者信息

在病历中反复出现的患者基本信息、诊断、检查检验报告,可以从其他信息源直接获得。在病历编辑中,提供这种信息引用的功能,可以直接地将这些信息复制过来。

(五)智能化结构化录入

将疾病相关知识结合到病历编辑功能中,根据医师已录入的信息内容自动提示后续可能的录入内容。如在患者症状描述部分,如果患者主诉感冒,系统就会提示感冒相关症状。这种功能建立在病历内容结构化基础上,需要大量医学相关知识的整理。目前这种功能只是在国外个别专科系统中试用,短时间内还不可能达到普遍适用的程度。

采用上述手段后,自由文本的病历编辑可以得到较大程度的简化,住院医师记录病历的效率与手工相比可以有较大幅度的提高。目前,住院医师病历计算机录入已经得到了较为广泛的应用,但在门诊病历的计算机录入方面,由于门诊实时性要求高、医师对计算机录入熟练程度等的限制,应用上仍然存在一定困难。

三、病历编辑器的种类

通过以上对病历编辑功能需求的讨论,不难看出,一个完美的病历编辑器对于医师的病历录入的便捷性至关重要,同时适合于病历录入编辑的专用文档编辑软件的开发在技术上也有较高的难度,需要付出相当大的工作量。根据编辑功能的不同,可以把当前的病历录入软件分为以下几类:全自由文本编辑、半结构化编辑和全结构化编辑。每类软件各有其特点。下面分别来看一下各类软件的工作方式。

(一)自由文本录入

自由文本编辑就是在录入和编辑时不受任何格式限制,医师就像手工书写病历一样自由录入。目前最常用的自由录入编辑软件就是 Word。一般通过把 Word 嵌入到医师工作站系统中作为集成的病历编辑软件。也有采用自行开发的简单的纯文本编辑软件。

由于 Word 是通用化的文字处理软件,要提高录入病历的速度,通常采用以下手段:一是复制,即复制病历中内容重复的部分;二是建立固定模板,可以由医师建立各种疾病、专科的常用模板,在录入时根据需要调入模板,然后在其上修改。

采用 Word 等自由文本录入方法有如下好处:它提供了充分的自由格式的录入,能够满足各专科、各病种病历的录入要求,能够插入图表、图片,是一个充分通用的录入软件;Word 的排版功能强大,它在录入病历内容的同时,能够充分地控制病历显示和打印的外观;用户已熟悉了 Word 的操作习惯,容易学习掌握,这一点对于计算机病历编辑的推广具有不可忽视的作用。

但使用 Word 也有明显的弱点。由于在全自由文本模式下,只能使用固定模板,在固定模板中无法加入选择、填空等元素,不利于专科表格病历的定制;病历通篇缺乏结构,不利于在编辑方面施加更多针对病历特征的编辑功能,如对病历结构的控制、操作的控制等;自由文本检索也比较困难。对于病历检索需求,可以通过人工标识关键词的方法进行弥补,即由医师对病历进行编目索引,通过关键词索引实现病历的快速和准确检索。但人工标识关键词的方法额外增加了工作环节,并且对于病历的回顾性科研,很难在关键词标注时考虑到各种回顾科研条件。

(二)半结构化录入

所谓半结构化是指把病历内容按照病历组成分为计算机可控制的"块"。一份住院病历可以划分为入院记录、病程记录、手术记录、出院小结等,其中入院记录又可进一步分为主诉、现病史、过去史等内容。半结构化录入是指对病历内容的框架进行结构化控制,而对于框架下的内容作自由文本处理。半结构化录入可以提供按照框架结构的导航与定位、与框架模块内容相关的模板定义与引用、以模块为单位的认证及修改控制等。

与全自由文本录入相比,半结构化录入的优点是,保留了自由文本录入的自由描述的优点;可以按病历块提供与病历块相关的服务功能或施加控制,如按块进行病历记录的时限控制;分块模板可以控制全自由文本下的自由复制,避免病历的整体复制。

由于半结构化录入仍然保持了内容上的自由,在检索方面几乎与全自由录入面临同样的问题。

(三)结构化录入

所谓结构化是把病历内容分解为计算机可理解的元素,计算机可对每个元素的录入内容进行控制。病历结构化录入就是以表格化方式录入,表格中的每一项可以通过交互式选择、填空等手段录入。由于各个专科或病种所记录的内容不同,也就是表格中的项目不同,如眼科病历必然与普通外科病历描述项目不同,因此,这种录入方式必然要求软件提供表格模板的定制功能,医师要建立自己专科使用的表格化模板。当然,表格化病历并不是要求病历中的所有内容全部表格化,而是对适于表格化的内容制订表格,其他部分,如病程记录,仍可以使用自由文本。

结构化病历编辑软件的开发具有较高的难度,主要困难在于允许医师自己定义录入内容的结构,然后由编辑软件根据定义的模板,呈现出表单化的录入界面。基于 XML 技术的文档结构的出现为这类编辑软件的研发提供了一条可行的技术路线。由于 XML 结构的自定义性,可以通过 XML 来表达医师自定义的文档结构,并将录入的内容以 XML 文档的格式保持其结构。

结构化录入的优点:录入简单、快速;信息的可利用性高,由于每个表格元素及其内容都可以进行控制,录入之后便于检索使用;元素之间可以进行相关性校验,如患者性别与体征症状之间的校验,以防止病历中的记录错误。

结构化录入在应用中存在的问题主要是各科需要制订自己的专用表格模板,使用前准备工作量大,技术上比较复杂;采用表格病历不利于自由描述的表达,特别是对于主诉内容的记录,因此其使用范围受限。

(任桂芳)

第五章

医院物价管理

第一节 价格和价格管理

一、价格的基本概念

价格是商品价值的货币表现,价值则是生产商品所耗费的社会必要劳动量。也就是说,价格是由价值决定的,价值决定价格。由价值决定价格的规律,就是价值规律。价值规律是市场经济最重要的经济规律之一,被称为"无形的手"。价格按照价值规律运动,随着供求的变化,价格围绕价值上下波动。总体趋势上,价格必须符合价值,才能形成不断的简单再生产和扩大再生产的良性循环。社会生产力才能不断发展。

价格是个历史范畴,它不是从来就有的,而是人类社会生产力发展到一定阶段的产物,货币的出现才使表现商品价值的价格得以出现。随着社会的发展,在经过相当长的时期后,商品和货币职能将要逐步消亡,到那时,价格也将退出历史舞台。

价格,是国民经济运行的综合反映,是各方面经济活动主体利益关系的调节杠杆,是市场的核心。价格直接关系到市场资源合理配置、经济发展、群众生活和社会稳定。在整个经济运行中,有着不可替代的重要作用。从价格体系上讲,广义上的价格,包括商品产品价格,如工业品和农业产品价格;服务产品价格,如各种事业及经营性收费、邮电资费、医疗服务收费等;其他生产要素价格,包括劳动力价格,如工资等。

二、《价格法》的主要内容

1998 年 5 月 1 日起实施的《中华人民共和国价格法》,共分 7 章 48 条。第一章为总则,规定《价格法》的立法根本目的是:保障社会主义市场经济持续、稳定、协调发展。其直接立法目的是:规范价格行为;发挥价格合理配置资源的作用;稳定市场价格总水平;保护消费者和经营者的合法权益。第二章至六章为分则,是总则内容的展开化,分别规定了经营者的价格行为、政府的定价行为、国家对价格实行必要的调控以保持价格总水平基本稳定、价格监督检查、对各类价格违法行为的处罚等。第七章为附则,规定了本法的例外适用内容及生效日期。

(一)《价格法》的适用对象

《价格法》的适用对象是价格行为,包括经营者、消费者和政府的价格行为。

(二)《价格法》中价格的范围

《价格法》将价格的范围限定在商品价格和服务价格。商品价格包括各类有形产品,指消费品和生产资料等有实物形态及物质载体的产品,如农产品、工业产品及房屋建筑产品价格。还包括无形资产,指长期使用而没有实物形态的资产,如专利权、非专利权、商标权、著作权、土地使用权、商誉等价格。服务价格包括各类有偿服务的收费,指不出售实物,而以一定的设备、工具和服务性劳动为消费者提供某种服务所收取的费用。如各种营利性企事业的经营性收费、邮电资费等和各种非营利性事业的事业性收费、医疗收费等。

(三)《价格法》规定的基本价格制度和定价形式

《价格法》中明确规定,我国的价格制度是"实行并逐步完善宏观经济调控下主要由市场形成价格的机制"。与价格制度转换相适应,按照定价主体和形成途径不同,《价格法》规定我国实行市场调节价、政府指导价、政府定价三种定价形式,其中市场调节价在市场价格机制中占主导地位。市场调节价是经营者自主定价,通过市场竞争形成的价格。政府指导价是一种具有双重定价主体的价格形式,由政府规定基准价及浮动幅度,引导经营者据以制定具体价格。政府定价的定价主体是政府,具体价格由政府价格主管部门或者有关部门按照定价权限和范围制定。

(四)《价格法》规定,经营者进行价格活动享有的权利

(1)自主制定属于市场调节价范围的价格。

(2)在政府指导价规定的浮动幅度内制定价格。

(3)制定属于政府指导价和政府定价产品范围内的新产品的试销价格。

(4)检举、控告侵犯其依法自主定价权利的行为。

(五)《价格法》规定,经营者必须履行明码标价的义务

《价格法》规定,"经营者销售、收购商品和提供服务,应当按照政府价格主管部门的规定明码标价,注明商品的品名、产地、规格、等级、计价单位、价格或者提供服务的项目、收费标准等有关情况"。还规定经营者"不得在标价之外加价出售商品,不得收取任何未予标明的费用"。

明码标价是价格管理的一项行政性强制措施,是价格管理最基本的形式和内容之一。明码标价是经营者应当承担的义务,要逐步成为经营者的自觉行动。

(孔 霞)

第二节 医疗服务价格管理与改革

改革开放给医院带来了勃勃生机。医疗服务价格管理改革使医院有了发展动力和后劲。本节在较详细地论述医疗服务价格制定依据和当前正在进行的医疗服务价格改革重要举措之前,扼要回顾了曾经出现过的曲折,以便我们更好地吸取历史教训,在今后改革攻坚战中少走或不走弯路。

一、医疗服务价格管理的历史沿革

建国 53 年来,医疗服务价格管理的历史变迁是巨大和复杂的,由于国家宏观经济政策的影响,医院经历了从发展——停滞——再发展的马鞍型过程,经验教训是深刻的。只有了解过去和

现在,才能更好地把握未来。为了说明问题,把中共十一届三中全会前后分为两个阶段进行论述。

(1)1949年后,医院的医疗服务价格管理(医疗收费管理),是在旧中国的医院收费管理基础上延续下来的。当时的医疗收费普遍较高,以北京为例,看一次门诊的挂号费1元(相当于旧币1万元),约相当于当时公务人员月平均工资额的3%,医疗费用之高,对群众是个沉重负担。50年代初开始,在人民政府投入大量财力,新建扩建了一批公立医院后,逐步统一了医疗收费标准。国家财政每年给医院差额补助,并允许医院将药品差价收入留归医院使用,作为对医院的经费补充。还立法规定,医院免交各项税费。在此背景下,医院收支平衡运转正常。其主要原因是,当时有一套合理的医疗收费标准;有足额的财政补助;有宽松的经济政策环境。使得当时医疗卫生事业蓬勃发展,群众对负担有所降低,就医条件改善比较满意。但是,在"大跃进"的年代,医疗收费政策出现了偏离经济规律现象,在全国范围内多次降低医疗收费标准。仅1958年、1960年和1966年三次降价,平均递降幅度即达50%以上。而国家财政对医院补助并未相应增加到位,致使医院大伤了元气,相继出现大量赔本问题。造成医院房屋失修、设备老化无力更新,甚至无钱购进必要的药品,有的医院连职工工资也不能按时发放。群众就医条件恶化,看病难、住院难、用药更难。违背了经济规律和价值法则,一直持续到20世纪70年代末期。

(2)改革开放以来,由于政策宽松使医院生机盎然,在党的十一届三中全会制定的改革开放政策指引下,医院迎来了发展的春天。20世纪80年代初,医疗收费管理改革开始起步,相继在全国多数省、区、市实行了"两种收费办法"改革、"清理整顿医疗收费"和医药费"总量控制,结构调整"改革。

1)"两种收费办法"改革。"两种收费办法":对自费患者仍维持原标准收费,对公费劳保付费患者,实行"按不包括工资的成本"收费标准收费。此项改革自1982年开始逐步实施后,提高了部分收费标准。虽然对彻底解决医院长期积累起来的困难来讲,只是"杯水车薪",但"两种收费办法"改革,体现了经济领域的"拨乱反正",它使医疗收费标准的制定原则,重新回到了遵循价值规律,以成本为基础的正确轨道。为以后医疗收费改革,打下了良好的政策理论基础,其功不可没。

2)"清理整顿"医疗收费。1988年开始的全国范围"清理整顿"医疗收费,是医疗收费管理的又一次改革。由于当时市场物价上涨,而医疗收费没有及时调整,医疗收费标准出现失控,医院收费比较混乱。按照中央决策,对医疗收费进行全面"清理整顿",北京采取"实事求是,承认现实,促使合法,避免振动"的原则,整顿后的统一医疗收费标准,得到群众理解和社会认可,医院也获得一定的经济和社会效益,困难逐步缓解。

3)医药费"总量控制,结构调整"改革。一些地方实施了医药费"总量控制,结构调整"改革,是新中国成立以来动作最大的一次医疗收费改革。第一次用行政手段限制医院医药费收入即群众医药费负担过快增长,并且把医疗收费的调整提高额度,控制在医药费总量增幅之内,以促使医院必须在医疗收入和药品收入二者之间进行结构性调整。当然,这项改革还没有完全走出计划经济的"笼子",但在市场制约机制尚未健全情况下,仍是行之有效的调控手段。实施这项改革的上海、北京等大城市,一年即可使社会医药费负担比改革前少增长十多亿元。尽管如此,它只能是"权宜之计",要较好地抑制"看病贵"的问题,还须引入竞争机制,控制药品虚高价格,改革医院收费模式,实行综合治理。

二、医疗服务价格的制定原则

新中国成立以来,医疗服务价格的制定原则经历了不断发展、完善的过程。建国初期的原则很简单,即:医院成本支出,减去国家财政补助后的余额,就是向患者的收费标准。20世纪50年代末期以后,变为不计成本,医疗收费越低越好。改革开放以来,逐步回到按客观经济规律办事的正确轨道,下面讲的制定基本医疗服务和特需医疗服务价格的若干原则,是在改革开放以来逐步完善的。

(一)基本医疗服务价格的制定原则

基本医疗服务一般指公立医院,采用适宜技术,对常见病、多发病运用常规的方法进行诊治的医疗服务,属于城镇职工医疗保险报销范围。其价格制定原则,根据有关政策规定,可以概括为五条。

(1)按社会平均成本定价。社会平均成本,即社会必要劳动量,约相当于中等生产效率水平医院的实际成本。以社会平均成本作为制定医疗服务价格原则之一,有利于医疗事业发展、降低成本、节约卫生资源。因为,只有以社会平均成本作为制定价格的基础,才能使同种医疗服务的劳动耗费,按统一的尺度来计量和补偿,从而才能在不同经营者即医院之间开展竞争,起到鼓励先进、促进后进学先进的作用,有利于发挥医院各自优势、趋利避害、提高效率。

(2)按扣除财政补助后的成本定价。不以营利为目的的公立医院是社会公益事业。为了能让群众享受到较低的医疗服务价格,国家实行定期给予公立医院以一定的财政补助,作为对群众的一种医疗"暗补"。因为这部分财政补助实质上是通过医院补给群众的,所以按社会平均成本制定医疗服务价格时,应从医院账面成本中予以扣除这部分财政补助。只有这样,才能体现国家对群众的"暗补"政策。

(3)按不含税成本定价。根据我国一贯政策,不以营利为目的的公立医院,不承担纳税、交利等积累资金任务。1956年1月,原国家财政部、原卫生部就联合颁发了《医疗单位免征工商业税的通知》,明确了医院的公益性质,一律免征工商各税。这项政策至今没有改变。据此,在制定医疗服务价格时,应按不含税的成本定价。

(4)按不同级别医院分等定价。不同级别医院具有不同的医疗功能,担负着不同的医疗任务,成本消耗也有较大差异。只有按不同级别医院分等制定医疗服务价格,拉开价格档次,才能合理分流患者,改变普遍存在的"大医院吃不了,小医院吃不饱"的局面,最大限度地发挥卫生资源的作用。

(5)实行对医疗技术劳务倾斜政策定价。医院的主体是医务人员,医务人员提供的技术劳务是医疗服务的核心。医疗技术劳务的价值必须在医疗服务价格中得到充分体现。要让医院能够在国家财政补助基础上,加上合理到位的医疗服务价格,做到"以医养医"。在现阶段,在对技术劳务倾斜的力度上,适当大一点,是必要的,以便医务人员工作条件和生活待遇改善留下一定的空间,这会更加有利于医疗卫生事业的发展,有利于医务人员队伍的稳定与提高,有利于抑制医院对药品收入的依赖,有利于减轻患者就医负担,有利于最广大人民群众的根本利益。

(二)特需医疗服务价格的制定原则

(1)特需医疗服务的软、硬件标准。特需医疗服务一般是指在服务项目、服务设施、服务方式、服务空间和服务时间等方面,适应患者的特殊需求而进行的医疗服务。公立医院根据自身条件,在完成基本医疗任务的前提下,可以在报经上级批准后,开展若干特需医疗服务项目或者建立"特需医疗部",对国(境)内外患者开展服务,实行同一价格。

"特需医疗部"必须是注册公立医疗机构的组成部分,或是独立的注册医疗机构。其硬件标准是:门诊、病房必须是独立的或相对独立的诊区和病区。诊区面积一般应在 $300\ m^2$ 以上。病房面积一般应为 $20\ m^2$ 以上设施齐全的单人间。其软件标准是:要具有高年资医务人员提供周到、便捷的优质服务,病房床位与护士之比,不应少于 $1:1$ 配置。

(2)特需医疗服务定价原则。根据有关政策规定,特需医疗服务价格可以适度放宽,一般可按高于医疗成本,结合市场需求和社会可以接受的水平制定。

三、医疗服务价格管理的进一步改革

改革开放以来,医疗服务价格管理经历了"两种收费""清理整顿"和"总量控制,结构调整"等三次重大改革举措,解决了许多积累的价格问题,但对在发展中产生的新问题如:"看病贵"和医院间缺乏必要的竞争等尚未得到解决。

(一)划分非营利性与营利性医院

《关于城镇医药卫生体制改革的指导意见》中,制定了新的医疗机构分类管理制度,将医疗机构分为非营利性和营利性两类进行管理。今后,国家根据医疗机构的性质、社会功能及其承担的任务,制定并实施不同的财税、价格政策。非营利性医疗机构在医疗服务体系中占主导地位。享受相应的税收优惠政策。政府举办的非营利性医疗机构由同级财政给予合理补助。

(二)改革医疗服务价格管理形式

《关于改革医疗服务价格管理的意见》中提出,为适应建立社会主义市场经济体制的要求,满足人民群众的基本医疗服务需求,促进医疗机构之间的有序竞争和医疗技术进步,降低医疗服务成本,减轻社会医药费用负担,按照国家宏观调控与市场调节相结合的原则,充分发挥市场竞争机制的作用,对医疗服务价格实行政府指导价和市场调节价,取消国家定价。对非营利性医疗机构提供的医疗服务实行政府指导价,医疗机构按照当地价格主管部门制定的基准价和浮动幅度范围内,确定本单位的实际医疗服务价格。对营利性医疗机构提供的医疗服务,实行市场调节价,医疗机构可以根据实际服务成本和市场供求情况,自主制定服务价格。这是新世纪医疗服务价格改革的重大举措,必将给医院带来新的生机和活力,促进医疗卫生事业健康发展,让群众享有价格合理,质量优良的医疗服务。

(三)规范全国医疗服务价格项目

规范医疗服务价格项目,是新世纪医疗服务价格管理改革的第一个配套措施。现行的医疗服务价格项目,是各省、区、市根据本地区实际情况,经过几十年的实践逐步形成的。省际医疗服务价格项目分类不同,项目数量多少不同,同一项目名称不同,所涵盖的服务内容不同。这种状况,不利于全国医疗服务价格政策的制定与成本测算,不利于政府和社会对医疗服务价格的管理与监督。

为改变上述状况,制定了《全国医疗服务价格项目规范》(以下简称《规范》)。《规范》颁布后,各省、区、市都要将本地区的现行医疗服务价格项目与《规范》调整、对接,并按照调整后的项目,理顺医疗服务价格。今后,医院一律要按照《规范》项目开展医疗服务,新发生的医疗服务项目,各地区要定期报经"三部委"审定。

(四)统一医疗服务成本测算办法

制定统一的《医疗服务成本测算办法》(以下简称《办法》),是新世纪医疗服务价格管理改革的第二个配套措施。

(1)制定《办法》的目的。制定《办法》的目的,一是通过建立科学的成本测算理论和方法,为调整制定医疗服务价格提供依据;二是为医院加强经济管理,不断降低服务成本提供指导;三是为医疗保险付费标准和医疗服务收费模式改革打基础。

(2)制定《办法》的原则。制定《办法》的基本原则是:客观反映医疗服务社会平均成本;反映主要成本因素对成本的影响程度;成本计算方法力求简便易行,便于物价管理工作人员掌握和操作。

(3)《办法》的主要内容。国家计委、卫健委共同主持制定的《医疗服务成本测算办法》(试行稿)的主要内容和计算程序如下:①以医院实际账面发生的医疗费用支出数为基础,经过合理的调整后,计算出医院的医疗服务总成本。②医疗服务总成本划分为间接成本科室(即行政、后勤和医疗辅助科室)成本与直接成本科室(即医技和临床科室)成本。然后将间接成本科室的成本按一定的系数,分摊到直接成本科室中去。③各直接成本科室的总成本求出后,再按一定的分配方法,分摊到各科室的各医疗服务项目,计算每个医疗服务项目的单位成本。《办法》规定,成本分配方法为"成本估算点数法",成本点数的确定,是在有关医院的同类科室调查中确定每个服务项目占科室成本的比例,这个比例即这个项目的成本分配点数。用每个科室的点数总合去除科室实际成本总额,即等于每一点数的成本绝对值。再以每一服务项目的点数,乘以每一点数成本绝对值,即等于该服务项目的单位成本。

(孔　霞)

第三节　医院医药费的管理与改革

自20世纪90年代以来,在各级政府和医院的共同努力下,群众"看病难"的问题从总体上讲已经基本解决。但群众"看病贵"的矛盾却日益突出,成为老百姓最关注的问题之一。新形势下的医院物价管理必须以"三个代表"思想为指导,在切实管好医疗服务价格和药品价格的同时,工作重心要向医药费管理转移,研究医药费收费模式改革,不断创新医院的医药费收费模式,以维护广大人民群众的根本利益。

一、医院医药费的管理与评价

(一)医药费"总量控制"管理评价

在医院历史传统上,没有对医院的医药费收入总量进行过行政性控制。究其原因,主要是我国长期以来在计划经济体制下,城乡一直处于缺医少药状态,医药费总量绝对额极低,增长额缓慢,不需要进行行政性控制。改革开放以后,医药卫生行业发生了根本变化,在世界科技进步的大潮中飞速发展。大城市的医院设施和治疗手段、用药水平已和世界接轨,人均门诊和床日医药费用急剧上升,其增长幅度已大大超过国内生产总值(GDP)上升的速度。近20年来,大城市的医药费总量已上升数十倍。国家和企事业单位以及个人对高速增长的医药费难以承受。迫切需要政府在一定时期内,用行政手段控制医药费的过快增长。"总量控制,结构调整"改革就是在这个背景下产生的。

它是自 1994 年开始,首先在上海以后陆续在其他省、市展开的。改革的核心是把医药费增幅控制在 GDP 增长率以下,以促使医院加强管理,合理检查、合理用药、合理治疗,缓解群众和社会过重的医药费负担。其控制指标考核特点是:双重考核,即以统一的指标考核全市,又对医院进行逐个考核。对医院是既考核医药费和药费总量指标,又考核门诊人次和住院床日平均医药费额。这样就有效防止了医院工作量降低,次均费用提高而总额却不超标的问题。可以有效地促使医院必须加强管理,层层分解任务,人人承担责任。

医保改革出台后,将允许患者持医院处方到指定药店购药,这给医药费"总量控制"改革管理带来了新问题,因要控制医药费总量,必须将外购药部分加以统计,否则,医院的医药费"总量",就不是完全的医药费总量了。这一点,在考核时要特别予以关注。医院对患者外购药金额也要进行日常统计。

(二)单病种和服务单元医药费管理评价

医保改革办法逐步实施后,医院出于竞争需要,有些医院自行制定若干单病种"最高限价"和门诊次均医药费定额,用于医保结算付费。还有的医院以单病种医药费竞投标方式与医保单位订立医疗合同等。由于医疗服务的特殊性和社会经济承受能力,医药费水平过高显然是不适宜的,但也不是越低越好。衡量单病种和服务单元医药费水平高低,必须以"临床诊疗护理常规"和"用药规范"等为标准,否则,就无法说明谁家的医药费绝对高和低。有鉴于此,北京近日成立全国首家"北京市医疗质量和医疗费用评价委员会"("双评委"),由卫生、财政、物价部门的专业人员组成,社保部门参加。"双评委"的建立,就是试图使医疗质量和医药费用的管理监督数量化、科学化、制度化。今后,将依据《北京市临床疾病诊疗护理常规》和《北京市临床用药规范》的有关规定,从单病种入手,制定和建立不同级别、不同类型医药费评价指标,包括医疗质量控制指标、合理用药控制指标、单病种和医疗服务项目平均收费控制指标、次均门诊人次与住院床日费用控制指标、医药费价格合规率控制指标等。根据这些指标,对医院医药费价格水平全面评价,并将评价结果向社会公布。

(1)单病种医药费管理。当前医院自己制定的单病种"最高限价",又分为两种具体操作模式,一种是相对限价,即单病种医药费实际消耗高于最高限价的部分,由医院承担;实际消耗低于最高限价时,按实际消耗医药费向患者收费。另一种是绝对限价,即按"最高限价"收费后,无论实际医药费消耗多少都由医院包干负责。

(2)服务单元医药费管理。按服务单元(门诊人次、住院床日)计费,是医保改革试点时,由卫生行政机关与医保管理部门在调研算账基础上,制定的一种收(付)费模式。一般操作方式是:由医院按参保人员实际享受的服务单元工作量和服务单元收(付)费标准,与医保管理部门统一结算医药费。按年计算如实际医药费消耗超过定额收(付)费标准部分,由医保管理部门和医院分别承担一定比例用;实际医药费消耗低于定额收(付)费标准部分,则按一定比例奖励医院。

二、医药费收费模式的利弊剖析

自 19 世纪 20 年代英国人在我国澳门地区开设第一家医院至今,100 多年来,医药费收费模式的主流一直是按医疗服务项目和药品品种计算收费。从世界范围来看,目前除美国、澳大利亚等少数国家实行按"疾病诊断相关分类定额"预收(付)费、英国和少数欧洲国家实行按参保人员人头总额预收(付)费外,大多数国家和地区实行的仍然是传统的按医疗服务项目收(付)费模式。根据我国的国情,虽然已经基本进入小康生活,但各种社会差别明显存在,群众就医需求也存在较大差别,国家医保覆盖面仍然是比较小。在这种情况下,大多数群众能接受的收费模式还是按医疗服务项目收费。下面我们对包括按医疗服务项目收费在内的各种收费模式的利弊得失进行剖析。

(一)按医疗服务项目收费的利弊

按医疗服务项目收费,是与自费医疗制度相适应的收费模式,我国长期以来一直采用这种医疗收费模式,与我国就医人群以自费医疗为主有关。对患者来讲,"吃多少药,接受多少项目服务给多少钱",表面上公平合理。对医院来讲,对患者进行了多少项医疗服务、给患者用了多少药就收多少费,其特点是医院只对具体的医疗服务项目(如检查、化验、手术)的质量和价格负责,而对患者的整体疾病则不负医疗经济责任,即对患者要治愈某种疾病究竟要花多少钱不负经济责任。这是一种"上不封顶"的疾病收费模式。这种收费模式有利于医院引进新技术、新设备、开展新的医疗服务项目,以提高医疗质量,促进医疗生产力发展,最终使广大患者受益。

按医疗服务项目收费模式在促进医疗生产力发展的同时,也存在着弊端。医疗生产力发展了,医院各项硬、软件改善加强之后,要维持医疗再生产,就要维持各医疗服务项目保有一定的服务量。就有可能诱发过度医疗服务问题,有可能使患者和社会医药费负担过度增长。特别是在医院补偿机制、价格机制和医疗法制尚不健全、不完善情况下,更有可能加重这个弊端。为什么医院的"大处方""乱检查"问题屡禁不止,卫生行政主管部门喊了几十年而收效甚微,根本原因是这种收费模式存在着天然弱点。加上实践中医院的职业道德教育不到位、患者又不具备必要的医疗知识,受到利益驱动,医院在诊治中使用不适宜技术,进行过度医疗服务,便成为难治的"顽症"。

(二)按医疗服务单元收费的利弊

按医疗服务单元收费,是一种以"门诊人次"和"住院床日"为计量单位的带有"小包干"性质的医院收费模式。在医保改革试点时期在一些城市曾经实行过。这种收费模式的优点是有利于医院提高医疗质量,降低医疗成本,有效抑制"大处方""乱检查"问题。我国香港公立医院普遍实行这种收费办法,其收费标准很低,市民象征性地负担,大部分医药费由香港政府负担,以财政拨款补助给公立医院。同样是这种收费模式,在内地有的医改试点城市实行时,出现了明显的弊端。有的医院发生分解服务现象,即一次门诊可以解决的问题,分解为两次或多次解决。这样算总账结果,既没有减轻患者和医保经费负担,又增加了患者多次就诊的麻烦。

(三)按单病种收费模式利弊

按单病种收费是一种以临床治愈某种疾病为一个服务单元的包干收费模式,是放大了的按服务单元收费。从理论上讲,比其他收费模式更加科学合理。它的优点是有利于医保部门的经费管理;有利于促进医院提高医疗质量、降低医疗成本;有利于推动药品招标采购、选用质优价廉药品、降低药品成本,从而逐步降低单病种费用水平,减轻患者和医保负担。它的弊端是,有可能造成医院推诿重症、复杂病情的患者。特别是在医疗法制和有关制约机制不健全情况下,患者利益有可能受损。

需要注意的是,实行按单病种包干收费,虽然对全社会来讲利大于弊,但对医院减少药品差价收入部分,要通过提高医疗服务价格或由国家财政给医院以足够的经济补偿。否则,将不利于真正贯彻实行这种新的收费模式。

(孔 霞)

第六章

后勤保障管理

第一节 医院安全保卫管理

随着医疗卫生体制改革出现的新形势、新变化和新要求,医院安全工作面临巨大挑战。如果说医疗安全是医院的立身之本,那么非医疗安全则是医院的护航之翼。医院是开放性的公共场所,具有人流量大、贵重物资多、危险化学品多、治安刑事案发率高、医患纠纷频发以及安全生产事故发生可能性大等特点。近年来,媒体针对医疗机构发生的不良事件报道层出不穷,如医患纠纷引发的涉医暴力事件、号贩子霸占号源、医托欺骗患者扰乱就医秩序、安全重视不足引发火灾等安全生产责任事故等恶性事件,引起了社会各界的广泛关注。现代医院安全保卫工作已经不局限于传统意义上的治安保卫,被赋予更多的重要职责,这种变化在大型综合性医院尤其明显。

2013年原国家卫生计生委、公安部印发了《关于加强医院安全防范系统建设指导意见》明确提出了安防体系建设的主要内容包括三方面。一是组织制度建设,包括健全组织领导,完善安全防范制度,建立应急处置机制,实现警医联动,确保恶性突发事件的及时有效处置。二是"三防"体系建设,即人防、物防和技防建设。人防主要是医院安保人力配置,包括专职、兼职安全管理员、义务消防员等。物防主要是安全防护物资保障,如安保人员配备的必要的通信设备和防护器械,院区内重点区域和部位的安全防护设施等。技防包括必要的监控、消防、入侵系统等技防设备,以及一键报警系统、门禁系统、人面识别系统等高科技技防设备。三是医患纠纷调处机制建设,包括做好投诉管理工作、定期梳理医患纠纷、建立涉医案事件防范联动机制。

现代医院安全保卫工作总体上包括三个方面:常规治安秩序类、突发事件应急处置类和安全生产监督检查类。常规治安秩序类包括院区内所有人员秩序、物资秩序和环境秩序。突发事件应急处置类主要以常见的医患纠纷处置为主,还包括其他不常见的突发性事件,如反恐防暴、火灾火险、群体性事件等。安全生产监督检查包括消防安全、设备安全、运行安全、食品安全、环境安全等内容。通常来讲医院的保卫部门担负起了上述绝大部分的管理职能。下面就对上述三类安全保卫工作内容结合实际情况进行阐述。

一、医院安全秩序管理

医院秩序分为常规秩序和非常规秩序两类。常规秩序是指公共场所内医务人员的医疗服务行为和患者的就诊行为等,此类秩序根本要靠社会公众的文明自觉性,关键要靠管理者的正确引导和行之有效的维护,需要医务人员、安保人员和患者的共同参与。非常规秩序包括管控院区内的医托、号贩子、乞丐、商贩等闲散人员,违法犯罪分子以及医疗纠纷风险人群。这类秩序的维护除了需要加强对公众的宣传教育,营造和谐文明的社会环境,还需要通过管理者制订相关制度、规范,加强日常工作职责和业务技能的全面培训,进行科学有效的现场管控。

在具体的管理过程中,采取何种措施做好医院秩序管控,特别是非常规秩序的管控呢?针对众多大型三甲医院普遍存在的"号贩子"乱象,一些医院探索出一些标本兼治、行之有效的举措。在号源管控方面,以门诊部牵头严格执行实名制挂号制度,全面取消医师加号,设置了电话预约、官网预约、微信预约、APP预约、自助挂号机预约等多种渠道方便患者挂号就诊。特别针对"号贩子"退号后马上用患者信息抢号的情况,门诊部将所有退号暂时锁定并通过信息系统定时放号,堵上了这一漏洞。在打击"号贩子"方面,医院保卫部门做到"三严",即严密部署、严格落实片区管辖责任制以及严厉打击。建立"号贩子"信息登记库,加强与辖区警方的联动,对贩号嫌疑人严加盘查和管控,形成了常态化的高压打击态势。

打击"号贩子"是一场竞速战,要始终走在"号贩子"前面,不断发现问题,及时堵上漏洞;这是一场持久战,要建立打击"号贩子"的长效机制,始终保持高压态势;这是一场攻坚战,只有始终坚持标本兼治的工作方向,集结各方力量的通力配合,对内部倒号行为零容忍,对外部贩号行为严打击,才能最终赢得这场战役。

二、医院应急处置管理

2016年11月"第二届中国医疗法治论坛"数据显示,2016年全国发生典型暴力伤医案例42起,共导致60余名医务人员受伤或死亡,涉及的医闹人员230人,医患纠纷形势依旧严峻。据统计,医患冲突事件所涉科室排名前3位的分别是急诊科、外科、内科。因为其医疗难度较大,病情变化快,疾病本身和医疗过程所引发的不良后果概率较高。研究显示,恶性伤医事件大多不是医疗纠纷造成的,诊疗结构和期待落差大成为暴力伤医的导火索,对治疗方案、治疗效果、检查结果等不满意迁怒医师的占八成以上。

医患纠纷的处置涉及的部门很多,如涉事科室、安全保卫部门、专业医疗纠纷处置机构、第三方调解机构以及警方,医院应建立切合实际的医患纠纷处置流程,以确保涉医暴力事件得到有效处置。

三、医院安全生产管理

近年来,安全生产形势越来越严峻,医院安全生产管理越来越受到重视。医院安全生产管理是为了实现医院安全生产管理的目标,运用现代安全生产管理的理念、原理、方法和手段,采取有效的管理措施,来解决和消除医院各种不安全因素,防止各种事故的发生,保护医院职工和患者的生命、财产安全。

医院安全生产管理体系包括组织管理、教育培训、监督检查、隐患整改、事故处理与责任追究等内容。非医疗安全生产工作涉及的管理内容包括治安保卫、消防安全、危险化学品管理和后勤综合保障4个方面。

(一)消防安全管理

医院是消防安全重点保护单位,一旦火灾发生,造成的社会影响和后果将非常严重。随着医疗服务需求的加大,大型医院住院楼高层化已成为迫不得已的选择,但高层建筑发生火灾,扑救和疏散逃生都非常困难。医院人流密集、流动量大,这其中又有很多门诊患者和住院患者行动困难或无行动能力,增加了灾后逃生难度。医院内大型医疗和电气设备众多,在诊断、治疗过程中使用多种易燃化学品,一旦失火很容易造成群死群伤的恶性事故。

医院内部消防安全管理基本模式:单位法人为第一责任人(按安全生产法"党政同责,一岗双责"的要求,书记也应是第一责任人),要对本单位的消防安全工作全面负责。消防安全分管院领导为主要负责人,分管其他工作的领导和各业务部门,要对分管业务范围内的消防安全工作负责;科室或部门领导,要对本科室、部门的消防安全工作负责,形成纵横交错的消防安全管理网络。

消防管理必须加强对消防安全重点部位的管理,采取有针对性的保护措施,才能有效避免火灾的发生,限制火灾蔓延的范围,避免重大伤亡事故的发生。消防安全重点部位包括以下部位:容易发生火灾的部位(施工作业场所、危化品和易燃易爆品存储处等),发生火灾后对消防安全有重大影响的部位(变配电站、消防控制室、消防水泵房等),性质重要、发生事故影响全局的部位(电子计算机房、锅炉房等),贵重医疗设备集中的部位,人员集中部位(门诊、病房等)。

医院消防重点部位确定以后,应从管理的民主性、系统性、科学性着手做好制度管理、立牌管理、教育培训管理、档案管理、日常管理、应急管理等六个方面,严格落实消防片区责任制,切实完成消防安全教育培训,严格执行日巡月检、隐患排查、消防控制中心管理、消防设施器材维护管理、用火用电安全管理、易燃易爆危险物品和场所防火防爆管理、煤气电气设备管理等制度,组建志愿消防队,建立微型消防站,定期组织开展灭火和应急疏散演练,完善消防奖惩机制,以保障医院的消防安全。

(二)安全生产监督管理

除去安全保卫部门直管的治安保卫和消防安全外,还需对医院的设备安全(特种设备、防雷设备、公务用车等)、运行控制安全(医用气体、用电管理、空调系统、二次供水、食品安全等)、危险化学品安全等进行安全生产监管。危险化学品和特种设备是近年来安全生产重点监管内容,污水处理系统属于环境保护的重点监管内容,下面对这3部分内容进行重点介绍。

1.危险化学品

危险化学品是指具有毒害、腐蚀、爆炸、燃烧、助燃等性质,对人体、设施、环境具有危害的剧毒化学品和其他化学品。依据国家质量技术监督局发布的国家标准将危险化学品分为8类21项。

医院涉及的危险化学品百余种,临床主要使用乙醇、气瓶、液状石蜡等,教学主要使用甲醛、乙醇、甲醇等,科研主要使用乙醚、正己烷、乙酸乙酯等,后勤主要使用盐酸、油漆等。

医院需对危险化学品从采购、存储、使用、废弃物暂存处置等方面进行管理。采购需满足证照齐全,具有《安全技术说明书》,实行采购与监管双审机制,临床科室按需申报。存储需满足双人双锁、卡账物相符、双人双签、分类存放等。使用需满足岗前培训,穿戴防护用具按规程操作,未使用完的要及时入库等。废弃物暂存要满足分类存放,明确张贴标识标牌,加强对存放空间的管理等,统一交由有资质的机构处置。

2.特种设备

特种设备是指涉及生命安全、危险性较大的承压类特种设备和机电类特种设备。医院涉及的特种设备一般有锅炉、压力容器(气瓶、液氧罐、消毒灭菌设备、医用氧舱)、压力管道、电梯(直梯、扶梯、消防电梯)、机械式停车设备等。

基本要求:①使用取得许可生产并经检验合格的特种设备,禁止使用国家明令淘汰和已经报废的特种设备。②特种设备使用单位应当在特种设备投入使用前或者投入使用后30日内,向负责特种设备安全监督管理部门办理使用登记,取得使用登记证书;在检验合格有效期届满前一个月向特种设备检验机构提出定期检验要求。登记标志和定期检验标志应当置于该特种设备的显著位置。③应当设置特种设备安全管理机构,或者配备专职的、取得相应资质的特种设备安全管理人员和作业人员。④建立岗位责任制、隐患治理、应急救援、维护保养等安全管理制度、操作流程和应急预案,建立特种设备安全技术档案、安全检查台账,保证特种设备安全运行。

3.污水处理系统

医院污水属于生活污水的范畴,除具有生活污水的基本特征以外,最大的特点是生物性污染严重,水中含有大量的病毒、病菌、寄生虫卵等,直接排入水体将对人类健康带来严重后果。

医院污水处理方法很多,可用物理方法去除污水中漂浮物或悬浮物(一级处理)。然后,利用好气性微生物群自身的新陈代谢,使有机物分解、氧化(二级处理)。要求高的地区除了一级、二级处理外,还需经过混凝、过滤、活性炭吸附、离子交换法等进一步去除水中的溶解性、悬浮性胶状物质,最后还须进行消毒处理以杀死病原微生物。

基本要求:①建立污水处理管理组织机构及岗位职责,制订安全管理、运行台账、水质检测、维护保养制度等,并完善相关记录;②污水处理设备运行应按照生产厂家提供的技术资料和技术参数编制操作规程;③作业人员严格按照地方、行业排放标准及操作规程进行处理,严禁违规作业、违规排放。

(张依轩)

第二节 医院营养和膳食管理

为顺应医院管理的改革和现代化医院的发展,医院膳食管理已成为现代化医院建设中不可缺少的组成部分,而医院膳食管理水平的高低,对医院的医疗质量有不可估量的后台促进作用,因此提高医院膳食管理水平尤为重要。医院膳食管理是一项任重而道远的长期工作,需要每一位员工的共同参与支持,而各层面的管理者的细节管理将使管理更加有效。这就需要转变传统经验型、非专业化的医院膳食管理模式,有效解决医院膳食管理中出现的问题,提升医院膳食管理成效,提供更优质高效的服务。

一、概念与内涵

膳食是为满足营养需要而经胃肠道摄取的饮食及其营养制剂。而根据人体的基本营养需要和各种疾病的治疗需要而制订的,为住院患者提供的各种膳食统称为医院膳食。医院膳食是存在于医院中为患者及家属提供饮食的团体膳食,它首先是团体膳食中的一部分,它具有普通食堂的特点——为普通人(消化功能正常、无饮食禁忌的患者)提供普通膳食,但它有别于普通单位食堂、学校食堂,也有别于普通的餐饮企业,具有其独特的特点——为患者提供可辅助其疾病治疗的治疗膳食。医院的膳食种类很多,通常可分基本膳食(普通、软食、半流质、流质),治疗膳食(高热量、高蛋白质、低蛋白、低脂肪、低胆固醇、低盐、无盐低钠、少渣、高膳食纤维、要素膳),特殊治疗膳食(糖尿病、低嘌呤、麦淀粉、低铜、免乳糖、急性肾衰竭、肾透析、肝功能衰竭膳食等)、试验膳食(潜血、甲状腺摄^{131}I、内生肌酐清除率、胆囊造影膳食等)以及儿科膳食(婴儿膳食、儿科基本膳食、儿科治疗膳食)等。

医院膳食管理是根据医院膳食的设计、制作生产的规律和要求,制订可行的规章制度和计划,提高科学合理的工作措施和方法,把相关的人力、物力和财力有机结合,发挥最大作用,获得最高效率,实现最大效益的活动。医院膳食管理从饮食医嘱下达,设计营养治疗方案,编制食谱,采购食品原料,加工烹饪,直至分发到病房的患者,是一项十分复杂而又细致的工作,整个过程衔接紧密,环环相扣,一环有问题,全局受影响。只有通过严密而有效的科学管理,才能使工作有条不紊,效率高,实现临床营养治疗的目的。做好医院膳食管理是医院营养膳食科的重要职责,也是现代医院管理的必然要求。随着现代化社会中医院的先进技术和现金的管理应用以及人民生活水平的提高,要求多元化服务的需求也越来越多,医院膳食的管理水平在不断提高。

二、模式与现状

医院膳食的服务对象不同于普通的团体膳食系统,它服务对象主要是院内就餐的患者、家属和职工。高质量的医院膳食供应保障首先需要保证医院就餐人员在食用医院膳食时是卫生安全的,不会引起食源性疾病;其次就餐人员所摄入的膳食能满足其自身的营养需求。既安全又营养的医院膳食是医院膳食管理所追求的食品质量。然而,在实际工作中发现要真正做好这两方面的工作有相当难度,纵观国内医院膳食管理,二者完美结合的模式并不多见。国内营养膳食科的工作方式一直没有固定的模式,各地区、各级医院差别很大。大部分医院自行管理患者食堂,为患者进行营养配餐。为完成一系列工作,医院需要配备大量相关工作人员,由管理员、会计、采购员等组成管理组,由营养师组成的营养治疗组,由厨师、厨工组成的烹调组,由配餐员组成的配餐组。该工作接触面广,任务复杂,患者流动性大,治疗饮食种类繁多,对于医院管理者及营养科实施人员都是一个巨大的挑战。也有部分医院将管理膳食工作逐渐社会化,医院将膳食管理承包给社会单位,承包单位以赚钱为目的,减少操作步骤,降低饮食质量,使得患者的利益受到侵害,影响临床营养治疗效果。还有部分医院使用一种以基于IC卡的膳食管理软件,但IC卡重复使用交叉感染的问题、信息不对称和不及时等,易导致医嘱更新滞后,收费不及时,核算出错等,引起医疗差错。因此作为现代医院后勤管理重要组成部分,如何加强医院膳食管理,提高其对临床工作的辅助作用,已被提到议事日程上来。

近年来,随着经济的迅猛发展和医疗需求的急剧变化,许多发达国家的医院已建立健全医院现代化评价指标。国外医院医疗管理的目标是:降低医疗成本,提高医疗服务水平,降低住院日。为达到这一系列目标,医院对于辅助患者治疗的营养膳食科均做了重大调整。首先是强化了医院营养膳食科在医院整体医疗中的作用。其次是高度发展医院信息化建设。通过信息化整合膳食管理流程,将医院膳食管理工作做到细致、规范和全面。

近几年来,虽然医院膳食管理有所发展,但发展水平不高,在卫生行政和医院管理者中尚未全方位普及,还有很多制约医院膳食管理发展的困难亟待解决。如何建立和实践科学的医院膳食管理模式是一个巨大的挑战。而做好现代医院膳食管理不能局限于传统经验的总结、改进,而是应当广泛的交流、学习先进的膳食管理理念。而通过学习发达国家的医院管理经验,结合国内具体情况,引入现代化的医院膳食管理方法,则是一条有效的途径。使医院营养膳食科步入有责任、有激励、有约束、有竞争、有活力的管理轨道。

三、医院膳食供应保障要点

作为后勤保障部门,所有工作都是围绕如何为一线部门及时提供所需为核心,所以膳食供应是最基本也是必不可少常态性保障部门。医院越大,医疗技术要求越高,所包含的部门也越多,如何保障所有部门人员不同形式的进餐需求,是医院膳食供应工作的重点和难点。而中央厨房的出现解决了供餐的一系列难题,整合资源,以点概面,保障医院膳食供应。中央厨房实行计算机网络化管理,从库房管理、菜品制作、营养分析、财务报告等各个部分严格把关,不但很大程度上提高工作效率,使各个环节工作流程清晰明朗,而且节省人力、物力,增加了经济效益。中央厨房的建成使医院膳食供应逐步走向集约化、规模化、标准化、智能化的发展模式,为院内病员以及职工提供良好的就餐条件,高品质安全的和科学营养的食物,同时科室服务范围也从单纯的医院供膳拓展到社会化服务的全方位领域,是实践医院膳食管理信息化的基本保障。

医院营养膳食科从原材料采购、食谱制订、烹调制作到饮食发放等环节均应给予重视。而膳食供应流程环环相扣,需仔细严密的把握每一个环节保障医院膳食供应。

(一)食品原料

原材料的安全、新鲜是医院膳食质量保证的基础。首先,要加强对食品原料采购的监督控制,建立完整的从采购到消耗使用的监控制度;其次,加强食品原料的溯源和索证工作,保证购进原料有明确的质量标准,符合国家或企业标准;再次,加强对食品原料的检验,感官检验是简单有效的方法。包括看色泽、现状、嗅气味、触硬度和弹性,鉴别新鲜程度和是否变质,以及有毒有害物质。采购员做好采购工作,并将进货交予保管员验收入库。保管员做好各类食材的分类存放和保管,定期清点盘库,并完成会计工作。

1.采购

首先,原材料通过医院招标比选后的协议商家和设备部提供。设备部主要供应非食品类的常用、非常用物资,而科室协议商家主要负责供应生鲜、粮油、干杂等与食品有直接关联的物资。其次,计划部门根据大数据分析并结合医院内部人员变动情况规划原料的供应和依据合理计划原料;库房根据科室使用需求定期对物资进行申购并储存。

2.验收

根据验收制度对原材料进行检验,并规范商家按照制度进行供货,所有验收数据每天记录并上交质控存档;验收人员参与原料加工工作,便于二次验收。

3.储存

根据食品属性,即自身质地和保鲜要求等,按照干藏、湿藏、冻藏等方式有计划、有目的的储存。

(二)食谱设计

食谱设计是保证膳食质量的关键,制订符合患者需要,又易于被患者接受的食谱一直是营养科的工作重点之一。具体包括如下要点。

(1)营养师在设计食谱时,了解患者的病情和治疗要求,营养状况,饮食习惯等特点,使提供的膳食既符合营养支持和治疗要求,又可以满足患者的喜好,真正体现个性、多样的人性化服务。

(2)密切关注餐饮价格和市场原料供应价格,使供应膳食符合成本核算要求。

(3)了解厨房的人力、物力,减少膳食制备要求与人力配备之间的矛盾,保证厨房工作有序进行。

（4）食品注意色、香、味、形和多样性，以及刀功、烹饪方法的多样性，使就餐者产生食欲，乐于进食。

（5）要考虑不同疾病对于饮食的影响，制订的食谱要有利于消化吸收，即使食物能使患者有饱足感，又要考虑胃肠道的耐受能力，油腻或刺激性食品应量少用，宜与清淡食品配合。

（6）对胃纳小食欲差的患者，采用加餐增加营养素和能量的摄入。

（三）操作规范

保证各类膳食合理，科学配制与烹饪；严格遵守执行饮食医嘱，不随意改动；保证各种膳食质量符合成本核算，以及食物的色香味形和营养标准；严格执行食品卫生法规，保证食品卫生制度的落实；要求营养治疗膳食制作间的称重、配制设备齐全；厨房各灶位有专人负责检查，设立记录日志；财务制度手续健全，对患者膳食收费合理。其操作主要包括主、副食的加工和灶台烹调制作。主食的操作常规主要包括粥、米饭、花样面食及成品的制作鉴定和生产。副食品的操作常规包括预处理、清洗、切碎、称重、凉拌菜和水果消毒、荤菜清洗处理切割。烹饪操作必须按食谱制作，不准随意更改。

操作规范一旦制订，需定期对食堂工作人员进行培训考核，不定期抽查，确保饮食安全。

（四）供餐服务

配餐员根据饮食医嘱按时、准确、热情地将饮食送到病房。此外，科室值班人员需在规定时间到岗，监管饭菜质量、检查营养食堂卫生情况、监管配餐员着装及送餐情况、抽检餐盘数量及卫生、处理开饭过程中遇到的突发情况、记录当天食材（蔬菜、肉类、豆类、水果）送达的种类及时间等，以确保饮食质量和服务质量。

四、医院膳食安全

医院膳食安全的定义很广，主要分为卫生安全和营养安全。具体包括了工作人员健康、操作行为规范、原料安全、生产环境安全、生产设备安全、食品存放安全、售卖过程安全、就餐人员健康、送餐人员安全、餐品回收安全等。而这一系列的过程中若有一项存在隐患，就会在下一个环节中被放大，甚至会造成食品中毒或一系列的严重后果。同时，医院膳食安全并不是在掌握在某一个部门或某一位人手中，而是掌握在所有参与工作的人员手中，如果不树立正确的安全观念，是无法将安全落到实处的。所以，医院膳食安全是一项具有普遍性、长期性的工作。

（一）卫生安全

医院膳食安全首先是要保证医院就餐者在食用医院膳食时是卫生安全的，不会引起食源性疾病。要做到医院膳食卫生安全，医院营养膳食科必须要制订严格的符合实际的医院膳食卫生规章管理制度。包括对营养专业人员制订食品卫生监督检查制度及食品尝检留样制度，切实保证食谱制订的安全。对食材采购员和食品保管员制订食品采购保管制度，从源头保证原料采购的安全。对厨师和配餐员制订厨具、餐具及整个工作环境的卫生清洁消毒制度，保证厨房的操作规范安全。要严格要求个人卫生及各个环节的卫生状况，确保医院的膳食安全。

在食品卫生危害中，食物中毒是最普遍、最主要的危害，其中由细菌造成的中毒事故占绝大多数。可见食品的卫生管理，重点是对微生物污染的控制。管理者引入世界上最科学的食品卫生安全控制系统——危险分析与关键控制点理论，根据医院膳食的特性，分析在整个管理过程中可能危险的环节，并找出关键控制点进行控制。

在关键控制点具体控制过程中，要真正做到医院膳食卫生安全，重点应放在一线职工方面，教育他们危险因素是什么,如何防止交叉污染,如何从合格的供应商处进货等。为此管理者应该花费较多时间和精力研究如何有效地对员工进行培训,有效地纠正员工的不良行为习惯,更好地通过主动的预防机制达到食品安全控制的目的。然而在从业人员流动率较高、员工文化程度较低的情况下进行人员培训,是实施医院膳食安全质量管理的最大挑战。因为在医院膳食加工过程中,涉及的食品安全方面因素较多,对员工知识面要求是比较高的。为此管理者通过对不同岗位进行有针对性的培训和管理,对重点岗位采取资质认定,制订入岗的职业标准等措施来提高培训的质量。

(二)营养安全

近年来我国居民膳食结构发生的重大变化,有目共睹。粮食消费量逐年下降,而动物性食物逐年上升,正在向西方膳食模式靠拢。这种由社会发展、经济、生活方式等转变为基础的营养转变及其所带来的这些健康问题,目前在我国正以迅猛的速度发展。在我国经济快速发展的 20 年间,超重、肥胖、糖尿病、癌症等的发生成倍增加,但整个人群贫血的发病率、微量营养素缺乏,以及儿童、青少年营养不良的发生率等问题并没有成倍降低,反而有所增加。

医院膳食是根据疾病的病理特点,按不同的疾病制订符合其特征的饮食治疗方案和特定的饮食配方而制作的饮食。医院患者在住院期间所摄入的膳食必须配合住院患者的临床治疗要求,满足患者的疾病和健康需求。而膳食中的化学物质是营养素,还是毒素,往往和它的含量有关。这个概念对抵抗力普遍低下的住院患者更是重要。比如,40 g 蛋白质可能对正常健康人是一个不足的量,但是对于肾衰竭的患者将可能会导致病情加重,甚至死亡。这就要求给患者的营养配方一方面必须符合病情,另一方面必须随着病情的变化做相应的调整以满足患者不同阶段的需要。

(张依轩)

第七章

健 康 管 理

第一节　健康管理的概念与发展

一、健康管理的概念

健康管理的概念提出和实践最初出现在美国。健康管理虽然在国际上已出现 30 余年,目前还没有一个公认的定义、概念及内涵表述。健康管理学在国内外还没有形成一个完整的学科体系,各国研究的重点领域及方向也不尽相同。

欧美学者有关健康管理概念的表述是"健康管理是指对个人或人群的健康危险因素进行全面检测、评估与有效干预的活动过程;健康管理就是要将科学的健康生活方式提供给健康需求者,变被动的护理健康为主动的健康管理,更加有效地保护和促进人类的健康"。

国内较早的健康管理概念表述是在 1994 年苏太洋主编的《健康医学》一书中指出,"健康管理是运用管理科学的理论和方法,通过有目的、有计划、有组织的管理手段,调动全社会各个组织和每个成员的积极性,对群体和个体健康进行有效的干预,达到维护、巩固、促进群体和个体健康的目的"。

2007 年《健康管理师》培训教材中关于健康管理的定义:"健康管理是对个体或群体的健康进行监测、分析、评估,提供健康咨询和指导,以及对健康风险因素进行干预的全面过程。健康管理的宗旨是调动个体和群体及整个社会的积极性,有效地利用有限的资源来达到最大的健康效果。健康管理的具体做法就是为个体和群体(包括政府)提供有针对性的健康科学信息,并创造条件采取行动来改善健康"。

中华医学会健康管理学分会,中国健康管理学杂志编委在 2009 年发表的《健康管理概念与学科体系的初步专家共识》中,对健康管理的表述为:"以现代健康概念(生理、心理和社会适应能力)和新的医学模式(生理-心理-社会),以及中医治未病为指导,通过采用现代医学和现代管理学的理论、技术、方法和手段,对个体或群体整体健康状况及其影响健康的危险因素进行全面检测、评估、有效干预与连续跟踪服务的医学行为及过程。其目的是以最小投入获取最大的健康效益"。

二、健康管理的形成与发展

20 世纪 70 年代的美国面临人口老龄化加剧、急性传染病和慢性病的双重压力,医疗费用剧增的严峻挑战,而不断增长的医疗费用并没有有效地预防各种健康风险因素对健康的 80％人口的损害,传统的以疾病诊治为中心的卫生服务模式应对不了新的挑战,在这种环境下,以个体和群体健康为中心的健康管理模式应运而生了。

美国保险业率先提出健康管理这个概念并推动了健康管理业的发展,医疗保险公司通过健康风险评估和疾病预测技术能够精确地预测出高风险的个体中哪些人需要昂贵的治疗,从而可以开展有针对性的健康管理,通过帮助高风险人群减少对急诊、抢救和/或住院治疗的需求来降低医药费用。目前,疾病风险预测技术被越来越多地应用到健康保险服务中,保险项目的成本效益比有了很大的改善,保险报销费用有了较大的下降。

美国健康管理的发展日益迅速。1990 年美国政府制订了"健康人民"的健康管理计划,由政府、社会和专业组织合作,每十年一个计划。该计划包括两个目标:一是提高健康生活质量,延长健康寿命;二是消除健康差距。政府在美国的全民健康管理中起到了积极的倡导作用,在政策上大力支持,使美国健康管理取得了显著的成就,不断提高居民健康水平。如今,美国健康管理服务组织的形式趋于多元化,包括政府、医疗保险公司、医疗集团、健康促进中心、社区服务组织、大中型企业等都为大众提供各种形式、内容多样的健康管理项目及其相关服务。美国健康管理的实施是从政府到社区,从医疗保险和医疗服务机构、健康管理组织到雇主、员工,从患者到医务人员,人人参与健康管理,有 7700 万的美国人在大约 650 个健康管理组织中享受医疗服务,超过9000 万的美国人成为健康管理服务计划的享用者。这意味着每 10 个美国人就有 7 个享有健康管理服务。美国密执安大学健康管理研究中心主任第？艾鼎敦博士曾经提出:美国经过 20 多年的研究得出了这样一个结论,即健康管理对于任何企业及个人都有这样一个秘密,即 90％和10％,具体就是 90％的个人和企业通过健康管理后,医疗费用降到原来的 10％,10％的个人和企业未做健康管理,医疗费用比原来上升 90％。

美国的医疗机构将健康管理作为医院发展与竞争的重要措施,如恺撒医院形成一套完整的、较科学的服务体系。"医院-医师-保险公司"等组成一个医疗资源网络,重视患者健康教育;重视疾病防治一体化服务,同时把预防落到实处的机构设置、考核体系和严格的医师培训,降低了运营成本,提高效益。

实践证明,通过健康管理,在 1978－1983 年美国的疾病发生率大幅度下降,冠心病、高血压分别下降 16％和 4％;数据证实,在健康管理方面投入 1 元,相当于减少 3.6 元医疗费用,如果加上由此产生的劳动生产率提高的回报,实际效益是投入的 8 倍。1972－2004 年,美国的心脑血管疾病的死亡率下降了 58％。由此可见,使用科学的管理方法对慢性疾病进行健康管理,干预和指导人们的生活方式。可以使慢性疾病的患病率明显下降。

世界上许多发达国家近年也开始逐步推广健康管理理念,希望通过有效的健康干预和健康促进措施,提高国民健康素质和生存质量。

英国国民医疗保健服务系统为节约服务成本,立足于将人的健康生活质量问题解决在基层,把居民健康管理放在社区,在居民家庭中进行宣教和管理,实现社会服务系统与医疗保健的合作。调查数据显示,英国居民 80％的健康生活质量问题能够通过基层卫生机构解决。日本于1988 年提出了全民健康计划,其中包括健康测定、运动指导、心理健康指导、营养指导、保健指导等,2002年通过了《健康促进法》,如日本不到2亿人口就有60多万营养师为人们提供专业的健康管理服务,由政府和民间健康管理组织合作,对全部国民进行健康管理。

随着健康管理事业的发展,健康管理研究与服务的内容也由单一的健康体检、生活方式指导发展为国家或国际组织的全民健康促进规划、个体或群体全面健康检测、健康风险评估与控制管理。进入21世纪后,健康管理在发展中国家逐步兴起与发展。

健康管理于21世纪初在我国真正兴起。自2001年国内第一家健康管理公司注册到今天,健康管理已经迈出了艰难而又重要的一步,健康管理在我国的兴起,一方面是国际健康产业和健康管理业发展的影响;另一方面,如同当年美国面临的挑战一样,我国老龄化速度快,慢性疾病快速攀升,已构成对广大居民严重的健康威胁,医疗费用急剧上升,个人、集体和国家不堪重负。通过健康管理预防和控制慢性疾病、降低疾病负担已成为更多人的共识。

我国健康管理服务业虽然是一个新兴产业,但发展速度较快。从2000年以来,我国健康管理(体检)机构的数量以平均每年新增25%的速度增长,目前有6 000多家,年服务人群超过3亿,从业服务的人数数十万人。我国健康管理机构主要有附属于医疗机构的健康管理(体检)中心,其工作与临床诊疗结合;由社区卫生服务机构提供健康管理服务,在本辖区内对如高血压、糖尿病等慢性患者进行管理;社会办的专业体检中心,这类机构以健康体检为主导,检后咨询指导与健康教育讲座为辅助。

我国于2007-2008年,2012年进行过两次健康管理(体检机构)的调查。2008年调研结果表明,健康管理相关机构数量不少于5744家,其中体检中心机构占机构总数的65%;社会认识不足、人力资源匮乏、服务内容、质量参差不齐和自主性缺乏是机构面临的主要问题。2012年对103家健康管理(体检)机构进行问卷调查,结果表明自2008年以来机构规模不断扩大,年体检量呈逐年递增趋势,54%的机构开展了健康或疾病风险评估服务;调查表明存在的主要问题包括有46%的机构仍停留在单一的体检服务,机构学科建设明显滞后,专业人才匮乏,机构的服务特色和优势不明显,信息化水平、服务质量有待提高。

糖尿病、高血压管理是我国基本公共卫生服务的内容。近年来,一些地区也在尝试通过健康管理进行慢性疾病管理,结果表明社区综合干预对糖尿病前期的血糖改善,延缓糖尿病的发生具有积极作用,对老年高血压的控制有明显效果,知己健康管理可以帮助糖尿病患者掌握自我管理疾病和健康的方法,并且在患者的心理因素方面起到积极的作用,是一种比较有效的糖尿病管理方法。

由于目前我国医疗卫生体制的限制,现在的健康管理主要是从开拓医疗市场的角度出发,采用的大多是以疾病为中心,主要对高端人群进行健康管理的做法,属于增加医疗需求,促进医疗消费的管理思路,服务的适宜阶层大多是高收入人群,对更需要健康服务的普通群众利益不大。这些实践远远不能达到健康管理服务效果好、效率高、覆盖面广、节约资源的目的,更不能满足普通群众对健康服务方便、有效、省钱的要求。

综上所述,我国健康管理事业任重道远。健康管理要在我国慢性病预防与控制工作中发挥重要作用,亟待加强以下工作。

(1)加强政府主导力度,努力实现全民健康管理。2012年卫生部(现卫健委)等15部门制定了《中国慢性病防治工作规划(2012-2015年)》。"规划"明确了各级政府和各相关部门在慢性病防治工作中的职责,并提出将健康融入各项公共政策的发展战略。"规划"是我国慢性病预防与控制的顶层设计,为实现全民健康管理提供了政策支持。但规划的落实,还有许多工作要加强。慢性病预防应是大卫生,一是必须要努力建立各级政府主导,多部门协调的机制推进规划的实施;二是转变工作理念,各相关部门在制订发展规划时应将居民的健康产出和健康影响作为重要内容之一;三是加强政策研究和经费支持,将慢性病一级预防和慢性病高危人群基本健康管理逐渐纳入公共卫生项目,提高公共卫生对居民健康的保障作用。

(2)加大政策支持力度,形成健康管理的服务网络。我国应努力建成多元化的健康管理服务体系和网络,满足对不断攀升的慢性病控制的需要和不同人群的健康需求。健全疾病预防控制机构、基层医疗卫生机构和大医院分工合作的慢性病综合防治工作体系,增加投入,扩大健康管理服务范围,努力做到全民健康管理。首先,努力促进社区卫生服务模式从临床治疗为主向健康管理转变,建立配套的措施,完善必要的支持,提高社区卫生人员健康管理专业水平,大力开展以社区为基础、以人群为目标的慢性病健康教育,对慢性病高危人群早发现、早预警、早干预,控制危险因素,遏止、扭转和减少慢性病的蔓延和健康危害;大中型医疗机构应将健康管理融入医疗服务之中,提高治疗效果预防并发症发生;社会办的健康管理机构应努力满足广大服务对象对健康管理的不同需求,通过多种干预手段,帮助服务对象预防和控制慢性病危险因素;各级疾病预防机构开展主要慢性病监测,开展慢性病危险因素评估和慢性病预防控制措施评价,开展健康教育和指导,提高广大群众的自我保健能力。

(3)加快成果转化,努力提高健康管理服务水平。目前,我国应用的健康管理技术上主要从美国引进的健康管理内容。提升健康管理水平,要努力将国外的技术本地化,研究制订适合当地居民主要健康问题、影响因素的健康管理方法;要制订针对健康人群、亚健康状态人群和慢性病高风险人群的健康管理指南和方法;要采取多种办法加强人才培养,使健康管理能扎扎实实地开展起来。

(4)加大宣传力度,努力扩大社会参与程度。广大群众参与是健康管理能否成功的重要指标。各级政府应组织多部门合作,利用多种媒体开展健康宣传,使广大群众充分认识到我国慢性病不断攀升的严峻形势、健康管理的重要性、了解和掌握改善健康的知识和技能,真正做到在健康上"要我做"到"我要做"的转变,健康管理的最终目的是个人对自己健康的认真、科学的管理,只有这样才能达到健康管理的目的。

三、健康管理的内涵

世界卫生组织明确提出:健康长寿,遗传占 15%,社会因素占 10%,医疗条件占 7%,而 60% 的成分取决于个人。也就是说,健康掌握在个人的手中。健康管理新理念就是变人类健康被动管理为主动管理,并帮助人们科学地恢复健康、维护健康、促进健康。

一个人从健康到疾病如图 7-1 所示,要经历一个发展过程。一般来说,是从低风险状态,高危险状态,早期病变,出现临床症状,形成疾病。这个过程可以很长,往往需要几年甚至十几年,乃至几十年的时间。期间的变化多数不被轻易地察觉,各阶段之间也无明显的界线。健康管理主要是在形成疾病以前进行有针对性的预防干预,可成功地阻断、延缓,甚至逆转疾病的发生和发展进程,从而实现维护健康的目的。

健康管理的价值就是针对相对健康的人群,患有小病的人群和患有大病的人群,采取不同的科学方法确认和去除健康危险因素以达到维护和促进健康的目的。确认和去除健康危险因素,这是现有医疗卫生体系没有提供的,是国人健康迫切需要的,代表的是先进的生物-心理-社会-环境医学模式。因此,这是健康管理的实质。

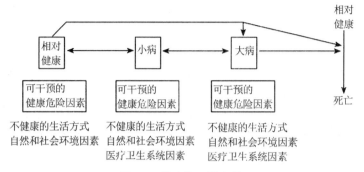

图 7-1 健康管理的实质

健康管理是对个体及群体的健康危险因素进行全面管理的过程,即对健康危险因素的检查检测(发现健康问题),评价(认识健康问题),干预(解决健康问题),循环的不断运行。健康管理循环的不断运行使管理对象走上健康之路。其目的是调动管理对象的自觉性和主动性,达到最大的健康改善效果。

我国有多篇文献介绍了健康管理的主要步骤:①收集服务对象个人健康信息。包括个人一般情况、目前健康状况和疾病家族史、生活方式(膳食、体力活动、吸烟、饮酒等)、医学体检(身高、体重、血压等)和实验室检查(血脂、血糖等)。②健康风险评估。根据所收集的个人健康信息预测个人在一定时间内发生某种疾病或健康危险的可能性。从而让被评估者准确地了解自己的健康状况和潜在隐患,并可为个人量身定制健康改善计划。健康风险评估是开展健康管理的基本工具与核心技术。在美国,正是健康风险评估的出现,引发了对于人群开展健康管理的需求。③进行健康干预。在前两步的基础上,帮助个人采取饮食、运动、心理、药物、生活方式等措施纠正不良的生活方式和习惯,控制健康危险因素,实现健康管理目标。④进行健康效果评估。在进行健康干预一定时间后要进行效果评价,主要包括近期效果(获取健康知识、态度变化情况等),中期效果(行为习惯改变、人体生理指标控制情况等),远期效果(使用的成本、产生的效益、发病率、死亡率等)。同时,通过健康干预所取得的效果进一步指导和改进干预方法及措施。

健康管理的这几个组成部分可以通过互联网的服务平台及相应的用户端计算机系统帮助实施。

对于健康的个人,健康管理帮助服务对象增加健康知识,进一步保持健康的生活方式,预防慢性病危险因素的发生;对于亚健康、有慢性病危险因素的个人,健康管理帮助服务对象知晓健康风险的危害,学会控制健康危险因素的知识和技能,预防疾病的发生;对于疾病人群,健康管理帮助服务对象在规范治疗的同时,进行有针对性的健康指导和干预,可以提高患者的整体治疗水平,进而延缓和减少并发症的发生。

(周新玲)

第二节 健康管理的分类和主要内容

自 2009 年以来,健康管理协会积极开展健康管理实践,针对不同健康需求,重点开展了基本健康管理、亚健康状态管理和慢性病危险因素专项管理。

一、基本健康管理

在政协的支持下,某市健康管理协组织 5 家医疗机构连续 3 年对上千名政协委员进行基本健康管理,结果证明基本健康管理适合群体和健康个体。

通过对群体、个体进行基本健康管理,使服务对象及时了解自己的健康状况和患慢性病的风险;掌握预防和控制慢性病危险因素的健康知识、技能,促进形成健康的生活方式,提高自我保健能力。基本健康管理的周期一般为一年。

(一)收集健康信息

健康管理师向服务对象介绍基本健康管理的目的、内容、要点。发放电子或书面健康信息调查表,健康管理师指导或协助填写个人健康信息调查表。

为进行健康评估,收集服务对象近期体检结果。对未进行健康体检者组织进行体检,同时发放体检温馨提示,提示体检注意事项。体检基本项目包括身高、体重、腰围、血压、空腹血糖、总胆固醇、甘油三酯、高密度脂蛋白、低密度脂蛋白、血尿酸。

(二)建立电子档案并进行保管

健康管理师负责建立永久性个人电子健康管理档案,该档案中包括体检数据、家族病史、生活习惯、饮食、运动状况、个人疾病史及医师处方等所有健康相关信息。可在工作时间提供电话或上门查询,随时更新健康档案信息。

(三)健康风险评估

健康管理师利用商业化的计算机软件对每一位服务对象进行健康风险评估。健康风险评估的内容有以下几点。

1.个人健康信息汇总

全面汇总服务对象目前健康状况、疾病史、家族史、饮食习惯、体力活动情况、生活方式及体检结果的异常信息,同时,针对目前存在的健康风险因素进行专业提示。

2.生活方式评估报告

综合分析管理对象的整体生活方式,并通过生活方式得分获得评价健康年龄。

3.疾病风险评估报告

对管理对象未来 5～10 年患某些疾病(肺癌、高血压、糖尿病、缺血性心血管疾病)的风险进行预测,并提示主要相关的风险因素及可改善的危险因素。

4.危险因素重点提示

评估出管理对象目前存在的可改变的健康危险因素、这些因素对健康的危害、其对应的理想范围、控制这些危险因素将为降低疾病风险所贡献的力量等。

通过健康风险评估可以帮助服务对象全面地认识自身的健康风险;制订个性化的健康干预计划及措施,鼓励和帮助服务对象改善不良的饮食、运动习惯和生活方式。

(四)制订健康改善计划

针对健康风险评估的结果,按照健康"四大基石",根据个体自身情况制订健康管理计划。健康改善计划的制订和指导服务对象实施计划是健康管理的关键。目前健康改进计划多数设定在膳食营养与运动的项目上,对其他不合理生活方式的干预都是根据个体情况在干预追踪中落实。

1.个性化膳食处方

根据服务对象当前健康与运动情况,建议一天三餐应摄取的热量及食物搭配、分量描述及等值食物交换等。

2.个性化运动处方

根据服务对象当前健康状况,建议一周运动计划,给出不同运动内容(有氧运动、力量练习、柔韧性练习)的建议运动方式、运动频率和运动强度。

3.健康管理师要进行健康计划指导咨询

至少对服务对象提供一次面对面专家健康咨询,讲解健康风险评估结果和健康改善计划。

(五)开展多种形式的健康教育

健康教育主要是结合服务对象的健康需求和健康问题,通过以下方式提供健康知识。

1.健康科普读物

定期发送电子健康科普读物,发放健康读物印刷品,提供健康知识、国内外发生的与健康有关的事件、健康预警等。

2.温馨短信

利用短信、微信,定期发放有关健康内容的温馨提示、指导等。

3.健康大讲堂

根据需求,组织健康讲座,请专家介绍健康知识和技能,达到健康教育的目的。

4.专题健康咨询

根据需求,进行专题健康咨询,由医疗、营养、运动、心理、中医保健等专家进行有针对性的咨询指导和改善健康的实践体验。

5.组织大型健康娱乐会

活动包括健康讲座、健康咨询、健康知识竞赛、发放健康手册、无创健康检测、音乐疗法体验、保健品展示等。

6.开通健康咨询电话,提供健康咨询

咨询内容包括营养、运动、养生保健、慢性病预防与控制、健康管理等基本健康知识;常见传染病预防与控制知识等。

(六)健康管理综合分析

每年进行1次群体的健康状况综合分析,包括健康行为及生活方式评估,体检结果分析和影响健康的相关因素分析等。

二、亚健康状态健康管理

通过分析评估确定亚健康状态的症状与原因,采取相应的干预措施改善、缓解亚健康症状;掌握预防与控制亚健康的健康知识、技能,促进形成健康的生活方式,提高自我保健能力。亚健康状态健康管理的周期根据需求确定。

(一)收集健康信息

收集基本健康信息;通过采取量表评估、血液检测、仪器检测确定亚健康状态的主要问题,分析造成亚健康状态的原因。

(二)建立电子档案并进行保管

健康管理师负责建立永久性个人电子健康管理档案,该档案中包括基本健康信息、亚健康状态评估、分析等所有健康相关信息。

(三)制订健康改善计划

根据亚健康状态分析结果,由健康管理师安排相适应的健康改善活动。

(四)开展健康管理活动

针对管理对象亚健康状态的问题和需求,采取以下适宜的健康管理项目。

1.膳食指导

进行膳食调查,分析;由营养师制订个性化的饮食方案;根据各种危险因素的营养治疗原则,制订营养干预方案;制订中医食疗方案;指导合理平衡膳食。

2.运动技能和方法指导

根据个体情况指导开展运动项目;由运动专家对运动方式、方法、运动不适时的紧急处理进行指导;通过佩戴能量仪,对运动和能量消耗进行分析,帮助确定有效运动方式和时间。

3.心理辅导

由心理专家根据个体情况进行心理咨询辅导,缓解心理压力。

4.音乐理疗

由音乐治疗专家根据个体情况制订音乐疗法的课程、内容,进行适宜的音乐理疗缓解心理压力,改善睡眠等。

5.中医疗法

首先用专业软件进行中医体质辨识,根据个人体质、健康状况、季节等因素,由中医专家制订个性化的中医药养生调理方案,进行中医养生指导。结合健康需求,进行推拿、按摩、刮痧拔罐,调整机体功能,改善机体不适状况。

6.物理疗法

结合健康需求,用物理疗法改善局部的不适感及症状,如颈、肩、腰、腿痛等。

7.保健品选择指导

根据个体健康状况,指导选择适宜的保健食品、用品,讲解保健品的使用方法和功效。

8.牙齿保健

在专业口腔医疗机构,每年进行1次口腔检查与清洁牙齿。

三、慢性病危险因素专项健康管理

在基本健康管理的基础上,对发现有慢性疾病危险因素的管理对象进行专项健康管理。通过有针对性、系统的健康管理活动,使管理对象增加健康知识、纠正不健康的生活方式,自觉地采纳有益于健康的行为和生活方式,消除或减轻影响健康的危险因素,预防或推迟疾病的发生。健康管理时间一般为3个月的强化健康管理和9个月巩固期的随访管理。

慢性病危险因素专项干预的技术依据为国家制定的相应技术指南。

(一)健康评估

为每一位健康管理对象配有专门健康管理师。在健康管理前由医师收集管理对象的健康信息调查表、体检结果,采用健康评估软件对管理对象进行健康评估、危险因素预警。根据健康评估结果,健康管理师制订全过程跟踪、个性化的健康改善计划,确定符合管理对象健康需求的强化干预和健康维护的健康管理项目,向健康管理对象详细介绍计划。

(二)强化健康管理

健康管理师要指导进行全过程的健康管理,及时了解管理对象的健康状态、健康改善情况,及时完善健康档案及指导方案。

强化健康管理目标:第一个月——通过4次健康管理指导,使管理对象掌握合理膳食基本知识,了解自己膳食存在的主要问题及解决方法;学会适量规范运动,包括运动习惯、运动量、有效运动量。健康管理师和管理对象互动,医务人员要以诚恳热情态度,科学优质的服务质量,调动管理对象的主观能动性和依从性,积极参加到管理中来。第二个月——管理对象能够执行规范的膳食、运动处方,实现能量平衡。在医师指导下,改进其他不良生活习惯。第三个月——管理对象能够巩固各项干预措施,建立起健康的生活方式,降低、减少健康危险因素。

采用健康管理软件对管理对象的膳食和运动情况进行分析。

1.首诊

(1)由主管健康管理师向管理对象详细介绍项目的安排,发放"健康管理使用手册"。

(2)物理检查:进行相关物理检查(身高、体重、血压、腰围)。

(3)向管理对象讲解健康评估结果和健康改善计划,并向管理对象提供纸质的健康管理计划。

(4)膳食指导:学会记录膳食日记。嘱其每周记录好代表正常膳食情况的两天膳食日记,并嘱其保持原有的饮食习惯。

(5)运动指导:学会使用运动能量仪,通过佩戴能量仪,对运动和能量消耗进行分析,帮助确定有效运动方式和时间。嘱其坚持佩戴仪器,保持原有运动习惯。

2.第1次复诊(第1周)

(1)物理检查:测量体重、血压、腰围(为每次复诊必检项目)。

(2)运动指导:检查知己能量监测仪使用情况,传输运动数据、进行运动图形分析和有效运动讲解。对管理对象的表现给予充分肯定,同时指出需要改进的地方,重点指导建立适量运动习惯和规律。

(3)膳食指导:核对膳食日记,教给管理对象食物重量的估算方法;通过记录的膳食日记寻找饮食方面存在的突出问题(或与能量相关的问题);录入膳食日记进行膳食结构分析。

(4)根据运动和膳食分析的结果,开出首次饮食、运动处方,并根据饮食、运动方面存在的主要问题,有针对性地进行指导,选择短信督导语。发放有针对性的慢性病防治知识的健康教育材料。

3.第2次复诊(第2周)

(1)检查运动处方执行情况,纠正不合理的运动方法、运动时间、运动频率等问题,开出适合其个性的运动处方。

(2)检查膳食日记和不良饮食习惯的改进情况,进一步教管理对象学习估量食物重量,调整膳食结构,开出适合其个性的膳食处方和短信督导语。

4.第3次复诊(第3周)

(1)检查运动习惯和规律建立情况,指导重点提高运动强度,达到有效运动量。

(2)督促管理对象完整准确记录膳食日记。

(3)向管理对象征询对健康管理的意见和建议,得到管理对象的认同,使其积极配合健康管理师进行运动及饮食的不良生活方式的改善,主动参与到管理中来。

5.第4次复诊(第4周)

(1)进一步规范运动,确定相对固定的运动量及有效运动量,完成规范运动的阶段目标。

(2)重点平衡热量,并根据管理对象习性,调整饮食结构(三大营养素比例和三餐热能比)。

6.第5次复诊(第6周)

(1)巩固规范的运动处方;结合管理对象实际体质,适当指导管理对象进行力量性锻炼及柔韧性运动,达到丰富运动项目,增强体质,提高运动积极性的目的。

(2)通过膳食分析,重点调整管理对象的膳食结构。

(3)教给管理对象食物交换份知识,调配丰富多彩的膳食。

(4)用无创手段,为管理对象进行相关危险因素检查,了解危险因素变化情况。

(5)进行阶段小结:内容为运动量变化趋势、三大营养素改变趋势、三餐比例变化趋势和危险因素指标变化情况。①打印阶段小结报告:运动、膳食、能量平衡和危险因素监测分析。②阶段小结的目的:了解通过管理整体健康状况的变化趋势;是否实现管理的阶段目标;总结已取得的有效方法、还存在的问题;充分肯定健康管理成果,鼓励管理对象完成下阶段管理任务。

7.第6次复诊(第8周)

(1)检查干预对象的饮食、运动处方执行情况,巩固能量平衡的成果。

(2)进一步规范饮食结构,三大营养素比和三餐热量比合理。

(3)在平衡膳食的基础上,重点应用食物交换份丰富食物品种和烹饪技巧。

(4)指导其他不良生活习惯(烟、酒、夜生活等)的改进,戒烟、限酒技能传授。

8.第7次复诊(第10周)

(1)检查、巩固各项干预措施的落实情况,建立起健康的生活方式。

(2)安排管理对象进行体检,填写"个人信息调查表",进行健康信息收集。

9.第8次复诊(第12周)

(1)检查、巩固各项干预措施的落实情况。

(2)进行第2次健康评估,并进行前后两次评估报告的对比分析。

(3)做强化管理期总结,包括健康知识、饮食运动情况、危险因素变化和各项检查指标的评估。根据评估结果制订巩固期健康管理计划。向管理对象讲解总结评估结果。

(4)强化期结束,转为巩固期进行随访指导。

(三)巩固期随访健康管理

巩固期健康管理时间:从第4个月开始到第12个月结束。根据具体情况确定随访方法,每1个月随访1次。

随访内容:通过电话随访继续跟踪指导,主要是检查、巩固强化管理期的成果,鼓励管理对象坚持健康的生活方式;利用短信、微信发送健康信息;发放健康知识资料;鼓励管理对象每3个月进行1次无创血液检查,了解危险因素变化情况;必要时进行面对面指导。

在健康管理过程中,根据健康需求和管理对象要求,进行血压、血糖、心电远程监测,根据监测结果及时进行健康指导。

巩固期结束安排管理对象做健康体检,填写"个人信息调查表",为健康管理效果评估收集必要的信息。

(四)健康管理效果评估

健康管理12个月后进行健康管理效果评估:①是否掌握必要的健康知识;②是否坚持健康

生活方式;③危险因素改善情况;④下一步健康改善建议。

四、慢性病健康管理

对患有一些慢性疾病的患者进行疾病健康管理。通过有针对性、系统的健康管理活动,使管理对象增加健康知识、纠正不健康的生活方式,消除或减轻影响健康的危险因素,坚持合理药物治疗,以达到促进健康、延缓慢性病进程、减少并发症、降低伤残率、提高生活质量的目的。慢性病健康管理的周期根据需求确定。

(周新玲)

第三节 健康风险评估

一、健康风险评估的定义

风险指某种损失或后果的不确定性。风险识别和风险评估是进行风险管理的基础,风险管理的目标是控制和处置风险,防止和减少损失及不利后果的发生。从这个意义上说,健康管理也就是建立在健康风险识别和健康风险评估基础上的健康风险管理,其目的是控制健康风险,实施健康干预以减少或延缓疾病的发生。

健康风险评估指对某一个体评定未来发生某种特定疾病或因某种特定疾病导致健康损害甚至死亡的可能性。健康风险评估是建立在健康风险识别、健康风险聚类和健康风险量化的基础上的。因此,可以通过健康风险评估的方法和量化工具,对个体健康状况及未来患病和/或死亡危险性做量化评估。

二、健康风险评估的目的

(一)识别健康危险因素和评估健康风险

健康风险评估的首要目的是对个体或群体的健康危险因素进行识别,对个体的健康风险进行量化评估。在疾病发生、发展过程中,疾病相关危险因素很多,正确判断哪些因素是引起疾病的主要因素和辅助因素,对危险因素的有效干预和疾病预防控制至关重要。慢性非传染性疾病属多基因疾病,多危险因素和遗传交互作用,其发病过程隐蔽、外显率低、病程较长,持续的健康监测和科学的健康风险评估是疾病早期发现和早期干预的基础,也是疾病预防控制的有效手段。

(二)制订健康指导方案和个性化干预措施

健康风险评估是健康管理的关键技术,其目的是在风险评估基础上,为个体制订健康指导方案和个性化干预措施。健康到疾病的逐步演变过程具有可干预性,尤其是慢性非传染性疾病、生活方式相关疾病和代谢疾病的可干预性更强,一级预防的效果更好。因此,科学的健康指导方案和个性化干预措施能够有效降低个体的发病风险,降低或延缓疾病的发生。

(三)干预措施及健康管理效果评价

健康风险评价可以用于干预措施、健康指导方案和整个健康管理的效果评价。健康管理是个连续不断的监测-评估-干预的周期性过程,实施健康管理和个性化干预措施以后,个体的健康状态和疾病风险可以通过健康风险评估得到再确认,有效的健康干预和健康管理可以改善健康状态、降低疾病风险,健康管理中出现的问题也可通过健康风险评估去寻找原因,从而进一步完善健康指导计划和干预方案。

(四)健康管理人群分类及管理

健康管理可依据管理人群的不同特点做分类和分层管理。健康风险评估是管理人群分类的重要依据,可将管理人群根据健康危险因素的多少、疾病风险的高低和医疗卫生服务利用水平及医疗卫生费用等标准进行划分,对不同管理人群采取有针对性的健康管理、健康改善和健康干预措施。一般来说,健康危险因素多、健康风险和疾病风险高的群体或个体的健康管理成本和医疗卫生费用相对较高,基本医疗保障和基本公共卫生服务费用的增加可以有效降低疾病风险和医疗费用。

三、健康风险评估的种类

健康风险评估是一个广义的概念,其目的是了解健康状态和疾病风险,其核心是评估方法和技术。健康风险评估包含 3 个基本内容,即健康相关信息和疾病相关信息获取、依据健康危险因素建立疾病风险预测模型和完成健康风险评估报告。健康风险评估可根据其应用领域、评估对象和评估功能进行分类。

(一)按健康风险评估应用领域

(1)临床风险评估:主要对个人疾病状态、疾病进展和预后进行评估。

(2)健康状态评估:主要对健康状况、健康改变和可能患某种疾病的风险进行评估。

(3)专项评估:指针对某个健康危险因素或干预因素,如生活方式、健康行为和营养膳食等进行的健康风险评估。

(4)人群健康评估:指从群体角度进行的健康危害和风险评估。

(二)按评估对象

(1)个体评估:指对个体进行的健康状况、健康危害和疾病风险的评估。

(2)群体评估:指在个体评估基础上对特定人群所做的健康风险和疾病风险评估。需要强调的是,健康风险评估中的个体评估和群体评估是相对的和相互依存的,群体评估来源于不同的个体评估的集成,而个体评估依据的健康危害识别和预测模型是建立在来自群体的大量数据信息、流行病学研究结果和循证医学证据基础上的。

(三)按健康风险评估功能

(1)一般健康风险评估:指针对健康危险因素对个体做出的健康风险评估,主要用于健康危害识别、健康风险预测、健康改善及健康促进;

(2)疾病风险评估:指针对特定疾病及疾病相关危险因素对个体的疾病风险、疾病进程和预后所做的评估。特定疾病的风险评估从危险因素到建立预测模型的指标参数与一般健康风险评估会有较大不同,因而可以用来进行疾病预测预警,并可通过在疾病预测预警模型中设定不同的预警水平实现对患者、高危人群、甚至一般人群的预测预警。

(四)健康风险评估的技术与方法

早期的健康风险评估主要采用流行病学,数学和统计学的原理和方法。以特定人群和特定疾病的患病率或死亡率作为评价指标,评估和预测个体暴露于单一危险因素或综合危险因素可能患这种疾病的风险,疾病风险可用相对危险度和绝对危险度表示。相对危险度是暴露于某种健康危险因素人群患病率(或死亡率)与非暴露于该危险因素人群的患病率(或死亡率)之比,反映的是健康危险因素与疾病的关联强度及个体相对特定人群患病危险度的增减。绝对危险度是暴露于某种健康危险因素人群患病率与非暴露于该危险因素人群的患病率之差,反映的是个体未来患病的可能性或概率。从病因学的角度来说,建立在单一健康危险因素和患病率关系基础上的疾病危险性评价和预测方法比较简单,偏倚相对容易控制,不需要很多指标和大量的数据分析。因而成为健康管理和风险评估早期采用的主要方法,现在仍然为一些健康管理项目所采用。但是,疾病尤其是慢性非传染性疾病往往是多种健康危害因素共同作用及环境与遗传交互作用的结果。因此,单一健康危险因素的危险性评价和疾病预测存在着很大的局限性。

后期发展起来的健康风险评估技术主要采用数理统计、流行病学和病因学研究方法,能对多种健康危险因素的疾病危险性评价和预测,更接近疾病发生和发展过程,涵盖了更多的疾病相关参数,对疾病的风险评估也更加准确。这类方法比较经典和成功的例子是 Framingham 冠心病预测模型,该方法将重要的冠心病危险因素作为参数列入模型指标体系,采用 logistic 回归分析危险因素与疾病的关联,建立危险评分标准、冠心病预测模型和评价工具,并在冠心病风险评估过程中应用,取得了令人满意的效果。但该模型由人群、地域和年龄的影响造成的预测误差相对较大。在这一经典模型基础上陆续开发出一些改良的危险评分标准和预测模型,如欧洲人心脏手术危险因素评分系统和欧洲心脏病协会推出心血管疾病预测和处理软件,以及法国 MEDI 公司开发的鹰眼心血管疾病监测和评估系统。现在有些疾病风险评估模型和评估工具已经开发成实用软件,对疾病预测和风险评价起到了十分积极的作用,但这些评估工具往往是针对心血管患者,主要预测心脏手术风险、预后和 ICU 费用。虽然能进行危险因素分析和预测,但针对全人群的预测预警功能不强。

随着生物医学和生命科学的发展,以及大数据时代的到来,人们对生命和疾病过程认识逐步深刻,计算机技术、网格技术和网络技术的进步使与健康和疾病相关的海量数据的存储、分析、处理和共享成为可能。越来越多的前瞻性队列研究,Meta 分析方法和循证医学的研究方法被用于健康和疾病风险评估。多元数据处理技术和数据挖掘技术的不断成熟为健康风险和疾病风险评价提供了强有力的技术支持。已有贝叶斯模型、人工神经网络和支持向量机技术被用于疾病风险评估和疾病预测,这些系统的疾病数据处理能力和疾病预测效能将会比以往的疾病模型更加强大,也更加"智能化"和"拟人化"。我们有理由相信,未来的健康风险评估将在个体、疾病群体和全人群疾病风险评估,疾病预测、预警,疾病预防控制和健康管理发挥重要的作用。

(周新玲)

第四节 健 康 干 预

一、健康和疾病的可干预性

从现代医学模式的角度看,人的健康状况受生物、心理和社会诸多因素的影响,由健康向疾病的转化过程及疾病的进展和预后同样也受上述因素的影响,是多种复杂健康危险因素协同作用的结果。在众多健康危险因素当中,很多危险因素是可以干预的,这种可干预性是健康干预的基础。以心脑血管疾病为例：国内外研究证实心脑血管疾病的发生和发展与遗传背景、个体敏感性、性别、年龄、高血压、脂代谢异常、糖尿病、胰岛素抵抗、炎症、凝血异常、吸烟、生活方式、神经行为等因素有关，现有研究报道的心脑血管相关危险因素已达上百种。在众多心脑血管疾病相关危险因素中，除了年龄、性别、家族史等危险因素指标不可干预，绝大多数的指标参数是可干预的。针对不同人群和不同危险因素对心脑血管疾病进行健康教育、健康干预和药物干预，可以有效推迟心脑血管疾病的发病时间和降低发病率。美国疾病控制中心研究发现，在美国引起疾病和死亡的健康危险因素70%以上是可干预的因素。哈佛公共卫生学院疾病预防中心的研究表明，通过有效地改善生活方式，80%的心脏病与糖尿病，70%的中风及50%的癌症是可以避免的。可见，个人的健康危险因素是可以控制并降低的，有效的健康干预所获得的健康效益也将是十分明显的。

二、健康干预的意义

(一)降低疾病风险

健康管理的意义在于通过健康干预有效控制健康危险因素，降低疾病风险，对一般人群的健康干预能够充分发挥一级预防的作用，从而有效预防和控制疾病。世界卫生组织研究报告表明：人类1/3的疾病通过预防保健就可以避免，1/3的疾病通过早期发现可以得到有效控制，1/3的疾病通过积极有效的医患沟通能够提高治疗效果。

(二)控制疾病进展

健康干预可以有效降低疾病风险的同时，对患者群体的早期干预可以有效控制病情进展和并发症的出现。美国的健康管理经验证明，通过有效的主动预防与干预，健康管理服务的参加者按照医嘱定期服药的概率提高了50%，其医师能开出更为有效的药物与治疗方法的概率提高了60%，从而使健康管理服务对象的综合风险降低了50%。

(三)减少医疗费用

疾病一级预防和早期干预是疾病控制最为有效和性价比最高的手段，通过对一般人群和患者群体的健康干预，可以明显减少医疗费用和降低健康损失。数据证实，在健康管理方面投入1元，相当于减少3~6元医疗费用的开销。如果加上劳动生产率提高的回报，实际效益可达到投入的8倍。

三、健康干预的形式

健康管理的目的在于识别和控制健康危险因素，降低疾病风险，促进个体和群体健康。因此，有效的健康干预是健康管理的重点和实现健康管理目标的重要手段。根据干预对象、干预手段和干预因素的不同健康干预可有多种形式，具体包括以下几种。

(一)个体干预

个体干预指以个体作为干预对象的健康干预，所干预的健康危险因素可以是单一危险因素，如对个体血压的干预，也可以是综合危险因素，如对个体心脑血管疾病危险因素的综合干预。

(二)群体干预

群体干预指以群体为干预对象的健康干预，如孕期增补叶酸预防出生缺陷就是对孕妇群体的干预措施。

（三）临床干预

临床干预主要指对特定患者个体或群体在临床上采取的以控制疾病进展和并发症出现的干预措施,临床干预包括对患者实施的药物干预。

（四）药物干预

药物干预指以药物为手段,以减低疾病的风险和防止病情进展为目的的干预措施,药物干预既可以是针对患者群体的临床干预也可以是对特殊群体的预防性干预措施,如采用小剂量他汀类药物对心脑血管高危人群的干预。

（五）行为干预

行为干预指对个体或群体不健康行为如吸烟,酗酒等健康危险因素进行的干预。

（六）生活方式干预

生活方式干预指对个体或群体生活方式如膳食结构、运动等进行的干预。

（七）心理干预

心理干预指对可能影响个体或群体健康状况并引发身心疾病的健康危险因素进行的干预。

（八）综合干预

综合干预指同时对个体或群体的多种健康危险因素进行的干预,在健康管理中通过健康监测和风险评估所形成的健康指导方案应包括综合干预措施。

（周新玲）

第五节 健 康 教 育

一、健康教育的概念与发展

（一）健康教育的概念

WHO将健康定义为:健康不仅仅是没有疾病或虚弱,而是指身体、心理和社会适应的完美状态。健康教育是旨在帮助对象人群或个体改善健康相关行为的系统的社会活动。健康教育在调查研究的基础上采用健康信息传播、行为干预等措施,促使人群或个体自觉地采纳有益于健康的行为和生活方式,消除或减轻影响健康的危险因素,从而达到疾病预防、治疗、康复,增进身心健康,提高生活质量和健康水平的目的。

健康教育的核心在于教育人们树立健康意识,改善健康相关行为,进而防治疾病、促进健康。慢性非传染性疾病(如心脑血管疾病)和传染性疾病(艾滋病)等许多疾病与人类的行为密切相关,且目前尚缺乏有效的预防控制手段和治愈方法,这使得健康教育成为医疗卫生工作中的一个相对独立和十分重要的领域。健康教育又是一种工作方法,可参与其他卫生工作领域的活动或为其提供相关技术支持。针对健康相关行为及其影响因素的调查研究方法、健康教育干预方法及评价方法已广泛应用于临床医学和预防医学的各个领域。此外,健康相关行为及其影响因素的复杂性决定了健康教育须不断地从其他领域引入新的知识和技术,如卫生政策与管理学、社会营销学、健康传播学、教育学、行为科学、预防医学、心理学等。

（二）健康教育的意义

1.健康教育是世界公认的卫生保健的战略

健康教育已成为人类与疾病做斗争的客观需要。通过健康教育促使人们自愿地采纳健康生活方式与行为，能够控制致病因素，预防疾病，促进健康。

2.健康教育是实现初级卫生保健的先导

健康教育是能否实现初级卫生保健任务的关键，在实现所有健康目标、社会目标和经济目标中具有重要的地位和价值。

3.健康教育是一项低收入、高产出、效益大的保健措施

健康教育引导人们自愿改变不良行为、生活方式，追求健康，从成本-效益的角度看是一项低投入、高产出的保健措施。

（三）健康教育工作步骤

健康教育是预防医学的实践活动，所有健康教育工作都为改善对象人群的健康相关行为和防治疾病、促进健康服务。当健康教育以项目形式开展时，过程大体可分为四个阶段。

1.调查研究与计划设计阶段

通过现场调查、专家咨询、查阅文献等方式收集信息，进行诊断/推断，以期发现社区人群的生活质量、目标疾病、危险行为和导致危险行为发生发展的因素及其分布等，进而根据这些结果进行健康教育干预计划的设计、制订。

2.准备阶段

包括制作健康教育材料、动员及培训预试验和实施过程中涉及人员和组织、筹集建设资源及准备物质材料等。

3.实施阶段

动员目标社区或对象人群，利用组建的各级组织和工作网络，全面实施多层次多方面的健康教育干预活动。

4.总结阶段

对干预进程和结果进行检测与评价。

当然并非所有的健康教育工作都需要完整经历上述过程，如当既往工作已将某个健康问题的相关行为及其影响因素基本查清时，就不必另行组织调查。

（四）健康教育发展概况

健康教育是人类最早的社会活动之一。早在远古时代，为了个体的生存和种族的延续，人类就不断地积累并传承关于伤害避免、疾病预防的行为知识和技能。随着社会经济和科学技术的发展、生活水平的逐步提高、行为与生活方式的改变、健康知识的不断积累，人们对健康的要求不断提高，健康教育越来越受到重视。自20世纪70年代以来，健康教育的理论和实践有了长足的进步，在全世界范围内迅速发展。旨在研究健康教育基本理论和方法的科学——《健康教育学》也被纳入预防医学专业课程。

有记载我国最早的医学典籍《黄帝内经》中就论述到健康教育的重要性，甚至谈及健康教育的方法。20世纪初健康教育学科理论引入我国，使得健康教育活动开始在科学基础上活跃起来。新中国成立后，我国健康教育在学科建设、人才培养、学术水平、国内外交流等方面取得了长足的进步。健康教育专业机构、人才培养机构、研究机构和学术团体不断发展壮大，如1984年在北京成立了"中国健康教育协会"；1985年《中国健康教育》专业学术期刊创刊；1986年中国健康教育所建立;健康教育领域的专科、学士和硕士人才的招收、培养,以及一批批健康教育工作者到先进国家或地区的学习进修,促进了我国健康教育学科建设、学术水平的提高,增进了国际学术交流;新的理论和工作模式的引进,逐步加强了健康教育工作的横向联系及与其他社会部门的协作,丰富了健康教育途径、方式方法,促进了国际合作。

世界各国健康教育的发展极不平衡,发达国家起步较早,但真正重视健康教育也是在 20 世纪 70 年代以后,如 1971 年后美国设立了健康教育总统委员会,国家疾病控制中心设立了健康促进/健康教育中心,联邦卫生福利部设立了保健信息及健康促进办公室等。近年来,西太平洋地区一些国家的健康教育进展较快,如:新加坡将健康教育计划纳入全国卫生规划;澳大利亚在健康教育人才培养方面有特色,取得了不少成绩和经验;韩国、马来西亚、菲律宾等国家在制定国家卫生政策、建设健康教育机构、健康教育项目开展等方面有很大的进步。

目前健康教育有关的国际组织如下。

1.国际健康促进和教育联合会

国际健康促进和教育联合会是唯一通过公共卫生的推广和教育、社区行动和开发公共卫生政策来改善人类健康、提升公共卫生发展水平的全球性科学组织,其主要活动是组织大型国际性专题会议,深入探讨健康教育重大问题。

2.世界卫生组织(WHO)

其下设有公共信息与健康教育司,互联网网站上提供各种相关的健康促进、健康教育材料。

3.联合国儿童基金会

互联网网站上提供有各种健康教育、健康促进材料。

4.联合国人口基金会

互联网网站上提供与生育和妇女生殖健康、预防性传播疾病和艾滋病、保护妇女权益和制止家庭暴力等内容有关的健康教育、健康促进材料。

5.联合国艾滋病署

互联网网站上提供丰富的性传播疾病和艾滋病方面的文献和数据,特别是"最佳实践"文献中包含许多健康教育成功范例,对健康教育干预具有很好的指导意义。

二、健康相关行为

(一)人类行为

行为是有机体在内外部刺激作用下引起的反应。美国心理学家 Woodworth 提出了著名的"S-O-R"行为表示式:S(stimulation)代表机体内外环境的刺激,O(organization)代表有机体,R(reaction)代表行为反应。人的行为由五大基本要素构成,分别为行为主体(人)、行为客体(人的行为所指向的目标)、行为环境(行为主体与行为客体发生联系的客观环境)、行为手段(行为主体作用于行为客体时的方式方法和所应用的工具)和行为结果(行为对行为客体所致影响)。人类的行为受自身因素和环境因素的影响,与其他动物行为相比,其主要特点是既具有生物性,又具有社会性。著名心理学家 Kurt Lewin 指出,人类行为是人与环境相互作用的函数,用公式 $B=f(P \cdot E)$ 表示。其中,B(behavior)代表行为,P(person)代表人,E(environment)代表环境,主要指社会环境。人类的行为因其生物性和社会性决定可分为本能行为和社会行为。前者是人类最基本的行为,主要包括摄食、睡眠、躲避、防御、性行为、好奇和追求刺激的行为;后者是由人的社会性所决定的,通过社会化过程确立的。人类行为还具有目的性、可塑性和差异性的特点。

(二)健康相关行为

健康相关行为是指个体或团体与健康或疾病有关联的行为,可分为两大类。

1.促进健康的行为

指个体或团体表现出的、客观上有利于自身和他人健康的一组行为,具有有利性、规律性、和谐性、一致性和适宜性的特点,可细分为以下几方面。①日常健康行为:指日常生活中有益于健康的基本行为,如合理膳食、充足睡眠、适量运动等。②预警行为:指对可能发生的危害健康事件给予警示,以预防事故的发生并在事故发生后正确处置的行为,如驾车时使用安全带,预防车祸、火灾、溺水等意外事故的发生,以及发生后的自救和他救行为。③保健行为:指合理利用现有的卫生保健服务,以实现三级预防、维护自身健康的行为,如定期体检、预防接种、患病后遵医嘱等。④避开环境危害行为:指避免暴露于自然环境和社会环境中的有害健康的危险因素,如不接触疫水、远离受污染环境、积极应对各种紧张生活事件等。⑤戒除不良嗜好:如戒烟、不酗酒、不滥用药物等。

2.危害健康的行为

危害健康的行为指偏离自身、他人乃至社会健康期望方向的,客观上不利于健康的一组行为,具有危害性、稳定性和习得性的特点,可细分为以下几方面。①不良生活方式:如吸烟、酗酒、熬夜等,对健康的影响具有潜伏期长、特异性弱、协同作用强、个体差异大、存在广泛等特点,研究证实,肥胖、高血压、糖尿病、心脑血管疾病、癌症等疾病的发生与不良生活方式有着密切的关系。②致病性行为模式:是导致特异性疾病发生的行为模式,目前 A 型和 C 型行为模式在国内外的研究较多,前者与冠心病发生密切相关,后者与肿瘤发生有关。③不良疾病行为:指个体从感知自身患病到疾病康复全过程所表现出的不利于健康的行为,如疑病、瞒病、不及时就诊等。④违反社会法律法规、道德规范的危害健康行为:既直接危害行为者自身的健康,也严重影响社会健康与正常的社会秩序,如药物滥用、性乱等。

3.健康教育行为改变理论

健康教育的目的是使受教育对象采纳、建立健康相关行为,帮助人们的行为向有利于健康的方向变化、发展。健康教育行为改变包括终止危害健康的行为、实践促进健康的行为及强化已有的健康行为。为使健康教育达到预期目的,必须对目标行为及其影响因素有明确的认识。近来,涉及健康相关行为内外部影响因素及其作用机制等方面的理论快速发展,这为解释和预测健康相关行为,指导、实施和评价健康教育计划奠定了基础。

目前,国内外健康教育实践中常用的健康相关行为理论从应用水平上有 3 个层次,即应用于个体水平、人际水平及社区和群体水平的理论,其中运用较多、较成熟的行为理论包括知信行模式、健康信念模式、行为变化阶段模式等。知信行模式将人们行为的改变分为获取知识、产生信念及形成行为 3 个连续过程,表示为知-信-行。健康信念模式认为人们要接受医师的建议而采取某种有益健康的行为或放弃某种危害健康的行为,首先需要知觉到威胁,认识到严重性,其次坚信一旦改变行为会得到益处,同时也认识到行为改变中可能出现的困难,最后使人们感觉到有信心、有能力通过长期的努力改变不良行为。行为变化阶段模式则认为人的行为改变通常要经过无转变打算、打算转变、转变准备、转变行为和行为维持 5 个阶段,而且行为改变中的心理活动包括了认知层面及行为层面。从这些健康相关行为理论中可看出,影响人的行为的因素是多层次、多方面的。在实际健康教育工作中必须考虑到多种因素对目标行为的协同作用,动员各种力量,采用各种策略和措施,对多种关键的、可改变的措施进行干预。

三、健康教育与健康传播

健康教育作为卫生事业发展的战略措施,目的在于帮助个体和群体掌握卫生保健知识,树立健康观念,采取有益于健康的行为和生活方式,从而实现预防疾病、促进健康和提高生活质量的目的。因此,健康教育是由一系列有组织、有计划的健康信息传播和健康教育活动所组成的。

(一)健康传播的概念

健康传播是指通过各种渠道,运用各种传播媒介和方法,为维护和促进人类健康而收集、制作、传递、分享健康信息的过程。该概念的提出是从美国开始的,最早出现在美国公共卫生专业刊物上。"治疗性传播"这一概念应用较早,主要针对与疾病治疗和预防有关的医学领域,而不包括诸如吸毒、性乱、避孕、延长寿命等一系列重要的议题,于是 20 世纪 70 年代中期被"健康传播"这一涵盖内容更丰富的概念所替代。虽然关于健康传播的概念还有许多提法,每个概念的侧重点不同,但最终目的都是为了预防疾病、促进健康、提高生活质量。

(二)健康传播的特点

健康传播是应用传播策略来告知、影响、激励公众、专业人士、领导,以及政府、非政府组织机构人员等,促使相关个人及组织掌握健康知识与信息、转变健康态度、作出决定并采纳有利于健康的行为的活动。健康传播作为一般传播行为在医疗卫生保健领域的具体化和深化,除了具有传播行为的基本特性外,还有其独特的特点和规律,表现如下。

1.健康传播对传播者有着特殊的素质要求

一般来说,人人都具有传播的本能,都可作为传播者,但是健康传播者应是专门的技术人才,有特定的素质要求。

2.健康传播传递的是健康信息

健康信息泛指一切有关人的健康的知识、观念、技术、技能和行为模式。

3.健康传播目的性明确

健康传播旨在改变个人和群体的知识、态度、行为,使其向有利于健康的方向转化。根据健康传播对人的心理、行为的作用,按达到传播目的的难易层次,由低到高可将健康传播的效果分为知晓健康信息、健康信念认同、形成健康态度、采纳健康行为 4 个层次。

4.健康传播过程具有复合性

从信息来源到最终的目标人群,健康信息的传播往往经历了数个甚至数十个的中间环节,呈复合性传播,具有多级传播、多种传播途径、多次反馈的特点。

(三)健康传播的意义

健康传播是健康教育的重要的手段和基本策略。有效运用健康传播的方法与技巧有助于健康教育资源的收集、挖掘,为健康教育调研做准备,提高健康教育活动效率,以最有效的投入获得最大的产出。充分运用健康传播的原理可为健康教育决策提供科学依据,从而影响决策者对健康促进政策的制定。而且,健康教育是促进公众健康的手段之一,可从个体、群体、组织、社区和社会多水平、多层次上影响目标人群。它可动员社会各团体,引起群众关注、支持并参与到健康教育活动;针对不同目标人群开展多种形式的健康传播干预,有效地促进行为改变,疾病的早期发现和治疗,从而降低疾病对公众健康的危害;也可收集反馈信息,用于监测、评价、改进和完善健康促进计划。

(四)健康传播方式

人类健康信息的传播活动形式多样,可从多个角度进行分类。例如,按传播的符号可分为语言传播、非语言传播;按使用的媒介可分为印刷传播、电子传播;按传播的规模可分为自我传播、人际传播、群体传播、组织传播和大众传播。各种传播方式在健康教育与健康促进中有着各自的应用。例如,人际传播是全身心的传播,信息比较全面、完整、接近事实,可用形体语言、情感表达来传递和接受用语言和文字所传达不出的信息,而且反馈及时,可及时了解对方对信息的理解和接受程度,可根据对方的反应来随时调整传播策略、交流方式和内容,在健康教育中常用的形式有咨询、交谈或个别访谈、劝服和指导。群体传播在群体意识的形成中起着重要的作用,主要用于信息的收集、传递及促进态度和行为改变。组织传播是沿着组织结构而进行的,有明确的目的,其反馈具有强迫性,主要有公关宣传、公益广告和健康教育标识系统宣传 3 种类型。

(五)健康传播的影响因素及对策

健康传播最终要使受传者从认知、心理、行为三个层面上产生效果。从认知到态度再到行为改变,层层递进,效果逐步累积、深化和扩大,这一过程正与健康教育所追求的"知-信-行"改变统一。加强研究影响健康传播效果的因素,提出相应的对策,将有利于健康传播,这也是健康传播学研究的重要内容。影响健康传播的因素主要有以下几方面。

1.传者因素

健康传播者的素质直接关系到传播效果,因此健康传播者要严格把关,树立良好的形象,加强传播双方共通的意义空间。

2.信息因素

依据传播的目的和受众的需要应适当取舍信息内容,科学地进行设计,使健康信息内容具有针对性、科学性和指导性。而且,同一信息在传播中须借助不同方式反复强化,并应注重信息的反馈,及时了解受众反应,分析传播工作状况,找寻出问题,提高健康传播质量。

3.受者因素

受者间存在着个人差异和群体特征,对健康信息的需求存在多样性,应收集、分析和研究受众的需求,根据受众个体和群体的心理特点制订健康传播策略。

4.媒介因素

健康传播活动中,应充分利用媒介资源,多种传播媒介共用,优势互补,提高健康传播效率。

5.环境因素

包括自然环境(如传播活动的时间、天气、地点、场所、环境布置等)和社会环境(如特定目标人群的社会经济状况、文化习俗、社会规范,政府的政策法规、社区支持力度等)。健康传播工作者要对这些因素事先进行研究,深入了解,在实际健康传播计划设计和实施中应加以考虑。

四、健康教育计划

健康教育活动是通过施加一定影响,使目标人群改变原有行为和生活方式中不利于健康的部分、建立/加强有利于健康的部分、使之向促进健康的方向转化而设计的、有机组合的一系列活动和过程。在一项健康教育项目工作中,通过进行健康教育诊断的调查研究,充分了解目标人群健康问题、健康相关行为、可利用资源等情况后,紧接着进行健康教育计划的制订和实施。

(一)健康教育计划的制订

健康教育计划的制订应遵循客观性和系统性的原则,主要有以下步骤。

1.确定优先项目和优先干预的行为因素

优先项目的选择应遵循重要性和有效性两大原则。确定为优先项目的健康问题应是严重威胁着人群健康,对经济发展、社会稳定的影响性较大,并可通过健康教育干预获得明确的健康收益。确定优先干预的健康问题后,紧接着应对该问题有关的心理和行为进行分析、归纳、推断和判断,按照重要性和可变性的原则选择出关键的、预期可改善的行为作为干预的目标行为。对于导致危险行为发生发展的三类行为影响因素:倾向因素、促成因素、强化因素也存在选择重点和优先的问题。

2.确定计划目标

目的和目标是计划存在与效果评价的依据。计划目的是项目最终利益的阐述,具有宏观性和远期性;目标是目的的具体体现,具有可测量性,有总体目标和具体目标之分。

3.确定健康教育干预框架

包含确定目标人群、三类行为影响因素中的重点和干预策略。其中,策略的制订应充分运用健康教育行为改变理论。干预策略一般可分为教育策略、社会策略、环境策略和资源策略 4 类。在实际中,要综合应用各类干预策略方可达到事半功倍的效果。

4.确定干预活动内容和日程

依据干预策略合理地进行设计各阶段各项干预活动的内容、实施方法、地点、所需材料和日程表等。

5.确定干预活动组织网络与工作人员队伍

干预活动所需的网络组织是多层次、多部门参与的,除各级健康教育专业机构外,还应包括政府有关部门、大众传播部门、教育部门、社区基层单位及其他医疗卫生部门等;工作人员队伍以专业人员为主,并吸收网络组织中其他部门人员参加。

6.确定干预活动预算

干预活动预算是干预经费资源的分配方案,必须认真细致、科学合理、厉行节约、留有余地。

7.确定监测与评价计划

监测与评价贯穿于项目始终,是控制项目进展状态、保证项目目标实现的基本措施。在计划设计时就应根据项目目标、指标体系、日程安排、预算等做出严密的监测与评价方案。

8.形成评价

主要通过专家评估或模拟试验进行,形成对项目本身的评价,评估计划设计是否符合实际。

(二)健康教育计划的实施

健康教育计划的实施是按照计划设计所规定的方法和步骤来组织具体活动,并在实施过程中修正和完善计划。一个完整健康教育计划主要包括以下几个方面。

1.回顾目标

进行项目背景情况、目的与目标的回顾,为后续进一步的目标人群的分析、健康干预场所的选择、干预策略和活动的设计奠定基础,确保项目目标得以实现。

2.细分人群

根据目标人群的社会人口学特征、目标人群中包含哪些亚人群及影响各类亚人群的人文因素和自然环境因素进一步对目标人群进行细分。这有利于我们对目标人群的理解更为清晰,从而使设计的健康教育干预策略和活动能覆盖全部目标人群,易于被不同亚人群所接受,取得预期效果。

3.确定干预场所

健康教育干预场所是指针对项目目标人群的健康教育干预活动的主要场所,在项目中也经常有许多中间性的干预活动场所。

4.制订实施进度表

在项目计划的日程安排基础上,在干预实施开始前制定实施进度表,从而从时间和空间上将各项措施和活动整合起来,使得项目计划实施启动后,各项措施和任务能以进度表为指导有条不紊地进行,逐步实现工作目标。

5.建立项目组织机构

积极动员目标社区或对象人群,建立并完善健康教育协作组织和工作网络。

6.培训各层次骨干人员

根据项目目的、执行手段、教育策略等对项目有关人员进行培训,促使他们具备胜任健康教育任务所需的知识和技能。培训工作应遵循按需施教、学用结合、参与性强、灵活性高及少而精原则,内容包括项目管理知识、专业知识和技能,并对培训工作进行明确的过程、近期效果和远期效果方面的评价。

7.管理健康教育传播资料

根据健康教育计划有目的地制作健康教育传播材料,并选择正确的传播渠道有计划、有准备地发放和使用。认真监测材料的发放和使用情况,调查实际使用人员对材料内容及使用情况的意见,为材料的进一步修改打好基础。

8.实施干预活动和质量控制

按计划全面展开多层次多方面的健康教育干预活动。在健康教育干预实施过程中,建立质量控制系统,保障项目按计划进度和质量运行,并收集反馈信息和建立资料档案为项目评价做准备。质量控制的内容涉及工作进度监测、干预活动质量监测、项目工作人员能力监测、阶段性效果评估和经费使用监测。

(周新玲)

第六节　糖尿病的健康管理

糖尿病高危人群的健康管理主要依据《中国 2 型糖尿病防治指南(2010 年版)》和《中国成人 2 型糖尿病预防的专家共识》。

一、糖尿病的高危人群

糖尿病是一种代谢性疾病。它是由于胰岛 β 细胞分泌胰岛素的功能异常,导致胰岛素分泌绝对或相对不足,以及靶细胞对胰岛素的敏感性降低,引起糖、蛋白质和脂肪代谢紊乱,进而出现血中葡萄糖水平升高及尿糖阳性。

(一)糖尿病高危人群的定义

糖尿病高危人群包括血糖正常性高危人群和糖尿病前期人群。

1.血糖正常性高危人群

成年人(>18 岁)具有下列任何一个及以上的糖尿病高危因素,可定义为糖尿病高危人群:①年龄≥40 岁。②既往有糖尿病前期病史。③超重、肥胖(体质指数≥24 kg/m²),男性腰围≥90 cm,女性腰围≥85 cm。④静坐的生活方式。⑤一级亲属中有 2 型糖尿病家族史。⑥有巨大儿(出生体重≥4 kg)生产史,妊娠期显性糖尿病或妊娠糖尿病病史的妇女。⑦高血压[收缩压≥18.7 kPa(140 mmHg)和/或舒张压≥12.0 kPa(90 mmHg)]或正在接受降压治疗。⑧血脂异常(高密度脂蛋白胆固醇≤0.91 mmol/L 及甘油三酯≥2.22 mmol/L,或正在接受调脂治疗)。⑨动脉粥样硬化性 CCVD 患者。⑩有一过性类固醇性糖尿病病史者。⑪多囊卵巢综合征患者。⑫严重精神病和/或长期接受抗抑郁症药物治疗的患者。

2.糖尿病前期人群

糖尿病前期人群指空腹血浆葡萄糖和/或口服葡萄糖耐量试验(OGTT)2 小时血浆葡萄糖(2 小时 PG)升高但未达到糖尿病的诊断标准,即存在 IFG 或 IGT 或两者兼具(IFG+IGT)。

(二)糖尿病高危人群的筛查

无糖尿病病史者,首先根据高危因素(同上)进行初筛,对于具有一项危险因素者进一步进行空腹血糖或任意点血糖筛查。

1.空腹血糖

建议以空腹血糖≥5.6 mmol/L 作为行 OGTT 的切点。

2.任意点血糖

建议以任意点血糖≥7.8 mmol/L 作为行 OGTT 的切点。

二、糖尿病前期的危害

流行病学资料显示,糖尿病高危人群中,每年有 10%～20%将自然转归为糖尿病患者。杜群的研究显示,孤立性空腹血糖受损(I-IFG)的糖尿病年转变率为 5.1%,孤立性糖耐量减低(I-IGT)的糖尿病年转变率为 11.5%,IGT 的糖尿病年转变率为 14.1%,IGT 合并 IFG 的糖尿病年转换率为 20.2%。

糖尿病引起微血管、大血管并发症的危害已被熟知。实际上,高血糖的损害在糖尿病诊断之前就已经发生,因此糖尿病前期可以被认为是一种标志或分水岭,它的出现标志着将来发生大血管病、糖尿病、轻微的肾、视网膜和神经等微血管病,以及肿瘤和痴呆等的危险性增高;美国内分泌医师协会(AACE)认为糖尿病前期患者短期内罹患糖尿病的绝对风险增加 3～10 倍,糖尿病前期人群中 IFG+IGT 发展为糖尿病的风险最高。

国内外大型临床研究都显示有效的生活方式干预可以减少糖尿病的发病率。糖尿病前期干预方式中,健康教育和咨询的基础上强化生活方式为首选,是行之有效的措施,可使糖尿病发生的风险下降 28%～63%。国内外权威卫生组织都认为强化生活方式也是迄今最安全和不需要支付医药费用的方式。

三、糖尿病高危人群健康管理的目标

(一)生活方式干预

每天饮食总热量至少减少 400～500 kcal;饱和脂肪酸摄入占总脂肪酸摄入的 30%以下;膳食纤维摄入>30 g/d;体力活动增加到 250～300 分钟/周。

(二)体重控制

肥胖或超重的糖尿病前期人群体重应减少 5%～10%,并使体质指数长期维持在健康水平(<24 kg/m²)。

(三)血糖控制

强调个体化,并根据其年龄与预期寿命、是否存在微血管和大血管疾病、CCVD 危险因素、是否存在可导致严重低血糖的疾病及危险因素,以及社会因素如医疗条件、经济条件和健康需求等制订血糖控制水平。

理想水平:空腹血糖≤6.1 mmol/L,OGTT2 小时 PG≤7.8 mmol/L。自然餐后 2 小时 PG≤7.8 mmol/L。

糖尿病前期人群理想的控制目标是将血糖水平逆转至糖耐量正常(NGT)水平。如无法逆转至 NGT 水平,至少应尽力维持在糖尿病前期,力争阻止或延缓其进展为糖尿病。

(四)心脑血管疾病危险因素控制

心脑血管疾病危险因素控制目标见表 7-1。

表 7-1　心脑血管疾病危险因素控制目标

指标	控制目标
血压	
收缩压	<18.7 kPa(140 mmHg)
舒张压	<12.0 kPa(90 mmHg)
血脂	
LDL-C	无 CCVD 风险或风险较小患者≤2.6 mmol/L
	已存在 CCVD 或是多于 2 个危险因素患者≤1.8 mmol/L
甘油三酯	<2.3 mmol/L
HDL-C	男性>1.0 mmol/L;女性>1.3 mmol/L

CCVD:心脑血管疾病;LDL-C:低密度脂蛋白胆固醇;HDL-C:高密度脂蛋白胆固醇

四、糖尿病高危人群健康管理的内容

(一)糖尿病高危人群健康管理基本原则

1.平衡膳食、合理营养指导

(1)良好的饮食控制,是降低糖尿病风险的重要内容,基本原则是固定热量、均衡营养、控制血糖、改善血脂。

(2)主食一般以米面为主。粗杂粮,如燕麦、玉米面富含膳食纤维,膳食纤维具有降低血糖作用,对控制血糖有利。

(3)蛋白质来源以适量大豆制品为好。一方面其所含蛋白质量多、质好,另一方面不含胆固醇,具有降脂作用,故可代替部分动物性食品,如肉等。

(4)在控制热量期间,如感到饥饿,可多食用含糖少的蔬菜,用水加一些佐料拌着吃。由于蔬菜所含的膳食纤维多,水分多,供热能低,具有饱腹作用。

(5)禁食白糖、红糖、葡萄糖及糖制甜食。

(6)用植物油代替动物油。

(7)选择血糖生成指数低的水果,可在两餐间食用。

(8)了解食物血糖生成指数(GI)。

近年来的研究证明,不同的碳水化合物可以由于结构不同,消化吸收速率不同,对血糖影响也不同。GI 是进餐后 2 小时血浆葡萄糖曲线下总面积与等量葡萄糖餐后 2 小时血浆葡萄糖曲线下总面积的比较。GI 是一个比较而言的数值,表示这个食物与葡萄糖相比升高血糖的速度和能力。葡萄糖的血糖生成指数是 100;如果某种食物升高血糖比葡萄糖快,那就是大于 100,如果低于葡萄糖则小于 100。就是说低 GI 食物引起血糖变化小,相反高 GI 食物则引起血糖升高。

一般而言,GI＞70 为高 GI 食物;GI 55～70 为中 GI 食物;GI＜55 为低 GI 食物。

食物血糖生成指数的用途和意义:低血糖生成指数食物在体内缓慢消化,血糖上升缓慢和血糖升高幅度减小,从而降低了一天三餐的胰岛素分泌量,能够使糖尿病患者很好地控制血糖,并对健康人群也同样有益。长期食用低血糖生成指数膳食,可以降低 2 型糖尿病和心脏病的发生率。世界卫生组织推荐全民以低血糖生成指数食物作为饮食基础。

低血糖指数的食物:面条、通心粉、黑米、大麦、玉米楂、粉条、藕粉、魔芋、豆腐及豆类食物、牛奶及奶制品等。

高血糖指数食品(指数＞70)会引起血糖急剧地大幅度升高。这种能量供应只能维持较短的时间,身体很快又会感到饥饿乏力。一般加工越精细、加工温度越高的食物,血糖指数越高。高血糖指数食品还会导致胰岛素大量分泌。位于 55～70 的血糖指数被称为血糖指数适度。

如何利用食物血糖生成指数选择食物:注意食物类别和精度。同类食物的选择,可选择硬质的加工的食物,如全麦制品或含 50％全麦的面包。就是说含膳食纤维高的食物 GI 较低;选用不容易糊化的谷类制品。糊化就像我们熬粥一样,不选购黏性大的食物,不吃长时间、高温煮好的稠粥,松软的发酵面包和点心等。多选择豆类及其制品。豆类血糖生成指数低,有利于控制血糖。

注意选择蔬菜类和薯类。蔬菜类膳食纤维高,无论单吃还是与粮谷类合吃,都能有效地延迟消化吸收速率,所以对降低血糖有好处。需要控制南瓜等根类蔬菜的食用量,特别是蒸煮的很烂时很快升高血糖。薯类(如红薯、土豆、芋头、山药等)都可吃一些,但土豆、红薯富含淀粉,蒸煮的很烂时与面粉一样很快升高血糖。

选择适宜的水果。水果中大部分是果糖。果糖的吸收代谢不需要胰岛素的帮助。从水果的血糖生成指数来看,多数水果对血糖的影响也很小。可以根据 GI 选择一些水果。水果酸度越高,对血糖影响就越小,您就可以多吃点,如李子、橘子等。水果对血糖的影响与吃的方式有很大关系,建议不要煮了再吃,不要榨汁吃,也不要挑熟透了的吃。生的、青的都对血糖调节有好处。

如熟香蕉和青香蕉差别很大,建议你吃青香蕉。当然最重要的还是"量"不能过多。要根据食物的血糖生成指数选择食物。

每一餐食物生糖指数的计算:查表了解各种食物的碳水化合物含量,根据该餐食物重量计算该食物碳水化合物含量。

再计算该餐所有食物碳水化合物量。

评价某一种食物碳水化合物占该餐总碳水化合物的比例,如 250 g 牛奶碳水化合物为8.5 g,该餐总碳水化合物如 40 g,则 8.5/40＝0.213。

计算牛奶的 GI 值,查表得知牛奶 GI 为 27.6,用 0.21×27.6＝5.80。该餐所有食物的 GI 总和即为该餐的 GI 值。

2.运动指导

合理运动能加速糖的分解,降低胰岛素抵抗,提高胰岛素的敏感度,还可以提高机体的免疫功能和抵抗力。糖尿病高危人群适合的运动是有氧运动。指导服务对象坚持适量运动并进行运动情况监测。

3.体重控制

见超重与肥胖健康管理。

4.心理干预

一个好的心态对糖尿病的预防是有积极作用的。因为心理不平衡会进一步加强胰岛素抵抗,促使糖尿病的发生。

在进行健康管理时,应了解管理对象的心理状况,并进行相应的心理辅导。健康管理师应采取各种措施帮助患者预防和缓解精神压力,以及纠正和治疗病态心理,必要时建议患者寻求专业心理辅导或治疗。

(二)血糖正常性糖尿病高危人群的管理

(1)健康教育:建议每位高危者和/或家属(照护者)应接受系统性的教育,并且做到每年巩固1次。教育的内容至少应包括糖尿病前期及糖尿病相关知识,如什么是糖尿病前期及糖尿病、膳食营养治疗、运动和戒烟的基本知识等;此外还应包括该人群的其他CCVD风险的管理知识。

(2)生活方式干预:每天饮食总热量至少减少400～500 kcal;饱和脂肪酸摄入占总脂肪酸摄入的30%以下;膳食纤维摄入>30 g/d;体力活动增加到250～300分钟/周。这是干预的基础。开始生活方式干预后,须定期随访其执行度。

(3)其他CCVD风险的管理,如血压、血脂同等重要。

(4)监测:开始生活方式干预后,须定期随访该人群的血糖变化情况,建议每年至少1次到医院进行空腹血糖和/或OGTT检查。

(三)糖尿病前期人群的管理

1.IFG人群的管理

(1)健康教育:同血糖正常性糖尿病高危人群部分。

(2)其他干预:生活方式干预及血糖以外其他CCVD风险的管理同血糖正常性糖尿病高危人群的管理。必须再次强调,强化生活方式干预是基础。

(3)降糖药干预:如严格执行生活方式干预达6个月以上而血糖仍控制不佳(空腹血糖>6.1 mmol/L),或高血糖进展,且年轻、经济条件好、有高的健康需求及医疗条件者可考虑使用药物。

(4)监测:开始生活方式干预后,需定期随访其血糖变化情况,建议每年至少1次到医院进行空腹血糖和/或OGTT检查。若已进行药物干预,每次随访时检测空腹血糖。定期监测体重及其他危险因素指标。

2.IGT人群的管理

(1)健康教育:同血糖正常性糖尿病高危人群部分。

(2)其他干预:生活方式干预及血糖以外其他CCVD风险的管理同血糖正常性糖尿病高危人群的管理。

(3)降糖药干预:如严格生活方式干预进行6个月以上而血糖仍控制不佳(餐后血糖>7.8 mmol/L),或高血糖进展。且年轻、经济条件好、有高的健康需求及医疗条件者可考虑使用药物。

(4)监测:该部分人群重点监测餐后血糖。血糖监测频率及其他监测指标及频率同 IFG 人群。

3.IFG＋IGT 人群的管理

(1)健康教育:积极进行教育,教育频率应提高到每年至少 1 次。

(2)其他干预:应立即启动强化生活方式干预。

(3)降糖药干预:如强化生活方式干预进行 6 个月以上血糖仍控制不佳[空腹血糖＞6.1 mmol/L 和/或餐后血糖＞7.8 mmol/L],或高血糖进展,且年轻、经济条件好者,推荐早期使用药物干预。

(4)监测:该人群的血糖监测频率每 6 个月至少 1 次,具体血糖监测指标及其他监测指标同 IGT 或 IFG 患者。

(周新玲)

第七节　血脂异常的健康管理

血脂异常健康管理主要依据《中国成人血脂异常防治指南》。

一、血脂异常的定义

血脂是血浆中的胆固醇(TC)、甘油三酯(TG)和类脂,如磷脂等的总称。血脂异常是指 TC、TG、低密度脂蛋白胆固醇(LDL-C)增高,高密度脂蛋白胆固醇(HDL-C)降低。血脂异常在发病早期可能没有不舒服的症状。多数患者在发生了冠心病、脑卒中后才发现血脂异常,可表现为头晕、头痛、胸闷、心痛、乏力等。

我国人群的血脂适宜水平如下。

(一)TC

(1)TC＜5.18 mmol//L(200 mg/dL)为合适范围。

(2)TC 在 5.18～6.10 mmol/L(200～239 mg/dL)为边缘升高。

(3)TC≥6.22 mmol/L(240 mg/dL)为升高。

(二)TG

(1)TG＜1.70 mmol/L(150 mg/dL)为合适范围。

(2)TG 在 1.70～2.25 mmol/L(150～199 mg/dL)为边缘升高。

(3)TG≥2.26 mmol/L(200 mg/dL)为升高。

(三)LDL-C

(1)LDL-C＜3.37 mmol/L(130 mg/dL)为合适范围。

(2)LDL-C 在 3.37～4.12 mmol/L(130～159 mg/dL)为边缘升高。

(3)LDL-C≥4.14 mmol/L(160 mg/dL)为升高。

(4)LDL-C 增高是动脉粥样硬化发生、发展的主要脂质危险因素。故最好采用 LDL-C 取代 TC 作为对冠心病及其他动脉粥样硬化性疾病的危险性评估。

(四)HDL-C

(1)HDL-C<1.04 mmol/L(40 mg/dL)为减低。

(2)HDL-C≥1.55 mmol/L(60 mg/dL)为升高。

(3)若<0.91 mmol/L(<35 mg/dL),称为低 HDL-C 血症。

基础研究证实,HDL 能将外周组织如血管壁内胆固醇转运至肝脏进行分解代谢,提示 HDL 具有抗动脉粥样硬化作用。

二、血脂异常的危险因素

(1)人口学因素:研究认为血脂异常是一种由遗传和环境危险因素共同作用的结果。胆固醇水平常随年龄而上升,但大于 70 岁后不再上升甚或有所下降。中青年期女性低于男性,女性绝经后 TC 水平较同年龄男性高。家族中有早发血脂异常或冠心病患者。

(2)饮食习惯:长期高胆固醇、高饱和脂肪酸摄入可造成血脂升高。

(3)体力活动或体育锻炼过少。

(4)超重或肥胖。

(5)吸烟、过量饮酒。

(6)精神长期处于紧张状态。

三、高脂血症的危害

大量的流行病学调查结果表明,血脂异常是高血压、脑卒中、动脉粥样硬化和冠心病等多种慢病的重要危险因素。高血脂是导致动脉粥样硬化的重要因素,过多的脂肪沉积于动脉内膜,形成粥样斑块,使管腔缩小,造成供血部位缺血性损害,最终发生各器官功能障碍。

(1)冠心病(包括心绞痛、心肌梗死、心律失常、心搏骤停等)。

(2)缺血性脑卒中(偏瘫、失语、意识障碍、吞咽困难甚至生命危险)。

(3)肾性高血压、肾衰竭。

(4)眼底血管病变、视力下降、失明等。

四、血脂异常健康管理的目标

(1)减少饱和脂肪酸和胆固醇的摄入。

(2)增加能够降低 LDL-C 食物的摄入(如植物甾醇、可溶性纤维)。

(3)降低体重 5%～10%,最好达到 BMI<24 kg/m²。

(4)增加有规律的体力活动。

(5)如有其他慢病危险因素要进行干预,使其得到一定的改善。

(6)维持血脂在适宜的水平。

五、血脂异常健康管理的内容

(一)平衡膳食及合理营养指导

高脂血症与饮食的关系最为密切,控制饮食对高脂血症的防治是十分重要的。

(1)减少饱和脂肪酸和胆固醇的摄入对降低 LDL-C 作用最直接,效果最明显,也最容易做到。饮食应限制动物油脂、动物脑髓内脏、蛋黄、黄油等;烹调不用动物油。

（2）选用富含能够降 LDL-C 膳食成分的食物（如富含植物甾醇、可溶性纤维）。不吃甜食和零食，多吃蔬菜、水果和豆类食品。以大米为主食的饮食习惯，三餐中至少一餐改为面食，每天要吃 50～100 g 粗粮。

（3）宜低盐饮食，食油宜用豆油、花生油、菜油、麻油、玉米胚芽油，适量选用橄榄油或核桃油等。

（4）饥饱适度，每餐进食量以下一餐就餐前半小时有饥饿感为度，不宜采用饥饿疗法，过度的饥饿反而使体内脂肪加速分解，使血液中脂肪酸增加。

（5）多吃有降脂作用的食物。①大豆：大豆及其制品中含有丰富的不饱和脂肪酸、维生素 E 和卵磷脂，三者均可降低血中的胆固醇。②黄瓜：黄瓜中含有的丙醇二酸，可抑制糖类物质转化为脂肪，尤其适用于心血管病患者。③大蒜：新鲜的大蒜或大蒜提取物可降低胆固醇。大蒜的降脂效能与大蒜内所含的物质，蒜素有关，它具有抗菌、抗肿瘤特性，能预防动脉粥样硬化，降低血糖和血脂等。④洋葱：其降血脂效能与其所含的烯丙基二硫化物及少量硫氨基酸有关，这些物质属于配糖体，除降血脂外还可预防动脉粥样硬化，是防止心血管疾病的理想食物。⑤蘑菇：含有一种嘌呤衍生物，有降血脂作用。⑥牛奶：含有羟基，甲基戊二酸，能抑制人体内胆固醇合成酶的活性，从而抑制胆固醇的合成，降低血中胆固醇的含量。⑦茶叶：有降低胆固醇的效果。⑧生姜：生姜内含有一种类似水杨酸的有机化合物，该物质的稀溶液的稀释剂和防凝剂对降血脂、降血压、防止血栓形成有一定作用。⑨香菇、黑木耳：能降低血清胆固醇、甘油三酯及低密度脂蛋白水平，经常食用可使身体内高密度脂蛋白增加。

（6）食谱举例。①早餐：脱脂牛奶 250 mL，玉米发面糕（玉米面 100 g），拌莴笋丝 150 g。②午餐：馒头或米饭 100 g，炖豆腐（海米 15 g、香菇 25 g、豆腐 100 g），炒茄子（茄子 100 g）。③晚餐：玉米面粥，馒头（100 g），番茄炒圆白菜（番茄 50 g、圆白菜 100 g），蘑菇鸡块（鸡块 100 g）。④全日烹调用油 10 g。

（7）高脂血症患者保健汤。①海带木耳肉汤：取海带、黑木耳各 15 g，瘦猪肉 60 g，味精、精盐、淀粉适量。海带、木耳切丝，猪肉切成丝或薄片，用淀粉拌好，与海带丝、木耳丝同入锅，煮沸，加入味精和淀粉，搅匀即成。②百合芦笋汤：取百合 50 g，芦笋 250 g，黄酒、味精、精盐和素汤适量。先将百合浸泡洗净，锅中加入素汤，将泡好的百合放入汤锅内，加热烧几分钟，加黄酒、精盐、味精调味，倒入盛有芦笋的碗中即成。③山楂首乌汤：取山楂、何首乌各 15 g，白糖 20 g。先将山楂、何首乌洗净、切碎，一同入锅，加水适量，浸泡 2 小时，再熬煮约 1 小时，去渣取汤，日服 1 剂，分两次温服。④山楂银花汤：取山楂 30 g，金银花 6 g，白糖 20 g。先将山楂、金银花放在勺内，用文火炒热，加入白糖，改用小火炒成糖钱，用开水冲泡，日服 1 剂。

（二）运动指导

应用减轻体重干预和增加体力活动的措施可以加强降低 LDL-C 效果，还可以获得降低 LDL-C 之外进一步降低缺血性心血管病危险的效益。因此，适量运动和控制体重是预防血脂过高的重要措施之一。指导服务对象坚持适量运动并进行运动情况监测。

（三）戒烟限酒

指导服务对象积极开展戒烟限酒，以便进一步控制患者的心血管病综合危险因素。

（四）心理干预

在进行健康管理时，应了解管理对象的心理状况，并进行相应的心理辅导。健康管理师应采取各种措施帮助患者预防和缓解精神压力，以及纠正和治疗病态心理，必要时建议患者寻求专业心理辅导或治疗。

(五)提倡适量饮茶

茶叶中含有的儿茶碱有增强血管柔韧性、弹性和渗透性的作用,可预防血管硬化。茶叶中的茶碱和咖啡因能兴奋神经,促进血液循环,减轻疲劳和具有利尿作用。适量饮茶能消除油腻饮食而减肥。但过多喝浓茶,会刺激心脏,使心跳加快,对身体有害。

六、血脂异常健康管理的流程

(1)健康管理的前 3 个月优先考虑降低 LDL-C。因此,在首诊时健康管理师应通过询问和检查了解健康管理对象在以下几方面是否存在问题:①是否进食过多的升高 LDL-C 的食物;②是否肥胖;③是否缺少体力活动;④如肥胖或缺少体力活动,是否有代谢综合征。

为了解和评价摄入升高 LDL-C 食物的状况,推荐使用高脂血症患者膳食评价表。该表虽然不能取代营养师所作的系统性膳食评价,但可以帮助健康管理师发现管理对象所进能升高 LDL-C 的食物,以便有效指导下一步的干预。

(2)首诊发现血脂异常时,应立即开始必要的健康管理。主要是减少摄入饱和脂肪和胆固醇,也鼓励开始轻、中度的体力活动。

(3)管理进行 6～8 周后,应监测血脂水平,如果已达标或有明显改善,应继续进行管理。否则,可通过如下手段来强化降脂。首先,进一步强化膳食干预。其次,选用能降低 LDL-C 的植物甾醇,也可以通过选择食物来增加膳食纤维的摄入。含膳食纤维高的食物主要包括:全谷类食物、水果、蔬菜、各种豆类。

(4)再进行管理 6～8 周后,应再次监测患者的血脂水平,如已达标,继续保持强化管理。如血脂继续向目标方向改善,仍应继续管理,不应启动药物治疗。如检测结果表明不可能仅靠管理达标,应考虑加用药物治疗。

(5)经过上述两个管理过程后,如果管理对象有代谢综合征,应开始针对代谢综合征的健康管理。代谢综合征健康管理主要是减肥和增加体力活动。在达到满意疗效后,定期监测管理对象的依从性。

(6)在健康管理的第 1 年,每 4～6 个月监测 1 次,以后每 6～12 个月随诊 1 次。对于加用药物的患者,更应经常随访。

健康管理师对于启动和维持血脂管理均起着至关重要的作用。健康管理师的知识、态度和说服技巧决定了干预能否成功。应向管理对象说明健康管理的多重效益,并强调说明即使使用药物仍需要必要的健康生活方式干预。

(周新玲)

第八节　高血压的健康管理

高血压健康管理主要依据《中国高血压防治指南 2010》。通过健康管理,使被管理的对象要掌握以下内容。

一、高血压的定义

高血压是最常见的慢性病,是我国人群脑卒中和冠心病发病及死亡的主要危险因素。国内外的实践证明,高血压是可以预防和控制的疾病,降低高血压患者的血压水平,可明显减少脑卒中及心脏病事件,明显改善患者的生存质量,有效降低疾病负担。

高血压定义:在未使用降压药物的情况下,收缩压≥18.7 kPa(140 mmHg)和/或舒张压≥12.0 kPa(90 mmHg);根据血压升高水平,又进一步将高血压分为1级、2级和3级。一般需要非同日测量3次来判断血压升高及其分级,尤其是轻、中度血压升高者。

要注意的是,大多数患者早期没有明显症状,有的患者即使血压很高,也不会感到身体不适。血压水平分类和定义见表7-2。

表 7-2 血压水平分类和定义(mmHg)

分类	收缩压		舒张压
正常血压	<120	和	<80
正常高值血压	120～139	和/或	80～89
高血压	≥140	和/或	≥90
1级高血压(轻度)	140～159	和/或	90～99
2级高血压(中度)	160～179	和/或	100～109
3级高血压(重度)	≥180	和/或	≥110
单纯收缩期高血压	≥140	和	<90

二、我国人群高血压的重要危险因素

(一)人口学因素

原发性高血压是一种由多基因、多环境危险因子交互作用而形成的慢性疾病。世界卫生组织调查显示,男性收缩压每年增加0.04～0.10 kPa(0.3～1.0 mmHg),女性为0.08～0.20 kPa(0.6～1.3 mmHg),这些资料显示,随着年龄的增长,男性比女性(更年期前)血压增加快速,在更年期后女性增加较快。高血压具有家族聚集倾向,一般认为遗传因素大约占40%,环境因素大约占60%。

(二)高钠、低钾膳食

人群中,钠盐(氯化钠)摄入量与血压水平和高血压患病率呈正相关,而钾盐摄入量与血压水平呈负相关。膳食钠与钾的比值与血压的相关性更强。高钠、低钾膳食是导致我国大多数高血压患者发病的主要危险因素之一。

(三)超重和肥胖

身体脂肪含量与血压水平呈正相关。人群中体质指数(BMI)与血压水平呈正相关。我国24万成人随访资料的汇总分析显示,BMI≥24 kg/m² 者发生高血压的风险是体重正常者的3～4倍,腰围≥90 cm(男性)或≥85 cm(女性),发生高血压的风险是腰围正常者的4倍以上。

(四)饮酒

过量饮酒也是高血压发病的危险因素,人群高血压患病率随饮酒量增加而升高。虽然少量饮酒后短时间内血压会有所下降,但长期少量饮酒可使血压轻度升高;过量饮酒则使血压明显升高。如果每天平均饮酒＞3个标准杯(1个标准杯相当于 12 g 酒精),收缩压与舒张压分别平均升高 0.5 kPa(3.5 mmHg)与 0.3 kPa(2.1 mmHg),且血压上升幅度随着饮酒量增加而增大。

（五）精神紧张

长期精神过度紧张也是高血压发病的危险因素,长期从事高度精神紧张工作的人群高血压患病率增加。

三、高血压的危害

高血压对人体危害非常大,不仅直接产生头痛、头晕、失眠、烦躁、心悸、胸闷等一系列症状,而且长期下去对心、脑、肾及其他器官的损伤也是非常严重的。许多高血压患者死于卒中、心力衰竭和肾衰竭。高血压的危害如下。

（一）心力衰竭、心律失常及高血压猝死

长期高血压会加重心脏左心室负担,使左心室出现代偿性肥厚、扩张,引起心力衰竭。

（二）高血压引起脑卒中

高血压会引起脑部血管病变及硬化,当血管发生阻塞、产生栓塞时,高血压导致血管破裂,引起脑卒中即中风。研究发现,收缩压每升高 1.3 kPa(10 mmHg),亚洲人群脑卒中与致死性心肌梗死风险分别增加 53％与 31％。

（三）高血压可引起冠心病

长期高血压将加速动脉粥样硬化,引起冠心病(包括心绞痛、心肌梗死等)。高血压是我国心脑血管疾病首位危险因素,每年 300 万例心血管死亡中至少一半与高血压有关。

（四）高血压引起其他疾病

长期高血压可以导致肾脏损害,肾衰竭(严重的引起尿毒症)。在重度高血压患者中,终末期肾病发生率是正常血压者的 11 倍以上,即使血压在正常高值水平也达 1.9 倍。引起眼睛的损坏,眼底动脉硬化等。

四、高血压健康管理的目标

(1)限制钠盐每人每天通过各种食物摄入的食盐量＜6 g,增加钾盐摄入。

(2)降低体重 5％～10％,最好达到 BMI＜24 kg/m²。

(3)戒烟、限酒。

(4)坚持适量运动:每周适量体力活动 3～5 次,每次不少于 30 分钟。

(5)减轻精神压力,保持心理平衡。

(6)如有其他慢病危险因素要进行干预,使其得到一定的改善。

(7)维持健康血压:收缩压＜16.0 kPa(120 mmHg 和舒张压)＜10.7 kPa(80 mmHg)。

(8)坚持合理用药。

五、高血压健康管理的内容

（一）减少钠盐摄入

首先在膳食评估中要了解服务对象的膳食钠盐摄入量和来源。指导其尽可能减少钠盐的摄入量,并增加食物中钾盐的摄入量。主要措施包括以下几点。

(1)尽可能减少烹调用盐,建议使用可定量的盐勺。

（2）减少味精、酱油等含钠盐的调味品用量。

（3）少食或不食含钠盐量较高的各类加工食品，如咸菜、火腿、香肠及各类炒货。

（4）增加蔬菜和水果的摄入量。

（5）注意补充钾和钙，膳食中应增加含钾多，含钙高的食物，如绿叶菜、鲜奶、豆制品、土豆等。

（6）肾功能良好者，使用含钾的烹调用盐。

（二）控制体重

具体内容请见超重与肥胖健康管理部分。减重的速度因人而异，通常以每周减重 0.5～1.0 kg为宜。对于非药物措施减重效果不理想的重度肥胖患者，应在医师指导下使用减肥药物控制体重。

（三）戒烟

健康管理师应强烈建议并督促高血压患者戒烟，并指导患者寻求药物辅助戒烟，同时也应对戒烟成功者进行随访和监督，避免复吸。

（四）限制饮酒

长期大量饮酒可导致血压升高，限制饮酒量则可明显降低高血压的发病风险。所有患者均应控制饮酒量，每天酒精摄入量不应超过 25 g（男性）、15 g（女性）。不提倡高血压患者饮酒，如饮酒，则应少量：白酒或葡萄酒（或米酒）或啤酒的量分别少于 50 mL/d、100 mL/d 和 300 mL/d。

（五）运动指导

定期的体育锻炼则可产生重要的治疗作用，可降低血压、改善糖代谢等。因此，每天应进行适当的体力活动（每天 30 分钟左右）；而每周则应有 3 次以上的有氧体育锻炼。指导服务对象坚持适量运动并进行运动情况监测。

（六）心理干预

长期的精神压力和心情抑郁是引起高血压和其他慢性病的重要原因之一。因此，鼓励高血压患者参加体育锻炼、绘画等文化活动，参与社交活动，可向同伴们倾诉心中的困惑，得到同龄人的劝导和理解，保持乐观心态。

在进行健康管理时，应了解管理对象的心理状况，并进行相应的心理辅导。健康管理师应采取各种措施帮助患者预防和缓解精神压力，以及纠正和治疗病态心理，必要时建议患者寻求专业心理辅导或治疗。

（七）坚持定期测量血压

正常成年人，每年至少测量 1 次血压；35 岁以上的所有就诊患者，均应测量血压；易患高血压的高危人群，每 6 个月至少测量 1 次血压；高血压患者血压达标者，每周测量血压 1～2 天；血压未达标者，每天测量血压 1 次；提倡高血压患者进行家庭血压测量；学会正确测量血压：测量前至少休息 5 分钟，坐在靠背椅上测血压，要裸露右上臂，袖带大小合适并紧贴上臂，袖带要与心脏保持在同一水平，测压时保持安静不讲话、不活动肢体，每回测压 3 次，每次间隔 1～2 分钟，以 3 次平均值为结果。

（周新玲）

第八章

医院信息化建设下的经济管理

第一节　医院信息化建设下的经济管理概述

医院经济管理通过分析医院的经济关系,开展经济核算,对医院的收入、支出进行计划、组织、实施、指导与监督,达到充分利用医院的资源,提高医院的经济效益和社会效益的目的。医院经济管理是医院管理的重要组成部分,一般以货币作为量度,对医院的医、教、研等活动过程进行综合管理。

医院信息管理系统是医院管理的工具,信息系统产生的数据是医院管理的资源,信息管理工作与医院的经济运营及收支息息相关,医院的人、财、物等内部资源的各种信息是医院管理的对象和手段。信息系统是现代医院运营的基础支撑手段,医院信息系统一方面通过流程管理和流程改进来覆盖医院的经济流程,另一方面医院信息系统产生的数据为医院管理和决策提供可靠的依据。

医院的经济管理系统涉及医院的收入和支出管理,按照国家政策和医院财务管理的要求,对医院的收入进行管理,在政策环境下,合理预算,不多收,不漏收,并保证所有账目间平衡。如操作员日结账和全班结账的平衡、患者预交金和发生的医疗收费间的平衡、物资和药品仓库间进、销、存的平衡。目前医院信息系统财务部分对支出数据采集涉及的较少,需要加强。财务管理数据和信息系统数据的一致性是需要重点解决的课题。

医院信息系统中涉及经济管理的模块主要有:①收入部分主要依靠挂号子系统、收费子系统,体检子系统、出入院管理子系统产生,费用数据在门诊医生工作站、住院医生工作站、住院护士工作站、体检医生工作站产生,在抽血子系统、检验子系统、医技各子系统、门诊药房子系统、住院药房子系统进行费用发生的确认。②支出部分主要有人事工资子系统、药库管理子系统、物资管理子系统、固定资产子系统、供应室管理子系统、后勤保障子系统。

医院经济管理的重要组成部分是成本核算系统。

一、医院经济管理的作用

卫生部(现卫健委)联合发布的《公立医院改革试点指导意见的通知》(卫医管发[2010]20号)中,明确了医院的改革方向,包括以下几个方面。

(1)深化公立医院人事制度和收入分配制度改革,完善分配激励机制。

（2）严格预算管理和收支管理，加强成本核算与控制。积极推进医院财务制度和会计制度改革，严格财务集中统一管理，加强资产管理。

（3）逐步将公立医院补偿由服务收费、药品加成收入和政府补助三个渠道改为服务收费和政府补助两个渠道。

（4）在成本核算的基础上，合理确定医疗技术服务价格。

按照卫生部（现卫健委）的要求，将全面推进医药卫生体制改革，公立医院的管理体制、运行机制和监管机制将进一步改进，探索实现医药分开、政事分开、管办分开。这其中，建立和完善公共卫生经费保障机制是解决看病贵、看病难的重要手段。

在新的补偿机制下，对医院资金投入进行核算，在合理核算医院成本的基础上核算投入的总体资金量，合理配置医疗资源，合理核定医疗服务价格、建立政府补偿机制，单病种医保付费将是重点。政府部门将加强对政府投入资金的流向监管，需要加强医院预算管理，对医院的财务状况进行监督，对医院固定资产的投资、购置进行评估，对药品、耗材等物品流通环节进行有效监管。政府主管部门需要对投入的资金的应用效果进行合理评价，对投入和产出的结果进行社会效益和经济效益评价，需要对国有资产的保值、增值和使用状态效率进行评价，需要对医院以及医院的管理者进行综合绩效考核。

无论新医改的要求和医院的竞争压力，都迫使公立医院必须精细化管理，全面提升医院运营管理效率，加强对人、财、物各项综合资源的计划、使用、协调、控制、评价和激励。通过精细化管理，医院一方面为政府补偿提供决策依据；另一方面，在有限的资金来源和多元化办医的竞争格局下，利用管理深化和创新为自身谋求更大的发展空间。

医院经济管理的重要依据和体现就是医院信息系统。

二、组织和架构

目前，公立医院的整体架构大体相仿，对于人、财、物的管理一般涉及人事处（科）、财务处（科）、后勤处（科），有的医院设有经济管理办公室。财务功能一般会设有会计部、门急诊收费处、住院处、物价组等机构。一般由人事部门负责工资和绩效工作，后勤部分处理仓储物资，药剂部门负责药品等。财务部门总体负责医院的会计业务核算工作，履行其传统的记账、算账、报账职能，目前的财务管理理念缺少财务对运营系统的参与。

涉及经济管理的部门主要有：

（一）会计部

负责核算医院的经济活动，包括各项收入、支出的记账，往来款项的结算，固定资产和无形资产的财务管理，工资、奖金的分配发放，公费医疗和医疗保险的结算，国库集中支付管理。

（二）财务管理部

负责医院的全面预算管理、医院全成本核算；医院二级法人单位的财务监督、检查；独立核算非法人单位的财务核算管理；医院对外合作单位的财务核算，投资控股单位的财务核算；委派会计的管理、监督等。

（三）收费物价部

主要负责医院的物价管理和医疗费用的审核、控制、监督、分析。严格执行上级有关部门下发的医疗收费标准，对医院的新项目进行成本测算，拟订收费标准，上报主管部门批准，并严格监督执行收费情况；组织本单位成本测算和调查医用物品价格变动情况，维护收费标准数据库；积极配合上级物价部门对本部门的监督检查。

（四）绩效考核部

负责医院的科室绩效核算和奖金分配。依托医院全成本核算系统，以科室收支节余为基础，以工作业绩为依据，协助有关部门逐步建立起科学的绩效考核机制，执行科学客观的科室工作绩效考核并核算科室奖金。

（五）挂号收费处

主要负责办理门诊患者的挂号、收费工作。包括各种处方、检查项目的划价、收费，妥善处理患者退款，严格执行医保政策。

（六）住院处

主要负责办理患者入、出院手续，包括住院预交金的收取、出院费用的结算，医保患者入出院手续的办理、住院费用的分割、结算，欠费的催缴等。

三、医院信息化发展回顾

（一）国外 HIS 发展回顾

美国是全世界医疗卫生信息系统研究和应用的领跑者。早在 20 世纪 60 年代初，美国麻省总医院便开始开发了 COSTAR 系统，该系统已经成为大规模的临床信息系统。20 世纪 70 年代，随着微型计算机问世，HIS 进入大发展时期，美国、日本、欧洲各国的大学医院及医学中心纷纷开始研发医院管理信息系统，成为医学信息学形成和发展的基础。1985 年，美国的全国医院数据处理工作调查表明，100 张床位以上的医院，80％实现了计算机财务收费管理，70％的医院可支持患者挂号登记和行政事务管理。1990 年后，随着网络技术的普及和 B/S 结构广泛应用，网络型的医院管理信息系统有了明显的进步，为患者就医带来了更大的方便，如盐湖城 LDS 医院的 HELP 系统、退伍军人管理局的 DHCP 系统等。

日本的医院信息系统开发和应用始于 20 世纪 70 年代初，80 年代后发展迅猛。投资规模大、系统化、网络化、综合性、自上而下的开发路线是日本医院信息化的主要特征，它们一般都有大型机作为设备中心，支撑整个系统工作，大力采用信息技术和网络技术，支持临床诊疗的功能不断加强。应用软件主要由医院和计算机公司联合开发，某些大公司也开发一些通用的医院信息管理软件包。如北里大学耗资 3.4 亿日元开发了综合医院管理信息系统，日常运行费用支出为每年 5.1 亿日元。

欧洲的医院信息系统的发展比美国稍晚，欧洲 HIS 的特点是实现了一些区域化的信息系统。如丹麦的 Red System，管理 76 所医院的诊所，法国第八医疗保健中心实现了可管理 3 所大医院和 3 所医药学院的一体化信息系统——Grenobel Integrated HIS。

随着初级卫生保健工作的开展，欧洲各国区域性医院计算机网络亦快速发展。欧共体的 SHINE 工程在分布式数据库系统和开发网络工程方面已经进行了大量工作。

（二）国内 HIS 的发展回顾

在 20 世纪 70 年代末，计算机就进入了我国的医疗卫生行业，当时以 IBM 的 M340 小型机为主，只有少数几家大型医院和教学医院拥有，主要用于教学和科研。20 世纪 80 年代初，随着苹果 PC 机的出现和 BASIC 语言的普及，一些医院开始开发一些小型的管理软件。20 世纪 80 年代中期，随着 XT286 的出现和国产化，以及 DBASE 数据库和 UNIX 网络操作系统的出现，一些医院开始建立小型的局域网，并开发出基于部门管理的小型网络管理系统，如住院管理信息系统、药房管理信息系统等。进入 20 世纪 90 年代,快速以太网和大型关系型数据库日益盛行,一些有技术力量的医院开始开发适合自己医院的医院管理信息系统,一些计算机公司也不失时机地加入到了 HMIS 开发队伍。进入 21 世纪,医院信息系统在设计理念上逐步强调"以患者为中心",注重以医疗、经济和物资贯穿于整个系统,在应用面上开始突出管理信息系统和临床信息系统两种,力求覆盖医院各个部门。2007 年,卫生部(现卫健委)统计信息中心对全国 3765 所医院(其中三级以上 663 家、三级以下 3102 家)进行了医院信息化现状调查,结果显示:门急诊划价收费信息系统、门急诊药房管理信息系统、住院患者费用管理信息系统、药库管理使用最为广泛,均超过 80%,说明以收费为中心的 HMIS 已在大部分医院应用。住院患者入出转管理信息系统、住院患者床位管理信息系统、住院药房管理信息系统使用的医院超过 70%,住院患者管理信息系统也已在大部分医院应用。目前,以区域协同医疗卫生服务为目标,以实现患者信息在多家医疗机构之间的共享成为新的任务和挑战。

四、医院信息系统特点

由于医院特殊的业务需求,使得医院信息系统是目前企业级信息系统中最为复杂的一类,HIS 的特点为:

(一)实时性要求高

当一个患者入院时,迅速、及时、准确地获得该患者既往病史和医疗记录的重要性是显而易见的。在每天的诊疗高峰时间内,患者的挂号、候诊、划价、交款、取药等,对于联机事务处理系统(online transaction process system,OLTP)的性能要求不亚于银行的窗口业务系统和航空机票的预定系统。这就要求 HIS 必须满足信息 7 天×24 小时实时在线。

(二)医学信息复杂性

医学信息涉及面非常广,信息类型复杂,来源多样,又与外部较多部门进行数据交换。尤其,疾病信息数量庞大,目前,医疗信息的标准化仍是世界性的难题,因此,所建立的 HIS 系统也是非常复杂的。

(三)对 HIS 安全保密要求高

医院信息类型复杂,与各种人群进行联系,由于绝大部分信息涉及个人隐私、法律保密等,对信息系统的安全防范要求较高。如果由于系统被黑客攻击、突发事件等导致数据遗失,将给医院带来巨大的灾难。

(四)要求实现信息高度共享

医院信息系统本身就是一个比较完整的生态信息系统,它由临床信息系统、财务系统、人事系统等诸多子系统构成,然而,这些子系统之间并非完全独立的,系统之间信息调用/传输普遍,医疗信息也只有通过系统共享才能无障碍流动,才能发挥它的最大作用。

五、医院信息化的意义

医院信息化是医院现代化管理的重要工具和手段,是医院深化改革、强化管理、提高效益、和谐发展的重要保障,对提高医疗质量、促进资源共享、扩展信息服务、支持教学研究、提高医院竞争力等方面具有重要意义。

(一)优化工作流程,实现科学管理

很多医院在建设了信息系统后,优化了流程,减少了排队,减少了患者的等候时间,解决了

"三长一短"的问题。如医院 LIS 实现检验结果传送网络化,既可减少护理工作量,又可提高临床信息的准确性和及时性;利用信息技术实现"小病在社区,大病进医院,康复回社区"的居民就诊就医模式,减轻大医院的就诊压力,解决"看病难"问题。

(二)改变决策方式,实现过程管理

运行医院管理信息系统后,对大量的数据进行建模、预测、联机分析等处理,从中开发、利用或发现某些新信息、新知识,为医院领导、临床医生以及医院药学工作提供有用的信息和决策依据,可及时、动态地向医院管理者提供实时数据,信息可根据决策者的需求及时更新,使其从"终末管理"转变为"过程管理"。医疗服务的质量评价因此更为丰富、准确,评价方式也随着发生变革。

(三)缩短诊疗周期,节约诊治成本

医院引入信息化管理,合理安排医疗处理顺序与时间点,减少不必要的等待时间、医疗处置,住院时间缩短。由于平均住院日缩短,患者诊疗规范,处置及时,减少不必要等待,降低甚至排除不必要的检查使得患者就医成本减少。

(四)医疗过程透明,实现医患满意

患者费用清单化、诊疗信息电子化,使医疗服务过程更加高效、有序、规范,给医院和患者带来全新的诊疗环境和更加完善的医疗服务。

在卫计委(现卫健委)信息中心副主任看来,医疗信息化的推进可将过去被动式的医疗服务转变为主动式服务,包括实现患者网上预约、手机挂号、网络医疗咨询;主动提供常规医疗保健服务;为患者提供就医保健指导,合理分流患者;延伸医疗服务供应链,合理利用和选择医疗服务资源;实现前医疗、中医疗、后医疗的新型医疗服务模式,为群众提供规范经济的医疗服务流程。

六、医院信息系统基本功能

医院自身的目标、任务和性质决定了医院信息系统是各类信息系统中最复杂的系统之一。根据数据流量、流向及处理过程,将整个医院信息系统划分以下三大功能模块。

(一)管理信息系统

1.门急诊管理子系统

门急诊管理子系统包括:门诊挂号、划价收费等子系统。采用"以患者为中心"管理模式,以患者就诊环节为轴线,使患者挂号、就诊、交费、取药的活动在统一的信息资源联系下成为一个整体。系统提供门急诊信息的查询与统计功能,支持医院经济核算的门急诊财务信息查询、统计、分析、报告。

2.住院管理子系统

住院管理子系统包括:住院患者入出转院和床位管理、住院患者费用核算和医嘱处理等子系统。系统通过对住院患者动态的准确管理、住院费用的及时核算,增加了医院对患者的透明力度,提高了住院系统的医疗服务质量和效率,加速了病床的周转,杜绝了患者漏费、欠费现象。系统提供住院患者医疗动态统计和各种明细费用信息查询,支持医院经济核算的住院患者费用查询、统计、分析。

3.药品管理子系统

药品管理子系统包括:各类药品库存管理、门诊药品管理、住院药房管理、中西药房、药库管理系统等子系统。系统实行药库、药房二级核算管理,通过物流和资金流的并行管理,实现了统一的价格管理和采购分析,提供各类药品的统计数据和实时分析,减少库存药品的资金占用,防止了药品的过期、流失等现象,提高了医院的经济效益。

4.物资、设备管理子系统

物资管理子系统包括消耗材料管理、低值易耗品管理、大型仪器、设备管理和固定资产管理。系统提供符合财会制度的规范要求和物资管理环节的管理功能选项,监控科室物资消耗情况,全面替代账务处理。

5.病案管理子系统

病案管理子系统主要完成病案首页数据的登录、存储、检索与查询。

6.管理决策系统

(1)财务管理:财务管理是对医院收支情况、科室收支情况、医院预算管理、成本管理、运营决策等经济进行的管理工作。一般包括财务收支管理、预算管理、成本管理等。

(2)运营决策支持:数字化医院运营决策支持系统具有质量管理、效率管理、效益管理、安全管理、评价体系管理要求。

(3)医疗统计:医疗统计分析主要功能是对医院发展情况、资源利用、卫生机构基本情况、人员配置、医疗护理质量、医技科室工作效率、全院社会效益和经济效益等方面的数据进行收集、储存、统计分析并提供准确、可靠的统计数据,为医院和各级卫生管理部门提供所需要的各种报表。基本功能包括工作量与综合统计分析等,为院长及各级管理者提供决策依据。

(4)办公自动化(OA):完成机构内日常办公。基本功能包括公共事务管理、协同应用管理及医院网站管理等。

(二)临床医疗业务管理系统

1.门(急)诊医疗管理

主要功能模块包括:

(1)分诊管理,支持大屏幕显示患者队列和语音叫号。

(2)门诊电子病历,根据《电子病历基本架构与数据标准》(试行)的相关要求,电子病历的基本内容由:病历概要、门(急)诊诊疗记录、住院诊疗记录、健康体检记录、转诊(院)记录、法定医学证明及报告、医疗机构信息7个业务域的临床信息记录构成。

(3)体检全程管理等。

2.住院医疗管理

主要功能模块包括:

(1)住院电子病历,主要包括住院病案首页、住院病程记录、住院医嘱、住院治疗处置记录、住院护理记录、检查检验记录、出院记录、知情告知信息等9项基本内容。

(2)无线查房系统,基于无线网络平台通过手持终端(PDA)和移动工作站辅助护士和医生完成查房时的实时查询和获得数据的采集、录入,核实患者身份和医嘱内容、记录医嘱执行时间及人员。

(3)合理用药咨询与监测,提供处方或医嘱潜在的不合理用药审查和警告功能。

(4)临床路径管理,基本功能包括临床路径的建立和维护,根据电子病历中的指标辅助医生为患者选择相关临床路径,辅助医生下达医嘱并记录医嘱执行情况,对路径的实施效果、变异率及路径统计评估。

(5)辅助诊断,通过收集和处理患者的临床医疗信息,丰富和积累临床医学知识,并提供临床辅助咨询、辅助诊疗、辅助临床决策,提高医护人员的工作效率,为患者提供更多、更快、更好的服务。

(6)手术麻醉及重症监护(ICU)管理,用于住院患者手术与麻醉的申请、审批、安排以及术中有关信息记录和跟踪。完成手术、麻醉的安排是一个复杂的过程,合理、有效、安全的手术、麻醉管理能有效保证医院手术的正常进行,完成重症监护全程管理等。

3.实验室信息系统(LIS)

实验室信息系统(LIS)专为医院实验室设计的一套实验室信息管理系统,能将实验仪器与计算机组成网络,使患者样品登录、实验数据存取、报告审核、打印分发,实验数据统计分析、质量控制等繁杂的操作过程实现了信息化、自动化和规范化管理。系统要求能与各种品牌的实验室设备进行集成,支持、规范检验科室基本业务流程,并与门(急)诊、临床科室及医院外相关部门实现信息互通。采用条形码技术,接收来自门(急)诊、病房及医院外送检单位的电子检验申请,完成标本核收、采集实验数据、审核、打印和发布实验报告。LIS 的主要功能包括:条码打印、标本采集与转运、标本核收、标本检测、微生物学系统、人工镜检管理、患者在不同时间点检验、检验结果审核打印、实验报告的发送与查询、质量控制系统等。LIS 实现的其他功能包括:统计分析、主任工作站、试剂及消耗品管理、仪器设备管理、标本采集排队叫号系统等。

4.医学影像系统(PACS/RIS)

PACS 是采用数字化图片来取代传统胶片的方法存储、保管、传送和显示医学影像及其相关信息,影像资料可共享等突出的特点;一套能够全面执行医学影像工作流程的 RIS 系统,按照影像诊断与管理要求,对患者进行登记、拍片、诊断、报告等的管理,以及影像的分类、统计、查询、汇总的一系列影像资料的管理等来实现医学影像通信管理的重要手段。其基本功能包括以下几种。①医学影像处理:主要功能模块包括数据接收处理,支持各种类型的 DICOM 影像设备接入,支持非 DICOM 数字视频数据接入,支持非 DICOM 影像设备的模拟视频接入,图像显示处理、图像调整处理、图像测量、图像输出、图像管理与归档、图像播放、相关参数设置、特殊分析处理及图像的多重处理等。②医学图像报告管理:主要某块包括预约登记管理、分诊叫号管理、报告编辑管理、诊断模板、查询管理、统计管理等。③临床与管理应用:主要包括临床影像与报告管理、领导综合查询及远程会诊功能等。

5.输血管理系统

血液入库、储存、供应以及输血科(血库)等方面的管理。其主要目的是为医院有关工作人员提供准确、方便的工作手段和环境,以便保质、保量地满足医院各部门对血液的需求,保证患者用血安全。输血管理系统要求采用条形码技术。基本功能模块包括:入库管理、配血管理、发血管理、报废管理、自备血管理、有效期管理、费用管理、查询与统计、质量控制管理、电子病历调阅、血库数据共享等。

6.综合服务管理

主要功能模块为:健康档案基本信息建档与管理(EHR)、国家基本公共卫生服务管理、法定调查数据管理、身份识别(信息卡)管理、医疗咨询服务管理、系统维护管理等。

(三)医院内部与外部数据共享

一般情况下,推荐使用能与外部信息系统自动实时或定时推送(或互操作)数据的内部信息系统,但确实不能实现自动实时或定时推送(或互操作)的医院信息系统必须按卫计委(现卫健委)有关数据交换标准和信息交换协议给下列外部信息系统共享(上传或下载)数据。

(1)远程医疗咨询(会诊)共享:按照卫计委(现卫健委)《居民健康档案基本框架和基本数据元》和《电子病历基本框架与数据元标准(试行)》等规范和数据标准与远程医疗咨询(会诊)中心进行数据共享,实现实时动态医疗咨询(会诊)。

(2)县/市居民健康档案共享:居民健康档案数据接口是完成医院(包括乡镇卫生院和社区卫生服务中心)信息系统与居民健康档案数据中心之间的数据交换功能,主要内容有居民诊疗信息、居民健康档案基本信息、其他国家基本公共卫生服务信息的交换。

(3)综合卫生管理平台共享:按照卫计委(现卫健委)有关规范和标准,上传医院工作量、服务质量、财务公计、医疗资源等数据。

(4)妇幼卫生信息平台共享:按照卫计委(现卫健委)有关规范和标准,上传医院儿童保健、妇女保健、与妇幼有关的诊疗数据。

(5)卫计委(现卫健委)卫生统计直报系统:按省卫生厅时间要求按时向省卫生统计直报平台上传数据,或导出符合规范和标准的数据。

(6)卫生监督信息平台共享。

(7)突发公共卫生事件应急指挥与医疗救治系统共享。

(8)卫计委(现卫健委)死因调查直报系统共享。

(9)卫计委(现卫健委)慢性病专报系统共享。

(10)医疗保险数据共享:医疗保险数据共享是完成医院信息系统与上级医保部门进行信息交换的功能,包括下载、上传、处理医保患者在医院中发生的各种与医疗保险有关的费用,并做到及时结算。

(11)新型农村合作医疗数据共享:按照卫计委(现卫健委)《居民健康档案基本框架和基本数据元》《电子病历基本框架与数据元标准(试行)》《新型农村合作医疗信息系统基本规范》等规范和数据标准与新农合数据中心进行数据共享,实现实时动态(或定时)的数据共享。

(12)银行信息系统数据共享 银行系统数据共享通过银行系统接口完成医院信息系统与银行系统的结算。基本功能包括实时上传每次就诊刷卡(储蓄卡、信用卡)发生的费用金额,退费金额。医院信息系统应产生刷卡缴费明细单、退费明细单、银行对账单。

(梅增军)

第二节　医院信息化建设下的经济管理数据挖掘与运用

医院信息化是信息技术在医院的应用过程,信息技术应用水平的高低决定了医院信息化程度。信息技术是医院信息化的基础和推进力,医院信息化建设基于信息技术,医院信息化发展同样基于信息技术的发展,新的信息技术是医院信息化建设发展的持续推进力。近年来,虚拟化、云计算、大数据、移动互联网等新一代信息技术为医院信息化建设带来了源源不断的动力,其在医院高品质诊疗、精细化管理、个性化智能化医疗服务等方面发挥了关键作用。医院信息化是一个复杂的系统工程,建设一个高质量的工程,需要充分掌握其科学理论、整体架构和技术应用,尤其是新技术的应用。谁能在第一时间应用新技术,谁就能成为新技术的行业引导者。

一、概述

在医院信息化建设发展进程中,信息技术起到基础和关键作用。与此同时,国家的政策、信息标准化的实施、医疗机构的积极性对医院信息化发展同样起到重要推进作用。推进医院信息化建设进步是多层面、多方位的,涉及技术、政策、社会等诸多因素。在技术方面,新技术的发展和应用给医院信息化进步带来了最直接和最显著的促进作用。

(一)信息技术与医院信息化

信息技术(information technology,IT)是指数据与信息的采集、传输、存储、处理、展现、管理和安全等各种技术的总称。信息技术的应用包括计算机硬件和软件、网络和通信技术、信息开发和利用等。信息技术的应用和发展已经成为世界经济发展的强劲动力,成为支撑经济活动和社会生活的基石。

从广义上讲,信息化是指培养、发展以信息技术应用为代表的新生产力,并使之造福于社会的过程。信息化改变人们的生产、工作、学习、交往、生活和思维方式,使人类社会发生极其深刻的变化。

医院信息化(informationization)是指在医院运用信息技术,促进深化医药卫生体制改革,使之适应现代社会对医疗卫生的新要求的过程。在医院信息化建设中,要将信息技术全面地运用于医院管理和诊疗过程,不断提升医院医疗服务的综合水平,适应不断增长的人民群众对医疗卫生的需求。

信息技术在医院管理和诊疗业务中应用广泛,归纳起来可以分为两类:①支持医院的行政管理和事务处理业务,提高工作效率,辅助医院管理和决策,实现医院各类资源的精细化管理。②支持医院的临床诊疗业务,收集和处理患者的临床医疗信息,提高医疗质量和效率,积累临床医学知识并提供临床咨询、辅助诊疗和临床决策,改善患者的服务质量。按照各自的功能,医院信息系统包括:门诊信息系统、病区信息系统、电子病历系统、医技信息系统、药品管理系统、物资与资产管理系统、卫生经济管理系统、医政管理系统、医疗质量管理系统、远程会诊系统和区域医疗系统等。随着医院信息化程度的提高,信息技术的应用已不局限在医院内部,而是扩展到了区域医疗、院前急救、院后随访、远程会诊和家庭保健等医疗保健服务领域。

信息技术是医院信息化的基础,医院实施信息化必须依靠先进、实用的信息技术。同时,信息技术又是医院信息化的推动力,信息技术的不断发展推动着医院信息化建设的持续进步。以网络和通信技术发展为例,早期的10/100M以太网建立了院区内计算机的网络互联,使医院实现了患者、财务、药品的信息化管理。发展到100/1000M快速以太网后,解决了医学影像等大量诊疗数据的传输瓶颈,使医院信息化应用从以管理为中心发展为以患者为中心(或者说以电子病历为中心)。随后无线网络的应用又将医院的信息化应用从医生护士办公室扩展到患者床旁,大大提高了医疗质量和服务水平。近年来物联网的发展将信息化应用从人扩展到物,实现了网络内医生、护士、患者和设备的实时信息化管理和监控,形成无所不在的医疗服务。物联网、移动互联网、云服务和大数据等最新信息技术在医疗中综合利用,形成了一种全新的医疗服务模式——移动医疗。移动医疗的广泛应用将医院信息化建设推向了一个新的发展高度。

(二)医院信息化建设进展

医院信息化建设在国内经历了30多年的发展。1995年卫生部(现卫健委)根据国家关于国民经济信息化建设的统一部署开始实施金卫工程,即国家卫生信息化建设工程。金卫工程的总体目标是以科学管理为基础、以计算机网络等信息技术为手段,建立起一套包括卫生服务、医疗保障、卫生执法监督等强大功能的现代化国家卫生信息系统,金卫工程的实施使国内医院信息化建设取得了积极进展。1998年启动的医疗保险政策要求参保医疗机构必须具备患者账单处理的计算机系统,从而推进了医院信息化进程。2004年的 SARS 暴发,疫情网络直报系统的建立和运行推动了公共卫生信息化建设。特别是2009年中共中央、国务院《关于深化医药卫生体制改革的意见》下发后,我国医院信息化建设迎来了快速发展期,通过几年努力取得了显著的成绩。根据CHIMA《2012—2013年中国医院信息化状况调查》报告,我国医院病区医生工作站应用率为59.14%、门诊医生工作站为51.55%、电子病历系统为46.67%、区域卫生信息系统为25.87%。相比2007—2008年度的病区医生工作站35.68%、门诊医生工作站29.99%、电子病历系统28.61%、区域卫生信息系统4.76%,都有了明显增长。

医院信息化建设是一项综合工程,国内医院信息化建设的发展得益于不同层面上的推进。

1.政策的有力推进

2009年4月中共中央、国务院下发了《关于深化医药卫生体制改革的意见》(以下简称"医改意见"),提出要完善医药卫生四大体系(公共卫生服务体系、医疗服务体系、医疗保障体系和药品供应保障体系)和八项体制机制(管理体制、运行机制、投入机制、价格形成机制、人才保障、信息系统、监管体制机制和法制建设)的建设,形成了我国医药卫生体制改革的"四梁八柱"。作为体制机制之一的医药卫生信息化建设成为国家医药卫生体制改革的重要支柱。《医改意见》要求加快医疗卫生信息系统建设,以建立居民健康档案为重点,构建乡村和社区卫生信息网络平台;以医院管理和电子病历为重点,推进医院信息化建设;利用网络信息技术,促进城市医院与社区卫生服务机构的合作;积极发展面向农村及边远地区的远程医疗。《医改意见》确立了信息系统在医疗卫生事业中的支撑地位,为我国医疗卫生信息化建设注入了强劲动力。《医改意见》公布以来,国家、地方政府和各级医疗机构在不同层面不断加大医疗卫生信息化建设力度,推进医疗信息化建设较快发展。

2012年6月卫生部(现卫健委)国家中医药管理局发布了《关于加强卫生信息化建设的指导意见》(以下简称《意见》),《意见》提出卫生信息化建设的总体框架的3521工程,即建设国家、省、区域(地市或县级)三级卫生信息平台,加强公共卫生、医疗服务、医疗保障、药品供应保障和综合管理五项业务应用系统,建设居民电子健康档案、电子病历两个基础数据库和一个业务网络,将三级卫生信息平台作为横向联系的枢纽,整合五项业务的纵向功能和应用,以居民健康卡为连接介质,促进互联互通,实现资源共享。到2015年,初步建立全国卫生信息化基本框架。到2020年,建立完善实用共享、覆盖城乡的全国卫生信息化网络和应用系统,为实现人人享有基本医疗卫生服务目标提供有力的技术支撑。《意见》要求加强医疗服务应用信息系统建设,推进电子病历建设和应用,优化医疗服务流程,规范医疗服务行为,提高医疗服务质量和效率,保障医疗安全,实现医疗服务精细化管理,用信息化手段方便群众看病就医。要建立和完善以电子病历为核心的医院信息系统,通过区域卫生信息平台逐步实现医院之间检验结果、医学影像、用药记录以及患者基本健康信息的交换与共享。

2013年7月国务院发布的《深化医药卫生体制改革2013年主要工作安排》要求推进医疗卫生信息化建设,启动全民健康保障信息化工程,推进检查检验结果共享和远程医疗工作。加强顶层设计,统筹制订医疗卫生信息化相关业务规范和信息共享安全管理制度体系,促进区域卫生信息平台建设。研究建立全国统一的电子健康档案、电子病历、药品器械、公共卫生、医疗服务、医保等信息标准体系,并逐步实现互联互通、信息共享和业务协同。

2013年9月国家工业和信息化部公布《信息化发展规划》,提出加快医疗卫生信息化建设。围绕健全医疗服务体系的需要,完善医疗服务与管理信息系统,加快建立居民电子健康档案和电子病历,为开展远程医疗、远程救治和推进优质医疗资源共享打下基础。并将建立完善城乡居民电子健康档案和电子病历、建立医疗机构管理信息系统、加强区域医药卫生信息共享三项工作列为今后一个时期我国医疗卫生信息化发展的重点。

以上文件在政策层面规划了医院信息化建设的重点任务,可归纳为:①完善基于电子病历的医院信息系统,实现区域电子病历共享。②发展医疗保健信息服务和远程医疗,促进优质医疗资源的社会共享。③积极探讨物联网和移动医疗应用,提高智能化健康信息服务水平。上述任务的目标就是优化医疗服务流程,规范医疗服务行为,提高医疗服务质量和效率,保障医疗安全。

2.技术标准的实施

2009年以来国家卫生部门加大了卫生信息化的顶层设计规范和信息数据标准的制订工作,先后出台了《电子病历基本数据集》《卫生信息数据元目录》《卫生信息数据元值域代码》《门诊诊疗基本数据集标准》《住院诊疗基本数据集标准》《住院病案首页基本数据集标准》《成人健康体检基本数据集标准》《电子病历基本数据集》等一批医疗卫生数据标准,以及《基于电子病历的医院信息平台建设技术解决方案》《电子病历基本规范》和《电子病历系统功能规范》等技术规范。其中《基于电子病历的医院信息平台建设技术解决方案》从医院信息系统的顶层设计入手,从技术层面规划了医院信息化建设框架。在该技术规范中,医院信息平台由门户、应用、服务、信息资源、信息交换、业务应用、基础设施、信息安全体系和系统运维管理、信息标准体系9个主要部分(层)组成,而贯穿各个部分的是电子病历、集成平台和临床数据存储库(clinical data repository,CDR)。以电子病历为核心,通过集成平台和CDR达到流程互通、业务协同、数据共享,实现医院信息系统间的互操作。国内医疗卫生信息规范和标准的发布与实施,以及国际通用标准的引进和推广,都将有力推进我国卫生信息化建设的规范、持续和健康发展。

先进、合理的整体设计方案,是医院信息化建设发展到一定程度时需要解决的问题。在医院信息化建设初期,系统的数量和业务的复杂度都不高,随着医院信息化程度的提高,如果没有一个顶层解决方案,医院信息系统就会逐渐出现性能下降、运行阻滞,无法满足医院业务的需求。在基于电子病历的医院信息平台的整体技术架构中,医院信息系统核心点在于电子病历、CDR和集成平台。电子病历是患者在医院的全部诊疗数据,这些数据由各个业务信息系统生成,记录了各个业务处理的全过程。CDR是从各个业务系统数据库中按照一定规则提取生成的数据库,与分布在各个业务系统的数据不同,CDR数据往往是以患者为索引形成的数据集合。CDR更适合于面向患者的诊疗服务,如电子病历的集成视图、综合分析、辅助决策等。集成平台通过面向服务的架构(SOA),基于电子病历和CDR,实现医院的各个业务系统的集成整合,包括业务流程的整合和数据的整合,达到系统的互联互通、业务协同和数据共享。不论是电子病历的生成、CDR的构建,还是集成平台的建立,标准和规范起着关键的作用。

3.医疗机构的积极建设

我国医院信息化经过30多年的应用和发展,对医院管理的巨大支撑和推进作用充分体现了出来。越来越多的医院决策者已经把医院信息化建设上升到医院发展方向的高度来认识,他们努力学习医院信息化知识,主动参与制订医院信息化发展规划,积极倡导信息新技术的应用,加大医院信息化建设的经费和人力投入,促使医院信息化建设进入良好的发展状态。在许多医院,院长是信息化建设的"一把手",规划医院信息化建设,指导和协调解决医院信息化建设中的重点和难点问题。

医院信息化建设给医务人员带来的是现代化的应用和体验。各类信息系统的应用使医务人员摆脱了传统的繁杂手工操作,提高了工作效率、减少了操作错误、改善了工作条件,成了他们的最佳助手。随着信息化的广泛和深入应用,越来越多的医务人员充分感受和深切体会到信息技术应用给医疗工作带来了巨大改变,促使他们主动参与和积极推动本学科的信息化应用,一改过去只由医院信息部门推动信息化应用的情况。正是由于这种参与和结合,使临床需求和信息技术得以紧密结合,变一方推动为各方共同促进,达到医院信息化建设发展的良性局面。作为医院信息部门,要积极倾听和高度重视临床科室对信息化的需求,共同寻找信息技术应用的发展点,不断促进医院信息化建设全面协调发展。

医院信息化为患者提供了安全准确、便利快捷和价格合理的医疗服务。例如,诊疗预约和自助服务系统的应用,患者可以通过网络、电话、手机等方式预约门诊号和住院床位,查询检查检验结果。再如应用闭环诊疗质量管理系统,患者的诊疗全程处于信息系统的自动监控之中,最大限度地防止了人为操作错误等因素引起的医疗差错和事故。患者希望医疗机构能够通过信息化手段提供更多安全便利的医疗、保健、康复和健康服务。

医疗保险机构同样对医院信息化应用能力提出了越来越高的需求。从最初确认参保人员身份,到提交电子患者账单以及目前实时上传审核患者处方的要求,成为医院加强信息化建设的推动力。进一步,医疗保险机构还可以通过医疗信息系统直接监控患者的诊疗过程,拒绝支付由于医院自身医疗失误等原因产生的诊疗费用。

4.新技术的迅速发展

近年来,越来越多的信息新技术、新方法用于医院信息化建设之中,不断促进医院信息化建设发展。

2011年卫生部(现卫健委)印发了《基于电子病历的医院信息平台建设技术解决方案(1.0版)》,该方案绘制了基于电子病历的医院信息平台总体架构图,提出构建基于企业服务总线ESB的医院信息集成平台和临床数据存储库(CDR)。该技术方案为国内医院信息化建设的技术架构规划提供了有效的指引,尽管集成平台和CDR技术还在发展中,许多医院已经积极投入建设,并获得了成功的案例。集成平台和CDR的建立将突破目前医院信息化建设面临的系统繁杂、性能低下的瓶颈问题,使医院信息化建设进入一个更宽广的发展空间。

过去几年计算机技术发展迅猛,移动通信、物联网、虚拟化、云计算和大数据等技术的发展和应用正深刻影响着社会的发展,同样也深刻影响着医疗卫生领域的发展。移动通信、物联网与医疗技术的结合,形成了发展潜力无限的移动医疗。移动医疗消除了医患之间的空间和时间间隔,患者可以接受无处不在的医疗服务。通过移动医疗,使医疗监护实现实时化和无线化,监护中心可以实时观察和监控患者的生命体征信息。依靠移动物联网,医院实现对资产、药品、血液、医疗废弃物、消毒物品等的追溯管理,实现对生产流程、市场流动以及患者使用安全的全方位监控。依靠即时通信技术,实现即时付费以及网上诊断、网上病理切片分析、设备互通等。通过物联网实行灾难现场的医疗数据采集,包括各种医疗设备的互联互通,特别是由于次生灾害造成的灾害,通过网络实现现场统一资源调度。移动医疗使看病变得简单,例如,患者使用带有传感器的穿戴设备,医生就能随时掌握其心跳、脉搏、体温等生命体征,一旦出现异常,与之相连的智能医疗系统就会预警,提醒患者及时就医,发送救治指导等信息,为患者争取救治时间。

在计算机软件编程技术方面,TIOBE 世界编程语言排行榜 2013 年 11 月公布的编程语言的流行趋势,排列在前 5 位的编程语言分别是:C、JAVA、Objective-C、C＋＋、C♯。新一代编程语言具有高度可视化、智能化和跨平台等强大功能,支持多核 CPU、云计算、移动及分布式结构、结构化数据等的应用开发,为软件开发提供了更多选择和更强大的工具。在数据库技术领域,新一代数据库由面向数据管理发展为面向对象管理和知识管理,由传统的事务处理发展为决策支持,由传统的数据管理发展为大数据和开放数据管理,适用于分布式数据库、多维数据库、移动数据库和非结构化数据处理的应用。虚拟化和云计算技术显著提高了计算机网络资源的利用效率和管理性能,使医院信息技术人员从日益繁重的后台维护中解脱出来,得以专注前台应用软件和数据的维护,以及新系统的研发工作。

总体来说,我国医院信息化建设经历了初级发展阶段,逐步进入中期发展阶段。其标志之一就是从管理信息系统为主的应用,发展到以电子病历为核心的医院信息系统的应用,从粗放型管理发展为精细化管理,从临床业务管理发展为临床智能化服务。创新发展、持续发展是这个阶段的主题,新技术、新方法的应用是发展的保障。不断增长的医疗服务需求、快速发展的信息技术,为医疗卫生信息化发展提供了源源不断的动力。

二、医院信息化新技术应用

信息新技术的发展令人目不暇接,而且往往是第一时间用于医疗卫生领域。当前信息技术的热点,如系统集成、移动互联网、物联网、大数据、云计算等,都在医疗卫生领域有成功的应用,极大地推进了医院信息化应用发展。

(一)集成技术

随着医院信息化应用广度和深度的不断提升,医院信息系统的种类和数量不断增加,业务关系越来越复杂,一家大型医院的信息系统数量可以达到上百个之多,数据量达到数十 TB,而且还运行在不同的开发、运行和数据库环境。如此数量的、异构的信息系统,如果继续沿用以往的接口技术进行集成,医院信息系统结构将变得非常繁杂,效能低下,最终可能导致系统崩溃。

系统集成涉及用户界面、业务和数据三个层面。界面集成是指采用单点登录技术,将各个业务系统的登录界面整合在一起,用户只需输入一次用户名和密码即可在一个界面上展示所有业务功能,并在点击后进入相应的业务操作。界面集成并没有改变原有业务系统的工作模式,只是将各个系统的登录界面做了统一,起到整体操作的效果。业务集成是指业务系统之间的实时或异步信息交换、功能调用和流程调度。业务集成包括应用程序接口(API)调用、业务组件调用和基于服务功能调用三种方法。API 是一组定义、程序和协议的集合,通过调用 API 接口实现业务系统之间的信息通信和共享。业务组件调用则是采用 CORBA、EJB、DCOM、WebService 等标准对 API 等应用进行封装处理,以业务组件形式提供调用。数据集成是指在数据库系统之间的数据交换和共享,以及数据之间的映射变换。数据集成通过业务系统间的数据交换达到集成,解决数据的分布性和异构性问题。数据集成的技术包括,建立通用共享数据库、建立统一的数据逻辑视图、系统间数据库访问以及采用数据仓库技术等。

系统集成的形式可以分为点对点模式、集线器模式和 SOA 模式。点对点模式是业务集成的最初形式,一个业务系统与另一个系统直接通话,采用接口开发的方式,通过一定标准协议紧密集成在一起。点对点模式实现简单,可用于基本的信息交互和数据传递,但问题是系统间紧密结合、缺乏弹性,当系统数量增加时部署模型复杂,若系统数量为 N,则系统之间的连接数量为

[N×(N−1)]/2。集线器模式引入了中间件技术,将集成逻辑与业务逻辑分离开,大大增强了系统部署的弹性,并且简化接口开发工作量,N 个系统之间的连接数量减少为 N,从而将复杂的网状结构变成了简单的星形结构,易于管理大量的系统和连接。SOA(service-oriented architecture)模式是面向服务架构的新型集成体系,它将软件的功能设计成一个个独立封装的服务,并通过信息交换协议进行发布,达到无界限的联通和软件复用。在 SOA 模式下,医院信息系统的各种功能被设计为独立的服务,包括系统服务和应用服务等,还可加入新的服务,运行时系统根据用户业务需求组合调用,如图 8-1 所示。SOA 模式可以通过企业服务总线(ESB)实现,ESB将集线器模式的星形结构扩展为总线结构,将总线上的各个服务按照用户需要的业务逻辑组装起来,使这些服务按照业务逻辑顺序执行,从而实现用户完整的业务功能。

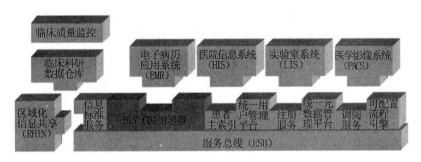

图 8-1　SOA 模式

(二)无线通信

无线通信技术是信息技术中发展最快的领域之一,WiFi、RFID、蓝牙、ZigBee、NFC、3G、GPS、卫星通信等无线通信技术都已经用于医疗卫生信息化领域,并形成一个称为"移动医疗"的分支。在上述无线技术的医疗应用中,WiFi 主要用于数据传输,它是医院局域网的扩展,将信息系统的操作从医生办、护士站和诊疗室扩大到患者床边。RFID 则用于医疗物品、设备和患者定位、示踪和追溯,将医疗信息监控从计算机扩展到物体和患者,实现物联网中的物与物的相连。蓝牙、ZigBee 则主要用于近距离的数据传输,具有抗干扰和低功耗等特点,主要用于医疗设备数据的传输,许多生命体征采集设备、床边诊疗设备都使用蓝牙或 ZigBee 技术,将数据传输到设备基站中。NFC(near field communication)是一种极短距离的数据传输技术,通信距离仅为 20cm(主动通信模式)和 10 cm(被动通信模式),传输速率在 0.5 Mbit/s 以内,能够实现设备间快速的识别和数据传输。电信 3G 网络具有覆盖面大、传输距离远的特点,主要用于远距离的数据传输。3G 网络的另一个特点是移动中的数据传输,例如在行驶的救护车上将患者的数据传输到医院。目前国内 4G 网络已经开放使用,4G 网络速度是 3G 网络速度的数十倍,带宽可达到数十Mb,更多的诊疗数据可以通过 4G 网络实时传输。全球定位系统(GPS)的主要功能是定位,通过电子地图实现人员、物体的准确定位,辅助医疗救治的快速定位。GPS 还可用于物体的示踪,用于医疗的调度指挥、资源管理等场合。国内的 GPS(北斗定位系统)已经投入运行,将在医疗卫生信息化中发挥积极作用。卫星通信目前主要用于远程医疗和远程教育,随着卫星通信资源的丰富,其在医疗卫生信息化中的应用前景十分广阔。

(三)物联网

1.物联网概念

物联网(internetof things,IOT)最初的含义是指把所有物品通过射频识别(radio frequency identification,RFID)等信息传感设备与互联网连接起来,实现智能化识别和管理。2005 年,国际电信联盟(ITU)发布了一份名为《物联网》的年度报告,对物联网概念进行了扩展,提出了任何时刻、任何地点、任意物体之间互联,无所不在的网络和无处不在的计算的发展愿景,除 RFID 技术外,还包括传感器技术、智能终端技术、无线通信技术等的广泛应用。物联网是指通过信息传感设备,按照约定的协议,把任何物品与互联网连接起来,进行信息交换和通信,以实现智能化识别、定位、跟踪、监控和管理的一种网络。它是在互联网基础上延伸和扩展的网络。物联网是各种信息感知技术、网络技术、人工智能与自动化技术的聚合与集成应用,使"人"与"物","物"与"物"之间在信息层面建立联系和对话,并作用于行为控制和管理决策。

2.物联网技术

物联网结构主要包括 3 大部分,即感知层、网络层和应用层。

(1)感知层:感知层完成信息的采集和转换。感知层关键技术是各类传感器(sensor),传感器是一种检测装置,能感测被测物体的信息,并将其转换为电信号或其他所需形式的信息输出,以实现信息的传输、存储和处理等要求。在医疗物联网中,医用传感器种类很多,它拾取人体的生理信息并以电信号输出,例如,电子血压计、体温计、监护仪、心电图机、DNA 芯片等。在医用传感器的电信号输出端加装无线发射装置,通过网络层将数据信息即时发送到应用层的信息系统。RFID 也是感知层常用的器件,又称电子标签。RFID 是一种非接触式的自动识别技术,它通过无线信号自动识别目标对象并获取相关数据,主要用于对物体和人员(医疗设备、医疗器械、医用材料、医疗垃圾、患者等)的探测、定位和示踪等。

(2)网络层:网络层承担信息的传输,包括互联网、局域网、无线网、移动网、GPS 定位系统、电信网以及有线电视网等,这些网络相互交织构成一个无所不在,无处不达的巨大网络。互联网时代,实现了计算机与计算机相连。互联网使用 TCP/IP 协议进行网络互联,每一台计算机设备具有一个独立的 IP 地址。TCP/IP 协议有 IPV4 和 IPV6 两个版本,IPV4 版中 IP 地址由 4 段 8 位二进制数组成,最多可有 2^{32}(约 43 亿)个独立地址,IPV6 版中 IP 地址由 8 段 16 位二进制数组成,最多可有 2^{128}(∞)个独立地址。物联网时代 TCP/IP 协议使用 IPV6 版,每个物体都能分配到一个 IP 地址。

(3)应用层:应用层实现信息的存储、分析和处理。由传感器采集的医疗数据信息通过网络层传输至应用层的相关信息系统中,实现对该信息的应用。医疗物联网的应用日益丰富,例如,消毒物品和手术器械追溯管理、医疗设备物资管理、病房和家庭监护、远程医疗救治、120 急救管理等。

(四)虚拟化

1.虚拟化概念

虚拟化(virtualization)是将计算机资源进行抽象的一种方法。通过对计算机物理资源的虚拟化,用户可以像使用计算机物理资源那样使用虚拟化资源。虚拟化是物理资源的逻辑表示,不受物理限制的约束。虚拟化应用包括计算机 CUP、存储、网络等各种资源的虚拟化,用户可以在虚拟系统中使用物理系统的部分或者全部功能。虚拟化技术能够通过区分资源的优先次序,并随时随地将系统(服务器、存储、网络等)资源分配给最需要它们的工作负载,从而简化管理和提高效率,提高资源的高效利用。图 8-2 是虚拟化原理示意图,可以看到物理主机硬件通过虚拟化后分成若干台虚拟机。

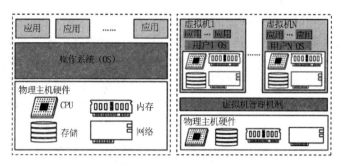

图 8-2 虚拟化示意图

注:左图是虚拟化前所有应用在一个操作系统上运行,右图是虚拟化后
分为若干个虚拟机,应用分别在 N 个虚拟机上运行

2.虚拟化技术

(1)服务器虚拟化:服务器虚拟是指在物理服务器上运行多个相互独立的操作系统的一种技术。通过虚拟化软件将单台或若干台物理服务器划分为多个虚拟机,并为每个虚拟机分配物理服务器上的资源,包括 CPU、内存、硬盘和网络资源等。虚拟化允许具有不同操作系统的多个虚拟机在同一物理机上独立并行运行。每个虚拟机都有自己的一套虚拟硬件(CPU、内存、硬盘和网络等),可以在这些硬件中加载操作系统和应用程序。采用虚拟服务器技术可以充分发挥物理服务器的计算潜能,迅速应对数据中心不断变化的需求。

(2)存储虚拟化:存储虚拟化是把各种不同的存储设备有机地结合起来使用,从而得到一个容量很大的"存储池"提供给各种服务器使用,同时数据可以在各存储设备间灵活转移。存储虚拟化的基本概念是将实际的物理存储实体与存储的逻辑表示分离开来,应用服务器只与分配给它们的逻辑卷(或称虚卷)打交道,而不用关心其数据是在哪个物理存储实体上。逻辑卷与物理实体之间的映射关系由安装在应用服务器上的卷管理软件(称为主机级的虚拟化),或存储子系统的控制器(称为存储子系统级的虚拟化),或加入存储网络 SAN 的专用装置(称为网络级的虚拟化)实现管理。

(3)应用虚拟化:应用虚拟化也称为桌面虚拟化,该技术把应用程序的人机交互逻辑(应用程序界面、键盘及鼠标的操作、音频输入输出、读卡器、打印输出等)与计算逻辑隔离开来,客户端无须安装软件,通过网络连接到应用服务器上,计算逻辑从客户端迁移到后台的应用服务器完成,实现应用的快速交付和统一管理。应用虚拟化通常包括两层含义:①应用软件的虚拟化;②桌面的虚拟化。应用软件虚拟化是将应用软件从操作系统中分离出来,通过自己压缩后的可执行文件夹来运行,而不必需要任何设备驱动程序或者与用户的文件系统相连。桌面虚拟化是专注于桌面应用及其运行环境的模拟与分发,是对现有桌面管理自动化体系的完善和补充。

(4)网络虚拟化:网络虚拟化是将物理网络中的交换机、网络端口、路由器用虚拟表示形式所取代,网络管理员能够对虚拟网络各类要素进行配置以满足其需求。网络虚拟化可分为外部网络虚拟化和内部网络虚拟化。外部网络虚拟化指将多个物理网络整合为更大的逻辑局域网,或者将单个物理网络划分为多个虚拟局域网。内部网络虚拟化指通过在虚拟服务器内部定义逻辑交换机以及网络适配器,创建了一个或多个逻辑网络。内部虚拟化网络能够连接运行在一台服务器上的两个或多个虚拟服务器,允许虚拟服务器在没有外部网络的主机上交换数据,而且虚拟服务器之间的网络流量不必经过物理网络基础设施。内部网络虚拟化可减少物理网络流量,提升虚拟机性能,增加虚拟机安全性。

3.虚拟化的意义

(1)提高IT资源的利用率:传统的IT用户需为每一项业务应用部署一台独立的服务器,实际上服务器在大部分时间处于空闲状态,资源得不到最大利用。虚拟化硬件是由多个个体组成的一组硬件资源,将许多资源组成一个庞大的、计算能力十分强大的"巨型计算机",再将这个巨型计算机虚拟成多个独立的、可动态配置的系统,分配给不同的业务应用,达到IT资源的最大利用。

(2)提供安全高效的运行环境:用户可以在一台计算机上模拟多个不同的操作系统,虚拟系统下的各个子系统相互独立,即使一个子系统遭受攻击而崩溃,也不会对其他系统造成影响。通过虚拟机的备份机制,发生故障的子系统可以被快速恢复。

(3)便于管理和升级资源:传统的IT服务器资源是硬件相对独立的个体,对每一个资源都要进行相应的维护和升级,会耗费企业大量的人力和物力。虚拟化系统将资源整合,在管理上十分方便,提高了工作效率。

(4)节约投资和能耗:采用硬件虚拟化能最大程度节约硬件投资,同时有效地节约数据中心能耗,缩小数据中心占用的空间,提高维护人员的工作效率。

(五)云计算

云计算(cloud computing)是分布式处理(distributed computing)、并行处理(parallel computing)和网格计算(grid computing)的发展。虚拟化实现了计算资源的高度整合和利用,是云计算的基础。云计算以一种新型的共享基础架构方法,将所有的计算资源集中管理,并以网络的方式向用户提供IT资源服务。"云"中的资源在用户看来是可以随时获取和按需扩展的,这种特性经常被比喻为像水电一样使用IT资源,按需购买和使用。

云计算按照服务类型可以分为3类:①基础设施即服务IaaS(infrastructure-as-a-service)。②平台即服务PaaS(platformas-a-service)。③软件即服务SaaS(software-as-a-service)。图8-3是三类云服务的示意图。由图8-3可见,IaaS包括虚拟化、服务器、存储器和网络服务,PaaS则包括IaaS服务以及操作系统、中间件和软件运行服务,而SaaS则包括IaaS、PaaS、数据和应用软件服务。用户可以根据自身的需求购买或租用相应的服务。

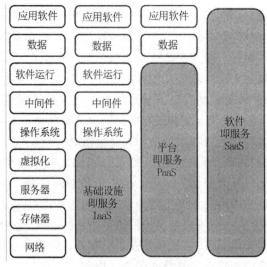

图8-3 云服务的分类

云计算具有几个主要特征:①资源动态配置,云计算可以根据用户的需求动态增配或释放物理和虚拟资源,实现资源的弹性供给。②需求服务自助化,云计算为用户提供自助化的资源服务,客户可以采用自助的方式选择服务项目和资源。③云计算以网络为中心,并通过网络向用户提供服务,从而使得云计算服务无处不在。④服务可计量化,即资源的使用可被检测和控制,是一种付费使用的服务模式。⑤资源的池化和透明化,在云计算中所有资源被统一管理和调度,形成"资源池",同时资源是透明的,用户无须了解其内部结构,按需使用即可。

云计算又分为公有云和私有云。公有云通常是指由云服务商建立、管理,向公众用户提供的云服务,公有云一般通过 Internet 使用。私有云是指企业内部建立和使用的云,它的服务对象是企业内部人员或分支机构。私有云的部署适合于有众多分支机构的大型企业或政府部门。

(六)大数据

大数据(big data)是指那些超过传统数据库系统处理能力的数据。它的数据规模和转输速度要求很高,或者其结构不适合原本的数据库系统,为了获取大数据中的价值,必须选择另一种方式来处理它。大数据具有的 4V 特点:大量(volume)、多样(variety)、高速(velocity)、可信(veracity)。大数据的计量单位从目前常用的 TB(240 bytes)扩展到 PB(2^{50} bytes),甚至 ZB(2^{70} bytes),增加千倍和十亿倍,大数据量以年 50% 的速度增加,预测到 2015 年全球的数字数据量可达到 7.9 ZB。大数据呈现结构化、半结构化和非结构化的多样性以及数据流传输的高速性。大数据的分析结果具有很高的可信度和商业价值,因此大数据主要用于预测、决策和分析等用途。

1.大数据技术

虚拟化、物联网、云计算技术应用催生了大数据技术,一般能够使用传统的数据库、数据仓库和 BI 工具能够完成的处理和分析挖掘的数据,还不能称为大数据,这些技术也不能称为大数据技术。面对大数据环境,包括数据挖掘在内的商业智能技术正在发生巨大的变化。

(1)传统数据库技术:传统的数据库技术无法满足大数据的处理要求,新的数据库技术包括:①并行数据库:通过多个节点并行执行数据库任务,提高整个数据库系统的性能和可用性。②非关系性数据库(NoSQL):采用更加简单的数据模型,减少关系性数据库的高度数据关联性,以适应大数据的处理。③新型数据库:对传统数据库技术进行改良和优化,去除传统数据库中制约性能的机制,提高数据库处理大数据的能力。

(2)大数据云计算技术:云计算将计算任务分布在大量计算机构成的资源池上,使用户能够按需获取计算力、存储空间和信息服务。云计算分布式架构能够很好地支持大数据存储和处理需求,并使用户能低价获取巨量计算和存储能力,使得大数据处理和利用成为可能。2011 年甲骨文公司推出 Oracle 大数据机(oracle big data appliance),Oracle 大数据机是一款集成设计的系统,旨在简化大数据项目的实施与管理。该数据机采用 18 台 Oracle Sun 服务器的全机架式配置,总共拥有 864 GB 主内存、216 核 CPU、648 TB 原始磁盘存储空间,采用 40 Gb/s 的网络连接以及 10 Gb/s 的以太网数据中心连接,可连接多个机架进行横向升级扩展,使其能够获取、组织和分析超级海量的数据。

(3)大数据处理:在大数据中,结构化数据只占 15% 左右,其余的 85% 都是非结构化或半结构化数据,大数据需要解决半结构化和非结构化数据的高效处理。大数据需要使用非传统工具来对大量的结构化、半结构化和非结构化数据进行处理,采用适合不同行业的大数据挖掘分析工具和开发环境,从而获得分析和预测结果的一系列数据处理技术。

2.医学大数据

医疗卫生相关数据的主要来源有以下几种。

(1)人体DNA数据:DNA(脱氧核糖核酸)是人体基本遗传物质,一个人的DNA数据量可达3 GB。

(2)病程记录数据:病程记录数据的特点是非结构化,一个患者一次住院可以产生0.6～1.0 MB的病程记录数据。

(3)检验数据:检验数据主要以数值表示,一家国内的大型综合医院一天可以产生13～15 MB的检验数据。

(4)电生理数据:包括心电、脑电等数据,一般以数值/时间的曲线表示。

(5)医学影像数据:包括CT、MRI、DSA、ECT、PET、X线、超声、内镜等各种影像学检查产生的数据,目前一家国内的大型综合医院一天可以产生30～50 GB的图像数据。

(6)治疗数据:包括患者在医疗机构接受各类治疗产生的数据,例如,医嘱、处置、手术记录、监护数据等。

(7)管理信息数据:主要包括医疗机构患者、经费、药品、设备和物资的管理数据。

(8)医学文献数据:包括各类医学期刊文献、书籍、知识库等数据,医学文献数量每年递增速度约7％,每10～15年增加1倍。

(9)公共卫生数据:公共卫生数据包括居民健康档案、妇幼保健、传染病、公共卫生服务、环境卫生等数据,这些数据主要由政府卫生管理部门采集和管理。

(10)搜索引擎数据:与上述数据不同,这类数据并非来自医疗机构和卫生管理部门,而是来自互联网上的搜索网站。国内最大的搜索引擎百度,2013年日最高处理搜索量达到50亿次。国外一些研究者与卫生机构已经开始利用搜索引擎进行流行病和疫情监控。

3.大数据的应用

《纽约时报》的一篇专栏文章称"大数据"时代已经降临,在商业、经济及其他领域中,决策将日益基于数据和分析,而不是基于经验和直觉。哈佛大学社会学教授加里·金指出:这是一场革命,庞大的数据资源使得各个领域开始了量化进程,无论学术界、商界还是政府,所有领域都将开始这种进程。

在医学领域,大数据应用涉及以下几个方面。①药品研发:实验室和临床数据分析有助于加快药品研发过程和提高药品安全性。②临床决策支持:通过临床数据进行分析,为医生的临床诊疗方案提供决策支持。③药物临床应用分析:通过分析药物临床效果、副作用和其他不良反应等数据,对药物进行筛选。④流行病、疫情监控:利用搜索引擎等手段预测和监控流行病和疫情。⑤人口健康分析和预测:对国家和区域居民健康档案、电子病历等数据进行分析,预测人口健康和疾病。

(七)移动医疗设备

1.数字化医疗设备

随着医院信息化应用程度的不断提高,数字化医疗设备已经逐步取代传统的模拟医疗设备。数字化医疗设备在采集人体模拟信号(如图像、电信号、温度和血压等)后,通过模数转换器(A/D)将模拟信号转换为数字信号,再由设备内部的计算机进行处理和显示,并可从设备提供的标准数据接口输出。医院信息系统从数字医疗设备的数据接口获取数据进行管理和应用,同时也可向设备发送指令,控制设备的操作。一个典型的例子是CT成像设备,CT采用X线成像,

X线从CT的X线球管发出,透过人体后被安装在X线球管对面的X线传感器接收,传感器的功能是将X线信号转换为电信号,该信号的强弱以电平高低表示(即模拟信号)。模拟信号通过模数(A/D)转换器转换为数字信号,数字信号以数值大小表示信号强弱。经过上述转换后,数字信号进入CT设备内部计算机系统进行图像重建和显示。重建后的图像可按照国际图像格式标准(DICOM格式)进行处理并提供输出。医院的图像信息系统(PACS)即可从CT输出接口获取DICOM格式图像进行存储管理和向全院提供查询、浏览和归档等服务。同时PACS系统可通过接口与CT连接,进行患者图像匹配,控制CT图像传输等操作。

2.移动医疗设备

移动医疗设备简单地说就是在数字化医疗设备的输出端加装无线发射装置,实现与外部计算机系统的数据传输。例如,加装了无线装置的床边X线机、B超机、心电图机,在患者床边完成检查后就可即时将检查数据发送到医院信息系统,带有无线装置的监护仪、生命体征采集设备用于120患者急救、灾难救治,在患者的运送途中即可将信息发送到医院信息系统,为患者的诊断和救治赢得宝贵时间。

移动医疗设备最广泛的应用是便携式和家庭式个人移动医疗,集数字化、无线化、便携化和智能化为一体的个人移动医疗设备给人们带来了全新的健康服务和医疗体验。

个人移动医疗由传感器、模数转换器、无线发射装置、数据处理器和远端服务系统组成。如同数字化医疗设备一样,传感器将人体的生理信息转换为电信号,通过模数转换为数字信号后通过无线发射装置发送到数据处理器。在个人移动医疗应用中,智能手机是最常用的数据处理器,它通过蓝牙等无线传输方式,接收从传感器发送来的生理信息,并进行处理、分析和显示。进一步,手机通过WiFi等无线网络将生理信息发送到远端服务系统,远端服务系统可以是医院、保健和健身机构的移动医疗服务平台等,由这些服务系统对生理信息做进一步的分析处理,并提供连续监控、反馈、提醒和健康指导。

个人移动医疗设备的特点是小型化和可穿戴化,装有多种传感器的穿戴医疗设备可全时间和全方位获取人体健康信息,为医疗保健服务提供一种全新的模式。无线医疗设备市场方兴未艾,各种新型无线医疗设备层出不穷,无线医疗设备将在保健和健康服务领域发挥巨大作用。

(梅增军)

第三节 医院信息化建设下的经济管理展望

一、医院信息化应用展望

展望医院信息化应用的发展,就是展望信息新技术在医院应用的前景。新技术催生新应用,通过新技术、新应用拓展和提升医院管理和医疗服务的能力和水平,创新医疗服务模式,解决医院发展难题,推进医院现代化建设。

(一)医院信息平台

医院信息平台(hospital information platform)是指连接医院各个业务信息集成系统,将其功能和信息集成到相互关联、统一协调的系统中,提供互联互通、充分共享、集中高效的操作环境。

基于电子病历的医院信息平台是指以患者电子病历的信息采集、存储和集中管理为基础,连接临床信息系统和管理信息系统的医疗信息共享和业务协作平台,是医院内不同业务系统之间实现统一集成、资源整合、数据共享和高效运转的基础和载体。

医院信息平台包括管理信息系统和临床信息系统,电子病历系统是临床信息系统的一部分,但处于整个系统的中心位置,起到主导作用。电子病历系统实现对电子病历的操作和管理,具有电子病历安全管理、操作管理、病历展现、质量控制、辅助决策和知识库等功能。电子病历系统的核心是电子病历。

以电子病历为"核心"的医院信息平台体现了以患者为"中心"的医疗服务,建立基于电子病历的医院信息平台是医院信息化建设的发展方向,是数字化医院的基础设施。基于电子病历的医院信息平台也是在区域范围支持实现以患者为中心的跨机构医疗信息共享和业务协同服务的重要环节。2011年3月卫生部(现卫健委)印发的《基于电子病历的医院信息平台建设技术解决方案(1.0版)》提出了基于电子病历的医院信息平台总体架构图(图8-4)。

图8-4中,基于电子病历的医院信息平台的总体架构分为9个部分。①门户层:为医院内外用户提供使用和展示的界面服务。②应用层:通过对基础业务数据的交换、共享和整合,结合医疗业务和管理需要,提供扩展应用服务。③服务层:提供注册、患者主索引、电子病历存储等服务。④信息资源层:提供各类数据的分类、存储、处理和管理服务。⑤信息交换层:为临床、医疗服务和医院管理信息的共享和协同提供相关业务数据采集、数据交换等服务。⑥业务应用层:提供临床诊疗、医疗管理和运营管理服务,包括临床信息系统、管理信息系统和运营管理系统。⑦基础设施层:为整个医院信息平台运行提供技术设施资源服务,包括系统软硬件、存储、网络和安全设备等。⑧信息安全体系和系统运维管理:为平台运行提供安全保障。⑨信息标准体系:提供数据标准、业务规范等标准化服务。

(二)临床数据中心 CDR

随着医院信息化建设和发展,医院的临床信息系统日益完善,逐步覆盖了患者的各个诊疗环节和过程。临床信息系统的应用有效优化了诊疗业务的流程、提高了诊疗工作效率、改善了诊疗工作质量、促进了诊疗服务改进。伴随临床信息系统的应用,分立的临床信息系统业务数据之间的传输、交换、整合和共享等操作越来越多,但由于系统间的异构异源和数据标准等问题,上述数据操作十分困难。近年来电子病历应用的发展、基于电子病历的临床信息系统的建设也对临床信息系统数据的管理和应用提出了新的需求。因此,业界提出了临床数据存储库(clinical data repository,CDR)的概念,有文献称为临床数据中心。CDR是指临床信息系统的业务数据的集中管理和应用,为实现基于电子病历的医院信息平台提供数据服务。CDR的构建应包括以下内容。①数据关联:数据符合以患者或疾病等为主题的数据组织架构。②数据标准化:数据应遵循统一的数据框架和数据编码标准。③数据主索引:具有统一的标志主索引。④数据集中:数据存储的物理集中或逻辑集中。⑤数据共享:支持面向医院和区域信息系统的数据应用和共享。⑥数据安全:访问权限管理、数据安全管理和隐私保护。⑦可长期保存。CDR是将来自不同临床信息系统的业务数据以一定规则集中管理和提供应用服务的数据集合。

1.CDR

电子病历是患者(或保健对象)临床诊疗和指导干预信息的数据集成,数据来自各临床信息系统和管理信息系统。与存储于各自临床系统的数据不同,将电子病历采用统一存储和管理,从而形成临床数据存储库(CDR)。CDR是电子病历(EMR)的一种存储形式。

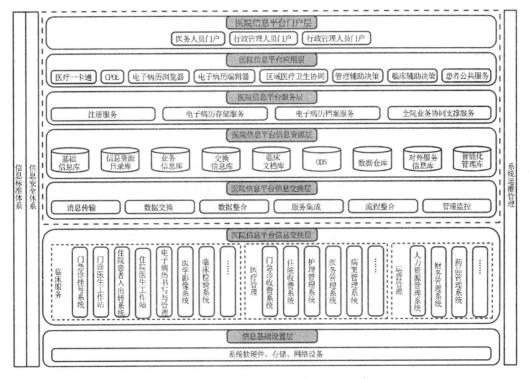

图 8-4 基于电子病历的医院信息平台总体结构图

CDR 将各个系统产生的医疗业务、临床和管理数据进行规整后,按照规定格式进行存储和归档,供信息系统用户调用。CDR 是医院为支持临床诊疗和管理、教研活动,以患者为索引构建的数据存储结构。CDR 是物理存储,而不仅仅是概念或逻辑存在。在基于电子病历的医院信息平台数据构架中,CDR 是处于前台业务数据库与数据仓库之间。前台业务数据库用于支持原始数据采集和联机事务处理(OLTP),例如,医护工作站、LIS、PACS 等系统的数据库。数据仓库用于支持辅助决策等联机分析处理(OLAP),数据从业务数据库经过抽取、转换和加载(ETL)处理建立,其数据相对稳定和反映历史变化。CDR 则用于支持及时性的、操作性的、集成性的整体信息的应用,CDR 的数据来自前台业务系统,但与其具体业务流程无关,CDR 是面向患者的、集成的、标准的、可变的、当前的细节数据集合。CDR 是医院为支持临床诊疗和教学、科研活动,而以患者为中心重新构建的新的一层数据存储结构,是基于电子病历的医院信息平台的核心构件。

2.操作数据存储

操作数据存储(ODS)主要涵盖临床和管理数据,对数据即时查询、数据仓库、面向患者的公众信息服务以及区域卫生提供数据层支持。同时,ODS 数据库支持整个医院范围内各业务系统的协同,可以与 CDR 结合作为院内临床及其他业务驱动的数据,为医院内平台级别的应用,如统一调阅等提供信息支撑。

ODS 具备数据仓库(联机分析处理 OLAP)的部分特征和业务系统(联机事务处理 OLTP)的部分特征,ODS 是面向主题的、集成的、当前或接近当前的、不断变化的数据集合。

ODS 数据库主要是作为 CDR 存储库外的业务需求的补充。除了电子病历外,医院信息平台还需要支持一些其他业务,比如居民健康档案、妇幼保健等具体医疗保健业务。这些业务所需的一些信息可以从电子病历中抽取,但是同时另一部分信息可能和健康信息毫无关系,只是为业务统计分析时使用,它们也有一定的业务流程,ODS 就成为此类数据的存放场所。ODS 数据库还包含对这些业务数据的汇总、展现、统计查询等功能的支持,它不仅仅是一个单纯的存储服务,可以依赖区域医疗信息系统实现共享。

ODS、数据仓库和业务信息库的区别在于,业务信息库针对现场事务性操作和这些操作所对应的业务数据存储,其特点是数据实时性很强,但数据规模不大。数据仓库一般针对很大规模的数据量,但是其数据为历史数据,时效性不强。ODS 则介于两者之间。

3.数据仓库

数据仓库(DW)是一个面向主题的(subject oriented)、集成的(integrate)、相对稳定的(non-volatile)、反映历史变化(time variant)的数据集合,用于支持管理决策。对于数据仓库的概念可以从两个层次予以理解:首先,数据仓库用于支持决策,面向分析型数据处理,它不同于企业现有的操作型数据库;其次,数据仓库是对多个异构的数据源的有效集成,集成后按照主题进行了重组,并包含历史数据,而且存放在数据仓库中的数据一般不再修改。

(1)面向主题:是指操作型数据库的数据组织面向事务处理任务,各个业务系统之间各自分离,而数据仓库中的数据是按照一定的主题域进行组织的。

(2)集成:是指数据仓库中的数据是在对原有分散的数据库数据抽取、清理的基础上经过系统加工、汇总和整理得到的,必须消除源数据中的不一致性,以保证数据仓库内的信息是关于整个企业的一致的全局信息。

(3)相对稳定:是指数据仓库的数据主要供企业决策分析之用,所涉及的数据操作主要是数据查询,一旦某个数据进入数据仓库以后,一般情况下将被长期保留,也就是数据仓库中一般有大量的查询操作,但修改和删除操作很少,通常只需要定期的加载、刷新。

(4)反映历史变化:是指数据仓库中的数据通常包含历史信息,系统记录了企业从过去某一时点(如开始应用数据仓库的时点)到目前的各个阶段的信息,通过这些信息,可以对企业的发展历程和未来趋势作出定量分析和预测。

(三)电子病历的高水平应用

2009 年以来,国家卫生部先后下发了《电子病历基本数据集编制规范(征求意见稿)》《基于电子病历的医院信息平台建设技术解决方案(1.0 版)》《电子病历基本规范(试行)》《电子病历基本功能规范(试行)》等文件,积极推进电子病历在国内医院的应用。2011 年国家卫生部下发了《电子病历系统功能应用水平分级评价方法及标准(试行)》的通知(以下简称《方法及标准》),对国内医院应用电子病历系统的水平进行评价。《方法及标准》将电子病历系统整体应用流程划分出角色与项目,共有病房医生、病房护士、门诊医生、检查科室、检验处理、治疗信息处理、医疗保障、病历管理、电子病历基础 9 个角色,每个角色下面制订了若干评价项目,总共有 37 个考查项目。电子病历应用水平划分为 0~7 级 8 个等级:0 级表示未形成电子病历系统;1 级表示部门内初步数据采集;2 级表示部门内数据交换;3 级表示部门间数据交换,初级医疗决策支持;4 级表示全院信息共享,中级医疗决策支持;5 级表示统一数据管理,各部门系统数据集成,基本建立以电子病历为基础的医院信息平台;6 级表示全流程医疗数据闭环管理,高级医疗决策支持;7 级表示完整电子病历系统,区域医疗信息共享。每提升一个等级,代表电子病历系统应用水平的提高与跨越。在卫生主管部门的推动下,国内医院电子病历系统的应用水平不断提高。根据CHIMA《2012－2013 年中国医院信息化状况调查》报告,我国医院电子病历系统为 46.67%,相比 2007－2008 年度的 28.61%有了明显增长。2012 年卫生部(现卫健委)组织国内 848 家三级医院进行了电子病历系统功能应用水平分级评价,评价结果如表8-1所示。

表 8-1　电子病历系统功能应用水平分级评价结果

级别	级别描述	医院数	百分比
7 级	完整电子病历系统,区域医疗信息共享	0	0.00%
6 级	全流程医疗数据闭环管理,高级医疗决策支持	1	0.10%
5 级	统一数据管理,各部门系统数据集成	5	0.60%
4 级	全院信息共享,中级医疗决策支持	23	2.70%
3 级	部门间数据交换,初级医疗决策支持	188	22.20%
2 级	部门内数据交换	269	31.70%
1 级	部门内初步数据采集	102	12.00%
0 级	未形成电子病历系统	260	30.70%

由表8-1可见,应用水平为4级及以上的医院比例只有3.4%,未形成电子病历系统的医院比例还有30.7%,说明国内电子病历系统的应用还有很大的发展空间。2012年11月国家卫生计生委、国家中医药管理局印发的《医疗机构病历管理规定(2013年版)》指出,电子病历与纸质病历具有同等效力,这是国家以规范形式确认了电子病历的法律效力,将有力推动电子病历系统的应用。

电子病历系统的高水平应用将是下一步医院信息化建设发展的重点内容。电子病历系统高水平应用主要包括以下4个方面:①建立覆盖临床诊疗全过程的医疗信息化管理,逐步形成完整的电子病历系统。②充分利用合理用药、临床路径、循证医学、诊疗指南等医学和诊疗知识库,辅助医疗决策。③建立基于电子病历的医院信息平台和临床数据存储库(CDR),实现以电子病历系统为核心的各个业务信息系统间流程通畅、协同操作、数据共享、集中高效的信息平台。④加强卫生信息标准化应用,积极参与区域卫生信息化建设,实现区域医疗服务的业务协同和信息共享。

(四)医院的精细化管理

面对医学发展、医改新政、医院转型以及法制社会对医院管理的新要求,国内越来越多的医院开始探讨和实施精细化管理。医院精细化管理将促进医院从外延式向内涵式,从粗放型向集约型,从经验型向科学型和从共性化向个性化的4大转变,实现医院管理的科学化、精细化和规范化。

精细化管理是一个贯穿医院管理全程的管理模式,需要把精细化管理贯穿于医院的所有管理活动和操作过程。精细化管理包括精细化操作、精细化控制、精细化核算、精细化分析、精细化规划,5个基本方面。

1.精细化操作

精细化操作是指医疗活动中的每一个行为都要严格遵守操作规范,严格执行标准,减少偏差与偏离度。

2.精细化控制

精细化控制是指医院组织内部运作的严格的计划、实施、核查和反馈的过程。

3.精细化核算

精细化核算是指通过精细化的成本核算,使医院管理者及时发现医院运营状况与优劣,及时调整发展规划和战略。

4.精细化分析

精细化分析是指通过现代化手段,从多个角度展现和从多个层次去跟踪和分析医院管理中的问题。

5.精细化规划

精细化规划是指医院层制订的中远期发展目标的科学性、规范性、可实施性和可检查性。

医院精细化管理主要包括成本核算管理、人力资源管理、医疗流程管理、医院绩效管理、医院内部管理等多方面,随着医院精细化管理的技术发展和深入应用,精细化管理将覆盖医院管理的各个环节和全部过程。

信息系统是实现医院精细化管理的基本手段,信息化管理信息系统使精细化管理实现程序化、标准化、数据化和智能化,保证管理各要素精确、高效、协同和持续运行。

精细化管理信息系统的建设要以医院信息平台和数据中心为基础,要实现各类管理系统间的业务协同和数据共享,要采用数据仓库、数据挖掘、商业智能和辅助决策等技术提高精细化程度。

精细化管理信息系统需要对现有的医院管理流程进行优化,通过对医院各类管理流程进行细致分析和合理调整,并在管理信息平台上固化下来,成为医院实施精细化管理活动的规范流程。

在精细化管理信息系统中,各类管理指标需要量化到事务处理的过程中,并形成计划、实施、核查和反馈过程,达到持续改进的目的。信息系统要能够为管理参与者提供友好的界面、简便的操作、完整的信息、及时的提示和智能的控制。

(五)移动医疗和远程医疗

1.移动医疗

美国医院信息管理系统协会(HIMSS)给出的定义是,通过使用移动通信技术,例如,智能手机、3G/4G移动网络和卫星通信等,提供医疗服务和信息,称为移动医疗 mHealth(mobile health)。在基础技术上,移动医疗包括移动(无线)网络、移动设备和移动医疗应用程序(APP)3个方面。无线技术和医疗物联网发展日新月异,速度、稳定性和安全性不断完善,网络覆盖面越来越广,为移动医疗的应用提供了良好的基础。移动设备包括移动终端和移动医疗设备,移动终端种类很多,各类平板电脑、智能手机以及专门用于移动医疗的护理 PDA(个人数据终端)、医疗推车等。移动医疗设备可在数字化的医疗设备上加上无线功能,实现移动应用,也有专为移动医疗开发的医疗设备。移动心电图、B超、DR、体征采集和监护仪等设备可进行患者床旁检查和采集,检查和采集结果即时传输到医疗中心,为患者提供方便、快速的服务。移动输液监控器可实现患者输液诊疗的集中管理和控制,通过移动输液监控器,护士可在护士站屏幕上直观监控本病区所有输液患者的输液情况,并具有流量控制、结束报警等功能。移动终端和医疗设备特别适合于院外、远程医疗急救,可以第一时间将患者的生命体征信息、检查结果传输到医疗中心,通过医疗中心的专家指导患者救治。移动医疗 APP 种类繁多,安装在手机等智能终端内,接收从移动医疗设备发来的体征信息,进行处理、分析和显示。还可以将这些体征信息传输到医疗服务机构的云平台,实现进一步的健康指导和健康服务。

除了上述的移动网络、设备和 APP 外,实现移动医疗服务的关键一环是由具有医疗资质的医疗服务机构提供的移动医疗云平台。移动医疗云平台接收从智能终端发送来的个人体征信息,并根据移动医疗服务协议提供相应的专业服务。

在医院,移动医疗的应用将医疗服务扩展到患者床边,解决了从医生办公室和护士站到病房床边的最后 50 米问题。护士使用手持 PDA 在患者床边实现患者身份核对、患者体征记录以及医嘱执行和信息查阅等操作。医生使用移动查房车或平板电脑进行查房、巡诊等工作。急重患者使用无线生命体征采集，可以定时自动将患者的生命体征数据传输到护理信息系统。移动心电图机、B 超机、DR 等移动检查设备将检查服务推送到患者床边，同时第一时间将检查结果发送到医生工作站。移动医疗应用使得诊疗处置的信息化管理推进到患者身边，实现了医疗质量的闭环管理，显著提高了医疗质量。同时，移动医疗有效减轻了医务人员的工作量，有效改善了医疗服务。

移动医疗可以为人们提供无所不在的医疗和保健服务。利用各种移动通信网络和移动设备，可以定时或不定时地采集个人的体征数据并传输到医疗中心，实现对个人健康状况的实时监控，并给予及时的指导或治疗。在灾难救治中，移动医疗起到非常重要的作用，远程会诊、远程手术等远程救治手段可以第一时间挽救灾民的生命。移动医疗在 120 院前急救中同样起到积极作用，医疗救治 GPS 的急救资源定位和呼叫患者定位技术，可以大大缩短急救达到时间。移动生命体征采集设备可以在患者到达医院前将有关患者急救信息传输到医院，医院可为抢救患者做好相关准备。

其实，移动医疗最有潜力的应用是在个人和家庭的健康保健、慢病治疗、家庭照护等个性化医疗服务场合为人们提供无所不在的医疗和保健服务。利用各种移动通信网络和移动设备，可以定时或不定时地采集个人的体征数据并传输到医疗中心，实现对个人健康状况的实时和长期不间断监控，并给予及时的指导或治疗。例如，糖尿病患者的居家治疗，患者利用无线血糖检测仪定时测试血糖水平，测试结果实时发送到社区卫生中心的糖尿病管理数据库，并由医生连续观察和指导治疗。

2.远程医疗

远程医疗（telemedicine）已不局限在远程会诊的应用，今天的远程医疗（或称为远程医学）包括远程会诊、远程手术、远程监护、远程诊断和远程教学等诸多应用，成为信息化条件下医疗服务的一种新模式。中共中央十八届三中全会《关于全面深化改革若干重大问题的决定》提出，"充分利用信息化手段，促进优质医疗资源纵向流动。"其中远程医疗就是促进优质医疗资源从大城市、大型医疗机构向边缘地区、中小医疗机构流动，提供医疗服务的最有效方法。

国内已有省市地区成立了远程医疗中心，建立了区域协同医疗联合体，采取一家或若干家大型医疗机构联合一批中小医疗机构形成医疗协作关系，提供远程会诊、远程教学、咨询指导、双向转诊、科研合作、医疗资源共享等方面的服务，帮助基层医疗机构提高临床医疗服务能力，促进区域内的分级医疗，为实现新医改"保基本、强基层、广覆盖"的目标，为患者提供优质的医疗服务而作出努力。全军远程医学信息网以卫星通信、计算机信息技术为平台，以实现远程医疗会诊、医学教育、视频会议、信息发布、图书情报信息检索等远程医学应用为目的的全军性大规模卫生信息技术建设工程，是国内最有影响的远程医学专业网络之一。该网具有完善的组织管理体系，成立了远程医学网络管理中心承担全网的管理和维护工作，设立了全军远程医学中心、大单位远程医学中心、远程医学工作站三级应用机构负责业务工作的开展，统一了远程医疗会诊室、远程教学演播室、远程医学教学室、远程电子阅览室和机房等工作场所的技术标准。目前，入网医院已经覆盖全国 700 多家医疗机构。中国人民解放军总医院远程医学中心建立的远程联网医院有 1 300 余家，采用卫星、互联网、移动通信等多种远程接入方式，提供集远程临床会诊、影像会诊、教育培训、学术交流、医学视频会议、疑难病例讨论、心电会诊与监护、术前指导和紧急救治等多种功能于一体的远程医学服务,是目前国内规模最大的综合性远程医学平台。南方医科大学南方医院建立华南最大的远程医学中心,为广东、云南和海南等省市地140余家基层医院主要提供远程医疗服务。其服务包括:临床交互式会诊;远程影像、病理会诊;病例讨论和多专家会诊;双向转诊;远程培训和专科建设顾问咨询。

二、信息化医院经济管理模式

(一)现代医院经济管理组织模式

在当前公立医院进行公益化改革的大背景下,医院要在市场中求得生存与发展,必须更新认识、转变观念,强化市场经济意识,创新医院经营管理理念与管理模式。现代医院经济管理是医院保持稳定增长的必须要求,也是在公益化的基础上减少资源浪费、增加社会效益、经济效益的根本保证,从而增强公立医院的生机活力。

1.改进医院经济管理的理念的必要性

当前,医院既是公益性的卫生保障单位,又是一个知识密集,多学科、多系统高度综合,经营相对独立,高风险、高竞争的经济实体,正经历着公益化医院改革的所带来的深刻变化。国务院、卫生部(现卫健委)均强调公立医院公益化方向坚定不移。公益化改革是当前公立医院发展的重要任务,只有在内部通过建立良好的经济管理模式,合理分配资源,实现在公益化的基础上,效益最大化,才能让老百姓得到实惠,让医务人员受到鼓舞,同时也让监管人员易于掌握。

(1)医院经济管理的重要性:随着市场经济越来越多的介入到医疗领域,医院的经济管理地位越来越重要。医院的经济管理已不再视同于财务会计的具体工作,而是作为一种涵盖财务管理,内涵与外延极大扩展的科学管理方式。医院的经济管理已从被动、弱化、机械的具体工作,逐渐转变并强化为一种主动、有效、且广泛应用的医院管理方式。医院的管理机构也必须不断适应医院发展和经济管理职能拓展的需要。医院原有的自下而上逐级由财务处(科)、院务部向院领导负责的单一管理机构已逐步变迁,随着医院经济管理地位的改变和管理职能的拓展,医院的经济管理机构将由隶属形式多样化的管理模式向财经职能多样、部门集中统一管理的组织形式变迁。

(2)医院经济管理的职能转变:市场经济是以市场为主体配置资源,医院要想生存和发展,就必须学会利用市场规则,科学计划和合理获取资源,必须想方设法降低成本,提高效益。因此,医院管理的职能不断拓展,已使医院的财务管理从注重对上级拨款进行预算管理,逐步转变为成本核算管理。随着医院经营管理性质的划分与确定,医院管理职能将更加注重于市场和供求的分析及预测,注重筹资、投资的论证与决策。医院经济管理职能将主要围绕合理配置和利用资源,注重医疗服务的投入产出效益,追求社会效益和经济效益的最大化,并在内涵上不断深化、外延上不断拓展,从而向更高、更广的层次上发展。

2.现代医院经济管理模式

医院是一种服务性机构,患者就是我们服务的顾客,满足顾客日益增长的卫生健康需求是医院保持公益性发展的最重要目标。在当前全面推进深化医药卫生体制改革和积极稳妥推进公立医院改革的时期,促进医疗机构加强自身建设和经济管理,不断提高医疗质量、保证医疗安全、改善医疗服务,更好地履行社会职责和义务,提高医疗行业整体服务水平与服务能力,通过持续改进质量、安全、服务、管理、绩效来满足人民群众多层次的医疗服务需求。

(1)成本管理:先将总成本按重要程度细分,然后按照不同的会计科目排列,最后依据不同的成本类别及会计科目完成成本明细报表。成本分为直接成本和间接成本,直接成本的分摊可依据各科室所承担的工作量或获得的医疗收入占总工作量或总医疗收入的比例来进行。间接成本的分摊,如水电开销可按各科室的面积、床位、患者数或医疗收支比例来计算。此外为提高成本分析的准确性,还应制订单项成本分析单,内容包括:作业流程、消耗器材、参与人员、使用设备、设施的种类及其使用年限等,再进行汇总,可计算出每一诊疗项目的成本。这需要工作在第一线的医生、护士及医技人员配合填写。

(2)目标管理:医院为贯彻实行经营理念应设定发展目标。目标分为短期、中期、长期。应尽量避免制订抽象的目标,因其无法追踪考核也无法评估成效,例如,"提高医疗水平""增强管理能力"等。真正有效的目标管理应是鲜明有力,可量化、可操作,具有可行性,与大家利益相关且有一定挑战性,例如,"年医疗工作量增长率""床位周转率""门诊患者增加数"等,这些目标的设立都有数据作为依据,便于评估调控。

(3)绩效管理:医院绩效考核是为了确保医院综合目标的完成,本着"综合考核、强化管理、提高效益"的原则,应用系统的方法、原理来评定和测量医院员工在本职岗位上的工作效率和效果。目的是为了改变员工的组织行为,充分发挥积极性和潜在能力,能够更好地实现医院管理目标。

在市场经济逐步推进医疗服务市场竞争日趋激烈的情况下,作为医院中枢的管理机制不进行改革,管理不及时提升,医院就会缺乏竞争力。医院要实现竞争的有效性,就要综合利用内部资源,适时地调整自己的管理策略,增强和突出自己的核心竞争力。目前,医院运行机制缺乏生机与活力是制约众多公立医院改革与发展的重要因素,因此,公立医院要想在激烈的医疗竞争中求得生存与发展,关键是要建立能够与市场经济相适应的,充满生机与活力的运行机制,而运行机制改革的核心是绩效考核与内部分配制度改革。

(4)完善院科两级核算体系:首先要调整经济管理组织结构。医院的经济管理部门和财务部门实行统一领导、统一管理,以期达到医院经济核算和经济管理的实际统一。其次是制订科室成本核算办法。医院根据自身管理需要,可移植企业成本核算和成本控制的成熟经验和做法,制订科室成本核算办法,规范核算的收入、费用项目,健全成本核算制度,建立责任制成本考核指标体系、成本分析评价体系以及成本信息反馈体系。第三是制订成本控制措施。通过制订定额成本或标准成本以及成本权重,对材料消耗、差旅费、公务费等实现事前控制,对服务质量、科研成果、科技创新等进行量化考核,从而实现控制支出、节能降耗的目的。

(5)实施资本运营管理:首先是建立医院财产物资规范化管理体系,重点管理好固定资产以外的各种材料,加强对变动成本的控制。其次是提高资源利用效率,加强对高新设备的效益跟踪分析。第三是实现资本的最佳运作,为加快医院的发展,即通过财务综合测算,在保证不影响正常周转情况下,利用延期付款和打付款时间差及患者住院押金方式筹集资金,也称自然性融资,充分发挥未垫付资金的作用,产生经济效益。第四是改革筹资方式。可采取租赁设备经营,吸引社会多元化投资等方式扩大融资,同时盘活存量资产,为医院可持续发展提供支持。

(二)成本管理

目前,医院正常运行的绝大多数经费靠医院收取医疗服务费及药品进销差价来取得。医院要维持正常运转,只有开源与节流两种必然选择,随着公立医院公益化改革,在医疗市场相对成熟、病源相对稳定、医疗价格由政府主管部门限定的情形下,医院实施开源工作难度较大。但对于节流,一方面,它是医院收入空间增加有限形势下的必然选择,医院增收往往伴随成本的增加,另一方面,节流工作与增收相比可挖掘的潜力大,因此医院开展成本管理以节流成为必然选择。

医院成本核算是医院成本管理的工具和手段,也是医院公益化改革的关键环节。我国医疗卫生体制改革备受社会关注,成为关系国计民生的热点和焦点问题。作为医院,如何在管理中发挥最大的效能,降低成本,降低患者费用,从而提高医院的效率,构建和谐医院,为患者提供满意的服务,是摆在我们面前的一项重大课题。医院全成本核算是医院改革与管理的基本工作,是医院经营决策的重要依据。因此,逐步建立起全成本核算体制是医院当前最重要的工作之一。

1.医院成本核算发展过程

我国医院成本核算是在企业成本核算基础上产生和发展起来的,特别是改革开放以来,随着社会主义市场经济的建立和不断完善,企业经营自主权的确立,成本管理成为企业提高经济效益的主要途径。最初研究成本管理的成果着重于引进和介绍西方的相关理论。医院成本核算借鉴了国内外企业成本管理的研究成果,并结合自身的特点逐步发展和完善。卫生部(现卫健委)卫生经济研究所的李勇和李卫平两位专家,把医院成本核算发展过程分为三个阶段。

(1)第一阶段(1979－1992)医院成本核算的产生和概念的形成:改革开放后,我国经济体制由计划经济体制转变为社会主义市场经济体制,医院实行成本核算是适应社会主义市场经济体制的必然选择。1979年1月1日,时任卫生部长钱信忠发表了"卫生部门也要按照经济规律办事"和"运用经济手段管理卫生事业"的讲话。1979年4月,卫生部(现卫健委)、财政部和国家劳动总局联合颁布了《关于加强医院经济管理试点工作的意见的通知》,提出了"合理收费,节约支出"的原则,是医院成本核算工作的起源。同年7月,卫生部(现卫健委)确定了医院实行"定额补助、经济核算、考核奖励"制度,1981年,卫生部(现卫健委)向国务院提出解决医院亏本问题的报告,请求制订统一的收费标准,并开展了定任务、定床位、定编制、定技术指标、对任务完成好科室给予奖励的"五定一奖",开始对医院进行经济核算与考核。1985年,开始"运用经济手段管理卫生事业",各地医院自主开展了科室成本核算,卫生行业成本核算研究工作也逐渐展开。

1985年,李作周介绍的西安市第四医院科室成本核算工作,成立了核算小组,配备专职人员和兼职核算员,科室核算记法主要参照了企业"制造成本法"。1987年,上海复旦大学开展了上海市医院成本核算方法和应用研究;湖北医学院附一院高友之介绍了医疗辅助科室成本核算,辅助科室按部门划分为不同的班组,并按每个班组特点确定核算方法与内容。1988年,陈洁教授开始对住院医疗成本按病种核算进行探索研究。1990年,北京医院管理研究所黄慧英对美国疾病诊断相关分类法(DRGs)进行了介绍,作为一种费用控制的方法,DRGs在国内日益受到重视。

(2)第二阶段(1993－1998)医院成本核算体系形成:1992年11月,财政部颁布了《企业会计准则》,统一了企业会计核算标准,许多医院财务会计人员学习《企业会计准则》,探讨企业成本核算方法在医院的应用。医院成本核算迅速发展,政策层研究目的集中为医疗质量控制和医疗服务定价;微观层研究目的集中为结余核算和奖金发放。①宏观政策层医院成本核算:1994年,天津市医院系统工程研究所的马骏教授介绍了病种成本核算的方法:历史成本法和标准成本法,提出了病种DRGs的双项监控流程图,随后以提出病例组合中的病种/病例"四步"分型法,他的研究对于后来军队医院DRGs应用系统的开发有很大意义。1996年,卫生部(现卫健委)卫生服务成本测算中心成本核算研究组在4年期间(1996－1999年)主要进行了医疗定价导向的成本测算与核算研究,取得了成果,对《医院会计制度》和《医疗服务项目成本分摊测算办法(试行)》的出台有很大的基础作用。②微观管理层医院成本核算:1993年以后,在院级成本核算基础上,许多医院积极开展科室成本核算工作,增加了成本意识,主要计算科室收支结余,并在收支结余的基础上按比例分配资金,其计算的方法以统计为主,并非真正意义上的科室成本核算。1997年,同济大学附属医院在全国率先探索性地开展了全成本核算,从此,各地医院陆续开始了各自的全成本核算之路。

(3)第三阶段(1999年至今)医院全成本核算方法形成及应用。①医院总成本核算的方法形成:我国《医院财务制度》和《医院会计制度》从1999年1月1日实施后,规定了医院应实行成本核算,进行医疗成本和药品成本分别核算,并将成本费用分为直接费用与间接费用两类,对加强医院的财务管理和会计核算、规范医院的经济管理行为起到了重要作用。2011年新《医院财务制度》和新《医院会计制度》的颁布,对老的财务和会计制度进行了修改,不仅满足非营利性医疗机构财务管理和成本核算需要,还为营利性医院提供辅助核算参考依据。②科室成本核算的方法形成:医院科室成本核算起源于以奖金分配为目的,计算收支结余进行奖金分配。但没有统一的科室成本核算的制度和办法,各个医院自行制订核算办法,科室成本核算的方法各异,因此全国出现了一些研究成本核算学者和机构。目前,医院成本核算方法很多,但比较系统的介绍医院成本核算方法有卫生部(现卫健委)成本测算中心的方法(1992—2002年);北京中医药大学的方法(2001—2002年);北京市卫生经济学会的方法(2001—2005年)。他们的不同点主要是成本层级分摊方法和开始分摊的科室不一样,如卫生部(现卫健委)成本核算中心的成本分摊是从医疗辅助科室开始,三级分摊法;而北京市卫生经济学会是从公用成本开始分摊,四级分摊法。从医院内部管理的目的来看,前者有利于确定责任中心,后者更利于全成本核算和为政府定价提供依据。③项目成本核算的方法形成:我国医疗项目成本核算借鉴了企业成本会计的方法,从传统成本法转向了作业成本法。特别在1999年《医院财务制度》和《医院会计制度》颁布后,项目成本核算有了较大的发展。2001年8月由国家计委、卫生部(现卫健委)《关于印发〈医疗服务项目成本分摊测算办法(试行)〉的通知》,确定医院医疗服务成本测算分为3个层次:医院成本测算、科室成本测算和服务项目成本测算。"将医院医疗部门分为直接成本科室和间接成本科室,并把间接成本科室的成本按一定的分摊系数分摊到直接成本科室中去。直接成本科室为医疗技术和临床科室,间接成本科室为医疗辅助科室"。2002年北京中医药大学开展了中医医疗服务项目成本核算方法研究,提出成本分摊系数方法有:工作量分配法和操作时间分配法,并按年成本计算项目成本。当时各种核算没有实现信息化,统计工作量非常大,只适用于中医医疗服务项目的测算或个别西医项目的测算。2005年北京市卫生经济学会在全成本核算基础上,进行了项目成本核算,到2006年,按照医疗服务项目收费标准核算了1 100多个项目成本。④病种成本核算的方法形成:我国医院普遍实行的按医疗服务项目收费制度,虽然操作简单、易于管理、满足患者服务需求、利于调动服务提供者积极性等优点,在一定时期内,它促进了我国医疗卫生事业的发展。但这种收费制度存在着容易促使医疗机构提供过度医疗服务,导致医疗费用过快增长,不利于医院控制成本和提高管理绩效等一些弊端,造成"看病难、看病贵"现象。因此,按病种收费作为医疗服务的支付方式,成为医改的热点之一。所以,全国一些专家和学者首先对病种成本核算方法进行研究,提出病种标准成本法,他们按临床路径测算病种成本:病种成本=病种临床路径成本。

2.医院成本核算目的和含义

(1)医院实行成本核算的目的:医院实行成本核算,其目的是通过对医院和医疗服务成本的核算与管理,更新医院经济管理的观念,提高医院全体员工的成本意识,减少浪费,从而提高医院的社会效益和经济效益,增强医院在市场经济下的竞争能力。①加强对医院资产的分级管理,防止国有资产流失:资产管理是医院经营的前提。对医院的资产进行统一管理,实行价值管理与科室实物管理相结合,有利于医院资产的账务相符,保证资产的安全完整。盘活医院资产,向医院资产存量要效益。②促进医院优质、高效、低耗,增强医院在市场经济条件下的竞争能力:在市场经济条件下,医院只有提高质量和效益,才能更具有竞争力。患者对医院质量的评价是以自身的满意程度来衡量的,这种满意不仅仅是要求诊断正确及时且疗效好,还要环境美和消耗少。合理的耗费已逐渐成为衡量医院质量的要素之一。由于医疗服务收费不可能完全市场化,因此,医院提高效益的重点只能是通过实行成本核算,而达到减少浪费、降低消耗和提高工作效率,避免冗员和仪器设备闲置。③准确及时地计算医院的成本费用和消耗,客观反映不同服务对象的医疗需求:实行成本核算可以对医院运行过程中的活劳动、物化劳动进行记录、计算、分析,可以及时、完整地反映医院的总收入、总成本,同时正确反映成本的变化情况,便于医院管理人员采取相应措施,控制成本费用,提高经济效益。④改善经济管理的方法和手段,促进管理的科学化、现代化:医院管理的重要内容之一是经济管理,而加强医院经济管理的重要手段之一是实行成本核算。成本核算本是一种科学有效的经济管理方法,它在医院的应用,不仅直接促进医院经济管理手段的改善,而且促进医院管理自动化的应用。实行成本核算,需要收集整理大量的数据信息,如果用手工处理,需占用大量的人力物力且耗时费力,因此,实行成本核算将对医院计算机系统的应用是一个极大地促进。只有及时、准确的数据,才能为医院管理决策提供可靠的依据。⑤合理分配卫生资源,以最少的投入,去的最大的社会效益和经济效益:医院在市场经济下要想提高竞争能力和自我发展能力,就必须坚持以社会效益为第一,坚持一切"以患者为中心"。只有用一流的技术,高质量的服务,合理的检查用药和尽可能低的成本费用,去获得患者的满意,才能在获得社会效益的同时取得经济效益。医院通过实行成本核算,强化医务工作人员的成本意识和自身的"造血"功能,强化管理,充分利用现有资源;开源节流、降低成本、增收节支;以较少的人力、物力和财力投入获得尽可能多的经济收益。

(2)医院成本核算的含义:医院成本是指医院在开展医疗服务及其他活动中发生的费用和损失,包括医疗成本和药品成本。医院成本核算是按照《医院财务制度》有关成本费用开支范围的规定,依据医院管理和决策的需要,对医疗服务过程中的各项耗费进行分类、记录、归集、分配和分析,提供相关成本信息的一项经济管理活动,是对医疗服务、药品销售、制剂生产过程中所发生费用进行核算,其目的是真实反映医疗活动的财务状况和经营成果。医院成本核算中的"成本"不同于企业财务会计中的成本。医院成本核算作为一项医院内部的经济管理活动,其成本概念具有更丰富的内涵,形式呈现出多样性。例如,根据不同的成本归集对象,可将成本分为医院总成本、科室成本、项目成本和病种成本等。

3.医院成本分类

(1)按成本的可控性划分。①可控成本(controllable cost):可控成本是指人们可以通过一定的方法、手段,使其按人们所希望的状态发展的成本。即能为某个责任单位或个人的行为所制约的成本。可控成本具有多种发展可能性,并且有关的责任单位或个人可以通过采取一定的方法与手段使其按所期望的状态发展。如果某些成本只具有一种可能结果,则不存在进行控制的必要性;如果某些成本虽具有几种可能结果,但有关的责任单位或个人无法根据自己的需要对其施加影响,则也不存在进行控制的可能性。一般来讲,可控成本的确定应具备三项条件:有关的责任单位或个人有办法了解所发生耗费的性质;有关的责任单位或个人有办法对所发生耗费加以计量;有关的责任单位和个人有办法对所发生耗费加以调节和控制。②不可控成本(uncontrollable cost):不可控成本与可控成本的对称,是指不能为某个责任单位或个人的行为所制约的成本。即某一特定部门无法直接掌握,或不受某一特定部门的服务量直接影响的成本。不可控成本一般是无法选择或不存在选择余地的成本,也具有相对性,与成本发生的空间范围和时间范围有关。例如,短期内固定成本是不可控成本,但从长期看,医院可以调整固定资产支出,固定成本成为可控成本。

(2)按成本核算对象划分。①医院总成本:医院总成本是指医院在医疗服务过程中发生的费用总和,总体上反映医院成本状况,是评价和考核医院的经营水平的主要指标,也是用于对外和向上级报告的财务成本。如财务会计报表反应的医院总成本。可划分为门诊成本、住院成本;医疗成本、药品成本。②科室成本:科室成本是按责任会计理论方法确定责任单位,是责任单位在医疗服务过程中发生的费用总和。科室成本核算是医院总成本核算的延伸,又是项目成本核算和单病种成本核算的基础。科室成本核算的目的是加强各层面对支出的控制,通过建立责任会计制度,核算各科室的成本,将成本形成过程中的控制工作落实到具体责任单位。科室成本主要是对责任单位经营做出预测和决策,在医院的管理中有着重要作用。③项目成本:项目成本是对每个医疗项目所核算的成本,用以反映医疗项目所耗费的资金。其目的是通过核算项目成本,正确计算各项医疗服务的实际消耗,合理制订收费价格,合理安排预算,争取使医疗消耗得到应有补偿。项目成本的主要作用在于考核医疗项目的盈亏,作为补偿和定价的依据。④病种成本:病种成本是反映在治疗某病种时所耗费的资金总和。病种成本由于患者的体制、病症轻重的不同,同样病种的医疗费用差距较大,有着明显的不确定性,但可以作为对治疗过程的综合评价,为病种收费提供依据,为医保的结算开辟新的途径。

(3)按成本行为划分:在成本与服务量之间有一种依存关系,按这种相关关系将成本划分为:①固定成本(fixed cost):指在一定时期,一定业务服务量范围内,成本总额保持相对稳定,不受服务量变化影响的成本。如:按固定资产原值计提的修购基金和人员经费等。②变动成本(variable cost):指成本总额与服务量呈正比例变化的成本。这里的变动成本是就总业务量的成本总额而言。如:药品费、材料费、业务费等。③混合成本(mixed cost)是指成本随服务量的变化而变化,但不保持一定的比例关系的成本。可分为半固定成本(step fixed cost)、半变动成本、延期变动成本等。

(4)按成本计入方式分。①直接成本(direct cost):为某项医疗服务项目消耗的费用,可以根据凭证,直接计入该项医疗服务的成本。如:人员工资、药品费、卫生材料和低值易耗品费等,都可以将实际发生额计入使用或消耗的单位。②间接成本(indirect cost):无法直接计入某项医疗服务成本中,需要经过分摊的成本。如:各种管理费、公用的设施等,这部分费用往往合计在一起,需要经过分摊才能计入各使用消耗单位。

(5)按经营决策中的成本划分:在医院的经济管理和经营决策中,还有一些涉及成本的概念,对医院的投资经营和管理决策十分重要。①机会成本(opportunity cost):指由于使用一项资源而放弃该资源的其他用途所必须付出的最高代价。例如,医院在选择多种投资方案(修建医疗大楼还是购买医疗设备)时,因选择了其中一种方案(盖楼),而放弃了另一种可能获得利益的方案(购设备),这个放弃的可能利益(购设备创造的收益)就是已选方案(盖楼创造的收益)的机会成本。②边际成本(marginal cost):总成本对总产量的变化率。是指医院每增加或减少一个服务量单位所引起的变动的成本数量。边际成本在一定生产或服务量时表现为递减,但当生产或服务量超过一定量时,边际成本不降反升,呈递增趋势。边际成本常与边际收益一起用来分析最佳产量或服务量。边际成本递增和边际收益递减的概念说明,一个医院或科室,应当有其最佳的规模和服务量。在一定的经济规模下,投入与产出呈正向变动,也就是能够取得预期的经济效益;但是,如果规模过大或服务量过多,投入与产出就会呈反向变动,医疗服务就不能取得预期的经济效益。因此,投入规模并不是越大越好,仅靠扩大投入规模来取得经济效益也许是得不偿失的。③沉没成本:又称旁置成本,指投入在某个项目上,在该项目结束后不能得到收益或补偿的成本。例如,某科室购买一台新设备,但是由于一些不可抗拒的原因不能使用,不能产生任何效益,这就是沉没成本。沉没成本实际上是一种资源的浪费。④管理成本:为了使生产或服务能够按计划进行,为合理、有效地配置各种资源而耗费在组织、运营、检测、评估、调度和预测等方面的行政费用,这是一种不可省略的间接成本。

4.医院成本管理的基本流程

(1)建立健全成本管理相关制度:目前医院成本管理体系的建立不完善。虽然一些医院也实行了成本核算和管理,也只是对医疗业务科室的部分成本进行了控制,而对于医院行政、后勤及药品成本缺乏有效的监管体系和措施,没有实行完全的全成本核算和管理,这样就造成医院成本前期预算失真和后期监管不力,使医院发展无法实行良性循环。通过制订《成本定额管理制度》《费用审核制度》《介入植入等高值耗材管理制度》等成本管理相关制度,可以有效对药品、卫材和行政支出实行监管。

(2)完善组织结构:通过成立全成本核算领导小组,形成一把手负责制,设置专职、兼职成本核算人员,确保全成本核算工作的顺利实施。从总体而言,组织建立成本管理体系一般可采用以下步骤。

1)领导决策:医院要想建立成本管理体系,关键是领导要有决心实施成本管理,特别是医院的最高管理者的决策。只有在医院的最高管理者充分认识到建立成本管理体系必要性的基础上,医院才有可能在决策下开展这方面的工作。此外,成本管理体系的建立需要投入一定的人力、财力、物力等资源,也就是说建立成本管理体系本身也需要发生成本,这就需要医院的最高管理者对改善医院的成本行为、降低成本做出承诺,从而保证成本管理体系的建立、实施和保持获得必要的资源。

2)成立领导小组:当医院的最高管理者做出建立成本管理体系的决策后,首先要从医院上落实和保证决策的贯彻实施。为此,医院通常需要成立成本管理体系领导小组,全面负责和协调建立成本管理体系的各项工作。领导小组成员一般来自医院的高层领导和各部门的领导及业务骨干。领导小组组长一般为医院院长,以便持续地领导成本管理工作。

3)人员培训:领导小组在开展工作之前,应对医院和参与建立和实施成本管理体系的全部人员进行成本管理体系标准以及相关知识的培训。同时,也应对体系文件的编写人员和未来拟承担医院内部的成本管理体系审核工作的内部审核人员进行培训,以便这些人员有能力建立、实施和保持成本管理体系。

4)成本管理现状的评审:成本管理现状的评审是建立成本管理体系的基础。医院可成立一个评审组来承担评审工作。评审组可由医院的人员组成,也可聘请外部的咨询机构人员,或两者兼而有之。评审组应对过去和现在的成本和成本管理的信息资料进行调查、收集、整理和分析,识别和获得当前适用的成本法规和其他要求,并对提高成本因素和成本优势进行识别、确定和风险评价。医院将这些结果可作为建立和评审成本方针、制订成本目标、落实成本管理职责和成本控制方案、确定成本管理体系的控制重点以及编写成本管理体系文件和建立成本管理体系的基础和依据。医院也可通过成本管理现状的评审过程,开展一次全面的降低成本活动。即通过成本管理现状的评审过程,消除或减少提高成本因素和发挥或利用成本优势。

5)成本管理体系策划与设计:医院在成本管理体系策划与设计阶段应依据成本管理现状评审的结果着重对成本管理体系结构、成本管理职责和权限、成本方针、成本目标、成本管理体系所需的控制文件和成本记录、资源的需求、法律法规、成本控制方、员工培训方案等活动进行策划,并紧密结合医院的实际设计一个切实可行的成本管理体系。

6)编写成本管理体系文件:成本管理体系应是文件化的体系。因此,医院应编制成本管理体系文件。编写体系文件是医院贯彻成本管理体系标准,建立、实施和保持成本管理体系的重要的基础工作,也是医院实现其成本方针和目标,评价和改进体系的有效性,实现持续改善和降低成本必不可少的依据和见证。成本管理体系文件还需要在体系运行过程中定期或不定期地进行评审和修改,以确保成本管理体系的不断完善和持续有效。

7)管理体系试运行:成本管理体系文件编写工作完成后,医院的最高管理者就可以发布实施这些文件,体系即进入了试运行阶段。成本管理体系的试运行与正式运行没有本质区别,两者都是按照所建立的成本管理体系文件的要求运行的。试运行的主要目的就是在实践中检验成本管理体系的符合性、充分性、适宜性和有效性,促使新建立的成本管理体系有效磨合,尽快上轨。在成本管理体系试运行过程中,医院应加大运行力度,努力发挥体系本身所具有的各项功能,及时发现问题、找出差距、分析原因、实施改进,并对体系加以修正,使体系尽快度过磨合期,为体系的正式运行奠定坚实的基础。体系试运行的期限医院可根据体系试运行的效果自行规定,但试运行的周期一般不得少于3个月。

8)内部审核:内部审核是成本管理体系运行必不可少的环节。体系经过一段时间的试运行后,医院应进行内部审核,以检查体系运行是否符合成本管理体系标准要求。成本管理体系负责人应亲自抓医院内部审核工作。内部审核员应经过专门的知识培训。如果需要,医院可聘请外部咨询机构专家参与、指导或主持内部审核工作。内部审核员在审核体系文件时,应重点关注和判定体系文件的完整性、一致性和适用性;在现场审核时,应重点检查体系功能的适宜性和有效性,客观地判定成本管理体系是否符合成本管理体系模式和文件要求。内部审核的目的就是不断促进成本管理体系的有效性和持续改进。

9)管理评审:管理评审是成本管理体系运行的重要组成部分。组织的最高管理者应对成本管理体系的现状、试运行情况、体系的适宜性、充分性和有效性以及成本方针的贯彻落实和成本目标的实现情况进行正式评价。依据管理评审的结论,可以对是否需要调整和修改体系以及资源需求做出决策,也可以做出体系试运行是否通过验收、转入正式运行的决定。

(3)通过对全成本核算项目设计和流程的说明,进一步细化全成本核算操作,在科室全成本核算的基础上,逐步建立科学、精细的医疗服务项目成本核算、病种成本核算、床日和诊次成本核算。一般来说,医院成本核算应实行"统一领导,集中管理,分级核算"的管理体制。医院总成本核算比较简单,科室核算、服务项目核算及病种核算方法较为复杂。医院总成本核算是医院核算的基础,科室、项目、病种核算是对医院总成本核算的细化。成本核算一般应由简到繁,由粗到细,先搞医院总成本核算,逐步发展到科室级核算和项目、病种核算。

(4)根据全成本核算报表,定期进行成本分析,并根据成本分析结果制订决策。成本分析是为了满足医院各管理层次了解成本状况和进行经营决策的需要,以成本核算资料为基础,结合其他有关的核算、计划和统计资料,采用一定的方法解剖成本变动的原因,解决经营管理中出现的问题,提高经营业绩的管理活动。

(梅增军)

第九章

医院经营环境与分析

第一节　医院经营环境评价

　　经营环境是指医院进行经营活动所处的外部条件或所面临的周围环境的总称,是与医院内部本身相对而言的。所谓医院经营环境是指医院外部环境,不包括内部环境。医院经营环境分析的主要任务是及时观察发现对医院运行和发展有显著影响的外部环境因素,并研究分析对医院可能产生的影响及其影响过程,以此提高对外部环境的机会和风险的认识,达到抓住机会,避免和化解不利因素影响,充分利用自身优势,作出相应经营决策,提高医院经营管理水平的目的。

一、医院外部环境评价

　　医院外部环境的评价有助于医院进行经营管理的策略计划,明确认识医院在竞争的环境中的潜在威胁、障碍和机遇。评价外部环境包括:①宏观环境,医院组织运转所处的特殊外部环境,比如国家卫生体制改革的目标、社会保障制度建设的方向;国家和地方的经济发展指标、医疗卫生事业发展趋势等;②法规环境,包括最近和期望的对医院组织有影响的法律、法规和重大政策;③经济环境,包括医疗服务购买方(国家、企业和个人)的经济状况和变化特点等;④社会环境,包括人群的公共卫生状况,贫穷、营养不良、生活习惯不良、吸烟等行为因素对健康的影响,人群人口学特征及变化趋势,消费者和购买者的态度等;⑤竞争环境,包括调查和评估向同一地区或某一目标人群提供相同或相近服务的医院的优势和不足,充分了解市场的变化,以及需求预测等;⑥技术环境,包括药品、基因和高科技设备的最新进展评估,临床服务的趋势,也包括医院人员的知识、技能和才干。

　　医院经营环境分析也可分为直接环境因素和间接环境因素两大类。直接经营环境因素包括:医疗市场需求因素、医疗服务竞争因素和设备资源供应因素 3 个方面。间接经营环境因素包括:政治因素、社会文化因素、技术因素、经济管理体制因素四个方面。

　　现代管理中分析组织外部环境和宏观政策分析也采用 PEST 分析法,把握医院经营的外部环境分析也可以通过政治的(Politics)、经济的(Economic)、社会的(Society)、技术的(Technology)视角分析,国家社会经济的发展,医药卫生体制和社会医疗保障制度的改革,人口结构和疾病谱的变化,医药科学技术的进步等多种医院外部因素,对医院经营与发展有着重要的影响。

二、医院内部评价

医院内部评价则可以帮助医院的领导认清组织的优势和不足,同时结合外部评价的威胁和机遇信息,研究组织的市场新策略。在内部评价中,必须考虑以下各方面。

(一)管理

包括管理层次、管理分工、管理人员的能力等。

(二)人力资源

包括适宜的人员配备、人员资格认证、技术水平等。

(三)财务系统

包括固定资产预算、日常运转费用开支预算、项目可行性论证、经济评价等。

(四)市场

包括服务对象的特征分析,如付费来源、人口学特征、疾病的急缓等,转诊程序,目前服务利用的现状,服务提供的渠道和方式,改进技术,成功的可能性等。

(五)临床系统

包括服务产出的数量和质量评价,水平和垂直一体化,现有技术水平,医师的技能和知识等。

(六)组织结构

在组织层次综合分析人力资源、技术、市场和管理等。

(七)组织文化

有助于建立一种价值体系和行为期望准则,以利于组织目标的实现。

(八)信息系统

包括评价信息系统综合评估财务、临床和市场信息的能力,在国内信息系统为管理决策提供信息的能力有待加强。

(九)后勤支持系统

包括后勤支持服务的供应能力、成本、质量等,有否招标竞争等。

(十)领导能力

包括评价组织高层和管理执行层领导的领导才干。

三、SWOT 分析法

SWOT 分析法是一种可以对外部环境的威胁(Threats)、机会(Opportunities)进行分析辨别,同时,估量组织内部的优势(Strengths)与劣势(Weaknesses),制定有效战略计划的方法,它将医院外部环境的威胁(T)与机会(O),与医院内部条件的优势(S)和劣势(W)同列在一张十字图形表(称为优势-劣势-机会-威胁矩阵)中加以对照,从内外环境条件的相互联系中作出深入的分析评价(表9-1)。

表 9-1 SWOT 分析表

内部因素 外部因素	优势-S 逐条列出优势,如管理、人才、学科、设备、科研和信息发展等方面的优势	劣势-W 逐条列出劣势,例如在左面"优势"格内所列举的这些领域的劣势
机会-O 逐条列出机会,如目前和将来政策、经济、新技术、疾病谱及医疗市场等	SO 战略 发挥优势 利用机会	WO 战略 利用机会 克服劣势
威胁-T 逐条列出威胁,如上面"机会"格内列出的那些范围内的威胁	ST 战略 利用优势 回避威胁	WT 战略 清理或合并组织、与巨人同行, 走专、精、特之路

（蔡善涛）

第二节 医药卫生体制改革

社会进步与经济的发展,医药卫生体制与社会医疗保障制度的改革,人口结构与疾病谱的变化,医药科学技术的进步等多方面外部因素,在不同的历史时期对我国医院经营与发展产生着重要的影响。

一、计划经济时期(1950-1978 年)

我国医院是一个具有社会卫生福利性质的机构,医院的生存与发展主要依靠政府的财政拨款和补贴,医院为人民群众提供无偿的、不计成本核算或低价的基本医疗服务。

二、改革前期(1979-1984 年)

进入 20 世纪 80 年代,我国开始社会主义市场经济体制改革,市场化转轨取得了令人惊叹的经济绩效,社会财富迅速积累,社会对医疗服务的需求快速增加。计划经济体制下形成纵向垂直的医疗资源的配置模式受到挑战,尤其是财政体制的改革,使计划配置的医疗资源供应链断裂。由于医院长期实行低收费政策,很多医疗机构硬件设施落后,医师护士比例失调,护理人员不足,专家、学者、专业人员知识老化,医疗机构缺乏活力,医院经济陷入困境。医疗服务出现"供不应求"的局面,医院提供服务效率低,不能满足人民群众的就医需求,医疗卫生领域出现了第一次的"看病难"问题,"看病难、住院难、手术难"成为当时的社会压力。为此,扩大卫生服务供给,改革医疗收费,成为当时卫生改革的重点。1981 年 3 月,卫生部(现卫健委)下发了《医院经济管理暂行办法》和《关于加强卫生机构经济管理的意见》开始扭转卫生机构不善于经营核算的局面。在此基础上,1982 年卫生部(现卫健委)颁布了《全国医院工作条例》,以行政法规形式明确了对医院工作的相关要求。

三、改革期(1985-1998 年)

1985 年我国正式启动医疗卫生改革,改革的核心思想是放权让利,扩大医院自主权。政府鼓励医院以各种方式自筹资金发展医院,解决医疗资源短缺的问题。根据卫生部(现卫健委)统计资料显示:1985—1989年,政府卫生支出中预算内基本建设投入连续5年持续在一个较高的水平(图9-1)。这是改革开放以来医院掀起第一轮医疗资源的配置,给医院注入活力。很多医院,尤其是城市医院在这个时期进行医院规模扩张、设备更新,医护人员定编定岗;医院评审上等级。1989年11月,卫生部(现卫健委)正式颁发实行医院分级管理的通知和办法。医院按照服务任务和功能的不同被划分为三级十等,医院分级管理办法客观地反映医院的设施配置和医护人员配置的实际水平,医院的经营管理在政府的控制下展开有序的合作和竞争。

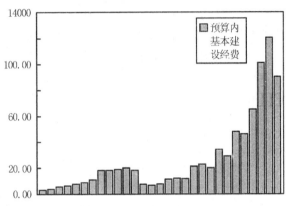

图9-1 财政预算内基本建设经费支出(亿元/年)

1985—1989年国家财政对卫生的投入完成了基本建设后逐年递减。1990年政府卫生投入占总费用降至1/4,而2004年仅为17%(图9-2)。1980年以来,虽然政府卫生事业费用逐年上升,但其所占国家财政支出份额却持续下降,从"六五"时期的2.86%降至2004年的1.66%。在政府投入微不足道的状况下,追求营利目标逐步变成了医疗服务机构及其内部各个层面的共同行动。医院"投入与产出"的经营矛盾显现。卫生总费用中,个人卫生支出在社会卫生支出和政府卫生支出三者中始终占据40%~60%的较高比例。

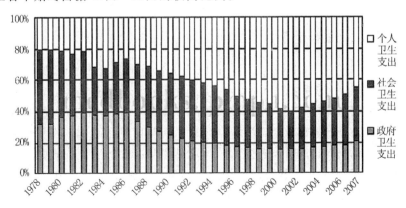

图9-2 卫生总费用构成(1978—2007年)

四、改革中期(1990—2008年)

1992年9月,国务院下发了《关于深化卫生医疗体制改革的几点意见》,这项卫生政策激发了医院自主创收,弥补收入的不足。医院注重经济效益而忽视公益性的倾向,影响了医疗机构公益性的本质,酿成第 2 次群众反映强烈的"看病难、看病贵"问题,引发卫生部门内部和学术界的一系列争论。医改领域内的政府主导和市场主导的争论不休,医院产权改革逐步成为焦点问题被社会各界所讨论。在 2000 年之前有一些地方开始公开拍卖、出售乡镇卫生院和地方的公立医院。试图通过产权置换改革解决医院的融资问题。2001 年无锡市政府批转《关于市属医院实行医疗服务资产经营委托管理目标责任的意见(试行)的通知》提出了托管制的构想;2000 年 3 月,宿迁公开拍卖卫生院,拉开了医院产权改革的序幕,共有 100 多家公立医院被拍卖,实现了政府资本的退出。

2005 年 7 月 28 日《中国青年报》刊出的由国务院发展研究中心负责的医改研究报告认为:目前中国的医疗卫生体制改革基本上是不成功的。结论主要建立在市场主导和政府主导争论基础之上,公立医疗机构的公益性质逐渐淡化,追求经济利益导向在卫生医疗领域蔓延开来。医疗费用快速增长超过居民收入增长,居民医疗负担加重(图 9-3),医药费用中药品费用所占比例极高,1993 年我国人均药品费用为 58 元,约占卫生费用的 50%,到 2003 年人均药品费用上涨到 256 元,约为 1993 年的 4 倍。"看病难、看病贵"成为新一轮医疗体制改革的关注点。

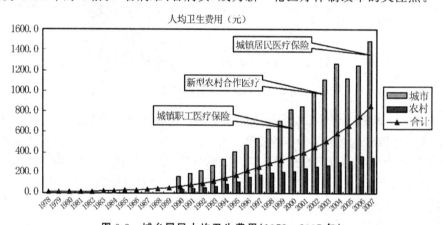

图 9-3　城乡居民人均卫生费用(1978－2007 年)

五、新医改期(2009 年至今)

2009 年 4 月,中共中央、国务院《关于深化医药卫生体制改革的意见》中明确指出实现两个目标。政府拟在未来 3 年中新增投入 8 500 亿,用于基本医疗服务体系、公共卫生体系、基本医疗保障体系、药品供应保障体系和公立医院改革试点等重大调整。提出公立医院改革试点要"积极探索政事分开、管办分开的有效形式""推动公立医院补偿机制改革""逐步将公立医院补偿改为"服务收费和财政补助"的方式,国务院的改革意见将对医院的管理模式、经营方式、发展方向带来较大的影响。医院经营自主权可能会进一步提高,财政补助的投入方向会更加明确。"以药养医"的不合理局面将被逐步改变,医院的运行模式将随之医改的目标和方向发生变化。

新医疗改革方案将使现有卫生体系利益格局发生重大调整,医疗服务体系、基本医疗保障体系、基本药物制度的建立都将对医院财务运行产生影响,政府主导多元投入体制的建立将为医院多渠道筹资创造更宽松的环境。

(蔡善涛)

第三节 医疗保障制度改革

医疗保险是国家社会保障体系的重要组成部分,也是我国卫生体制改革的核心支柱。经过十多年医疗保障制度的改革与创新,我国已建立起适宜社会主义初级阶段的,覆盖全民的医疗保障基本框架体系。截至 2009 年底,全国参加城镇基本医疗保险的人数为 4.015 亿人,城镇职工基本医疗保险参保人数 2.19 亿人,城镇居民参保人数预计超过 1.82 亿人。在职工基本医疗保险参保人数中,参保职工 1.64 亿人,参保退休人员 0.55 亿人。年末参加医疗保险的农民工人数为 0.43 亿人。全国有 2 716 个县(区、市)开展了新型农村合作医疗,参合人口数达 8.33 亿人,参合率为 94.0%,全国新型农村合作医疗由试点顺利进入全面推进阶段,目前已有 20 个省份实现了新型农村合作医疗制度全覆盖。我国将从制度上实现了"全民医保"。医院应适应"全民医保"的新形势,适时调整经营策略。

社会医疗保险制度的建立,商业医疗保险的发展,改变了医疗机构提供服务的融资与产出的现状。社保、商保、个人成为购买医疗服务,支付医疗费用的主体买方。单一的医疗服务体系出现了多元化体制改革,公立、民营、私立及其他合作形式的医疗机构向人们提供了可选择的不同层次的医疗服务。

社会医疗保险基金将是投入医院经营资本的主要渠道。以医院与患者的双方关系为主的医疗市场,变为医院与患者、医院与政府主管的医疗保险基金和医疗保险公司多方关系。其明显的标志是由医师或医院制约的医疗费用支出,变为由第三方付款方制约。医院处在患者、医疗保险机构和政府之间的特殊的供需市场环境之中。医院经营的外部环境发生了很大的变化。

一、城镇职工医疗保险制度

1998 年 12 月,国务院颁布了《关于建立城镇职工基本医疗保险制度的决定》,明确了医疗保险制度改革的目标任务、基本原则和政策框架。实施社会统筹与个人账户相结合的城镇职工医疗保险融资方式。医疗保险费由单位和职工共同承担,职工缴费为本人工资的 2%,单位缴费为职工平均工资的 6%,退休职工免于缴费,企业缴费和职工缴费均在税前扣除。个人账户由个人缴费的 2% 加上单位缴费的 6% 中的 30% 构成(即:1.8%),剩余 4.2% 纳入社会统筹基金。各地根据本区域的经济发展状况、既往医疗费支出情况,以及单位缴费负担能力等综合因素,确定当地医疗保险缴费比例。职工个人缴费统一为 2%,单位缴费在 6%~12%,覆盖全体城镇职工的基本医疗保险制度在全国范围内实施,为保障城镇职工"病有所医",保障健康和促进社会和谐稳定起到了十分重要的作用。制度覆盖面不断扩大,取得了良好的社会效应。

二、城镇居民医疗保险制度

到 2012 年在全国范围实现了城镇居民医疗保险制度的全覆盖。制度设计的优点:明确了政府承担帮助个人或家庭因为大病所需要承担的巨额医疗费用的责任,防止出现"因病致贫"的现象。虽筹资水准较低,但鼓励了没有直接经济收入或经济收入不稳定的城镇居民。

城镇居民个人和家庭是缴费的主体,各级政府财政补助等多渠道筹资。有的城市利用原有职工家属劳保筹资渠道,鼓励有条件的用人单位对职工家庭中城镇居民个人缴费部分给以补助;城镇职工基本医疗保险参保人员个人账户资金的结余部分,也可用于缴纳家庭成员的基本医疗保险费。政府财政补贴主要形式:一是"普惠性",按参保人头补贴,中小学生和学龄前儿童在筹资水平的 1/3～2/3 左右予以财政补贴;其他成年居民在 40～80 元。居民个人缴费相当于当地城市年平均可支配收入的 0.5%～2.5%。二是对城镇低保家庭、特困的重度残疾人员、农村居民、法定退休年龄以上老年居民等特殊人员予以大部分参保费用的补贴,甚至全额补贴。

三、农村新型合作医疗制度

农村合作医疗制度在中国发展经济、稳定社会、保障人民的健康方面起了重要的历史作用和现实意义。新型农村合作医疗的筹资将政府补贴额定为农户缴费额的 2 倍,大多数地区农户每人每年缴费 10 元,各级政府补助 20 元,2007 年将政府补贴幅度进一步提高到每人每年 30 元,有的地方甚至补贴 70 元,2010 年政府补贴提高到 120 元。2006 年中央和地方两级政府补贴合计占合作医疗筹资总额的 70%～80%,对住院费用的平均补偿约为 30%,门诊费用的补偿比例各地略有所差异。

(曹　云)

第四节　医院偿付机制

医院偿付机制是对医院医疗服务过程中卫生资源的耗费进行弥补和充实的方式和途径,保证医院在经济活动中的物化劳动和劳动消耗得到足额的偿付,以保证和满足医院简单再生产和扩大再生产的需要,医院偿付机制最终是购买医疗服务的问题。

我国现行的医院偿付渠道主要包括三大部分:财政投入、医疗业务收入、药品加成收入。在全国平均水平,2002－2008 年间卫生部门综合医院平均收入中只有 5% 左右来自政府财政补助,绝大多数的收入需要依靠服务收费和药品加成。药品收入占医院收入的一半左右,而"批零差价"的药品政策是医院生存、发展、资金的重要来源。新医改提出了逐步将公立医院补偿由服务收费、药品加成收入和政府补助三条渠道改为服务收费和政府补助两条渠道,突破公立医院长期以来奉行的"以药补医"机制。社会资本创办的民营医院虽然没有财政补偿,但是也享有免税的政策性补偿。医疗资本的投入分为:财政专项投入用于医院基本建设和添置大型医疗设备;医疗保险基金和个人负担的医疗服务支出,构成医院业务的收入,药品加成收入成为偿付医院收入的重要组成部分。

一、有限的财政投入

在传统的计划经济体制下,财政是以货币形态为主向社会提供公共产品。随着市场化改革的深入,公共产品的"供应链"越来越多地延伸到实物形态和服务形态。现代经济学家认为,在产品消费链中,货币是可供使用者自由支配的"中间产品",物质产品或劳务是可供消费者直接消费的"最终产品"。最终产品供给方式是财政部门通过政府购买、委托代理等方式向政府部门或社会单位直接分配具有固定消费效用的产品和服务。如政府直接采购和调拨发送到医院使用的物品(仪器设备等),这种支出模式称之为"终端供应机制"。其优势是减少了供给的中间环节,减少了供给链中资金滞留和漏出。"最终产品"具有其他供给渠道不可比拟的规模效益,已被越来越多的国家证明为公共产品的最优供给模式。我国财政对医院投入采取传统的中间产品(即:货币资金)供给方式为主,财政部门通过部门预算或专项支出等形式向卫生部门及医疗单位提供货币资金,再由卫生部门和医疗机构自行采购所需产品和劳务,成为医院医疗成本的一部分。在财政分配领域中,提供"中间产品"和"最终产品"的方式不同,产生的效果也不一样。

健全公立医院财政投入机制,关键是要提高财政投入的绩效,既要保障公立医院公益性的需要,促进公立医院实现社会目标,又要符合激励约束相容的原则,通过政府有限的资金投入,引导和激励公立医院自主、高效地实现公益目标,最大限度地发挥政府财政投入的效率。

二、医疗保险基金

社会医疗保险基金是偿付购买医院服务的主要来源,通过国家立法强制单位与个人参加社会医疗保险,承担缴纳医疗保险金的义务,随着职工收入水平和社会经济增长而增长的筹资机制,确保了医疗保险基金筹资的稳定来源,保障了医疗保险支付水平的逐步提高和医院偿付资金的稳定增长。社会医疗保险与医疗卫生事业有着不可分割的内在联系。

(一)目标的共同性

我国医疗卫生事业的主要目的是以保障人民"人人享有基本医疗"为目标。作为社会保障体系的重要组成部分,社会医疗保险的核心是保障社会人群抵御基本医疗需求的资金风险,与发展医疗卫生事业有着共同的宗旨与目的。

(二)原则的一致性

医疗资源的有限性与医疗需求的无限性的矛盾是我国发展医疗卫生事业和医疗保障事业共同面临的矛盾。从社会主义初级阶段的基本国情出发,无论是医疗服务还是医疗保障,都要从资源的有限性的视角考虑和解决问题。确保医院发展和社会保险事业的可持续性,是两者改革必须遵循的共同准则。

(三)资源的互补性

医疗保险资金是医院资源的投入方,医院是医疗资源的使用方和医疗服务的产出方,两者是投入与产出,偿付与被偿付的关系。医院发展需要资金保障,而社会医疗保险发展必须合理控制医疗费用支出,双方存在的制约与资源互补性,必须兼顾和协调好合理偿付和控制支出的平衡。

(四)医疗保险偿付

医疗保险的支付方式和结算模式成为影响医院资金运营效率的重要因素。医疗保险基金按比例支付参保人就医时发生的医疗服务、药品、检查等费用。医疗保险支付有几种主要形式:按项目支付、按固定费率、按病种付费(DRG)、按人头支付、总额预付等。根据费用支付与费用产生的先后关系分为预付制和后付制;按项目支付属于后付制,除按项目支付之外,其余4项都是预付制。对于控制费用支出预付制比后付制更为有效。

各种偿付方式对医院财务经营风险和效益产生不同的影响(图9-4)。图中支付方式从左向右显示医院财务风险的扩大、效益下降。当医疗保险支付采用按项目支付时,医院财务风险最小、效益最大化;当采用总额预算方式时,医院则财务风险最大;采用疾病诊断相关方(DRG),按病种付费,使保险支付和医院财务风险达到均衡点。DRG医院偿付方式越来越多地被一些国家采纳,继美国、澳大利亚、德国等国家对医院支付实施DRG之后,日本、中国台湾等正在研究和探索。医疗保险的预付制形式的激励约束相容的原则可以调动医师的积极性,减少过度检查、过度用药、过度治疗,使医院有动力进行真正意义上的全成本核算的经营管理,降低成本,减少浪费,提高效益,控制医院经营的财务风险。

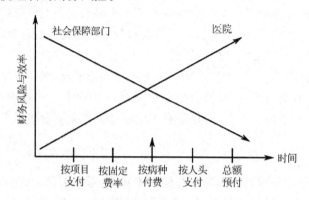

图 9-4　医疗保险支付方式与医院财务风险和效益关系

现行的医疗保险支付方式是按项目付费、按病种付费和总额预付相结合的综合支付方式,医疗保险机构按月与医院统一结算,由于医疗保险的严格审核和不予支付违规款项等的限制措施,扣费现象普遍存在,影响了医院资金的及时流动,也影响了医院的整体经营。

三、个人支付的医疗费用

医疗保障制度的改革与创新,中国已建立起适宜社会主义初级阶段的覆盖全民的医疗保障基本框架体系。城镇职工医疗保险(1998 年)、新型农村合作医疗(2003 年)、城镇居民医疗保险(2007 年)虽然从制度上将实现城乡居民医疗保障全面覆盖的模式,但是,由于三项保障制度的筹资标准不同,待遇标准差异,个人就医过程的医疗费用依然负担较重,约为卫生总费用的40%～50%,个人自费负担的医疗费用也成为医院收入的重要部分。因此,人民群众是医疗费用增长最直接、最敏感的感受者。

四、医院其他融资

利用政府贴息贷款发展公立医院也是充分发挥政府投资在资源配置作用的一种有效方式。通过拓宽补偿渠道,医院的融资还可以引入社会资本投资(民营资本和慈善基金),运用商业信用和银行贷款等方式实现。

(一)银行贷款

银行贷款是最常见的融资方式,绝大多数医院除政府投入和业务收入外,银行贷款是唯一融资模式。但是按照《中华人民共和国担保法》(1995 年)第九条规定,学校、幼儿园、医院等以公益为目的的事业单位、社会团体不得为保证人。即教育、医院等公益事业是不能向银行抵押贷款的。然而,由于医疗机构稳定的现金流及良好的预期收益依然使其在银行信用等级评定中处于有利位置,尤其是大型医院成为银行的主动销售对象,甚至是银行间的竞争对象。而中小医院在银行信用评价中无法获得有利条件。

(二)商业信用

商业信用是医院与药品供应商、设备供应商约定延期支付药品或设备费用,或者开具承兑汇票的融资模式。这种延期的支付方式成为供应商普遍接受的方式。药品和器械的延期付款一般在3～6个月,为医院的资金周转创造了宽松的环境,成为医院普遍采用的融资手段。延期的支付方式使医院与药品供应商、器械供应商之间的关系链变得更加复杂,形成了一定程度的利益捆绑,不利于医院独立经营目标的实现。

(三)慈善捐赠

慈善捐款是非营利性医院融资的主要渠道之一。在我国慈善捐资事业并不发达,捐资捐赠案例较少,仅在沿海部分地区有少数港澳台同胞、侨胞和其他国家的慈善基金会的项目。如浙江省的邵逸夫医院、上海儿童医学中心(美国HOPO基金会捐助)等。邵逸夫医院根据赠资方的提议,在全民所有制不变的前提下进行管理体制的改革。在政府主导下按照政事分开、所有权与经营权分开的原则,建立董事会、监事会和院长三部分的法人治理结构,明确医院所有权、经营权和监督权的分配和制衡。医院施行董事会领导下的院长负责制,享有独立的法人地位,院长是法人代表,董事会章程对3方的权利、人员组成作出了具体规定。

为了鼓励企业和个人积极参与慈善捐赠事业,许多国家都把捐资冲抵款作为一项重要的激励措施。改革开放30年来,我国经济高速发展,社会财富积累显著,国家也积极鼓励慈善捐赠事业发展。1999年9月1日实施的《公益事业捐资法》规定:公司和其他企业依法捐赠财产用于公益事业,享受企业所得税方面的优惠;自然人和个体工商户依法捐赠财产用于公益事业,享受个人所得税方面的优惠;境外向公益性社会团体和公益性非营利性的事业单位捐赠的用于公益事业的物资,减征或者免征进口关税和进口环节的增值税。但是《中华人民共和国个人所得税法实施条例》(2008年修订)规定了纳税人捐赠款的上限,纳税人用于公益、救济性的捐款在年度纳税所得额3%以内的部分准予税前扣除;个人所得税的纳税人用于公益、救济性的捐赠,在年度应纳税所得额30%以内的部分可以在缴纳个人所得税前据实扣除。还规定不是向特定公益机构捐赠的款项是不能扣除所得税的。税法客观上限制了企业和个人捐赠的积极性,限制了企业和个人的捐赠途径和方法,制约了企业参与公益事业的社会责任和积极性。

(曹　云)

第十章

医院流动资产管理

第一节 概　　述

一、医院流动资产的特点

(一)流动资产的概念

流动资产是指可以在一年以内(含一年)变现或耗用的资产。医院的流动资产包括货币资金、应收款项、预付款项、存货等。

(二)流动资产的特点

医院在开展业务活动中,流动资产参与循环周转、不断改变其形态,其价值一次消耗或转移。医院流动资产具有以下特点:

(1)周转速度快、流动性强。

(2)占用的数量具有较大的波动性。

(3)占用的形态具有多样性。

医院流动资产获得比较容易,且占用在流动资产上的资金,通常能短期快速收回,占用的形态是经常变化的,运动形式一般是从货币资金、材料、药品、患者预交现金、应收医疗款等又回到货币资金。

医院拥有较多的流动资产,可以在一定程度上降低财务风险。

二、医院流动资产管理的原则

(一)严格执行各项管理制度

严格根据国家的相关规定,建立、健全、严格执行各项管理制度。医院应当根据《医院财务制度》《医疗机构财务会计内部控制规定(试行)》《现金管理暂行条例》《支付结算办法》等相关规定,在制度规定范围内管理和使用流动资产,并确保流动资产的安全,提高使用效益。

(二)合理确定流动资产需要量

医院应保证合理的流动资产需要量,以保证医疗业务的正常运行。医院应根据年度预算和经营计划合理地安排资金运用,并兼顾社会效益和经济效益的关系。

(三)降低流动资产的资金占用

在保证生产经营需要的前提下,降低流动资产的资金占用。流动资产收益性较低,医院可减少流动资产上占用,使流动资产占用比重趋于合理化。

(四)加速流动资产周转,提高资金利用效果

加快存货、应收款项等流动流产的周转,包括加快病床的周转率,都是提高资金使用效率的主要手段之一。

(五)保持足够的短期偿债能力

合理确定流动资产与流动负债的比例关系,保持足够的短期偿债能力。流动比率可以用来衡量医院的短期偿债能力,其金额越大,代表医院对于支付义务的准备越充足,短期偿债能力越好,保证医院有足够的短期偿债能力是流动资产管理的重要原则之一。

三、医院流动资产管理战略

医院应当选择与其业务需要和管理风格相符合的流动资产投资战略,主要是确定流动资产与医院业务收入的比率的变化范围。由于医院收入实现相对可预测,对风险的忍受程度则决定了其在流动资产账户上的投资水平,即战略的选择取决于医院对风险和收益的权衡。如果医院管理政策偏于保守,就会选择较高的流动资产水平,保证更高的流动性(安全性),但盈利能力也更低;如果医院管理政策偏于激进,可以选择以低水平的流动资产与业务收入比率来运营。

(一)紧缩的流动资产投资战略

即医院尽量减少存货、应收账款等流动资产的占用,维持低水平的流动资产与业务收入的比例。

低水平的流动资产占用从财务管理角度上来说,会给医院带来更高的盈利能力,但由于采用较紧的信用和存货管理,紧缩的流动资产投资战略面临一定的风险,比如到期不能偿还债务,预付账款的紧缩可能会不利于对优质供应商的选择,较少存货储备也可能会带来使用短缺的风险。

(二)宽松的流动资产投资战略

即医院保持高水平现金、高水平的应收预付款和充足的存货。与紧缩的政策相反,由于医院保持了对流动资产的高投资和占用,盈利能力相对较低。

(三)中庸的流动资产投资战略

即合理的流动资产占用水平,既不高,也不能过低。由于医院的公益性质,要保障患者的基本需求,紧急救治储备,比如必须保证一定的药品和卫生材料库存,故不能简单追求流动资产最小管理模式。

通常情况下适中的流动资产占用量难以量化,医院应当根据自身的具体情况进行测算和管理。

随着医疗卫生事业改革的逐步推进和市场机制的逐步完善,以及医疗保障体系的建立,医院既要坚持其公益性质,同时,也要运用更多的市场经济的手段和方法来经营医疗服务。要认识到医院也是个经济实体,遵循的经济原则就是要尽可能地减少支出,获得尽可能多的收入,在实现更大社会效益的同时,提高医疗服务水平,保证医院的良性发展。在选择战略时,应在满足医院对流动资产基本需求的前提下,医院可减少流动资产上占用,使营运资金占医院总收入的比重趋于合理化。应把在货币资金、应收在院患者医疗款、应收医疗款、库存物资、药品、在加工材料等流动资产上的投资尽量降低到最低限度,以便医院把更多的资金投入到社会效益和经济收益较高的医院建筑、医疗设备、人才培养或长期投资等项目上。

（孔　霞）

第二节　医院货币资金管理

医院的货币资金是指医院发生在经济活动过程中,处于货币形态的资金,是医院流动资产的重要组成部分,包括现金、银行存款、零余额账户用款额度和其他货币资金等。

货币资金是流动性最强、最活跃的资产,可以用来满足医院经营的各种需要,也是医院短期偿债能力的重要保证。但货币资金,特别是库存现金却是收益率最低的资产,持有越多,它所提供的流动性边际效益便会随之下降,从而降低医院的收益水平。

医院对货币资金的管理主要体现在以下两方面:

第一,安全性管理。货币资金管理的安全性,首先货币资金是医院的资产,更是国有资产(对公立医院而言),必须要保证货币资金的安全完整,避免短缺。其次,国家对库存现金、银行存款的使用以及货币资金结算方式都有较为严格的具体规定,医院在货币资金的管理中应当恪守有关法规和要求,按规定使用现金。再次,医院在业务活动中取得业务收入,发生购置药品、卫生材料、设备等各种业务支出,必须加强货币资金管理,避免发生财务风险而影响医院的持续发展。

第二,效益性管理。货币资金属于非营利资产,医院应当合理确定现金的持有量,以便在满足经营活动所需现金的同时,尽量减少闲置现金的数量,降低持有成本,提高收益率。

一、货币资金的财务控制

医院对货币资金的财务控制任务是:真实反映医院货币资金的活动情况;执行医院的收支预算,促使医院合理安排货币资金的收支,增加收入,节约支出;监督医院认真执行国家有关规定,严格遵守货币资金管理制度,保护资金的安全完整。

(一)库存现金

库存现金是医院货币资金的重要组成部分,医院应当严格按照国家有关现金管理的规定收支现金,并按照制度规定核算现金的各项收支业务。

1.现金的适用范围

根据《中华人民共和国现金管理暂行条例》,医院可在以下范围内使用现金。

(1)职工工资、津贴。

(2)个人劳务报酬。

(3)根据国家规定颁发给个人的科学技术、文化艺术、体育等各种奖金。

(4)各种劳保、福利费用以及国家规定的对个人的其他支出。

(5)向个人收购农副产品和其他物资的价。

(6)出差人员必须随身携带的差旅费。

(7)结算起点以下的零星支出。

(8)中国人民银行确定需要支付现金的其他支出。

除第(5)、(6)项外,开户单位支付给个人的款项,超过使用现金限额的部分,应当以支票或者银行本票支付;确需全额支付现金的,经开户银行审核后,予以支付现金。

2.现金的收支管理

医院的现金收取一律由财务部门负责,并按收入性质开具合法的收款票据;一切现金支付,都必须取得或填制真实、合法、完整、正确的原始凭证。

(1)医院门诊收费处、住院收费处每天收取的现金等应按规定顺号开具相应票据,并在规定时间内结算汇总,当天送存银行。当日送存有困难的,应由开户行确定送存时间。

(2)医院支付现金,可以从本单位现金库存限额中支付或从开户银行提取,不得从医院的现金收入中直接支付。

(3)对库存现金实行限额管理。即按医院3到5天的日常零星开支,由开户银行核定。每天现金的结存数,一般不得超过核定的限额,超过部分应及时送存银行,不得坐支。

(4)现金支票由出纳员妥善保管,连号签发,不准涂改和签发空白支票。现金支票只作为提取人员工资、支付个人所得、退医疗费及提取备用金等使用,其他未经批准不得使用。

(5)出纳人员每天要登记日记账、核对库存现金、编制货币资金日报表,做到日清月结。

(6)医院财务部门应当有专人负责出纳工作。根据不相容职务相互分离的原则,出纳不得兼任稽核、票据管理、会计档案保管和收入、支出、债权、债务账目的登记工作。不得由一人办理货币资金业务的全过程。

(7)严格执行审批制度,对货币资金业务进行授权批准。必须严格遵守制度规定的被授权人的审批权限、审批程序、责任,审批人员按照规定在授权范围内进行审批,不得超越权限。

3.现金的清查盘点

库存现金的清查,采取实地盘点的办法进行。出纳人员编制现金日报表,应做到日清日结、账账相符、账款相符。对库存现金的清点,不得以借条、欠条及其他不符合财务制度的单据充抵库存现金。库存现金清查盘点结束后,应立即填写盘点报告,并由清查负责人和出纳人员盖章。

(二)银行存款

银行存款是医院存入银行的各种款项。经济业务的结算除国家规定可以用现金办理的以外,其余必须通过银行办理转账结算。

(1)医院必须按照国家有关规定开立账户。开立、变更、撤销银行账户,应按规定逐级审批、备案。

(2)医院应按照财政部和中国人民银行规定的用途、限定的范围使用银行账户,不得将财政拨款转定期存款;不得将医院资金以个人名义存入银行;不得出租、出借、转让银行账户。

(3)规范支付结算行为,加快资金周转,保证资金安全。不得签发空白支票、空头支票和远期支票。

(4)使用支票应当严格按照银行有关规定办理,须填写日期、收款单位、用途及金额,并在支票登记簿上登记,同时领用人要在支票存根上签字。

(5)加强银行存款对账控制。由出纳及编制收付款凭证以外的财会人员每月必须核对一次银行账户,并编制银行存款余额调节表,对调节不符、长期未达的账项应及时向财务负责人报告。

(6)医院的财务专用章必须由专人保管;个人印章要由本人或其授权人员保管;因特殊原因需他人暂时保管的必须有登记记录。严禁一人保管支付款项所需的全部印章。

(7)按照《支付结算办法》等有关规定加强银行账户的管理。严格按照规定开立账户、办理存款、取款和结算;定期检查、清理银行账户的开立及使用情况;加强对银行结算凭证的填制、传递及保管等环节的管理与控制。

(三)零余额账户用款额度

零余额账户是指预算单位经财政部门批准,在国库集中支付代理银行和非税收入收缴代理银行开立的、用于办理国库集中收付业务的银行结算账户。零余额账户的变更、合并与撤销须经同级财政部门批准,并按照财政国库管理制度规定的程序和要求执行。

严禁未经授权的机构或人员办理零余额账户用款额度资金业务。医院应定期与财政部门、银行核对零余额账户,编制零余额账户调节表。零余额账户用款额度直接支付余额应与财政部门核对相符,授权支付账面余额应与银行对账单核对相符,如核对不符,应查明原因,及时处理。

(四)其他货币资金管理

其他货币资金是指医院的银行本票存款、银行汇票存款、信用卡存款等其他货币资金。

医院应加强对其他货币资金的管理,及时办理结算,对于逾期尚未办理结算的银行汇票、银行本票等,应按规定及时转回。

需要强调的是,医院应落实和加强货币资金的盘点核查制度,定期对库存现金、备用金、周转金进行抽查和盘点,确保现金的合理使用和安全完整;定期或随机抽查银行对账单、银行日记账及银行存款余额调节表,核对是否相符。

二、货币资金的收益性管理

货币资金的收益性管理是医院财务管理的重要内容。现金分为狭义的现金和广义的现金。狭义的现金仅指库存现金,广义的现金即为货币资金。财务管理讲的现金都是广义的现金。

(一)持有现金的动机

医院持有现金出于三种需求:交易性需求、预防性需求和投机性需求。

1.交易性需求

医院的交易性需求是为了维持日常周转及正常医疗业务活动所需持有的现金额。医院每天要收取患者的医药费用,同时也要支付相应的材料费、药品费,支付水电气、人员工资等,但是这些收入与支出在金额上是不相等的,时点上也不会一致,比如某月医院收取患者医疗费的金额小于支付药品款及购置医疗设备的金额,这就需要医院持有一定的现金来满足正常运转的需要。

2.预防性需求

预防性需求是指医院需要维持充足现金,以应付突发事件。这种突发事件往往是无法预料和估计的,比如汶川大地震救治大批伤亡,或出现某种大规模的传染性疾病,这类似的事件可能使医院的资金安排计划全部打乱,而对此类事件的处理往往带有社会公益性,医院必需储备比开展日常医疗业务更多的现金。

目前国内大部分医院的财务状况是货币资金或者是流动资产占的比重较大,并且短期融资能力相对较强,与银行关系良好,具有满足交易性需求和预防性需求的能力。

3.投机性需求

投机性需求是为了抓住突然出现的获利机会而持有的现金。作为医院来说,受医院财务制度等相关管理制度规定,对投资有严格的限制,投机性需求相对企业而言较少。

(二)最佳现金持有量

医院需要确定一个最佳现金持有量来掌握现金的持有水平。目前对现金持有量的确定方法有多种,以下就较适合医院实际情况的成本分析模式和现金收支预算管理模式来做重点介绍。

1.成本分析模式

从经济学的角度来看,持有现金是有成本的,在成本模式下,持有现金成本构成如下。

(1)机会成本。现金的机会成本,是指因持有一定现金余额丧失的再投资收益。这种成本在数额上等于资金成本。医院的资金成本可以用收支结余率(资本收益率)来衡量,它与现金持有量的多少密切相关,即现金持有量越大,机会成本越大,反之就越小。

(2)管理成本。现金的管理成本,是指因持有一定数量的现金而发生的管理费用。在医院主要是指现金管理人员(出纳)的人员支出。一般认为这是一种固定成本,这种固定成本在一定范围内和现金持有量之间没有明显的比例关系。

(3)短缺成本。现金短缺成本是指在现金持有量不足,又无法通过其他渠道补充所给医院造成的损失,包括直接损失与间接损失。现金的短缺成本随现金持有量的增加而下降,随现金持有量减少而上升,即与现金持有量负相关。短缺成本一般不容易量化。

成本分析模式是根据现金有关成本,分析预测其总成本最低时现金持有量的一种方法。其计算公式为:

$$最佳现金持有量＝\min(管理成本＋机会成本＋短缺成本)$$

其中,管理成本属于固定成本,机会成本是正相关成本,短缺成本是负相关成本。因此,成本分析模式是要找到机会成本、管理成本和短缺成本所组成的总成本曲线中最低点所对应的现金持有量,把它作为最佳现金持有量。可用图 10-1 表示。

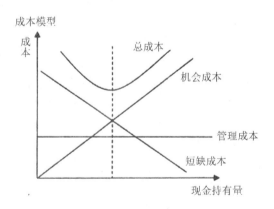

图 10-1　成本模型与现金持有量的关系

在实际工作中运用成本分析模式确定最佳现金持有量的具体步骤为:①第一,根据不同现金持有量测算并确定有关成本数值。②第二,按照不同现金持有量及其有关成本资料编制最佳现金持有量测算表。③第三,在测算表中找出总成本最低时的现金持有量,即最佳现金持有量。

在医院实际管理工作中,如果采用成本模型来确定最佳现金持有量,短缺成本是基本不存在或不容易量化的,管理成本则是固定的,一般不会随现金持有量的多少而发生变动,故对最佳现金持有量起决策作用的主要因素是机会成本。

2.现金收支预算管理模式

在财务管理中传统的几种现金持有量管理模式都存在各种假定条件,并不是十分适合现代医院管理的实际情况,在此介绍现金收支预算管理模式。

如果医院的收支相对稳定,基本上都能预测的,那么可以通过建立现金预算体系来对医院年度现金流入和流出进行充分预计,编制现金预算表,全面反映现金收支结余情况,并可在执行中对需求变动采取措施进行调整,使现金流动和周转处于较佳的状态,当现金收入较多,现金需求较少时,医院即可安排用途,避免闲置资金的浪费;当现金收入较少,现金支出需求较多的时候,预计现金将出现短缺,医院则可及时策划资金安排方案,避免出现现金短缺影响医疗业务活动的开展或其他损失的出现。

现金收支预算管理模式的关键就是要把医院全面预算管理的方法用到现金持有量管理上来,预算收入支出都要准确和全面,比如人员支出、物资采购、购置设备、基建项目、日常水电支出、利息支出等。医疗业务收入基本是可预计的,对于支出项目来说,尽量做到按预算安排均衡进行,并且时间尽量明确,应当在年度现金收支预算的基础上编制月度现金收支预算。

在预算的执行过程中,受外部环境因素及自身经营情况的影响,预算会发生一定的偏离,医院则应当及时做出一定的调整,及时采取措施,以做到科学安排和使用资金,尽量保持最佳现金持有量,发挥资金的最大效益。

(三)现金收支管理

如果医院能有效地运用资金,并顺利地进行资金的周转,就能实现资金的增值。

医院的效益主要是由流动资产与流动负债的不断循环和不断转变形态而取得的。因此医院直接获利的原因主要在于营运资金的支持和运动。盈利的多少则取决于资金的周转速度。

1.现金周转期

我们来看看医院资金的循环过程:首先,医院要购买药品、卫生材料等物资,在购买当天到实际付款期即是应付账款周转期。医院将购买的药品、卫生材料通过医疗服务的提供给患者,这一时间段被称之为存货周转期。医疗服务提供后到收到患者及医疗保险机构支付的医药费的时间段称为应收账款周转期。而现金周转期,就是指介于医院支付现金与收到现金之间的时间段,也就是存货周转期与应收账款周转期之和减去应付账款周转期。用公式来表示就是:

$$现金周转期=存货周转期+应收账款周转期-应付账款周转期$$

如果要减少现金周转期,可以从以下方面着手:通过合理地采购、库存存货和提供高质量的医疗服务水平增加患者需求来减少存货周转期(前提是合理治疗、合理用药、合理收费);加速应收账款的回收来减少应收账款周转期,目前来说主要是加快医疗保险机构的款项拨付以及减少患者欠费;减缓支付应付账款来延长应付账款周转期。医院一般不存在存货滞销等问题,所以加快应收账款的回收则是缩短现金周转期的重点。

2.收款管理

医院的收款管理如果能够做到高效,即可以增加现金流入,同时可以节约收款成本,减少收款浮动期,增加此部分现金的使用效益。做好医院的收款管理主要体现在以下方面。

(1)加快医疗应收款等应收款项的回收。医院的应收款项主要体现在应收医疗保险机构和住院患者的费用。此部分应收款项占用了相当大比例的现金,医院做好这方面管理,加快回收,可以减少资金占用,从而合理安排资金,提高使用效益。

(2)节约收款成本,减少收款浮动期。收款浮动期是指从支付开始到医院收到资金的时间间隔。在电子支付方式下,主要是处理好银行到账处理时间。

3.付款管理

现金支出管理的主要任务是尽可能延缓现金的支出时间。当然,这种延缓必须是合理合法的。

（1）使用现金浮游量。现金浮游量是指由于医院提高收款效率和延长付款时间所产生的账户上的现金余额和银行账户上的存款余额之间的差额。医院从开出支票,收款人收到支票并向银行提示付款,到银行将款项划出医院的账户,中间有一定的时间间隔。

（2）推迟应付款的支付。推迟应付款的支付,是指医院在不影响自己信誉的前提下,充分运用供货方所提供的信用优惠,尽可能地推迟应付款的支付期。

医院若能有效控制现金支出,同样可带来大量的现金结余。控制现金支出的目标是在不损害医院信誉条件下,尽可能推迟现金的支出。

（3）汇票代替支票。汇票分为商业承兑汇票和银行承兑汇票,与支票不同的是,承兑汇票并不是见票即付。这一方式的优点是推迟了医院调入资金支付汇票的实际所需时间。

（4）争取现金流出与现金流入同步。如果现金流出与流入同步,就可以将其持有的交易性现金余额降低到最低水平,提高现金的利用效率。当然,这是一种理想的管理状态,但在充分做好现金收支预算的基础上,是可以尽量减少交易性现金余额的。

另外,对现金进行集中管理,也是提高资金利用效率的渠道之一,比如,少开银行账户,减少对公账户维护费和电子支付手续费,从而减少财务费用和资金调度成本。

（孔　霞）

第三节　医院应收及预付款项的管理

医院应收及预付款项是指医院在开展业务活动和其他活动过程中形成的各种债权,包括应收医疗款、应收在院患者医疗款、预付账款、财政应返还资金和其他应收款。应收医疗款是应向医院门诊患者、出院患者、医疗保险机构等收取的医疗款;应收在院患者医疗款是应向住院患者收取的医疗款;预付账款是医院预付给商品供应单位或服务提供单位的款项;其他应收款是除应收医疗款、应收在院患者医疗款等以外的其他各种应收、暂付款项。

医院对应收及预付款项的管理重点是对应收账款的管理。应收账款是资金循环的重要环节,医院通过回收应收账款,实现资金从实物形态到货币形态的转变。

一、医院应收及预付款项的性质及功能

(一)医院应收及预付款项的性质

应收及预付款项是医院流动资产的重要组成部分,具有较强的流动性和变现能力。

预付账款是医院在采购医疗服务经营要素中所产生的债权,具有应收款项的性质。医院不同于一般的商品销售企业,所销售的商品是医疗服务,应收账款的对象主要是患者、医疗保险机构、合同医疗单位以及少量的通过其他应收款管理的款项。

由于医疗保险机构应付医院的款项占医院应收款的绝大部分,故医院应收款项管理重点是对应收医疗款的管理。

医院应收及预付款项的产生有其必然性,主要体现在以下几方面。

（1）医院经营的宗旨是治病救人,一切医疗服务都要以患者为中心,而不是单纯地追求经济利益,就必然会产生对患者的应收账款。

（2）医院的社会公益性决定了在发生灾害、120急救、贫困患者救治等情形时，必然产生医疗欠费。

（3）医院患者来源多为参保患者，而医疗保险机构对参保患者结算费用的拨付多为后付制。目前医保结算款已成为医院应收账款的主要来源。

（4）其他各种应收、预付款项。比如购买设备预付款、职工借款、拨付的备用金、应收长期投资利润等。

（二）医院应收及预付款项的功能

1.体现社会公益性

从前面分析的医院应收款项的性质可知，医院产生应收账款具有其公益性。

2.增加患者来源，扩大医疗市场

医院通过扩大与各级、各地医疗保险机构的合作，垫付部分医疗费用，减少预收医疗款等方式来增加患者来源，增强竞争力，但同时也会发生相应的成本和风险。

医院则必须在应收账款所增加的患者来源和所增加的成本之间做出权衡。医院应收账款管理是在增加患者来源的同时，使应收账款占用的资金带来的盈利增加大于应收账款投资产生的成本增加，最终使医院现金收入增加，增加医院整体价值。

3.合理的预付账款

合理的预付账款，可以吸引优质供应商，并减少医院的采购成本。

二、医院应收及预付款项的成本

（一）机会成本

应收及预付款项会占用医院一定量的资金，而医院若不把这部分资金投放于应收款项，便可以用于其他安排并可能获得收益。这种因投放于应收款项而放弃其他投放所带来的收益，即为机会成本。此机会成本可以用医院的收支结余率（资本收益率）或同期银行借款利率来衡量。

（二）管理成本

主要是指在进行应收及预付款项管理时所增加的费用。主要包括：催收出院患者欠费发生的差旅费、收集各种信息的费用、到医疗保险机构进行清算与催收发生的费用、账簿管理人员的费用、其他收账费用等。

（三）坏账成本

只要存在赊销交易，就有可能无法收回应收账款而发生损失，医院发生坏账成本是不可避免的，而此项成本一般与应收账款发生的数量成正比。如果出现供应商破产等情况，预付账款也在一定程度上存在出现坏账的风险。

三、应收及预付款项的全程管理

医院应加强对应收及预付款项的管理，定期分析、及时清理，通过落实内部控制，从事前控制、事中分析、事后完善等全面手段进行管理，查明各种应收及预付款项的发生与收回情况，保证医院各项资金周转的顺利进行。对管理重点的应收账款还要做到信用调查和分析评价、追踪分析、催收工作等。

（一）完善应收及预付款项的管理制度和内部控制

医院应建立对应收及预付款项的管理制度并设置应收款项的管理岗位，安排专职人员对应收款项进行管理。医院应建立应收、预付款明细账,对发生的应收、预付款项要做到逐笔、据实登记,对收回的债权及时划转,对已付的款项及时冲销。对应收、预付款项进行及时清理、结算,发现明显不能收回的迹象,应提出预警报告,最大限度地避免坏账的发生。

在内部管理上,医院每个科室都应当是责任单位,经手应收款项的人都应当是责任人。对因科室管理不善发生的患者欠费,与科室考核挂钩。

对应收在院患者医疗款,可通过收取预收医疗款和加速患者周转的方式来减少其占用。

(二)加强信用管理,缩短信用期间,减少坏账的发生

参考企业信用管理的模式实施信用管理是防范应收账款风险的有效方法。在合同签订之前应对对方的资信状况进行全面的调查分析。通过各种渠道了解并确定其信用等级,然后确定是否提供信用及信用期限。对于不同信用等级的人,制定不同的信用政策,以减少信用风险带来的坏账损失。

(三)做好应收账款及预付款项的监控

应收账款一旦形成,就必须考虑如何提前或按期足额收回的问题。医院必须强化财务部门的管理与监控职能,按照财务管理的内部牵制原则,制定应收账款对账制度。做好对应收账款的追踪分析和账龄分析。对预付账款,也应当定期或按年度做好清理核对工作。

(四)对应收账款建立一套行之有效的催款政策

应收账款发生后,医院应采取各种措施,尽量争取按期收回款项,否则会因拖欠时间过长而发生坏账,使医院蒙受损失。因此,医院必须在对收账的收益与成本进行比较分析的基础上,制定切实可行的收账政策。通常可以采取寄发账单、电话催收、派人上门催收、法律诉讼等方式进行催收。然而催收账款要发生费用,某些催款方式的费用还会很高。一般说来,收账的花费越大,收账措施越有力,可收回的账款应越多,坏账损失也就越小。因此制定收账政策,又要在收账费用和所减少坏账损失之间做出权衡。制定有效、得当的收账政策很大程度上靠有关人员的经验;从财务管理的角度讲,也有一些数量化的方法可以参照。根据应收账款总成本最小化的原则,可以通过比较各收账方案成本的大小对其加以选择。

(五)探索适用于医院的应收账款管理办法

应收账款保理业务在商品销售企业中已经广泛使用,它是指企业将赊销形成的未到期的应收账款在满足一定的条件下转让给保理商,以获得银行的流动资金支持,加快资金周转。

保理业务根据供货商是否是连带付款责任,保理商是否是付款追索权分为有追索权保理和无追索权保理;根据是否向购货方公开应收账款债权转让的事实分为公开保理和隐蔽保理。医保结算款保理属于应收账款保理的新范畴,随着银行的金融创新和业务拓展,医保结算款保理将成为医院拓宽融资渠道的新模式。

在政策可行的情况下,医院具有办理保理业务的优势:医院和社保部门的信用评级都比较高;医保结算款坏账风险小(更多是信用逾期风险);医院有可能比企业获得较为优惠的融资费率,在快速回笼资金的同时降低融资费用。

医院办理保理业务可以通过保理商以预支方式提供融资便利,缓解医院应收账款占压的问题。这种融资模式有利于降低应收账款占用资金以及由此产生的机会成本,解决了医院在医保结算款回收不明确的情况下快速回笼资金的问题。但对于回收存在不确定性的医保结算款,保理商可能只办理有追索权的保理。

四、应收账款的信用政策

在企业财务管理中,恰当地制定信用政策,明确信用标准、信用条件是有效管理应收账款的必须手段。在对医院应收账款的管理中,应收账款的发生主体是患者和医疗保险机构。在这两者中,患者随机性太大,不可能对其进行信用管理;在和医疗保险机构发生应收关系时,又不能完全按照商品销售市场的原则对医疗保险机构的应付款进行管理。

信用管理运用于医院应收账款管理的意义在于:①确定信用标准、信用收益和成本可以评估医疗保险机构延期拨付结算款项给医院带来的成本增加。②在现行的医疗保障体制下,由于大量参保患者跨地区流动,为了方便患者结算,许多外保机构(指本地区以外的医疗保险机构)会主动与医院签订合作协议,在这种情况下,信用政策就具有较重要的管理意义。③对其他合同单位,适用信用政策。

(一)信用标准

信用认可标准代表医院愿意承担的最大的付款风险的金额。如果医院执行的信用标准过于严格,可能会减少合同协议的签订,从而可能减少患者来源;如果医院执行的信用标准过于宽松,应收账款回收时间过长,又会大大增加医院的资金成本。

借鉴企业信用评价系统,医院信用评价主要从以下三方面进行。

1.品质

品质是指合同协议单位管理者的诚实和正直表现,或者是该协议单位对应付医疗款的态度,在过去的还款中所体现的还款意图和愿望。

2.能力

能力反映的是在其债务到期时可以用于偿债的当前和未来的财务资源。这主要考察合同协议单位的财务状况或当地医疗保险金的拨付是否充足。

3.条件

条件是指影响合同协议单位还款能力和还款意愿的经济环境,对申请人的这些条件进行评价以决定是否给其提供信用。

(二)信用条件和成本

医院应收账款的信用条件是医院对合同协议单位付款的条件和要求,主要是指信用期限。医院在签订合同时应与对方明确规定信用条件并在日常工作中对应收账款进行监控以保证信用条款的执行。

提供信用也有成本。应收账款的主要成本是机会成本。一般来说,医院可根据短期借款的加权平均成本确定应收账款的机会成本。运营和维持医院信用管理部门的成本也是非常高的,其成本包括人员成本、数据处理成本和还款处理成本、信用评估成本等。

(三)信用期间

监管逾期账款和催收坏账的成本影响医院的资金收益和资本收益。根据医院财务制度规定,医院应于每年末对应收医疗款和其他应收款科目余额的 $2\%\sim4\%$ 计提坏账准备,对不能收回的应收账款应该确认为坏账损失。坏账的计提和冲转都会影响当期损益。信用政策的一个重要方面就是确定确认坏账费用和注销坏账费用的时间和金额。

信用期间是医院根据成本收益原则与合同协议单位确定的付款期间。恰当的信用期,有利于双方的合作,从而可取得较好的成本收益。盲目放宽信用期。或对信用期不进行管理和约束,所得到的收益有时会被增长的费用抵消或减少。因此,医院必须慎重研究,确定出恰当的信用期。

信用期的确定,主要是分析改变现行信用期对收入和成本的影响。即病人数量增加带来的收益增加与延长信用期带来应收账款机会成本、收账费用和坏账损失增加之间进行比较,以确定医院应采用的信用期。

五、应收账款的监控

应收账款作为医院应收及预付款项管理的重点,应当监督和控制每一笔应收账款和应收账款总额,在加快应收账款的回收的同时,还可以有助于预测未来现金流入的金额和时间,帮助合理安排资金。

(一)应收账款周转天数

应收账款周转天数或平均收账期是衡量应收账款管理状况的一种方法。应收账款周转天数就是用时间表示的应收账款周转速度,也叫应收账款回收期或平均收现期,它表示从取得应收账款的权利到收回款项,转换为现金所需要的时间。

其计算公式为:

$$应收账款周转天数 = 平均应收账款 \times 360 天 / 业务收入$$

应收账款周转天数提供了一个简单的指标,将医院当前的应收账款周转天数与规定的信用期限、历史趋势以及行业正常水平进行比较可以反映医院整体的收款效率。

(二)账龄分析法

账龄是指负债人所欠账款的时间。账龄越长,发生坏账损失的可能性就越大。

账龄分析法是指根据应收账款的时间长短来估计坏账损失的一种方法。采用账龄分析法时,将不同账龄的应收账款进行分组,并根据前期坏账实际发生的有关资料,确定各账龄组的估计坏账损失百分比,再将各账龄组的应收账款金额乘以对应的估计坏账损失百分比数,计算出各组的估计坏账损失额之和,即为当期的坏账损失预计金额。

医院要定期编制账龄分析表,密切注意应收账款的回收进度和出现的变化。既要按照应收账款总额进行账龄分析,也应当分单位进行账龄分析。账龄分析法可以确定逾期应收账款,随着逾期时间的增加,应收账款收回的可能性变小。

以下是对医院应收各医疗保险机构的应收款账龄分析,假定约定的信用期限为 60 天,表 10-1 中的账龄分析表反映出 20% 的应收账款为逾期账款。

表 10-1 账龄分析表

账龄(天)	应收账款金额(元)	占应收账款总额的百分比
0~60	8 000 000	80%
61~120	500 000	5%
121~80	200 000	2%
181~240	100 000	1%
241~300	700 000	7%
301~360	500 000	5%

账龄分析表比计算应收账款周转天数更能揭示应收账款变化趋势,因为账龄分析表给出了

应收账款分布的模式,而不仅仅是一个平均数。应收账款周转天数有可能与信用期限相一致,但是有一些账户可能拖欠很严重。因此应收账款周转天数不能明确地表现出账款拖欠情况。

(三)ABC 分析法

ABC 分析法是现代经济管理中广泛应用的一种"抓重点、照顾一般"的管理方法,又称重点管理法。运用到医院的财务管理实务中,则是所有欠款单位按其金额的多少进行分类排队,然后分别采用不同的收账策略的一种方法。它一方面能加快应收账款收回,另一方面能将收账费用与预期收益联系起来。

六、坏账的管理

根据《医院财务制度》的规定,年度终了,医院可采用余额百分比法、账龄分析法、个别认定法等方法计提坏账准备。累计计提的坏账准备不应超过年末应收医疗款和其他应收款科目余额的2%～4%。对账龄超过 3 年,确认无法收回的应收医疗款和其他应收款可作为坏账损失处理。坏账损失经过清查,按照国有资产管理的有关规定报批后,在坏账准备中冲销。收回已经核销的坏账,应增加坏账准备。

需要注意的是,在对预付账款进行管理时,应当在定期或年度终了的核查中,如果有证据表明预付账款并不符合预付款项的性质,或者因为单位破产、撤销等原因已不可能收到所购物资的,应当将其转入其他应收款,然后再按规定进行处理。

(孔　霞)

第四节　医院存货管理

存货是指医院为开展医疗服务及其他活动而储存的低值易耗品、卫生材料、药品、其他材料等物资。存货是医院的一项重要的流动资产,直接关系到医院的资金占用水平和资产运作效率。存货过多则占用了大量的流动资金,会加重医院的财务负担,效益低下;存货不足则可能影响正常的医疗服务,导致医院的社会效益和经济效益降低。存货管理是医院财务管理的一项重要内容。

加强存货管理,主要体现在以下几个方面:①建立健全医院存货管理的内部控制制度。②正确地计量、合理地分类,并按类别进行规范和重点管理,严格出入库流程。③制定科学的存货采购管理计划,包括:采购计划、方案的编制和审定;供应商的选择与价格确定;合同的签订与管理;采购物质验收入库;采购付款和核对等。④合理确定最佳存货库存量,加速资金周转,减少资金占用。

一、医院存货管理的目标

医院存货管理的财务管理目标,是在满足医院正常业务需要量的条件下,使与存货有关的总成本最小。存货的功能是指存货在医疗业务活动过程中起到的作用。

具体包括以下几个方面。

（一）实现社会效益

保证医疗业务活动的正常开展，为患者提供较好的物资保障，实现社会效益。首先是为保障医疗业务的正常进行，医院必须储备一定量的物资用于提供医疗服务或日常管理中耗用；其次必要物资储备，可以满足紧急需求的情况，如急诊抢救所需的药品和卫生材料。

（二）降低存货取得成本

一般情况下，当进行物资采购时，进货总成本与采购物资的单价和采购次数有密切关系。而许多供应商为鼓励客户多购买其产品，往往在客户采购量达到一定数量时，给予价格折扣，所以通过大批量集中进货或者是签订长期合同，可以享受价格折扣，降低购置成本，从而降低总的进货成本。

（三）可以防止意外事件造成的损失

医院在采购某些特殊物资时，特别是唯一厂家生产的物资，可能会出现意外断货或运输过程中出现问题，而不能及时补货的情况，保持必要的存货保险储备，可以避免和减少意外事件的损失。

因此，存货管理就是指包括存货的信息管理和在此基础上的决策分析，最后进行有效控制，达到存货管理的最终目的，提高医院的经济效益和社会效益。

二、医院存货的分类

医院的存货品种比较多，为了加强对存货的管理，需要对不同性质的存货进行合理分类。主要分类如下。

（一）药品

药品指医院为了开展医疗活动而储存的各类药品，是医院开展医疗服务活动基本的物资。由于品种繁多，进销频繁，为方便管理的组织核算，对药品应按一定的标准进行分类。

1.按药品的供销流程分类

可分为药库药品和药房药品。药库药品是储备供应阶段的药品，主要核算药品采购、验收入库、保管、发放的全过程。药房药品是销售阶段的药品，主要核算药品从药库领用、出售、保管等过程。根据销售存放地点不同，可以分为住院药房药品、门诊药房药品。

2.按药品的性质分类

可以分为西药、中成药、中药。

3.按药品的形态分类

可以分为片剂、针剂、粉剂、酊剂等，中药又可以分为膏、丸、散等。

4.按药品的管理分类

可分为一般药品、有毒、麻醉、限制及短缺、贵重药品。

（二）卫生材料

卫生材料指医院为提供医疗服务而持有已备出售给患者的或将医疗服务中耗用的材料，如纱布、药棉、胶布、绷带、X线胶片、显影粉、定影粉、化学试剂等。卫生材料进一步可按种类分为化验材料、放射材料等。医院可按自身的实际情况进行划分和管理。

（三）低值易耗品

低值易耗品指在医疗服务过程中经多次使用不改变其实物形态，而单位价值在规定限额以下或其单位价值达到了固定资产标准，但使用年限比较短。（一般在 1 年以内）或易于损坏需要经常补充和更新的物品。有的物资单位价值虽未达到固定资产标准价值,但耐用时间在 1 年以上的大批同类物资应作为固定资产管理。

低值易耗品可以分为一般低值易耗品和耐用低值易耗品两大类,具体通常可分类如下。

(1)医疗用品,如听诊器、消毒车等。

(2)办公用品,如计算器、装订机等。

(3)棉纺织品,如口罩、帽子等。

(4)文体用品,如球拍、网球、篮球等。

(5)炊事用品,如锅、碗、灶具等。

(6)其他用品。

低值易耗品在使用时也需维修,报废时可能也有残值。

(四)在加工材料

指医院自制或委托外单位加工而尚未完工的各种药品、卫生材料等物资。

(五)其他材料

是指间接为医疗业务活动服务而消耗的各种材料。如未纳入低值易耗品管理的办公用品、劳保用品等。

三、医院存货的计量

(一)存货的初始计价

(1)购入的存货应当按照其采购成本计价。

(2)自制的存货应按照其发生的实际成本计价。

(3)接受捐赠的存货应按照同类或类似物资的市场价格或有关凭据注明的金额计价。

(4)盘盈的存货应按照同类品种的价格计价。

(二)存货发出的计价

医院应当根据各类存货的性质,医院对存货管理的要求,合理地选择发出存货的计价方法,以确定当期发出存货的实际成本。计价方法一经确定,不得随意变更。

对于性质和用途相似的存货,应当采用相同的成本计算方法来确定发出存货的成本,可以根据实际情况采用个别计价法、先进先出法或者加权平均法确定发出物资的实际成本。

1.个别计价法

个别计价法是假设存货的成本流转与实物流转相一致,按照各种存货,逐一辨认各批发出存货和期末存货所属的购进批别或生产批别,分别按其购入或生产时所确定的单位成本作为计算各批发出存货和期末存货成本的方法。又称"个别认定法""具体辨认法""分批实际法"。

个别计价法的优点:计算发出存货的成本和期末存货的成本比较合理、准确。缺点:实务操作的工作量繁重,困难较大。适用于容易识别、存货品种数量不多、单位成本较高的存货计价。但目前医疗机构基本上都采用了计算机信息系统管理,所以这种方法被普遍采用,而且这是计算成本准确性最高的一种方法。个别计价法的计算公式:

发出存货的实际成本=各批(次)存货发出数量×该批次存货实际进货单价

2.先进先出法

先进先出法是指根据先入库先发出的原则,对于发出的存货以先入库存货的单价计算发出存货成本的方法。采用这种方法的具体做法是:先按存货的期初余额的单价计算发出的存货的成本,领发完毕后,再按第一批入库的存货的单价计算,依此从前向后类推,计算发出存货和结存货的成本。

3.加权平均法

加权平均法亦称全月一次加权平均法,是指以当月全部进货成本加上月初存货成本作为权数,去除当月全部进货数量加上月初存货数量,计算出存货的加权平均单位成本,以此为基础计算当月发出存货的成本和期末存货的成本的一种方法。

$$存货的加权平均单位成本=\frac{月初结存货成本+本月购入存货成本}{月初结存存货数量+本月购入存货数量}$$

$$月末库存存货成本=月末库存存货数量×存货加权平均单位成本$$

$$本期发出存货的成本=本期发出存货的数量×存货加权平均单位成本$$

$$=期初存货成本+本期收入存货成本-期末存货成本$$

加权平均法的优点是计算方法简单,其缺点是不利于核算的及时性,适合物资价格市场变动幅度不大的情况。

四、医院存货的持有成本

医院持有存货有关的成本,包括以下 3 种。

(一)取得成本

取得成本指医院为取得某种存货而支出的成本,其又分为订货成本和购置成本。

1.订货成本

订货成本指取得订单的成本,如办公费、招标代理服务费、电话赞、运输费等支出。订货成本中有一部分与订货次数无关,如采购部门的基本开支等,称为固定的订货成本,用 F_1 表示;另一部分与订货次数有关,如招标代理服务费、电话费等,称为订货的变动成本。每次订货的变动成本用 K 表示;订货次数等于存货年需要量 D 与每次进货量 Q 之商。订货成本的计算公式为:

$$订货成本=F_1+\frac{D}{Q}K$$

2.购置成本

购置成本指医院为购买存货本身所支出的成本,即存货本身的价值,经常用数量与单价的乘积来确定。年需要量用 D 表示,单价用 U 表示,于是购置成本为 DU。

订货成本加上购置成本,就等于存货的取得成本。其公式可表达为:

$$取得成本=订货成本+购置成本$$

$$=订货固定成本+订货变动成本+购置成本$$

$$TC_a=F_1+\frac{D}{Q}K+DU$$

(二)储存成本

储存成本指医院为保持存货而发生的成本,包括存货占用资金所应计的利息、仓库费用、保险费用、存货破损和变质损失等,通常用 TC 来表示。

储存成本也分为固定成本和变动成本。固定成本与存货数量的多少无关,如仓库折旧、仓库职工的固定工资等,常用 F_2 表示。变动成本与存货的数量有关,如存货资金的应计利息、存货的

破损和变质损失、存货的保险费用等,单位储存变动成本用 K 来表示。用公式表达的储存成本为:

$$储存成本=储存固定成本+储存变动成本$$

$$TC_c=F_2+K_c \times \frac{Q}{2}$$

(三)缺货成本

在企业存货管理中,存在缺货成本,即指由于存货供应中断而造成的损失。但通常情况下医院是不允许缺货的。缺货的发生轻则可因为提供需求不及时造成患者满意度下降,重则会产生医疗纠纷、医疗赔偿,对医院带来严重的社会负面影响。在医院财务管理实务中,可不考虑缺货成本。

如果以 TC 来表示储备存货的总成本,它的计算公式为:

$$TC=TC_a+TC_c=F_1+\frac{D}{Q}K \times K+DU+F_2+K_c \times \frac{Q}{2}$$

存货管理的最优化,就是使存货总成本即上式 TC 值最小。由于储存成本在医院是相对固定的,持有存货的重要成本是取得成本。

五、最佳存货量的确定

医院存货要按"计划采购、定额定量供应"的办法进行管理。所有存货都应当合理确定储备,定期进行盘点,年终必须进行全面盘点清查。医院存货最佳量的确定,可通用经济定货模型和保险储备两种方法来进行。

(一)经济订货模型

按照存货管理的目的,需要合理安排订货批量和进货时间,使存货的总成本最低,以达到节约使用资金的目的。

存货总成本最低时的进货批量称为经济订货批量或经济批量即最优存货量。有了经济批量,就可合理安排经济进货时间,因此,经济批量决定经济进货时间。如图 10-2。

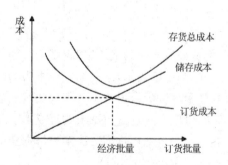

图 10-2　经济批量与经济进货时间的关系

所谓订货批量,是指每次订购货物的数量。在某种存货全年需求量已定的情况下,降低订购批量、必然增加订货批次,一方面,使存货的储存成本(变动储存成本)随平均储存量的下降而下降;另一方面,使订货成本(变动订货成本)随订购批次的增加而增加。反之,减少订购批次必然要增加订购批量,在减少订货成本的同时储存成本将会增加。可见,存货决策的目的就是确定位于这两种成本合计数最低时的订购批量,即经济订货批量。

经济订货批量的基本模型,通常是建立在如下基本假设基础上的。

(1)医院所需存货的市场供应充足,在需要存货时,可以立即到位。

(2)存货集中到货,而不是陆续入库。

(3)不允许缺货,即无缺货成本。

(4)一定时期的存货需求量能够确定,即需求量为常量。

(5)存货单价不变,不考虑现金折扣,单价为已知常量。

(6)医院现金充足,不会因现金短缺而影响进货。

在设定上述条件后,存货相关总成本(TC)的公式简化为:

$$TC = F_1 + \frac{D}{Q}K + DU + F_2 + K_c\frac{Q}{2}$$

则经济批量:

$$Q^* = \sqrt{\frac{2KD}{K_c}}$$

经济批量下的存货总成本:

$$TC(Q^*) = \sqrt{2KDK_c}$$

最佳订货次数:

$$N^* = \frac{D}{Q^*} = \sqrt{\frac{DK_c}{2K}}$$

式中:D——存货年需要量,Q——每次进货批量,Q^*——经济批量,K_c——存货的单位储存变动成本,$TC(Q^*)$——经济批量下的存货总成本,N^*——最佳订货次数。

(二)保险储备

存货的储备以保证供应为原则,既要防止储备过少,影响医疗业务,又要防止储备过多,造成资金占用过多。由于医院不存在缺货成本,储备成本最低时的保险储备量即为医院最佳存货储备。

就医院实际管理而言,确定保险储备量分以下3种情况。

(1)运送时间短,能随时送货上门,且产品替代性强的存货。如棉签、手套、低值易耗品等,根据平均需求进行采购储备,采购期可为一周、半月或一月,医院可视情况而定。

(2)对部分高值耗材,单价较高,如果不存在采购、运输等条件限制,且市场货源充足,运送时间短,能随时送货上门,可以"以销定采"。患者在医疗过程中,如果病情需要这类高值的卫生材料,治疗科室一般要在做治疗方案时提前给采购部门提请采购需求,采购部门则可根据需求再进行采购。

(3)对药品、部分有采购条件限制的存货则可以根据历史平均需求量或订货周期来确定储备额。

如确定药品的储备定额,一般可按2~3个月的药品平均消耗量来核定,其计算公式如下:

药品储备定额=上年药品实际消耗额/12月×储备期

存货管理不仅需要各种模型帮助确定适当的库存水平,而且还需要建立相应的库存管理控制系统。目前,大多数医院已经采用计算机库存控制系统进行管理,当库存数据输入计算机后,计算机即对这批货物开始跟踪。此后,每当有该货物发出时,计算机就及时做出记录并修正库存余额。当库存下降到订货点时,计算机自动发出订单,并在收到订货时记下所有库存量。因此,计算机系统能对大量种类的库存进行有效管理,进而提高医院管理水平。

六、存货的管理控制

(一)医院存货管理要求

1.健全存货采购的管理制度

存货应由医院统一采购。财务部门应监督采购方式的确定、供应商的选择、验收程序等流程。纳入政府采购和药品集中招标采购范围的,必须按照有关规定执行。

2.严格存货验收出入库管理流程

(1)入库管理。根据验收入库制度和经批准的合同等采购文件,组织验收人员对品种、规格、数量、质量和其他相关内容进行验收并及时入库;所有存货必须经过验收入库方可领用;未经验收入库,一律不得办理资金结算。

(2)出库管理。存货的储存与保管要实行限制接触控制。指定专人负责领用制定领用的限额或定额;建立高值耗材的领、用、存辅助账。

3.落实存货的清理核查

(1)财务部应根据审核无误的验收入库手续、批准的计划、合同、协议、发票等相关证明及时进行账务处理;每月与归口管理部门核对账目,保证账账、账实相符。

(2)为了及时以发现问题,堵塞漏洞,加强管理,健全制度,最大限度地保证物资的安全与完整,做到账实相符,医院必须对存货进行定期或不定期的清查盘点,核实库房的实际库存数量,并与存货的账面记录进行核对;对盘盈、盘亏的物资,应及时查明原因,分清责任,并按规定的程序报经批准后,计入当期损益。

(二)加强对低值耗材的管理

低值易耗品实物管理采取"定量配置、以旧换新"等管理办法。除按数量金额进行明细账管理外,低值易耗品领用实行一次性摊销,个别价值较高或领用报废相对集中的可采用五五摊销法。低值易耗品报废收回的残余价值,应按国有资产管理的相关规定处理。

(三)加强对药品的管理

医院药品管理应严格执行《药品管理法》、药品价格管理等相关规定,遵循"计划采购、定额管理、加强周转、保证供应"的原则。使用计算机进行药品管理的且具备条件的,应采用"金额管理,重点统计,实耗实销"的管理办法。没有使用计算机进行药品管理的,采用"金额管理、重点统计、实耗实销"的管理办法。不得以领代报,以存定销。

(四)存货控制的 ABC 分析法

ABC 分析法是由意大利经济学家维尔弗雷多·帕累托首创的。以后经过不断的发展与完善,现已广泛用于各行业的存货管理与控制。ABC 分析法是对存货各项目按种类、品种或规格分清主次,重点控制的方法。ABC 分析法的操作步骤如下。

(1)收集数据:即确定构成某一管理问题的因素,收集相应特征数据,以卫生材料为例,收集与之相关的购货成本和领用数量。

(2)计算整理:计算每一种存货在一定期间内(通常为 1 年)的资金占用额,计算每一种存货资金占用额占全部资金占用额的百分比,并按大小顺序排列,编成表格。

(3)A 类存货:存货占用资金较大,品种数量较少或总金额虽不大但单位价值较高的医用耗材;B 类存货:存货占用资金一般,品种数量相对较多;C 类存货:存货品种数量繁多,但价值金额较小。

(4)对 A 类存货进行重点规划和控制;对 B 类存货进行次重要管理;最后,对 C 类存货实行一般管理。

（孔　霞）

第十一章

医院固定资产管理

第一节 概　述

一、医院固定资产的定义

固定资产是指单位价值在 1 000 元及以上（其中专业设备单位价值在 1 500 元及以上），使用期限在一年以上（不含一年），并在使用过程中基本保持原有物质形态的资产。单位价值虽未达到规定标准，但耐用时间在一年以上（不含一年）的大批同类物资，应作为固定资产管理。图书参照固定资产管理办法，加强实物管理，不计提折旧。

医院固定资产是医院资产的重要组成项目，在医院资产总额中占绝对比重，它是医院开展医疗、科研、教学等各类活动必不可少的物质基础，是医院赖以生存和发展的重要资源。医院固定资产是反映医院经济实力、规模大小和医疗水平高低的重要指标之一，医院固定资产存在形态决定着医院服务规模和发展潜力。因此，加强医院固定资产管理，对保障医院各项业务活动的顺利进行，提高医院经济效益和社会效益，保证医院国有资产保值增值，使医院国有资产更好地服务社会具有重要意义。

从固定资产的定义看，医院固定资产具有以下几个特征。

(一)为提供医疗服务、运营、管理等而持有

医院持有固定资产的目的是为了提供医疗服务、运营、管理等，即医院持有的固定资产是医院开展基本职能的工具或手段，而不是用于出售的产品。

(二)使用年限超过一个会计年度

医院固定资产的使用年限，是指医院能够使用固定资产的预计期间或者该固定资产预计能提供医疗服务的能力，表现为提供医疗服务等的工作数量。通常情况下，医院固定资产的使用年限是指医院使用固定资产的预计使用期间，对于某些医疗设备或机器设备等固定资产，其使用年限也可以表现为该固定资产所能提供医疗服务的工作数量，例如，CT 机、MRI 等可按其能够提供医疗服务的工作量预计使用年限。

医院固定资产使用年限超过一个会计年度，意味着固定资产属于非流动资产，随着使用和磨损，通过计提折旧方式将其价值分次转移和补偿。

(三)单位价值一般在规定标准以上

《医院财务制度》明确规定,医院固定资产单位价值在 1 000 元以上,其中专业设备单位价值在 1 500 元以上。

《医院财务制度》还规定,单位价值虽未达到规定标准,但使用年限在一年以上的大批同类物资,也应作为固定资产管理。例如,图书、办公桌椅等家具。

(四)医院固定资产是具有实物形态的资产

医院固定资产具有实物特征,在使用过程中基本能保持原有实物形态,区别于医院无形资产。

二、医院固定资产的确认条件

固定资产在符合定义的前提下,应当同时满足以下两个条件才能加以确认。

(一)与该固定资产有关的经济利益很可能流入医院或产生预期社会效益

资产最重要的特征是预期会给医院带来经济利益,或产生预期社会效益。医院在确认固定资产时,需要判断与该项固定资产有关的经济利益是否很可能流入医院或将会产生相关的社会效益。

通常情况下,医院取得固定资产的所有权是判断与医院固定资产所有权相关的风险和报酬转移到医院的一个重要标志。但是,所有权是否转移,并不是判断与医院固定资产所有权相关的风险和报酬转移到医院的唯一标志,在有些情况下,某项医院固定资产的所有权虽然不属于医院,但是医院能够控制与该项医院固定资产有关的经济利益流入医院,说明与该医院固定资产所有权相关的风险和效益,实质上已流入到医院,在这种情况下,医院应将该项医院固定资产予以确认。例如,以融资租入等方式取得的医院固定资产,医院虽然不拥有其所有权,但与其所有权相关的风险和报酬实质上已转移到医院,因此,符合医院固定资产确认的第一个条件。

另外,医院购置的环保设备等资产,虽然其不能直接为医院带来经济利益,但是有助于医院提高对医用废水、医用废物等的处理能力,确保医疗安全,创造良好的就医环境,医院也因此将减少污染环境导致医院未来经济利益的流出,因此,这类设备,医院也应将其确认为固定资产。

(二)医院固定资产的成本能够可靠地计量

成本能够可靠地计量是资产确认的另一项基本条件。医院在确定固定资产成本时必须取得确凿证据,但是,有时需要根据所获得的最新资料,对医院固定资产的成本进行合理的估计。比如,医院对于已达到预定可使用状态但尚未办理竣工决算的医院固定资产需要根据工程预算、工程造价或者工程实际发生的成本等资料,按估计价值确定其成本,办理竣工决算后,再按照实际成本调整原来的暂估价值。

三、医院固定资产的分类

医院固定资产种类繁多,规格不一。为了加强管理,正确组织会计核算,医院应该对固定资产进行合理分类。根据不同的管理需要和核算要求以及不同的分类标准,可以对固定资产进行不同的分类,常见的固定资产分类方法主要有按经济用途分类、按使用情况分类和按自然属性分类。

(一)按固定资产经济用途分类

按固定资产经济用途不同,医院的固定资产可分为临床服务用固定资产、医疗技术用固定资产、医疗辅助用固定资产和行政后勤用固定资产。

（1）临床服务用固定资产，指医院直接用于临床服务科室的各种固定资产，如医疗用房（如住院病房）等。

（2）医疗技术用固定资产，指医院直接用于医疗技术科室的固定资产，如医用设备（如CT）等。

（3）医疗辅助用固定资产，指医院直接用于医疗辅助科室的固定资产。

（4）行政后勤用固定资产，指医院直接用于行政后勤需要的各种固定资产，如办公用车、家具、办公设备（如电脑）等。

2.按固定资产使用情况分类

按固定资产使用情况不同，医院的固定资产可分为使用中固定资产、未使用固定资产和不需用固定资产。

（1）使用中固定资产，是指正在使用中的各项固定资产。由于季节性或大修理等原因，暂时停止使用的固定资产仍属于医院使用中的固定资产；医院出租给其他单位使用的固定资产和内部替换使用的固定资产也属于使用中的固定资产。

（2）未使用固定资产，是指已完工或已购建的尚未正式使用的新增固定资产以及因进行改建、扩建等原因暂停使用的固定资产。如医院购建的尚未正式使用的固定资产、工作任务变更停止使用的固定资产以及主要的备用设备等。

（3）不需用的固定资产，是指医院多余或不适用的固定资产。按照固定资产使用情况分类，有利于反映医院资产的使用情况及其比例关系，便于分析固定资产的利用效率，挖掘固定资产的使用潜力，促使医院合理地使用固定资产。

（三）按固定资产的自然属性分类

按照固定资产自然属性的不用，医院固定资产分为四类：房屋及建筑物、专用设备、一般设备和其他固定资产，具体内容如下。

（1）房屋及建筑物，指医院拥有或控制的房屋和建筑物及其附属设施。其中，房屋包括门诊、病房等医疗用房、办公楼、库房、食堂等；建筑物包括道路、围墙等；附属设施包括房屋和建筑物内的电梯、通信线路、输电线路、水气管道等。

（2）专用设备，指医院根据业务工作的实际需要购置的具有专门性能和专门用途的设备，包括：①医用电子仪器（心、脑、肌电图、监护仪器、除颤器、起搏器等）。②光学仪器及窥镜（验光仪、裂隙灯、手术显微镜、内窥镜等）。③医用超声仪器（超声诊断仪、超声手术刀、超声治疗机等）。④激光仪器设备（激光诊断仪、激光治疗仪、激光手术设备等）。⑤医用高频仪器设备（高频手术、微波、射频治疗设备等）。⑥物理治疗及体疗设备（电疗、光疗、理疗、生物反馈仪等）。⑦高压氧舱。⑧中医仪器设备（脉相仪、舌色相仪、经络仪、穴位治疗机、电针治疗仪器等）。⑨医用磁共振设备（永磁型、常导型、超导型等）。⑩医用X线设备（X线诊断、治疗设备、CT、造影机、数字减影机、X光刀等）。⑪高能射线设备（医用加速器、放射治疗模拟机等）。⑫医用核素设备（核素扫描仪、SPECT、钴60机、PET等）。⑬临床检验分析仪器（电泳仪、色谱仪、生化分析仪、血氧分析仪、蛋白测定仪、肌酐测定仪、酶标仪等）。⑭体外循环设备（人工心肺机、透析机等）。⑮手术急救设备（手术床、麻醉机、呼吸机、吸引器等）。⑯口腔设备（牙钻、综合治疗台等）。⑰病房护理设备（病床、推车、婴儿暖箱、通信设备、供氧设备等）。⑱消毒设备（各类消毒器、灭菌器等）。⑲其他（以上未包括的医药专用设备等）。

（3）一般设备，指医院持有的通用性设备，包括：①家具用具及其他类。②交通运输设备。③电子产品及通信设备（彩电、摄像机、服务器、计算机、电话、传真等）。④电气设备（发电机、冰箱、空调、洗衣机等）。⑤通用设备（锅炉、电梯、空调机组、冷藏柜等）。

（4）其他固定资产，指以上各类未包含的固定资产，其中包括图书。

（林　洁）

第二节　医院固定资产投资管理

投资是指医院在一定时期投入一定的资金，以期望未来获得更大收益的行为。在市场经济条件下，医院能否把筹集到的资金投放到收益高、回收快、风险小的项目上去，对医院生存与发展起着至关重要的作用。一般会计上的投资是指对外投资，包括股权投资和债权投资；而财务管理上的投资既包括对外投资，也包括对内投资，如固定资产投资。

一、医院投资管理概述

（一）医院投资的意义

1.投资是实现财务管理目标的基本前提

医院财务管理的目标是不断提高医院价值，为此，就要将筹资活动获取的资金，科学合理的投放到各种资产上，开展医疗业务活动，以得到收益。

2.投资是医院发展业务的必要手段

在科学技术、社会经济迅速发展的今天，医院无论是维持日常业务的顺利开展还是实现新技术、新项目领域的拓展，都必须进行一定的投资。尤其是加大对重点学科的投资与建设，才能够创造增强实力的条件，而且对医院树立市场形象、增强核心竞争力与品牌影响力意义重大。

3.投资是医院降低风险的重要方法

医院将资金投向日常业务的关键环节或薄弱环节，可以使医院各项业务开展配套、平衡，形成更加牢固的综合实力。另外，由于医院无法预测未来经营过程中发生的不确定因素，如医疗体制改革对医院经营产生的影响，因而可以在政策允许的范围内，通过投资活动，开展除正常医疗活动外的多元化经营活动，则更能增加医院收益的稳定性和持续性。

（二）医院投资的分类

为了加强投资管理，提高投资效益，必须分清投资的性质，对投资进行科学的分类，现分述之。

1.直接投资与间接投资

按投资与医院日常业务活动的关系进行分类，投资可分为直接投资和间接投资两类。直接投资指把资金投放于医院组织与开展业务活动的经营性资产，以便获取利润的投资。间接投资又称为证券投资，是指把资金投放于证券等金融资产，以便取得股利或利息收入的投资。

2.长期投资与短期投资

按投资回收时间的长短分类，投资可分为短期投资和长期投资。短期投资又称为流动资产投资，是指能够并且准备在1年以内收回的投资，包括投放的货币资产、应收账款、存货、短期有价证券等的投资,长期证券如能随时变现亦可作为短期投资。长期投资则是指 1 年以上才能收回的投资,包括投放在固定资产、无形资产和不准备在一年内变现的长期有价证券等方面的资金。

3.初创投资和后续投资

按投资的阶段不同分类,投资可分为初创投资和后续投资。初创投资是指在医院新成立时所进行的各种投资,是医院的原始资产,为医院开展正常的业务活动创造了必要的条件。后续投资是指医院为巩固现有实力、进而拓展市场、扩大规模吸引病源所进行的各种投资。

4.内部投资和外部投资

根据医院投资的方向不同分类,投资可分为内部投资和外部投资。内部投资是指医院将资金投放在内部,购置各种医疗服务和经营管理所用资产的投资。外部投资是指医院以货币资金、实物资产、无形资产等方式或者购买股票、债券等有价证券方式向其他单位的投资。内部投资都是直接投资,外部投资主要是间接投资,也可能是直接投资。

(三)医院投资的基本原则

医院投资的根本目的是为了增加医院的价值。医院能否实现这一目标,关键在于医院能否在纷繁复杂、纵横交错的市场环境条件下,捕捉有利时机,作出科学理智的投资决策。为此,医院在投资时必须坚持以下基本原则。

1.充分而细致的投资环境分析

投资环境是指影响医院投资的各种外部因素的总和。医院进行投资环境的分析,对及时、准确地作出投资决策和不断提高投资效益具有重要意义。通过对投资环境的研究,可以使医院充分了解市场的供求状况,当出现有利条件时,及时进行投资,以获得良好的效果。当出现不利因素时,及时采取对策,以避免客观环境的负面影响。另外,投资环境是动态变化的,医院必须主动适应这种变化,但如果总是疲于应对,难以取得预想的效果。这就要求决策者高瞻远瞩、独具慧眼,预见未来投资环境的变化,抓住机会作出判断,为医院创造财富。

2.科学而严密的投资决策程序

在市场经济条件下,医院的投资决策都会面临一定的风险。为了保证投资决策的正确有效,必须按科学的投资决策程序,认真进行投资项目的可行性分析,减少个人主观因素的盲目性。投资项目可行性分析的主要任务是对投资项目的必要性,技术、设计上的可行性和经济上的合理性进行论证,运用各种方法计算出有关指标,以便合理确定不同项目的优劣。投资决策程序一般可简单地分为以下几个步骤:市场调研明确目标、集思广益拟订方案、综合评价权衡利弊、确定最优方案并付诸实践。

3.足额而及时的投资资金保障

医院的投资项目,特别是长期投资项目,时间长、规模大、所需资金多,对医院财务成果和财务状况,尤其是资本结构具有极大的影响,需要进行专门的筹资工作来保证足够的资金供应。否则,就会中途下马,出现"半截子工程",从而给医院带来不可挽回的损失。

4.认真而全面的投资风险分析

投资风险的最主要因素有环境的风险、经营的风险、利率的风险、支付能力的风险、决策的风险、政策的风险。但收益和风险是共存的,医院在进行投资时,必须在考虑收益的同时认真考虑风险的情况,只有在收益和风险达到最好的均衡时,才有可能不断增加医院价值,实现财务管理的目标。

二、投资项目中的现金流量分析

投资项目中的现金流量是指在投资决策中由投资项目引起的医院现金流入和现金流出增加的数量,是进行投资决策分析的基础。这里的"现金"是广义的概念,不仅包括各种货币资金,而且还包括项目需要投入医院拥有的非货币资源的变现价值。例如,一个项目需要使用医院原有的某一间业务用房,则相关的现金流量是包含这间房屋的变现价值。

(一)现金流量的构成

投资项目的现金流量一般是由初始现金流量、营业现金流量和终结现金流量三部分构成。

1.初始现金流量

初始现金流量是指开始投资时发生的现金流量,一般包括如下几个部分。

(1)固定资产上的投资:包括固定资产的购入或建造成本、运输成本和安装成本等。需要注意的是,在固定资产更新投资决策时,如果原有旧的固定资产变现价值与其账面价值不等,则原有固定资产的初始购置投资的计算如下:

$$旧资产的初始购置投资=变现价值-变现增值\times所得税税率$$

$$旧资产的初始购置投资=变现价值+变现减值\times所得税税率$$

(2)流动资产上的投资:包括对材料、在产品和现金等流动资产的投资。

(3)其他投资费用:指与投资有关的职工培训费、谈判费、注册费用等。

(4)原有固定资产的变现收入:这主要是指固定资产更新时原有固定资产转让所得的现金收入。固定资产的清理费用、支付的相关税金应从变现收入中扣减。

2.营业现金流量

它是指投资项目实施后的整个寿命周期内,由于医疗服务活动而产生的现金净流量。这种现金流量通常是按年度计算的,一般由以下几个部分组成。

(1)医疗服务活动取得的现金流入。

(2)各项医疗服务现金支出:例如,卫生材料费、医务人员的工资、燃料费、管理费用等。

(3)税金支出如果每年医疗服务活动取得的收入都是营业现金收入,付现成本等于营业现金支出,则每年营业净现金流量的计算公式如下。

每年营业现金净流量(NCF)=医疗服务收入-付现成本-所得税　公式①

付现成本是指需要每年支付现金的成本。成本中不需要每年支付现金的部分称为非付现成本,其中主要指折旧费。

$$付现成本=医疗服务成本-折旧$$

$$
\begin{aligned}
每年营业现金净流量(NCF)&=医疗服务收入-付现成本-所得税\\
&=医疗服务收入-(医疗服务成本-折旧)-所得税\\
&=医疗服务收入-医疗服务成本-所得税+折旧\\
&=医疗服务税后净结余+折旧
\end{aligned}
$$

公式②

从每年现金流动的结果看,增加的现金流入来源于两个部分:一部分是结余造成的货币增值;另一部分是以货币形式收回的折旧。

如果医院的所得税税率是 T,非付现成本就是折旧,则投资项目每年产生的营业现金净流量还可以表示为:

每年营业现金净流量(NCF)＝医疗服务税后净结余＋折旧

　　　　　　　　　　　＝(医疗服务收入－医疗服务成本)×(1－T)＋折旧

　　　　　　　　　　　＝(医疗服务收入－付现成本－折旧)×(1－T)＋折旧

　　　　　　　　　　　＝医疗服务收入×(1－T)－付现成本×(1－T)＋折旧×T

公式③

式③可以理解为投资项目每年营业现金净流量等于税后收入减税后付现成本加折旧抵税。

对于无须缴纳所得税的医院而言,例如,公立非营利性医院,以及仍在纳税优惠期的营利性医院,税率 T 为零,每年营业现金净流量的计算比较简单,就是:每年营业现金净流量(NCF)＝医疗服务收入－付现成本

在无税的情况下,折旧等非付现成本不影响医院的现金流。

3.终结现金流量

终结现金流量是指投资项目完结时所发生的现金流量。

(1)固定资产的残值收入或变现收入。

(2)原来垫支在各种流动资产上的资金的收回。

(3)停止使用的土地的变现收入等。

(4)为结束项目而发生的各种清理费用。

(二)现金流量分析时需要注意的几个问题

1.现金流量的基本假设

现实的投资活动中,项目产生的现金流入或流出的时点是不定的,现金取得或支出的形式也是复杂的,为了便于我们进行决策分析,需要将这些不确定的、复杂的现象抽象化,因此,在投资活动决策分析中,一般通常假设项目的现金流具有以下特点。

(1)全投资假设:假设项目所需要投入的资金都是自有资金,即不考虑该笔投资所需的现金是否为借入的,即使这笔资金是借入的,由此产生的利息支出也不作为此项目的现金流出。

(2)经营期与固定资产的折旧年限一致假设:虽然医院有相当一部分固定资产都超过了折旧年限仍在使用,但是折旧年限仍然是目前我们在进行投资决策时确定项目经营期的有据可查的重要依据。因此,在进行投资决策时,该项目的经营期按照固定资产的折旧年限确定。

(3)时点投资假设:虽然医院在项目经营中取得的现金流入或发生的现金支出可能发生在一年当中的任何一天,但是当我们按年确定现金流量时,都抽象的认为每年现金流量的发生都是在每年年末的那一个时点上。

(4)流动资金的垫支与收回时点假设:除应收账款外,假设医院因投资某个项目而垫支的营运资金发生在建设期的期末,投产期的期初,前期垫支的营运资金的收回则发生在项目经营期的期末。由于应收账款上垫支的资金往往发生在项目运营后,所以单独考虑应收账款的垫支时点应该是项目开始投产的第一年年末,应收账款资金的收回应该在项目经营结束的下一期期末。

2.在增量的基础上考虑现金流量,区分决策相关成本与无关成本

在确定投资方案的相关现金流量时,应遵循的最基本的原则是:只有增量现金流量才是与项目相关的现金流量。所谓增量现金流量是指接受或拒绝某个投资方案后,医院总的现金流量因此而发生了变动。只有那些由于采纳了某个项目引起的现金支出增加额才是该项目的现金流出,只有那些由于采纳了某个项目引起的现金流入增加额才是该项目的现金流入。

为了正确的计算投资方案的增量现金流量,需要区分哪些是与决策相关的成本,哪些是与决

策不相关的成本。一般来说,差额成本、未来成本、重置成本、机会成本属于决策相关成本,而沉没成本、账面成本等往往是非相关成本。

例如,某医院5年前打算购置一套放射科设备,在对其进行可行性分析时共发生费用1万元,后来由于有了更好的项目,该计划被搁置下来,当时发生的1万元论证费作为费用被记入当年的损益。现在旧事重提,5年前发生的论证费1万元是否是决策的相关成本呢?答案是否定的。因为该论证费已经列支,不管医院现在是否决定购置这套设备,它已经无法挽回,从这个意义上说,这笔5年前的论证费属于沉没成本,与医院未来的现金流量无关。

由此可见,在增量的基础上考虑现金流量,正确的区分决策相关成本与无关成本对投资决策至关重要。如果将非相关的成本纳入投资方案的现金支出中,可能会使一个有利的方案因此变得不利,一个较好的方案可能变成一个较差的方案,造成决策的错误。

3.不能忽视机会成本

机会成本不是我们通常意义上的"成本",它不是一种支出或费用,而是失去的收益。而且这种收益不是实际发生的,而是潜在的。机会成本总是针对具体的方案,离开被放弃的方案就无从计算确定。在投资方案的选择中,如果选择了一个投资方案,则必须放弃投资于其他途径的机会。其他投资机会可能取得的最大的收益就是实行本方案的一种代价,被称为这项投资的机会成本。

例如,医院的投资活动将使用一间自有房屋,在进行投资分析时,因为医院不需要动用资金去构建房屋,可否不将这间房屋的成本考虑在内呢?答案是否定的。若医院不将这间房屋用于此投资项目,还可以将其用做其他用途,并取得一定的收入。只是由于用于这个投资项目才放弃了用作他用而可能获得的收入,那么这笔因此而放弃的收入就是本投资项目的机会成本。

机会成本的意义在于它有助于全面考虑可能采取的各种方案,以便为既定资源寻求最为有利的使用途径。

4.注意分摊费用对现金流量的影响

医院的每一个投资项目都会产生相应的分摊费用,例如,分摊的各种管理费用和行政费用。这些费用在计算成本时是要考虑的,并要从结余中扣除。但是,在做投资的现金流量分析时,要对这些分摊费用作进一步辨别。对那些因投资项目引起的分摊费用,例如,增加的管理人员或行政工作人员的费用,应计入投资项目的现金流量。而对那些医院原来就要发生的,因本项目投资后分摊过来的费用,例如,总部管理人员的有关支出,就不应该计入本项目的现金流量。

5.折旧对于现金流量的意义

折旧对于承担纳税义务的医院分析现金流量时起着重要作用。

(1)由于折旧资金留在医院内由医院支配,而不交给医院之外的任何个人和单位,因此,折旧不是现金流出。

(2)折旧可以作为成本、费用从医院收入中扣除,因此降低了医院的应纳税所得额,从而减少了医院的所得税支出,这部分减少的数额等于折旧额乘以所得税税率,即折旧抵税。由此可见,尽管折旧本身不是真正的现金流量,但是它的数量大小却会直接影响到纳税医院的现金流量的大小,折旧额越高,医院的实际现金流入量也就越大。

(3)对纳税医院而言,每一项固定资产的原值是固定的,其对应的折旧总额也是确定的。但是不同的折旧方法将影响各年提取的折旧额,进而影响现金流量。采用加速折旧法的医院虽然不能增加折旧总额,但是却可以使固定资产寿命期内每年的折旧额前大后小,从而使现金流量也前多后少。考虑到货币的时间价值,这对医院是很有利的。

需要注意的是,对于非营利医院以及尚在税收优惠期的营利性医院,由于不需要缴纳所得税,因此不需要支付现金的折旧将不会对医院的现金流产生影响。

6.通货膨胀对现金流量的影响

在明显的通货膨胀时期,无论是投资项目的收入还是支出,都会发生很大的变化。比如,存货的计价有先进先出和后进先出等不同的计价方法。在通货膨胀时期,后进的存货价格较高,先进的存货进价较低。使用同一批存货,若按先进先出法计价,则成本较低,结余较高,纳税金额也比较高,使医院的实际现金流入量减少。若按照后进先出法计价,则成本较高,结余较低,纳税额较少,使医院的现金实际流入量增大。由于医院所考虑的是实际现金流入量的大小,因此采用什么样的存货计价方法在通货膨胀时期就显得非常重要了。

在计算投资指标时,对通货膨胀的影响通常有两种处理方法:一种是调整投资项目的现金流量,扣除通货膨胀的影响。一种是调整计算贴现指标时所用的贴现率,抵消通货膨胀带来的对现金流量的影响。

(三)现金流量与结余的关系

会计上核算出来的结余是按照权责发生制确定的,而现金流量是根据收付实现制确定的,两者既有区别,又有联系。在投资决策的分析中,研究的重点是现金流量,而把结余的研究放在了次要的地位。究其原因,主要有以下三点。

(1)在整个投资有效年限内,如果不考虑货币的时间价值,结余总额与现金净流量的总计是相等的。所以,现金净流量可以取代结余作为评价净收益的指标。

(2)结余在各个年份的分布受到了折旧方法等人为因素的影响,而现金流量的分布不受这些人为因素的影响更加客观。在考虑货币时间价值的情况下,早期的收益比晚期的收益有明显的区别。作为投资决策指标的分布应该是客观的,不受人为选择的影响,而现金流量的分布可以满足这种需求。

(3)在投资分析中,现金流动状况比盈亏状况更重要。有结余的年份不一定能产生多余的现金用来进行其他项目的再投资。一个项目能否维持下去,不取决于一定时期是否盈利,而是取决于有没有现金用于各种支付。现金一旦支出,不管是否消耗都不能用于其他目的,只有将现金收回后才能用来进行再投资。因此,在投资决策中要重视现金流量的分析。

三、投资决策指标

投资决策指标是指投资决策的经济指标,是通过对投资项目经济效益的分析与评价,确定投资项目是否可取的标准。按其是否考虑货币的时间价值,可分为非贴现评价指标和贴现评价指标两大类。非贴现评价指标是指在计算过程中不考虑货币时间价值因素的指标,又称为静态指标,包括投资回收期、平均报酬率。与非贴现评价指标相反,在贴现评价指标的计算过程中必须充分考虑和利用货币时间价值,因此,贴现评价指标又称为动态指标,包括净现值、获利指数和内含报酬率。

(一)静态投资指标

静态投资指标是不考虑货币的时间价值的一种投资决策分析方法。它是按照有关承包收入资金周转等方法,来分析评价投资效果的一种方法。主要包括以下几方面。

1.投资回收期(payback period,PP)

投资回收期是指自投资方案实施起,至收回初始投入资本所需时间,即能够使与此方案相关的累计现金流入量等于累计现金流出量的时间。投资回收期的计算方法有如下两种:

(1)投资后每年净现金流量相等时,计算公式如下。

$$投资回收期＝投资总额/年净现金流量$$

(2)投资后每年净现金流量不等时每年净现金流量不等时投资回收期可以用下式推算:

$$C_0 = \sum_{t=1}^{n} NCF_t$$

式中:n——投资回收期;t——投资年份;C_0——初始投资额。

求使等式成立的 n,即为投资回收期。

一般来讲,投资的回收期越短越好,因为,这意味着投资所冒的风险可以被较快地解除。投资回收期法的优点是:①对各种投资方案进行初步审查时,可以选择投资回收期较短的方案。因为医院可以用于投资的资金总是有一定限度的,必须尽可能地加速资金的周转。因此,一般情况下医院将会把注意力集中在投资回收期较短的方案上。②在投资风险较大或极大的情况下,以投资回收期作为标准,可以选择投资回收期较短的方案,尽快解除风险。因为投资时间越长,不稳定因素就会越多。③一般来讲,投资方案如果用其他分析方法分析的结果相同时,应选择投资回收期较短的投资项目。

投资回收期法的另一个主要优点是计算简便,同时投资回收期的长短也是项目风险的一种标志,因此在实务中也常常被当作一种选择方案的标准。但是,投资回收期的最大缺点在于它既没有考虑"货币的时间价值",也没有考虑回收期后的现金流量。在实际工作中,长期投资往往看重的是项目中后期将得到的较为丰厚的长久收益。对于这种类型的项目,用投资回收期法来判断其优劣,就显得过分片面了。

2.平均报酬率(average rate of return,ARR)

投资报酬率也叫投资利润率或会计利润率,它表示年平均会计收益占总投资的百分比,即:

$$平均报酬率＝\frac{年均会计收益}{投资总额}\times100\%$$

一般来讲,投资的平均报酬率越高越好。在采用评价报酬率指标进行决策时,医院应首先确定一个要达到的平均报酬率,即要求报酬率,并以此为标准,同测算出来的平均报酬率进行对比,如果预期的平均报酬率高于要求的平均报酬率,这个方案就是可行的,否则方案就要被否决。

这种方法的主要优点在于计算简便,并且使用的是财务会计核算上的结余和成本的概念,容易被接受和掌握。但仍没有考虑货币的时间价值。

(二)动态投资指标

静态指标的最大问题是没有考虑到货币的时间价值,而动态投资指标则是考虑了货币的时间价值以后所采取的决策分析方法。

1.净现值(net present value,NPV)

净现值法是指通过计算投资项目的净现值以反映投资项目的优劣,并据以进行决策的方法。净现值是指投资项目未来现金流入的现值与未来现金流出的现值之间的差额。

净现值的计算公式:

$$净现值(NPV) = \sum_{t=1}^{n} \frac{I_t}{(1+i)^t} - \sum_{t=1}^{n} \frac{O_t}{(1+i)^t}$$

式中:n——投资涉及的年限;I_t——第 t 年的现金流入量;O_t——第 t 年的现金流出量;i——折现率。

净现值还有另外一种表述方法,即投资项目投入使用后的净现金流量按照资本成本或医院要求的报酬率折算成现值,减去初始投资以后的余额。其计算公式为:

$$NPV = \sum_{t=1}^{n} \frac{NCF_t}{(1+i)^t} - C$$

式中:NPV——净现值;NCF_t——第 t 年净现金流量;i——折现率;n——项目预计使用年限;C——初始投资额。

如果投资期超过 1 年,则在公式②中,应是减去初始投资的现值以后的余额。

(1)投资项目净现值的计算过程:①计算投资项目每年的净现金流量。②选用适当的折现率,确定投资项目各年的折现系数(通过查表确定)。③将各年净现金流量乘以相应的折现系数求出现值。④汇总各年的净现金流量现值,得出投资项目的净现值。

(2)折现率的确定方法:应当指出的是,在项目评价中,正确地选择折现率至关重要,它直接影响项目评价的结论。如果选择的折现率过低,则会导致一些经济效益较差的项目得以通过,从而浪费了有限的社会资源;如果选择的折现率过高,则会导致一些效益较好的项目不能通过,从而使有限的社会资源不能充分发挥作用。在实务中,一般有以下几种方法确定项目的折现率:①以投资项目的资金成本率作为折现率。②以投资的机会成本率作为折现率。③根据不同阶段采用不同的折现率,在计算项目经营期净现金流量时,以全社会资金的平均收益率作为折现率。④以行业平均收益率作为折现率。

(3)净现值法的决策规则:净现值是绝对值形式的正指标,采用净现值法的决策标准是:如果投资方案的净现值大于或等于零,该方案为可行方案;如果投资方案的净现值小于零,该方案为不可行方案;如果几个方案的净现值均大于零,那么净现值最大的方案为最优方案。

净现值法的优点有三个:一是考虑了资金的时间价值,增强了投资经济性的评价;二是考虑了项目计算期的全部净现金流量,体现了流动性与收益性的统一;三是考虑了投资风险性,因为折现率的大小与风险大小有关,风险越大,折现率就越高。

净现值法的缺点也是明显的:一是不能从动态的角度直接反映投资项目的实际收益率水平,当各项目投资额不等时,仅用净现值无法从投资效率的角度确定投资方案的优劣;二是净现金流量的测量和折现率的确定比较困难,而它们的正确性对计算净现值有着重要的影响;三是净现值法计算麻烦,且较难理解与掌握。

2.获利指数(profitability index,PI)

获利指数又称现值指数,是投资项目未来报酬的总现值与初始投资额的现值之比。其计算公式为:

$$PI = \frac{\sum_{t=1}^{n} \frac{NCF_t}{(1+i)t}}{C}$$

式中:NCF_t——第 t 年净现金流量;i——折现率;n——项目预计使用年限;C——初始投资额。

(1)获利指数的计算过程:①计算未来报酬的总现值,这与计算净现值所采用的方法相同。②计算获利指数,即根据未来报酬的总现值和初始投资额之比计算获利指数。

（2）获利指数法的决策规则。在只有一个备选方案的采纳与否决策中，获利指数大于或等于1，则采纳，否则就拒绝。在有多个方案的互斥选择决策中，应采用获利指数超过1最多的投资项目。

获利指数法的优缺点与净现值法基本相同，但有一重要的区别是，获利指数法可从动态的角度反映项目之间不能比较的缺陷，使投资方案之间可直接用获利指数进行对比。其缺点除了无法直接反映投资项目的实际收益，另外计算起来比较复杂。

3.内部报酬率（internal rate of return，IRR）

内部报酬率又称内含报酬率，是使投资项目的净现值等于零的贴现率。内部报酬率的计算公式为：

$$\sum_{t=1}^{n} \frac{NCF_t}{(1+IRR)^t} - C = 0$$

式中：NCF_t——第 t 年净现金流量；IRR——内部报酬率；n——项目预计使用年限；C——初始投资额。

（1）内部报酬率的计算过程。

1）如果每年的净现金流量 NCF 相等，按下列步骤计算：①计算年金现值系数。$(P/A, IRR, n) = C \div NCF_t$。②根据计算出来的年金现值系数，查 n 年的年金现值系数表。③若在 n 年系数表上恰好能找到等于上述计算出来的年金现值系数，则该系数所对应的折现率即为所求的内部收益率。④若在系数表上找不到事先计算出来的系数值，则可利用系数表上同期略大及略小于该数值的两个临界值及相对应的两个折现率，应用插值法计算近似的内部收益率。

2）如果每年的净现金流量 NCF 不相等，则需要按下列程序计算。①先预估一个贴现率，并按此贴现率计算净现值。如果计算出的净现值为正数，则表示预估的贴现率小于该项目的实际内部报酬率，应提高贴现率，再进行测算；如果计算出的净现值为负数，则表明预估的贴现率大于该方案的实际内部报酬率，应降低贴现率，再进行测算。经过如此反复测算，找到净现值由正到负并且比较接近于零的两个贴现率。②根据上述两个邻近的贴现率再使用插值法，计算出方案的实际内部报酬率。

（2）内部报酬率法的决策规则。在只有一个备选方案的采纳与否决策中，如果计算出的内部报酬率大于或等于资本成本或必要报酬率就采纳；反之，则拒绝。在有多个备选方案的互斥选择决策中，应选用内部报酬率超过资本成本或必要报酬率最多的投资项目。

内部收益率法的优点是非常注重资金的时间价值，能从动态的角度直接反映投资项目的实际收益水平，且不受行业基准收益率高低的影响，比较客观。但该指标的计算过程十分麻烦，尤其是当每年的净现金流量不等的投资项目，一般要经过多次测算才能求得。

4.NPV、PI、IRR 三种方法的比较

考虑了货币时间价值的动态投资评价指标，是科学的投资决策指标，但是，究竟哪一种方法更好呢，需要做一些比较。

（1）NPV 与 PI 的比较。由于计算 NPV 与 PI 使用的是相同的信息，所以在评价投资项目的优劣时，对项目的排序常常是一致的。但是也有例外，当初始投资不一致时，依据 NPV 法和 PI 法所得出的结论或排序可能会出现分歧。

出现分歧的原因是两个方案的初始投资额不同。由于 NPV 是一个绝对数指标，代表投资的总效益。而 PI 是一个相对数指标，代表投资的效率，因此，评价的结果可能产生不一致。一般

来说,更高的 NPV 符合医院的最大利益,即 NPV 越高,医院所能获得的总收益越大,而 PI 只反映投资回收的程度,不反映投资回收的总额,所以,在资金无限量的互斥方案选择时,应选择 NPV 较大的方案进行投资。在资金无限量的独立方案选择时,可以考虑投资效率,选择 PI 值较大的方案投资。

(2)NPV 与 IRR 的比较。在多数情况下,运用 NPV 和 IRR 这两种方法得出的结论是相同的。但是当出现以下三种情况时,两种方法的结论会产生差异:①投资规模不同的互斥方案:当一个项目的投资规模大于另一个项目时,规模较小的项目的 IRR 可能较大,但 NPV 可能较小。②现金流量发生的时间不同:有的项目早期现金流入量较大,而有的项目晚期现金流入量较大。之所以会产生现金流量发生的时间上的问题,是因为"再投资率假设"。这两种方法假定投资项目使用过程中产生的现金流量进行再投资时,会产生不同的报酬率。NPV 假定产生的现金流入量重新投资会产生相当于医院已经设定的那个贴现率的回报率。而 IRR 法却假设现金流入量重新投资产生的回报率与此项目的特定的内部报酬率相同。在资本无限量,方案互斥的决策中,NPV 法总是正确的,而 IRR 法有时会出错。③非常规项目:正常项目现金流量的形式是初始投资为负,以后运营期间现金流量为正。但是非常规项目的现金流量比较特殊,除了期初有现金流出,以后各期也有多次现金流出,因此期望现金流量中一些为正,一些为负,此时会产生多重内部报酬率的问题。现在的计算机程序通常不能做出识别,它们只能给出碰到的第一个解。因此,如果盲目地使用 IRR 法进行决策,可能出现严重的错误。所以,NPV 法决策规则仍然优于其他规则。

总之,在资金无限量的情况下,利用 NPV 法在所有投资评价中都能作出正确的决策。

四、固定资产投资

(一)固定资产更新投资决策

固定资产更新是指对技术上或经济上不宜继续使用的旧的固定资产用新的固定资产更换,或用先进的技术对原有设备进行局部改造。由于旧设备总可以通过修理继续使用,所以更新投资决策就是在继续使用旧设备还是购置新设备之间进行选择,当然这两种方案的决策是互斥方案的决策,决策一般采用 NPV 法。

根据新设备是否可以提高运营效率,带来营业收入的增加,固定资产的更新投资决策可以分为以下两类。

1.新设备替代旧设备

新设备替代旧设备会提高运营效率,增加营业收入,净现值可以计算。此时,采用新设备所带来的增量的营业收入是决策的相关因素。

(1)如果新旧设备的使用年限相同,可以直接计算两个方案的 NPV,并比较选择 NPV 较大的方案。差量分析法的基本步骤:①分别计算初始投资的现金流量差量。②分别计算各年营业现金流量的差量。③比较新旧设备现金流量的差量。④计算比较净现值的差量。

(2)使用新设备可以增加营业收入,但是新设备的寿命与旧设备的剩余使用年限不同。一般情况下,新设备的使用寿命要长于旧设备的剩余使用寿命,此时,不能直接比较它们的净现值,为了使投资项目的各项指标具有可比性,要设法使其在相同的寿命期内进行比较,此时通常使用年均净现值(ANPV)的方法。

年均净现值的计算方法如下：

$$ANPV = \frac{NPV}{PVIFA_{(i,n)}}$$

2.新旧设备更替不改变营业收入,仅降低运营成本

此时,营业收入是决策无关变量,通常不需要测算,所以此类固定资产的更新投资决策的现金流量特点是以现金流出为主,即使有少量的变价收入,也属于支出的抵减,而非实质的现金流入增加。不能使用 NPV 或 ANPV,只能比较现金流出量现值的大小,选择现金流出较低的方案。同样,此类决策也面临着新旧固定资产的寿命是否相同。

(1)新旧设备更替不改变营业收入,且使用寿命相同——增量法比较现金流出量现值的大小。

(2)新旧设备更替不改变营业收入,但使用寿命不同——年均成本法固定资产的平均年成本是指该资产引起的现金流出的年平均值。①如果不考虑货币的时间价值,它是未来使用年限内现金流出总额与使用年限的比值。固定资产年均成本 $= \dfrac{该资产引起未来现金流出总额}{使用年限}$ 。②如果考虑货币时间价值,它是未来使用年限内现金流出总现值与年金现值系数的比值。固定资产年均成本 $= \dfrac{该资产引起未来现金流出的总现值}{年金现值系数}$ 。③使用年均成本法进行评价的原则是:计算不同方案的年均成本,假定在收入相同的情况下,取其成本低者是好方案。④使用年均成本法时需要注意的问题:年均成本法是把继续使用旧设备和购置新设备看成是两个互斥的方案,而不是一个更换设备的特定方案。因此要有正确的"局外观",要从局外人角度考虑问题。即一个方案是假定按当前市价购买跟现在使用的旧设备一模一样的设备,当然这个旧设备的初始购置成本是机会成本。另一个方案就是购置新设备。在新旧设备预计使用寿命不同的情况下,比较新旧设备1年服务成本孰高孰低。年均成本法假定前提是将来设备再更换时,可以按原来的平均年成本找到可以替代的设备。

五、风险投资决策

前面在讨论投资决策时,都假定现金流量是确定的,即现金收支的金额和发生的时间都是确定的。但是实际上由于固定资产投资期限较长,除了初始现金流量是确定的外,经营期预计取得的现金流入和现金流出的不确定性和风险是比较大的,那么就应该对风险性进行计量并在决策时加以考虑。投资风险分析常用的方法有两种:风险调整贴现率法和肯定当量法。

(一)风险调整贴现率法

风险调整贴现率法的基本思想是将无风险贴现率调整为风险贴现率,对风险现金流进行贴现。对于高风险的互斥项目,采用较高的贴现率去计算净现值,然后根据净现值法的规则来选择方案。

风险贴现率的计算如下:

$$K = R_F + b \times V$$

式中:K——风险贴现率;R_F——无风险贴现率;b——风险报酬斜率;V——风险程度。假定无风险贴现率 R_F 就是短期国债利率,要想求得风险贴现率 K,我们需要知道 b 和 V。

(二)肯定当量法

肯定当量法的基本思路是先用一个系数把有风险的现金流量调整为无风险的现金流量,然

后用无风险的贴现率去计算净现值,再依据净现值法的决策规则判断是否投资。

$$NPV = \sum_{t=1}^{n} \frac{\alpha_t NCF_t}{(1+i)t} - C_0$$

其中:α_t——第 t 年现金流量的肯定当量系数,它介于 0 和 1 之间;i——无风险贴现率;NCF_t——第 t 年风险现金净流量;C_0——初始投资额。

肯定当量系数是指不肯定的 1 元现金流量期望值相当于使投资者满意的肯定的金额的系数,它可以把各年不肯定的现金流量换算成肯定的现金流量。

$$\alpha_t = \frac{\text{肯定的现金流量}}{\text{不肯定的现金流量期望值}} \quad 0 < \alpha_t < 1$$

肯定当量系数的大小与风险程度大小有关。期望现金流量的风险程度越大,将其折算为无风险的现金流量的结果越小,即肯定当量系数越小。如果以标准离差率的大小来表示风险程度,则标准离差率与肯定当量系数之间的经验关系如表 11-1 所示。

表 11-1　经验表格

标准离差率 v＝d/E	肯定当量系数 α_t
0～0.07	1.00
0.08～0.15	0.90
0.16～0.23	0.80
0.24～0.32	0.70
0.33～0.42	0.60
0.43～0.54	0.50
0.55～0.70	0.40

(三)风险调整贴现率法与肯定当量法的比较

风险调整贴现率法是通过调整净现值公式分母的办法来考虑风险,而肯定当量法是通过调整净现值公式分子的办法来考虑风险,这是两者最大的区别。

六、对外投资管理

(一)对外投资的概述

1.对外投资的概念

《医院财务制度》规定:"对外投资是指以货币资金购买国家债券或以实物、无形资产等开展的投资活动"。

随着社会主义市场经济体制的建立和发展,医院利用自身优势,以自有资产向其他单位或院办企、事业单位投资,发展横向经济联合,获取一定的经济利益,保证其主营业务的持续发展,这既符合医院自身的特点,也符合社会主义市场经济体制下事业单位发展的需要。因此,加强对外投资管理具有重要的意义。

2.对外投资的分类

(1)按其流动性即投资回收期的长短可分为长期投资和短期投资。

(2)按投资时出资的内容分类可分为货币投资、实物投资和无形资产投资。货币投资是指用现金、银行存款及其他货币资金进行的对外投资。实物投资是指用低值易耗品、固定资产等实物作价对外进行投资。无形资产投资是指用无形资产如专利权、品牌、商誉作价对外进行的投资。

(3)按投资性质分类可分为债券性投资和权益性投资。债券性投资是指单位通过投资取得受资单位的债权,从而形成投资单位和受资单位之间的债权债务关系。医院主要进行国家债券投资。权益性投资是指投资单位通过投资取得受资单位相应份额的所有权,从而形成投资单位与受资单位的所有权关系。权益性投资包括向附属单位和其他单位投资,主要是通过采取合同或协议方式,利用货币、实物、无形资产等形式进行的对外投资。

3.对外投资的原则

(1)效益性原则:在经济转轨时期,医院的角色在逐步发生转变,由社会公益性事业成长为自主经营、自负盈亏,具有独立法人地位的经济实体。医院在保障一定社会效益的前提下,必须努力提高经济效益,获取更多的结余,才能在医疗行业中乘风破浪、站稳脚跟。因此,医院在进行对外投资时,必须考虑到该项投资的经济效益,以及对医院整体经济效益的影响。在综合考虑其他因素的同时,应尽可能选择一个经济效益最大的项目。

(2)安全性原则:医院的对外投资同样会面临许多风险,一般来说,风险越大,报酬率越高;风险越小,报酬率也越低。因此,医院必须在投资报酬和风险之间权衡利弊。所谓安全性原则就是投资能够按期收回本金和应得的投资收益。

(3)流动性原则:流动性原则要求医院的对外投资具有良好的变现能力。对外投资因其目的不同,投资的性质也各异。有的对外投资期限很长,一般不考虑在近期变现;有的对外投资,只是为了充分利用现有的闲置资金,这部分资金以后可能会有其他的用途,这种投资就应当考虑其流动性,以便在将来需要现金时,能够及时变现。

(4)整体性原则:医院的对外投资活动是医院整体经营活动的一个重要的组成部分,对外投资必须服从医院整体经营活动,对外投资的目标应与医院总的经营目标相一致。只有这样才能提高医院的整体经济效益,才能有利于医院的长期稳定发展。

4.对外投资的目的

(1)优化资源配置,提高资产利用效率:资产是医院拥有或控制的经济资源,医院必须充分利用现有的资产,提高资产的利用效率,以增加医院的收益,任何资产的闲置不用都是一种浪费。但是,在医院的日常业务活动中,由于市场的变化或者内部管理的原因,有时会出现资产闲置,或者资产报酬率下降甚至亏损的情况。在这种情况下,在政策允许的范围内,医院就可以考虑利用现有资产对外投资,进行资产的重新组合,以优化资源配置,增加医院收益。

(2)优化投资组合,降低经营风险:有时医院对外投资并不是因为出现了闲置资产,或者资产报酬率下降,才进行对外投资,而是出于降低经营风险方面的考虑。规避风险是医院在经营管理中应考虑的一个重要问题,对外投资发展多元化的技术与项目就可以达到这一目的。

(3)提高资产流动性,增强医院的偿债能力:资产的流动性是衡量医院偿债能力的一个重要财务指标。在医院的资产中,长期资产的流动性较差,一般不能直接用于偿还债务,流动资产中的现金可以直接用于偿还债务,可列为一级储备。但是,储备现金过多,会降低医院资产报酬率,而证券投资的流动性仅次于现金,可列为二级储备。证券投资可以随时出售转变成现金,用于偿还债务,既保持了资产的流动性,又可以增加收益。

(二)对外投资管理

对外投资是一项复杂的经济行为,它将直接影响医院的利益和发展,特别是长期投资,由于投资周期长、金额大,因此,涉及的风险也大。为了能作出科学的投资决策,管理好各项对外投资事项,确保医院长期健康的发展,并能协调各方面的利益关系,医院在进行对外投资前就要按照科学的程序进行论证,以免因决策的失误而造成重大的经济损失。

1.投资方案的提出

医院在进行对外投资时,必须认真分析医院当前的财务状况、经营目标及投资对象的收益与风险,根据医院的实际需要,提出投资方案。医院对外投资的目的可以是单纯地为了取得投资报酬,也可以是为了分散经营风险或者控制被投资企业。不同的投资目的,选择投资对象的标准是不同的。因此,医院必须首先明确投资的目的,然后才能以此为依据提出投资方案。

2.投资方案的可行性论证

对外投资应该由专家小组拟订多种投资方案,然后,对拟订的几种投资方案进行比较分析,从中选出最优方案。选择投资方案,不仅要考虑投资项目的盈利能力和发展前景,而且还要考虑各种投资项目在投资期限上的合理配合以及投资风险的抵御能力,以达到合理的投资组合。分析评价各种投资方案时,主要分析其收益与成本,计算其现金流量,医院对内投资决策的基本原理和方法,也适用于对外投资决策。

3.拟订投资计划,选择合理的出资方式和时间

医院在选出最优投资方案之后,就要作出投资决策,拟订投资计划。投资计划是医院进行投资活动的具体依据,它详细地规定了投资预算总额、出资方式、出资时间、投资的进度和期限等。医院在选择出资方式和出资时间时,必须综合考虑医院的总体现金流量以及筹资能力,力求避免因资金短缺而影响投资的进度。另外,医院的实物、无形资产对外投资,必须按照《国有资产评估管理办法》进行资产评估,核定其价值量,作为医院投入的本金,并以此作为占有、使用该部门国有资产的保值、增值的考核基础。

4.对外投资的报批

公立医院具有福利性与公益性,事关人们基本的生存权利。医院的对外投资必须按照规定的程序,报经财政部门和卫生主管部门或主办单位批准。对外投资属于将非经营资产转为经营性资产的还应按国家规定的审批程序进行办理。

5.投资方案的实施

投资计划拟订以后,就应该由具体的业务部门来实施。在执行过程中,必须严格按照投资计划进行,财务管理部门要进行财务监督,对投资活动加以控制,以便及时发现和解决问题。

6.投资效果的评价

在投资计划执行过程中和投资完成以后,都应该及时地对投资情况和投资结果进行分析评价,及时反馈各种信息,如发现问题,应尽可能进行弥补。对投资效果进行评价,可以总结经验教训,分析利弊得失,为以后的投资决策提供依据。

（林　洁）

第三节　医院固定资产日常管理

一、医院固定资产管理机构

固定资产管理分散,主要原因应该是各部门各自为政,管理协调性不强,没有形成管理的合

力,以致资产管理混乱,推诿扯皮现象严重,资产清查也没有落到实处,及时清查也是草草了事,这在一定程度造成资产账实不符,账账不符,资产管理不仅没有做到安全完整,保值增值更是无从谈起。

为了加强行政事业性国有资产的管理和监督,健全国有资产管理体制,推进国家治理体系和治理能力现代化,2020年12月30日国务院制定并颁布了《行政事业性国有资产管理条例》,这是行政事业性国有资产管理第一部行政法规。法规明确管理责任,规范全链条管理,并细化追责情形。2020年12月国家健康委会同国家中医药管理局联合印发《关于加强公立医院运营管理的指导意见》,提出医院运营效率要体现精细化管理水平,向内部管理要效益。所以结合时代特点及政策要求,越来越多的医院意识到国有资产管理的重要性和紧迫性,成立了专门的资产管理机构,医院固定资产按照"统一领导、归口管理"的管理原则,设立固定资产管理领导小组,在组织架构上设置国有资产管理科和日常业务办公室。其主要职责有以下几个方面。

(1)严格遵守国家相关的法律法规,按照《事业单位国有资产管理暂行办法》的要求,并依据医院财务制度和会计准则履行资产管理职能。

(2)固定资产管理:负责建立和健全医院固定资产管理的规章制度,明晰资产产权的关系,审定资产采购计划,组织和领导清产核资,审核大宗资产报废时向上级管理部门呈送的报批手续等。

(3)对外投资管理:对医院经营性资产的项目论证、监督、评估,相关国有资产的产权登记、变更及撤销,对医院投资的第三产业进行监管。

(4)基本建设管理:全面负责资料收集、实地考察及资质审查、拟定招标文件、完成会议纪要、合同谈判及制定正式合同等。

二、医院固定资产的计价

固定资产初始计量的基本原则是采用实际成本原则,即固定资产在取得时,应当按取得时的实际成本入账。由于固定资产取得方式不同,所以其初始成本的确定也有所不同,具体如下。

(一)外购固定资产

外购的固定资产,一般按照实际支付的购买价款、相关税费以及使固定资产达到交付使用状态前所发生的可直接归属于该项资产的运输费、装卸费、安装费和专业人员服务费等相关支出作为成本;以一笔款项购入多项没有单独标价的固定资产,按照同类或类似资产价格的比例对购置成本进行分配,分别确定各项固定资产的成本。

(二)自行建造的固定资产

自行建造的固定资产,其成本包括该项资产完工交付使用前所发生的全部必要支出,包括工程物资成本、人工成本、交纳的相关税费、应予资本化的借款费用以及应分摊的间接费用等。对于已达到预定可使用状态但尚未办理竣工决算手续的医院固定资产,应先按估计价值入账,待相关审计确定实际成本后再进行调整。医院自行建造的固定资产包括自营建造和出包建造两种方式。无论采用何种方式,所建工程都应当按照实际发生的支出确定其工程成本并单独核算。

(三)改扩建及修缮固定资产

在原有固定资产基础上进行改建、扩建、大型修缮后的固定资产,其成本按照原固定资产账面价值加上改建、扩建、大型修缮发生的支出,减去改建、扩建、大型修缮过程中的变价收入,再扣除固定资产拆除部分的账面价值的金额确定。

（四）融资租入固定资产

融资租入的固定资产,按照租赁协议或者合同确定的价款、运输费、运输保险费、安装调试费,以及融资租入固定资产达到交付使用状态前发生的借款费用等作为成本。

（五）无偿取得固定资产

无偿取得（如无偿调入或接受捐赠）的固定资产,其成本比照同类资产的市场价格或有关凭据注明的金额加上相关税费确定。没有参考依据的可根据评估价值确认资产,无法取得评估价值的可按名义金额入账。

（六）盘盈固定资产

盘盈的固定资产,应当按照同类或类似资产市场价格确定的价值入账。需要说明的是,设备上使用的应用软件应按具体情况计价,如果其构成相关硬件不可缺少的组成部分,应该将该软件价值包括在所属硬件价值中,一并作为固定资产进行核算;如果其不构成相关硬件不可缺少的组成部分,应该将该软件作为无形资产核算。

三、医院固定资产折旧管理

（一）医院固定资产折旧的定义

医院固定资产折旧是指在医院根据固定资产性质,对除图书外的固定资产在其预计使用年限内系统地分摊固定资产的成本。已提足折旧仍继续使用的固定资产不再提取折旧。

（二）医院固定资产折旧的相关要求

（1）医院原则上应当根据固定资产性质,在预计使用年限内采用年限平均法或工作量法计提折旧。折旧方法一经确定,不得随意变更。确需采用其他折旧方法的,应按规定报经审批,并在会计报表附注中予以说明。

（2）医院计提固定资产折旧不考虑残值。

（3）医院固定资产折旧应当按照所对应固定资产的类别及项目设置明细账,进行明细核算。

（4）医院固定资产应当按月计提折旧,并根据用途计入医疗业务成本、管理费用、其他支出等。当月增加的固定资产当月开始计提折旧;当月减少的固定资产,当月不再计提折旧。

折旧年限计算公式:月折旧额＝固定资产原值/预期使用年限。

固定资产提足折旧后,不论能否继续使用,均不再计提折旧,提前报废的固定资产也不再补提折旧。所谓提足折旧是指已经提足该项固定资产的应计折旧额。

（5）计提融资租入固定资产折旧时,应当采用与自有固定资产相一致的折旧政策。能够合理确定租赁期届满时将会取得租入固定资产所有权的,应当在租入固定资产尚可使用年限内计提折旧,无法合理确定租赁期届满时能够取得租入固定资产所有权的,应当在租赁期与租入固定资产尚可使用年限两者中较短的期间内计提折旧。

（6）固定资产发生更新改造等后续支出而延长其使用年限的,应当按照更新改造后重新确定的固定资产的成本以及重新确定的折旧年限,重新计算折旧额。

（三）固定资产折旧的计提方法

医院固定资产的折旧方法一般选用直线折旧法,广义的直线折旧法包括平均年限法和工作量法,其基本含义是:固定资产在每一会计期间或每一单位产量上的价值损耗相同。

（1）年限平均法。年限平均法又称直线法,是指将医院固定资产的成本均衡地分摊到固定资产预计使用年限内的一种方法。采用这种方法计算的每期折旧额均相等。计算公式如下（不考虑预计净残值）：

$$年折旧率 = \frac{1}{预计使用年限} \times 100\%$$

$$月折旧率 = \frac{年折旧率}{12}$$

$$月折旧额 = 固定资产原价 \times 月折旧率$$

（2）工作量法。工作量法是根据实际工作量计算每期应提折旧额的一种方法。计算公式如下（不考虑预计净残值）：

$$单位工作量折旧额 = \frac{固定资产原价}{预计总工作量} \times 100\%$$

$$某项固定资产月折旧额 = 该项固定资产当月工作量 \times 单位工作量折旧额$$

四、固定资产"三账一卡"管理

医院固定资产管理涉及部门有实物归口部门（具体包括设备管理处、后勤管理处、信息科等）、财务处、实物使用部门，各部门应各司其职，协同配合做好全院固定资产的管理工作，在会计核算上保证账账相符、账卡相符、账实相符，即建立"三账一卡"管理模式。

（1）资产归口管理部门按各自权限主要承担全院资产实物管理和监督职责，具体包括：汇总、编制单位年度固定资产采购预算；组织固定资产购置的论证考察、组织评估二年度清产核资工作；登记固定资产明细账，建立固定资产卡片，及时与财务部、使用科室核对固定资产分布状况和使用情况，保证账账、账卡、卡实相符。

（2）财务处统管医院资产管理工作，具体包括：①审核汇总单位年度固定资产采购预算；②参与固定资产购置的论证考察、组织评估、年度清产核资工作；③审核固定资产核算业务原始单据的完整性、合法性；④登记固定资产总账，定期与设备部门对账，保证账账相符；⑤对外报送医院固定资产管理信息；⑥对资产进行绩效评价，促进实物管理和价值管理结合，资产管理和预算管理结合，更好的发挥资产效益。

（3）实物使用部门主要承担实物的保管和使用职责，具体包括：提出科室年度固定资产采购、维修及维护预算；保证固定资产实物的安全与完整，定期与设备部门核对，保证卡实相符；定期维护、保养固定资产，保证固定资产运转和使用。

五、医院固定资产后续支出管理

医院固定资产投入使用后，为了维护其正常使用或提高其使用效能等，需要对现有的固定资产进行修理、维护、改建、扩建或者改良，为此所发生的支出即为固定资产的后续支出。与固定资产有关的后续支出，分为资本化的后续支出和费用化的后续支出。

（一）资本化的后续支出

为增加固定资产的使用效能或延长其使用寿命而发生的改建、扩建或大型修缮等后续支出，符合固定资产确认条件，应当计入固定资产成本，同时将被替换部分的账面价值扣除。

（二）费用化的后续支出

一般情况下，医院固定资产投入使用之后，由于医院固定资产磨损、各组成部分耐用程度不同，可能导致医院固定资产的局部损坏，为了维护医院固定资产的正常运转和使用，充分发挥其使用效能,医院将对固定资产进行必要的维护。医院固定资产的日常修理费用等支出只是确保医院固定资产的正常工作状况,一般不产生未来的经济利益,因此,通常不符合医院固定资产的确认条件,在发生时应直接计入当期损益。

对于处于修理、更新改造过程而停止使用的医院固定资产,如果其修理、更新改造支出不满足医院固定资产的确认条件,在发生时也应直接计入当期费用。

六、大型医疗设备效益分析

医院应对科室大型医疗设备的使用进行效益分析,及时发现大型医疗设备使用中的问题,挖掘设备潜力,提高设备的经济效益和社会效益,在分析结果的基础上调整医院的投资方向,为新技术、新设备的购置提供更科学的依据,为医院的国有资产管理发挥更大的作用。

七、医院固定资产的盘点

每年年末,由医院固定资产管理部门牵头,总务、设备、财务及监审部门共同参与,对医院固定资产进行全面清产核资,确定盘点清查工作的参与人员及其相应的权责,确定盘点清查范围、盘点方式,自下而上以物对账以及自上而下以卡对物,有组织、全面地对各科室的各项财产物资进行认真清查,提交盘点清查报告。

对清查中发现的账实不符现象要查找原因,明确责任,并根据规定的管理权限,报经批准后进行处理。固定资产管理部门要定期与财务部门核对,做到财务部有账、职能部门有账有卡、使用部门有卡,有利于清查核对,互相制约,保证账账相符、账物相符,实物与资产账、资产账与财务账衔接一致,实现资产管理与财务管理有机结合,保证固定资产的安全完整。

八、医院在建工程财务管理

近年来,随着医疗体制改革的不断深入,医疗市场竞争日趋激烈。面对新情况、新形势,医院为求生存、谋发展,投入大量资金搞基本建设。医院基本建设具有涉及面广、技术性强、综合性强、建设期长、资金量大、对医院的发展影响深远的特点。

医院在建工程是指利用国家预算内基建资金、自筹资金、基建贷款以及其他专项资金进行的,以扩大医院规模为主要目的的新建、改扩建工程及有关工作。对基本建设项目(以下简称基建项目)进行有效的财务管理,控制工程成本。提高项目建设的经济效益和社会效益,对于医院加强经济管理,提高资金使用效率,加强医院内部控制,具有十分重要的意义。

一个投资较大的基建工程,财务管理及监督工作应该贯穿工程建设的始终。如何加强控制基建项目的合理性、合法性,保障基建项目的正常开展,我们从建设项目前期阶段、建设项目实施阶段、建设项目竣工阶段这三个环节来分别说明如何加强基建财务管理和监督。

(一)建设项目前期阶段

(1)医院应成立基建项目管理机构,贯彻岗位责任制。如果基建项目管理只局限于一个部门一个岗位,则很难对工程项目实施有效控制。特别是对于重大基建项目,医院应该成立以院领导为成员的领导小组,下设项目建设实施小组、项目功能规划小组、项目监督小组、项目财务管理小组。财务管理小组由分管财务副院长、财务处长、财务副处长、会计及出纳组成,负责该项目的财务管理、基建资金管理与申拨、组织会计核算,做到专人专职、责权明晰,切实有效地完善和贯彻岗位责任制度,确保基建财务管理与核算符合各项制度、法规的要求。

（2）建立相关规章制度，确保建设资金管理有据可依。医院各方面管理的规范化都离不开相应的制度作为后备力量保障。医院应该结合相关的财经、建设方面的法律法规，制定相关基建投资管理制度及文件，明确基建工程管理、基建工程价款结算办法、工程款支付审批程序，使医院的基建财务管理规范化、制度化，确保基建资金的安全有效运行。

（3）构建科学的基建会计核算体系。建立合理的基建会计核算体系，需要使用基建财务核算软件，对基建财务报表和相关会计科目进行设置，只有用软件才能使会计科目核算与成本项目核算更好地结合在一起。我们可以根据科研报告的内容，对成本项目进行合理选择，每一笔成本费用都要反映在基建账户的明细科目上，通过细化核算来进行建设成本控制。

（4）从财务角度细化项目投资概算。科学、准确、真实、细化的投资概算是项目财务管理的基础。概算是否准确、是否符合特定建设项目的需要，直接影响到项目能否有效执行。因此，在编制项目细化投资概算时，还应结合项目具体情况再进行科学、准确的分析，保证项目的各项实际支出都能体现在概算中，为项目的概算执行奠定坚实的基础。对于重大的变更项目，必须重新报批可行性研究报告，其目的就是为了尽可能在不超概算的前提下保证项目的顺利实施。

（二）建设项目实施阶段

（1）加强建设资金管理，严格执行审批制度。就是要保证基建专项资金安全、有效使用，做到专款专用、不挤占、不挪用，杜绝建设过程中的浪费现象。在支付工程款之前，严格审核有关工程管理人员对支付工程款的意见和支付申请等相关凭证，对于违反国家财经法规和财经纪律的行为，财务部门及时给予制止和纠正。

（2）加强合同管理。在完成一个项目过程中，医院签订的合同多达几十个甚至上百个，每一个合同又具有独立性，不仅需从合同的数量方面进行管理，而且需加强对每个合同的订立、履行及履行后管理，管理不善就可能造成经济损失。

（3）加强建设单位管理费控制。建设单位管理费历来是外部审计关注的重点。会计人员需要明确管理费的内容、管理费使用额度及其中招待费额度。建设单位的管理费用是指建设单位从项目开工之日起至办理竣工财务决算之日止所发生的管理性质的开支，包括人员的工资、保险费、交通差旅与现场办公费、图书资料费、业务招待费等费用。建设单位管理费用实行的是总额控制、分年度据实列支的方。

管理费用计算比率见表 11-2。根据相关规定，重大基建项目建设单位的管理费用应该严格控制在 0.1% 以内，其中招待费支出不得超过建设单位管理费用总额的 10%。

表 11-2　建设单位管理费总额控制数费率表

工程总概算	费率（%）	算例	
		工程总概算	建设单位管理费
1 000 以下	1.5	1 000	1 000×1.5%＝15
1001～5 000	1.2	5 000	15＋(5 000－1 000)×1.2%＝63
5001～10 000	1	10 000	63＋(10 000－5 000)×1%＝113
10 001～50 000	0.8	50 000	113＋(50 000－10 000)×0.8%＝433
50 001～100 000	0.5	100 000	433＋(100 000－50 000)×0.5%＝683
100 001～200 000	0.2	200 000	683＋(200 000－100 000)×0.2%＝883
200 000 以上	0.1	2 800 000	883＋(280 000－200 000)×0.1%＝963

（4）加强财务部与基建部的协作。财务人员应该加强与基建部的联系,主动配合基建部的工作,加强沟通与协作,与基建部一起共同做好基建成本的控制工作财会人员要主动了解医院投资方向和工程项目计划,参与工程项目预算、招投标、设计、采购和施工合同的签订。同时,经常深入工程施工现场,了解各个基建项目的实际完成情况,对各个项目的工程进度做到心中有数。根据工程用款需要,积极筹措基建资金,按时支付工程款,及时将工程款支付情况反馈给基建部,确保工程的顺利进行。

（三）建设项目竣工阶段

1.组织编制竣工财务决算

财务部门应依据有关规定及时组织编制竣工财务决算。基建项目竣工决算的依据主要包括可行性研究报告、初步设计、概算调整及其批准文件、招投标书、历年投资计划、经主管部门审核批准的项目预算、承包合同、工程结算等有关资料。

2.及时清理竣工项目财产物资、债权债务

项目竣工后,应对各种物资、材料、设备、债权债务及时清理,做到工完账清。对各项资声进行清理核实,妥善保管,按照国家规定进行处理,不得任意侵占,处理的财产物资收入按照规定冲减相关成本;报废工程需按规定的程序上报有关部门批准。

3.正确处理基建结余资金

建设项目实际到位资金与建设成本之差就是基建结余资金。加强基建结余资金管理和监督应从几个方面进行:一是属于财政拨款的结余资金,应严格按照财政法规进行处理,该上交的要全部上交,不得截留和挪用;二是属于建设单位自筹的结余资金,应及时转回医院"大账",并作相应账务处理。

4.考核基建项目使用状况

基建项目在竣工、验收后,要根据新增固定资产特点、用途,建立相应的使用、管理、核算制度,切实保障其使用效益。同时按规定计提折旧,真实反映固定资产价值。对新增固定资产使用状况及其效益状况,定期进行全面考核和分析,以真正实现固定资产保值和增值,也为今后项目投资积累资料,提供依据。

（林 洁）

第十二章

医院无形资产管理

第一节 概　述

一、无形资产的概念

无形资产是指不具有实物形态而能为使用者提供某种权利的资产,包括专利权、著作权、版权、土地使用权、非专利技术、商誉等。无形资产没有物质实体,但具有经济价值,可以使拥有者获得收益。

无形资产应同时具备三个条件:第一,不存在实物形态;第二,在较长时期(一年以上)内使用单位拥有较强的获利能力;第三,价值较大。

无形资产及开办费管理是原医院财务制度中没有的一个新概念。在 1998 年新的财务管理办法中,专门设立了一章介绍无形资产的概念和管理。在原有的计划经济体制下,医院属于一种福利性质的公益事业,医院的一切支出都由政府财政负担,因此,医院不是独立的经济主体,无须考虑价值的问题。在市场经济逐步发达的今天,医院面临着重筹资、兼并、重组等机会,而医院的无形资产是医疗系统非常重要的资产之一,在某种程度上甚至高过那些有形的资产。随着医院改革开放的进一步深化,国际交往不断增加,联合办医等各种形式出现,无形资产的作用也越来越被人们所认识和重视。无形资产从某种意义上说反映了医院形象和医疗水平的高低。因此,应该了解并对无形资产进行管理。

二、无形资产的特征

与有形资产相比较,无形资产具有以下特征。

(一)无形资产的不确定性

有形资产的使用,能直接给单位带来效益,而且容易计量,如用实物或货币加以计量。而无形资产对单位效益的影响,则是潜在的、间接的,其效益的多少具有不确定性,可能很大,也可能是零。某些无形资产在这一点上表现得特别明显,如版权,商标等,它们与产品、技术、社会发展有密切联系。

(二)无形性

无形资产不具有实物形态,但是与固定资产相似,这种资产也可以在较长时间内使用,但它们又不同于固定资产,它们看不见摸不到,是一种非实物形态的高价值的资产。

(三)收益的不确定性

无形资产在较长时期(一年以上)内使单位拥有较高的收益能力,具有经济价值,但这种价值具有相当的不确定性。无形资产属于储备性资产,在没有得到利用时,只是处于一种"准备"状态,只有被利用,才可能产生经济价值。无形资产的使用效果难以单独计量,它们必须和其他资源一起使用才能发挥作用,有些无形资产(如商誉)只是在某个特定的单位存在并发挥作用;有些无形资产的实际可操作期限不易确定,新的技术发明会使原有的无形资产突然失去价值。

(四)唯一性

无形资产的用途具有唯一性。有形资产除少部分具有特殊用途外,绝大部分具有多种用途,如一种材料,既可以是用于生产甲类药品的原料,也可以用于生产乙类药品,其价值和使用价值依然存在;而无形资产的用途大多具有唯一性,只能在某一产品或服务上起作用,如果这种产品或服务不再生产,其使用价值和价值也就不存在了。

(五)排他性

由于无形资产具有较高的价值,它会给拥有者带来巨大的经济利益,因此,它属于一种私有财产,具有较强的排他性,无形资产未经所有者许可,其他单位和个人不得使用。因此,为了保护它的价值,一般会通过法律的保护,或者通过所有者自身的保密等手段来维护它的排他性。

(六)有偿性

无形资产必须是有偿取得的,没有专门确定支出的,不能确认为无形资产,无偿取得的土地,不能作为无形资产入账,商誉只能在单位合并时才能确认,医疗服务过程中形成的非专利技术没有专门的确定支出,不能作为无形资产入账。

(七)共享性

无形资产的使用权,可能被几个单位同时拥有,其拥有者可将它的使用权出卖给其他单位,并且受买人可以将其再次出卖,因此,无形资产的使用权具有共享性。

(八)长期性

无形资产可以在较长时间内发挥作用。无形资产一经取得或形成,就为单位长期拥有,可以在较长时间内发挥作用。无形资产是单位有偿取得的,取得无形资产要花费一定的支出,单位使用无形资产会获得一定的收益,根据费用与效益的配比原则,无形资产的价值要在规定的有效期内按一定的方法进行摊销。无形资产所以能为医院提供经济效益,是因为其中不少是使医院凭借各种优越条件能在较长时间内受益的法定权利,这些优越条件,有的是根据法律和合同取得垄断优势,有的是保存秘方等技术优势,有的是拥有专家、行家等人才优势,有的是占有有利的地理位置优势等。

三、无形资产的分类

(一)无形资产按其内容和性质分类

无形资产按其内容和性质可分为专利权、著作权、土地使用权、非专利技术、商誉及其他财产权利。

1.专利权

专利权是指政府批准并赋予的,独家使用或者控制某项发明创造的专用权利。根据《中华人民共和国专利法》和《中华人民共和国专利法实施细则》的规定,发明人或者设计人申请的有关发明创造依据国家规定的法定程序一经批准,发明人或设计人即对该发明创造取得独家使用权或者控制权,即专利权。专利权受国家法律保护,任何单位和个人,未经专利人许可,擅自使用专利权人拥有的专利,即构成侵权行为,须承担法律责任,赔偿经济损失。需要指出的是,专利权虽允许专利权人独家使用或者控制,但专利权并不能保证一定能够给专利权人带来经济效益,有的专利可能没有经济价值或者只有很小的经济价值,有的专利可能会被其他更有经济价值的专利所淘汰。

专利权是一种有期限的产权;专利权包括发明专利、实用新型和外观设计专利两类,我国专利法规定,发明专利权的有效期限为 15 年,实用新型和外观设计专利的有效期限为 5 年,期满前专利权发明人可以申请延长 3 年。

专利权具有效益性,专利权给医院带来收益主要表现在医疗质量提高,竞争能力提高,患者增加,效益增加,通过出售专利权,获得转让费收入,或通过特许使用合同,获取使用费收入。专利权的收益是潜在的、间接的,其收益大小具有不确定性。

2.著作权

著作权又称版权,是指文学艺术和科学作品等著作人依法对其作品所拥有的专门权利。根据《中华人民共和国著作权法》的规定,中国公民、法人和非法人单位的作品,不论是否发表,均有著作权,受到国家法律保护。著作权一般包括人身权、财产权、发表权、署名权、修改权、保护作品完整权、使用权和获得报酬权。依法拥有的著作权除法律另有规定者外,未经著作人许可或者转让,他人不得占有和行使。侵害他人著作权的应根据情况承担有关民事责任,并可由著作权行政管理部门给予没收非法所得、罚款等行政处罚。

著作权可以转让、出售或者赠予,著作权的成本是创作成本及申请费用,购买的著作权成本是全部购价,其摊销一般按期计入管理费用。

3.土地使用权

土地使用权是指土地使用者对依法取得的土地在一定期间内拥有进行利用、开发和经营等活动的权利。根据《中华人民共和国土地管理法》的规定,中华人民共和国土地实行社会主义公有制,即全民所有制和劳动群众集体所有制,任何单位和个人不得侵占、买卖或者以其他形式非法转让土地。国有土地可以依法确定给全民所有制单位或集体所有制单位使用,国有土地和集体所有的土地可以依法确定给个人使用。国有土地和集体所有土地的使用权可以依法转让。土地使用权具有以下几个特点:一是相对独立性,在土地使用权存续期间,其他任何单位和个人包括土地所有者,均不得任意收回土地或者非法干预土地使用权人的合法活动。二是使用内容的充分性,土地使用权人在法定范围内有对土地实行占有、使用、收益和处分的权利。三是土地使用权是一种物权,即有对物的请求权,如可能丧失占有时,有返还请求权;正常使用受到分割时,有除去妨害请求权;发生被妨害的危险时,有防止请求权。

4.非专利技术

非专利技术也称专有技术、专有秘密、技术诀窍等,是指发明者未申请专利或不够申请专利条件,而又未公开的先进经验、先进技术的设计资料、先进配方等。医院的非专利技术一般是指在组织医疗活动或其他活动过程中取得的有关医疗、经营和管理等方面的知识、经验和技巧。非专利技术由于发明创造人不愿意申请,或来不及申请,或者虽然提出专利申请但未获批准而没有取得专利权。非专利技术不受法律保护,只能靠持有者的自我保护,因而保密性决定了非专利技术的独占性、实用性、新颖性和价值性,也决定了它能给单位带来较高的收益。非专利技术可以进行转让和投资。

5.商誉

商誉通常是指医院由于医疗服务质量高,或者由于信誉较好而获得了患者的信任,或者由于经营管理有方,经济效益显著,或者由于历史悠久,积累了丰富的从事本行业的经验,或者由于技术先进掌握了医疗技术诀窍等原因,而形成的一种无形价值,由于商誉较好,能够在运营上获得高于同行业的正常收益。商誉可以是自己建立的,也可以是向外购入的,但只有向外购入的,即在一个单位购买医院时,才能发生和确认商誉,才能在财务会计上对商誉进行核算、入账。商誉的价值无法脱离医院的整体而单独确认,只有当发生整体产权有偿转让时,才能发生和确认商誉的价值。

(二)按有无期限分类

(1)有一定有效期限的无形资产,如专利权、商标权、土地使用权等,都有法律或合同规定的有效期限,过了期限就不受法律的保护或不存在任何价值。这类无形资产的成本,都必须在不超过法律或合同规定的有效期限内摊销。

(2)无一定期限的无形资产,如商誉这样的无形资产,就没有规定的有效期限。

(三)按照是否能确切辨认分类

(1)可辨认的无形资产,指具有专门名称,能够单独分辨出来,可以个别地取得,或作为资产的一部分取得,或连同其他资产一块取得的无形资产。如专利权、商标权、土地使用权。

(2)不可辨认无形资产,指不能单独分辨出来也不能单独取得或转让的无形资产。如商誉必须连同单位的全部净资产一并购入或转让。

(四)按其形成的原因和途径分类

(1)自制无形资产。例如,某医院药房生产的某种药品或者制剂,使用效果非常好,从而给医院带来巨大的收入。这类资产属于自制的无形资产。

(2)外购无形资产。医院高薪聘请了一位医疗技术专家,从而吸引了大量的医疗服务消费者。这位技术专家可以视为外购的无形资产。

(3)按法律程序申请取得。某些专利技术可以通过法律的程序取得。

(4)接受捐赠取得。指通过继承等方式取得的无形资产。

(5)其他方式取得。不包含在以上因素中所取得的无形资产。

(五)按照是否受法律保护分类

(1)法定无形资产,受各种特殊法令和法律保护。如专利权、著作权等都是受专门法律保护的无形资产。

(2)收益无形资产,也就是说,能为单位带来超额收益,但无法律给予保障。

(六)按照是否与医院分离分类

(1)与医院可以分离的无形资产。有的无形资产的取得、转让、租赁、占有等权利都可以与医院分离。

(2)与医院不可以分离的无形资产。是医院的一部分,不能与医院自行分离,因而也不能出售、转让、租赁,如商誉等。

(林 洁)

第二节　无形资产的评估

一、无形资产的计价

取得无形资产的途径有购入、自制、其他单位投资转入和接受捐赠四种，其计价方法也有区别。

（一）无形资产计价因素

进行无形资产计价必须综合考虑以下几个方面的因素：无形资产的科研开发成本；取得无形资产的时间及其有效期；现有无形资产的使用价值及其寿命；现有无形资产的账面净值；该无形资产在国内外发展的趋势及其更新替换的速度；接受无形资产单位可能获得效益的大小，消化吸收能力及承受能力。

（二）无形资产的计价方法

1.购入无形资产的计价

购入的无形资产主要是指单位按有关法律的规定，从外单位购进的无形资产，如外购商标权、外购专利技术权等。购入无形资产的计价与外购固定资产一样应按照实际支付的价款入账，即按购置无形资产所发生的全部支出作为无形资产的价值。如果同时用一笔价款购买了多种无形资产，则应合理确定每种无形资产的单独成本。

其他单位转入的无形资产视同购入无形资产，按转入时发生的全部成本计价。

2.自制无形资产的计价

单位自制的无形资产是指单位自行研制，经有关部门审核批准而形成的无形资产，如专利权、专有技术等。单位自制产品的商标，经商标局注册同意使用的商标权；单位研制的产品，经专利局审查符合专利申请条件而获得的产品专利权，都是单位自创的无形资产。对于自制无形资产的计价应按其开发过程中自试验开始直至取得之日止，实际发生的全部支出计价。

医院自制并依法取得的无形资产，按依法取得时发生的注册费、聘请律师费等支出计价，依法申请取得前在开发过程中的研究开发费用计入当期管理费用。

3.其他单位投资转入无形资产的计价

其他单位投资转入的无形资产视同购入无形资产，按转入时发生的全部成本计价，或按合同协议确定的价格计价，或经评估确认价计价。

4.接受捐赠无形资产的计价

接受捐赠的无形资产，按捐赠方提供的资料或同类无形资产估价加上应支付的相关税费计价。

二、无形资产摊销和转让

（一）无形资产摊销

各项无形资产计价入账后，应分期摊销，因为这些资产的有效年限受到法律、规章、合同条款或资产本身性质的限制。无形资产规定有效期限的，按照规定从开始使用之日起，在规定的有效期限内平均摊入管理费用;没有规定使用期限,应按照不超过 10 年的期限进行摊销。

(二)无形资产的转让

1.无形资产转让方式

单位为了提高其在市场上的竞争能力,需要引进适用的、先进的技术,而引进的技术可以是专有技术,也可以是专利权。技术引进通常以技术转让的方式进行。技术转让主要有两种:一种是非商业性的,主要是政府以技术援助方式进行的技术转让,另一种是商业性的技术转让,要支付一定的技术转让费。专有技术的费用包括资料费、技术服务费和人员培训费等,专利权的转让费主要是指专利权使用费。

医院转让无形资产应按有关规定进行资产评估,取得的收入,除国家另有规定的外,计入其他收入。医院转让无形资产的成本(摊余价值),应计入其他支出。转让无形资产应按照无形资产评估方法计算其价值。对于国有医院,在进行无形资产的转让时,应科学准确地评估其价值,避免以过低价格转让无形资产,从而导致国有资金的流失。

2.无形资产转让时的计价方法

(1)绝对值计价法。即资产转让方根据其研制技术成果所耗费的实际成本及其所取得的利润,提出报价,承受方依据消化该项技术将支付的费用和接受后可能获得的经济效益提出还价,双方协商确定转让价值。这种方法类似于协议定价,通过双方认可的价格对无形资产进行转让,转让的价格体现了无形资产的价值。

(2)相对价值计价法。采用这种方法是在采取多次转让和投资效益难以确定的情况下,由双方协商确定一个适当分成的比例,按承受方每年实现的利润(或收益)确定提成比例,据以计算无形资产收益分配额。提成年限一般为 10 年,最长不超过 20 年。

(3)混合计价法。采用绝对值计价法和相对值计价法结合的方法,由承受方先付一定的"入门费",再在投入使用以后的年度按比例逐步计算提成额。

三、无形资产的评估

对无形资产价值的评估是一个比较难的问题,也是目前正在研究与探讨的问题之一。根据以往的经验,一般对无形资产进行确认与估价可以参考以下几种基本方法。

(一)成本法

成本法即以无形资产形成过程中的实际成本支出为依据确定其价值,这一方法适用于可以从历年账目中查明支出费用总额的在构建专利权、商标权、特许权、专有技术等无形资产项目。支出费用总额可以视为无形资产的最低的成本支出。

(二)收益法

收益法是指根据该行业相同或类似的资产收益率的大小,折算出资产总额,扣除有形资产的实有额后确认为无形资产价值。

(林 洁)

第三节　无形资产和开办费的管理

一、无形资产的内部控制

无形资产内部控制的目的,是为了保证其原始记录的适当性,而进行合理地分摊,合理地做账,一般包括以下几个方面内容。

(1)单位取得的无形资产,应按成本入账。

(2)研究开发费用,如发展某种可能获得专利的技术的费用,不能作为无形资产价值,应在支出时作管理费用处理。

(3)不能明确辨认,效益期限难以确定的或为整个单位所固有的无形资产,如商誉,其发展、保持或恢复的支出,在发生时应作为费用处理。

(4)无形资产的成本,应在有效期限内或规定期限内予以摊销。

(5)摊销方法应保持一致,平均摊销。

(6)对无形资产应定期加以考核,以确定其价值或经济上的有效期限是否贬值的现象,对有证据显示已无价值的无形资产应及时冲销或提高摊销率。

(7)有效期满的无形资产,其成本已全部摊销转为费用,账上应无余额。

(8)无形资产的取得、转让都应履行相应手续。

二、无形资产的管理

对无形资产的核算、引进、转让等的管理,必须根据无形资产的特点,遵循保护无形资产的安全与完整、充分发挥其效能、不断提高经济效益的原则。

(一)加强无形资产观念,充分认识其作用

随着市场经济的发展,医院无形资产越来越多,无形资产管理将成为医院财务管理的重要内容。由于医院具有知识密集型和技术密集型的特点,有许多自行创造的无形资产。无形资产虽然不具有实物形态,但都是客观存在的权利,这种权利能为医院带来超额收益,特别是在转让或投资时,其价值就会得到确认和实现。因此,要转变观念,提高对无形资产的认识。

(二)管好用好无形资产

医院应当充分利用有关法律、法规,加强对所拥有的无形资产的保护,管好用好无形资产。对发明创造要及时申请专利,加强对非专利技术的自我保护,面对各种侵权行为要依法维护自己的合法权利。

(三)正确反映无形资产的价值

将无形资产单独计价,分别核算,分期摊销其价值,正确核定无形资产的价值或成本,规定无形资产的摊销方法和摊销期限。

(四)重视无形资产的投资

积极创立和积累无形资产,是医疗业务活动的需要,也是医院发展的需要。要重视对无形资产的投资,实行联合、技术转让要充分考虑无形资产的价值和有效期限。

(五)重视提高无形资产的效益

无形资产的效益可以在医疗服务活动过程中充分表现出来,如某医疗专利技术效果很好,就能吸引许多患者前来诊疗,经济效益也就明显提高。医院要重视无形资产的作用,积极引进新技术,提高科技含量,增强竞争力,树立良好形象,多提供一些质优价廉的医疗服务,满足社会的需求。

三、无形资产的投资决策

无形资产的投资决策方法可以参考固定资产的投资决策方法。但是,与固定资产相比较,无形资产的投资更加复杂。

(1)无形资产投资有多种形式。有的需要医院自己投资开发研制,有的可以直接从外部购进,有的可以与其他单位合作开发等。每种情况都需要进行具体分析。

(2)无形资产投资期及取得超额收益的时间难以准确预测。例如,发明和申报一项专利,可能需要3~5年甚至更长的时间。专利权取得后,究竟在多长时间能够给医院带来收益也很难确定。

(3)无形资产所增加的超额收益也存在不确定性。例如,一项专利技术也许能够给医院带来巨大的收益,但是如果有更先进的技术出现,这种收益可能会消失。

因此,无形资产的投资管理比固定资产复杂一些,但是仍然可以采用一些方法进行投资管理。

四、开办费的管理

(一)开办费的概念

开办费是指医院筹建期间发生的费用,包括筹建期间人员工资、办公费、培训费、差旅费、印刷费以及不计入固定资产和无形资产购建成本的其他支出。医院筹建期间发生的下列费用不计入开办费:应当由投资者负担的费用支出;为取得各项固定资产、无形资产所发生的支出;筹建期间应当计入资产价值的汇兑损益、利息支出等。

(二)开办费的摊销

医院开办费支出的摊销,从理论上讲要涉及医院成立以后的每一个年度,因此,把开办费支出在第一个年度全部列作费用是不恰当的,应当分摊到以后各个年度,而且一般来说应尽快摊销。我国《医院财务管理办法》规定了开办费从医院开业的下一个月起,在不短于五年的期限内分期平均摊入管理费用。

（林　洁）

第十三章

医院运营资金管理

第一节 概　　述

一、运营资金的含义与管理目的

运营资金即总营运资金,是指医院投放在流动资产的资金,包括库存现金、应收账款、存货等流动资产。这些流动资产是医院资产的重要组成部分,具有占用时间短,周转快、易变现等特点。医院从有效管理的角度出发,通常都以一定量的运营资金为基础从事医疗服务活动。这是因为,医院的流动资产可转化为现金,构成现金流入之源;医院偿还流动负债需支付现金,构成现金流出之源。虽然流动资产各项目的流动性不尽相同,但相对来说,持有流动资产越多,医院的偿债能力就越强。因此,通过运营资金的分析,可以了解医院的资产流动性、流动资产的变现能力和短期偿债能力。

二、运营资金的特点

(一)运营资金周转期短

医院投放于流动资产上的资金在医院开展医疗业务活动过程中及其他活动中会不断地被使用或者耗用,保持原有形态的时间是短暂的,一般不会超过一年。

(二)运营资金形态变动大

医院的运营资金在使用中经常由一种形态转变为另一种形态。依次表现为货币资金、储备资金、劳务生产资金等占用形态,循环往复,其形态也随之不断变化。如用现金购买材料,将货币资金形态的流动资产转变为实物形态的流动资产,医院提供医疗服务耗费材料收取规定的费用,实物形态的流动资产又变为货币形态的流动资产,这种循环往复就形成了医院运营资金的周转。由于医院的医疗服务活动和其他活动是不断进行的,医院的运营资金占用形态在时间上依次继起,相继转化,所以医院运营资金在使用过程中形态变动大。研究医院运营资金占用形态的变动性有助于合理配置各种运营资金的适当比例,促进医院运营资金周转的顺利进行。

(三)运营资金变现性强

医院运营资金中的库存现金、银行存款本身就是可以随时用于支付和偿债的,不存在变现问题,而非现金形态的运营资金如库存物资、应收款项、药品等往往也很快能够变现。因此医院的运营资金的变现性强,表明现金流动性好,资金运转完好,医院运营资金的易变现性对于医院应对临时性、突发性的资金需求具有重要意义。

(四)运营资金来源多而灵活

医院运营资金的来源渠道多种多样,运营资金的需求既可以通过长期筹资方式解决也可通过短期筹资方式解决,如医院的运营资金可通过银行的长期或短期借款解决,也可通过提供医疗服务获得,采取赊账的方式购买药品,卫生材料等,也有利于充分利用现金,提高运营资金使用效率。加快应收款项的回收速度和回收金额也是一种短期的筹资方式,所以说医院运营资金的来源多而灵活。

(梅增军)

第二节　现金管理

医院的现金是医院流动资产的重要组成部分,现金的概念有狭义和广义之分。狭义的现金是指医院的库存现金;广义的现金是指包括库存现金、银行存款和符合现金定义的其他货币形态资产。这里所说的现金是广义的现金。库存现金、银行存款和其他货币资金是医疗卫生机构货币资金的主要组成部分。货币资金是指医疗卫生机构在开展医疗活动及其辅助活动过程中处于货币形态的资金,是医疗卫生机构流动资产的重要组成部分。现金是可以立即投入流动的交换媒介,它是医院中流动性最强的资产,能够直接支付和偿还到期债务,但现金的收益性最弱,因此现金管理就需要在流动性和收益性之间进行权衡选择,在保持其适度流动性的前提下,尽可能地提高收益。

一、持有现金的动机与成本

(一)持有现金的动机

虽然现金的收益性最弱,但医院又必须持有一定量的现金用于日常的医疗服务和偿还短期债务。医院持有现金的动机主要如下。

1.交易动机

医院在正常经营过程中应保持一定的现金支付能力,即医院为了维持日常周转及正常经营活动,必须保持的现金余额数,如用于购买材料、支付工资、偿付到期债务等。医院每天在提供医疗服务过程中都会发生许多收入和支出,这些收入和支出在数量上的不相等和在时间上的不匹配,使医院需要持有一定数量的现金来调节,以使医疗服务活动能继续进行。

通常医院为了满足交易动机所持有的现金余额,主要取决于医院的医疗服务水平和规模。医院医疗服务规模扩大,收费数额增加,所需现金余额也随之增加。反之,医院的医疗服务水平低,规模小,服务的数量就少,收费的数额相应就少,所需的现金持有量也少。

2.预防动机

预防动机即医院为应付紧急情况(突发事件)而需要保持的现金支付能力。如季节性疾病、流行病的突发等,由于人群患病的不易测性和其他各种不测因素的存在,医院通常难以对未来现金流入量与现金流出量做出准确的估计和预期。一旦医院对未来现金流量的预期与实际情况发生偏离,会使原本很好的财务计划失去效果。因此,医院为了应付紧急情况,有必要在正常业务活动现金需要量的基础上,追加一定数量的现金余额。

3.投机动机

投机动机即置存现金是用于不寻常的购买机会,比如,遇有廉价材料或其他资产供应的机会,便可用手头现金大量购入。暂时不用的现金存在银行里也可以获得一定的收入。但是,一般来说,医院专为投机性动机而特别置存现金的不多见。有时,遇到不寻常的购买机会,医院也会设法临时筹集资金。因此,投机性动机只是医院确定现金余额时所需考虑的次要因素之一,其持有量的大小往往与医院在金融市场的投资机会及医院对待风险的态度有关。

医院除以上三项原因持有现金外,也会基于满足将来某一特定要求或者为在银行维持补偿性余额等其他原因而持有现金。医院在确定现金余额时,一般应综合考虑各方面的持有动机。但需要注意的是,由于各种动机所需的现金可以调节使用,医院持有的现金总额并不等于各种动机所需现金余额的简单相加,前者通常小于后者。另外,上述各种动机所需保持的现金,并不要求必须是货币形态,也可以是能够随时变现的有价证券以及能够随时融入现金的其他各种存在形态,如可随时借入的银行信贷资金等。

(二)持有现金的成本

医院持有现金可以满足其交易性动机、预防性动机和投机动机,但也存在成本,现金的成本主要包括现金的机会成本、管理成本、转换成本和短缺成本。这些成本都属于医院的资金成本。

1.机会成本

现金作为医院的一项资金占用是有代价的,这种代价就是它的机会成本。即医院持有现金而牺牲的投资收益,与现金持有量成正比关系。

2.管理成本

医院拥有现金,会发生管理费用,如管理人员工资、安全措施费等,这些费用就是现金的管理成本。

3.转换成本

现金的转换成本是指现金与有价证券相互转换的成本。一般情况下,现金的转换成本与现金转换的次数相关,现金转换的次数越多,现金转换的成本越大。

4.短缺成本

现金的短缺成本是因为缺乏必要的现金,不能应付业务开支所需,而使医院蒙受损失或为此付出的代价。现金的持有量越多,出现现金短缺的可能性越小,现金的短缺成本越小;相反,医院现金持有量越少,出现现金短缺的可能性越大,现金短缺的成本就越大。

二、最佳现金持有量的确定

医院现金管理的主要内容就是确定医院最佳的现金持有量,这也是医院现金预算编制的重要环节。因此,基于交易、预防、投机等动机的需要,医院必须保持一定数量的现金余额,即控制好现金持有规模,确定适当的现金持有量。一般来讲,确定最佳现金持有量的常用的模型有两种。

(一)成本分析模型

成本分析模型是通过分析持有现金的成本,寻求持有成本最低的现金持有量。在成本分析模型中,需要考虑3种成本。

1.机会成本

现金作为企业的一项资金占用是有代价的,这种代价就是它的机会成本。一般来讲,机会成本用银行利息率来反映。假定某医院的利息率为10％,年均持有70万元的现金,则该医院每年现金的成本为7万元(70×10％)。现金持有额越大,机会成本就越高。医院为了使医疗服务业务的顺利开展,需要拥有一定的现金,但现金拥有量过多,导致机会成本代价大幅度上升,那就适得其反了。

2.管理成本

医院现金持有的管理成本是一种固定成本,与现金持有量之间无明显的比例关系。

3.短缺成本

现金短缺成本在内容上大致包括丧失购买机会造成停工损失、不能及时还款所造成信用损失和得不到现金折扣等。其中,失去信用而造成的损失难以准确计量,但其影响往往很大,甚至导致供货方拒绝或拖延供货,债权人要求清算等。现金的短缺成本随现金持有量的增加而下降,随现金持有量的减少而上升。

(二)存货模型

存货模型又称 Baumol Model,它是由美国经济学家 William J.Baumol 首先提出的。他认为企业现金持有量在许多方面与存货相似,存货经济订货批量模型可用于确定目标现金持有量,并以此为出发点,建立了 Baumol 模型。

存货模型的着眼点也是现金有关成本最低。在这些成本中,最相关的是现金持有机会成本和转换成本。机会成本如前所述,转换成本则是指医院用现金购入有价证券以及转让有价证券换取现金时付出的交易费用,即现金与有价证券之间相互转换的成本,如委托买卖佣金、委托手续费、证券过户费、实物交割手续费等。

但要注意的是全额预算的医院只能通过预算外资金或预算包干结余资金购买有价证券,禁止用预算核拨的专项资金购买,购买的债券一般包括国库券、国家重点建设债券、重点企业债券等。

证券转换成本与现金持有量的关系是在现金需要量既定的前提下,每次现金持有量即有价证券变现额的多少,必然会对有价证券的变现次数产生影响,即现金持有量越少,进行证券变现的次数越多,相应的转换成本就越大;反之,现金持有量越多,证券变现的次数就越少,需要的转换成本也就越小。因此,现金持有量的不同必然通过证券变现次数的多少而对转换成本产生影响。

在存货模型中,只对机会成本和转换成本进行考虑,它们随着现金持有量的变动而呈现出相反的变动趋向,即现金持有量增加,持有机会成本增加,而转换成本减少。这就要求医院必须对现金和有价证券的分割比例进行合理安排,从而使机会成本与转换成本保持最佳组合。换言之,能够使现金管理的机会成本与转换成本之和保持最低的现金持有量,即为最佳现金持有量。

运用存货模型确定最佳现金持有量时,是以下列假设为前提的:①医院所需的现金可以通过证券变现取得,且证券变现的不确定性很小;②医院预算期内现金需要总量可以预测;③现金的支出过程比较稳定、波动较小,而且每当现金余额降至零时,均可通过部分证券变现得以补足;④证券的利率或报酬率以及每次固定性交易费用可以获悉。如果这些条件基本得到满足,医院便可以利用存货模型来确定现金的最佳持有量。

三、现金的日常管理

医院在确定了最佳现金持有量后,还应采取各种措施,加强现金的日常管理,重点是库存现金的管理和银行存款,以保证现金的安全、完整,最大限度地发挥其效用。

(一)库存现金的管理要求

库存现金是医疗机构流动性最强的资产,使用方便,收付频繁,容易发生丢失、被挪用或侵占,而且不能随保留时间的推移而增值。因此,医疗机构应当严格遵循国家《现金管理暂行条例》等有关现金管理的规定,建立健全单位现金内部控制,保证现金使用的合法性、合理性和安全完整。库存现金的管理包括库存现金限额、现金使用范围、库存现金收支以及现金内部控制等。

1.严格控制库存现金的限额

库存现金的限额是指为了保证医院日常零星开支的需要,允许其保留的库存现金的最高金额。这一限额一般由医院的开户银行根据其实际需要,按照《现金管理暂行条例》核定。

医院需要保持一定数额的现金以满足其正常业务的需要,但也不能保留过多的现金。过多地保留现金将降低医院的经济效益。而且现金流动性非常强,容易成为不法分子偷盗、贪污、挪用的对象。因此,医院应当严格遵守核定后的库存现金限额,超出部分应于当日终了前存入开户银行。需要增加或减少库存现金限额时,需向开户银行提出申请,由其重新核定。

2.严格遵守现金的使用范围

根据国家现金结算制度的规定,医院收支的各种款项必须按照国务院颁布的《现金管理暂行条例》的规定办理。医院与其他单位或个人的经济往来,除在规定范围可以使用现金外,必须通过开户银行进行转账结算。根据《现金管理暂行条例》的规定,现金的使用范围主要如下。

(1)职工工资、津贴,指企业、事业单位和机关、团体、部队支付给职工的工资和工资性津贴。

(2)个人劳务报酬,指由于个人向企业、事业单位和机关、团体、部队等提供劳务而由企业、事业单位和机关、团体、部队等向个人支付的劳务报酬。

(3)根据国家制度条例的规定,颁发给个人的科学技术、文化艺术、体育等方面的各种奖金。

(4)各种劳保、福利费以及国家规定的对个人的其他支出,如退休金、抚恤金、学生助学金、职工困难生活补助。

(5)收购单位向个人收购农副产品和其他物资的价款,如金银、工艺品、废旧物资的价款。

(6)出差人员必须随身携带的差旅费。

(7)结算起点(1 000元人民币)以下的零星支出。超过结算起点的应实行银行转账结算,结算起点的调整由中国人民银行确定。

(8)中国人民银行确定需要用现金支付的其他支出。如采购地点不确定、交通不便、抢险救灾以及其他特殊情况,办理转账结算不够方便,必须使用现金的支出。对于这类支出,现金支取单位应向开户银行提出书面申请,由本单位财会部门负责人签字盖章,开户银行审查批准后予以支付现金。

3.不得坐支现金

医疗机构要严格按照《现金管理暂行条例》的规定办理现金收支业务,在规定的使用范围内使用现金结算,并且不得"坐支"现金。坐支是指企事业单位和机关团体从本单位的现金收入中直接用于现金支出。按照《现金管理暂行条例》及其实施细则的规定,开户单位支付现金,可以从本单位的现金库存中支付或者从开户银行提取,不得从本单位的现金收入中直接支出。这主要是因为坐支使银行无法准确掌握各单位的现金收入来源和支出用途；干扰开户银行对各单位现金收付的管理，扰乱国家金融秩序。因此，医院收到的现金应于收取当日送存开户银行；支用现金，可以从本单位库存现金中支付或从开户银行提取，而不能从本单位的现金收入中直接支付。因特殊需要确实需要坐支现金的，应按规定事先向开户银行提出申请，说明申请坐支的理由、用途和每月预计坐支的金额，然后由开户银行根据有关规定进行审查，核定开户单位的坐支范围和坐支限额。

4.采取有效措施控制现金支出时间

控制现金支出管理的关键是现金支出的时间，即尽可能地延缓现金的支出时间是控制现金持有量最简便的方法。当然，这种延缓必须是合理合法的，且是不影响医院信誉的，否则，医院延期支付所带来的效益必将远小于为此而遭受的损失。通常医院可采用的方法主要如下。

(1)推迟支付应付账款法：一般情况下，供应商在向医院收取账款时，都会给医院预留一定的信用期限，医院可以在不影响信誉的前提下，尽量推迟支付的时间。

(2)合理利用现金"浮游量"：现金的浮游量是指医院现金账户上现金金额与银行账户上所示的存款额之间的差额。有时，医院账户上的现金余额已为零或负数，而银行账上的该医院的现金余额还有很多。这是因为有些医院已开出的付款票据，银行尚未付款出账，而形成的未达账项，对于这部分现金的浮游量，医院可以根据历年的资料，进行合理地分析预测，有效地加以利用。要点是预测的现金浮游量必须充分接近实际值，否则容易开出空头支票。

(3)汇票付款法：这种方法是在支付账款时，可以采用汇票付款的尽量使用汇票，而不采用支票或银行本票，更不是直接支付现钞。因为，在使用汇票时，只要不是"见票即付"的付款方式，在受票人将汇票送达银行后，银行还要将汇票送交付款人承兑，并由付款人将一笔相当于汇票金额的资金存入银行，银行才会付款给受票人，这样就有可能合法地延期付款。而在使用支票或银行本票时，只要受票人将支票存入银行，付款人就必须无条件付款。

(4)分期付款法：对医院而言，如果医院与交易方是一种长期往来关系，彼此间已经建立了一定的信用，那么在出现现金周转困难时，适当地采取"分期付款"的方法，对方是完全可以理解的。为此，可采用大额分期付款，小额按时足额支付的方法，另外，对于采用分期付款方法时，一定要妥善拟订分期付款计划，并将计划告知对方，且必须确保按计划履行付款义务，这样就不会失信于交易方。

(5)改进工资支付方式法：医院每月在发放职工工资时，都需要大笔的现金，而这大笔的现金如果在同一时间提取，则在医院现金周转困难时会陷入危机。解决此危机的方法就是最大限度地避免这部分现金在同一时间提取。为此。可在银行单独开设一个专供支付职工工资的账户，然后预先估计出开出支付工资支票到银行兑现的具体时间与大致金额。

5.建立现金管理的内部控制制度

库存现金具有极容易发生丢失、短缺和被盗窃等现象，最容易被挤占、挪用和产生舞弊行为的特点，存在较高的控制风险。因此，医院应在严格遵守国家现金管理制度的同时，建立并不断完善现金管理内控制度，并从以下几个关键环节采取相应的控制措施以降低现金的控制风险，保护本单位财产安全。

(1)职责分工、权限范围和审批程序应当明确，机构设置和人员配备应当科学合理，现金出纳和会计记录工作应当相互分离，出纳工作应由专人负责。

(2)医院应当每天进行现金盘点，确保现金账面余额与实际库存相符。如发现不符，应及时查明原因后做出处理。

（3）与现金有关的票据的购买、保管、使用、销毁等应当有完整的记录。

（4）现金日记账应根据经审核合法的收付款凭证逐笔登记入账；现金收入应当及时存入银行，不得坐支现金，不得账外设账，严禁收款不入账；现金支出应该符合国家规定的使用范围并经有权审批人批准。

（二）银行存款的管理

1.银行存款的概念

银行存款是指医院存入银行等金融机构的各种存款。医院除不超过规定限额的少量现金可以留存外，其他货币资金必须存入开户银行，相关业务需要通过银行办理转账结算。因此，医院应该按照有关规定经过批准在银行开设账户，加强银行账户管理，遵守结算纪律，做好银行存款的核算工作。

2.银行存款的管理

医院银行存款应按照以下要求进行管理。

（1）医院的货币资金，除保留限额内的库存现金外，其余都必须存入开户银行。基层医疗卫生机构在银行或其他金融机构的账户必须由单位财务部门按规定经过批准后统一开设和管理，避免多头开户。

（2）严格执行银行结算规定。不得出租或出借银行存款账户；不准签发空头支票和远期支票；不得弄虚作假套取现金和银行信用。

（3）各类银行存款的支票预留印鉴和密码，由财务负责人和出纳人员分别掌握，不得向其他部门或个人借用、泄露。如因借用泄密而造成的经济损失应由财务部查明原因，追究借用、泄密者的赔偿责任。

（4）财务部门应设置银行存款分户账，逐日记录收、支、结存情况，每月与银行对账单核对，如有不符，应编制银行存款余额调节表调节相符。

（5）发生外币业务时，应当将有关外币金额折算成人民币金额记账。

（三）其他货币资金的管理

其他货币资金是指医院的银行本票存款、银行汇票存款、信用卡存款等各种其他货币资金。其中，银行本票存款是指为取得银行本票按规定存入银行的款项；银行汇票存款是指为取得银行汇票按规定存入银行的款项；信用卡存款是指为取得信用卡按照规定存入银行的款项。医院应当加强对其他货币资金的管理，及时办理结算，对于逾期尚未办理结算的银行汇票、银行本票等，应按规定及时转回。

（梅增军）

第三节　应收账款管理

一、应收账款的概念

应收医疗款是指医疗机构因提供医疗和公共卫生服务而应向门诊患者、住院患者收取的和与医疗保险机构结算的应收未收医疗款项。医院的应收账款包括应收在院患者医疗款、应收医疗款、财政应返还额度和其他应收款。

应收在院患者医疗款是指医院因为提供医疗服务活动,而应向住院患者收取的而尚未收到的医疗款项。

应收医疗款是指在医疗服务活动过程中应向门诊患者、出院患者、医疗保险机构等收取的医疗款。主要包括门诊患者发生的医药费,已经出院患者的医疗欠费,医院垫付医疗保险资金,尚未收回的公费医疗,享受医疗保险患者的医疗费,以及医院内部为职工垫付的医药费。医院的应收医疗款发生频繁,金额大,核算程序比较复杂,容易发生问题,因此,应重视对医疗应收款的管理。

财政应返还额度是指实行国库集中支付的医院应收财政返还的资金额度。

其他应收款是指医院除财政应返还额度、应收在院患者医疗款、应收医疗款、预付账款以外的其他各项应收、暂付款项,包括职工预借的差旅费、拨付的备用金、应向职工收取的各种垫付款项、应收长期投资的利息或利润等。

二、医疗应收款的管理

(一)医疗应收款管理的目的

应收医疗款同样是流动资产的重要组成部分,属于短期性债权。应收医疗款应按门诊患者、出院患者明细管理。医院加强医疗应收款的管理,是指通过完善医疗应收款的管理责任制,建立健全医疗应收款核算的账簿记录,做到及时清理、催收。其目的主要是防止拖欠,加速资金周转,提高医院结算资金的使用效果。

(二)医疗应收款管理要点

医疗应收款管理的基本目标是在充分发挥应收款项功能的基础上,降低应收款项的成本,使扩大服务范围所增加的收益大于有关的各项费用。医疗应收款的成本包括机会成本、坏账损失、管理成本。

1.医疗应收款的机会成本

同现金的机会成本一样,是指医院的资金因占用在应收款项上而丧失的其他投资机会。医疗应收款的机会成本的大小与医院的应收款项占用资金的数量密切相关,占用资金数量越大,机会成本就越高。

2.医疗应收款的坏账损失

医疗应收款的坏账损失指应收款项无法收回而使医院蒙受的经济损失,这种损失造成医院成本的增加,直接影响医院的经营成果。当医院的应收款项的数额越大,拖欠越久,出现坏账的损失的可能性就越大,必然会影响到医院正常医疗服务业务所需的资金量。因此,医院在开展医疗服务过程中要加强对应收款的管理,制定相应的应收款收回制度,尽量减少欠费,以减少坏账损失的发生。

3.医疗应收款的管理成本

医疗应收款的管理成本是指医院对应收款项进行管理所发生的费用支出。主要包括催收账款发生的费用、应收款项的日常管理费用、账簿记录费用等。

医疗应收款的管理应在考虑上述成本的前提下加速应收款的回收,提高应收款的周转速度,强化日常管理,以保证医院应收款的及时回收。

但要考虑到,医院是以提高社会效益为最高宗旨的非营利机构,公立医疗机构回归公益性是医疗卫生体系改革的目标之一。因此,在医疗服务过程中,如患者经济状况和医疗服务之间发生矛盾时,应以及时开展相应的医疗服务为主,首先抢救患者,救死扶伤,这就必然发生一些急诊患者的欠费。当发生以上事项时,门诊或住院收费管理人员应主动与业务人员配合,对所发生的欠费项目、金额及欠费患者的姓名、单位、住址、联系电话等进行详细记录,并报院有关部门审批。门诊和住院收费处要有专人负责及时填制"门诊患者欠费情况表"和"住院患者欠费情况表",报财务部门进行账务处理。院财务部门要建立与门诊和住院收费部门对欠费业务的定期核对制度,以确保患者欠费明细账户与门诊收费处和住院结算处的患者欠费明细分类账户的一致。如果发现不相符,应及时查明原因,以防止挪用、伪造、贪污门诊者欠费等舞弊行为的发生。

(三)应收医疗款的控制

医院应收账款额的控制主要体现在对应收在院患者医疗款、应收医疗款数额的控制上。

具体来讲医院医疗应收款主要包括门诊患者欠费、住院患者欠费和历年欠费 3 个部分。对此医院在应收账款的管理中要做到如下几项。

1.加强住院患者预交金的管理

医院要按规定收取住院患者预交金,住院结算处要按日登记住院患者住院费用分户账,每天结出患者预交金使用情况,预交金不足时应及时催收补交,控制和减少患者欠费的发生。

2.对出院患者欠费要及时催收清理

医院要健全患者欠费手续,对出院患者欠费要及时催收,对医疗保险、合同记账单位的欠费要依照合同协议定期办理结算。

3.加强门诊者欠费的管理

医院对合同记账单位的欠费要定期定时结算,医疗保险部门的欠费要按照有关制度严格执行。对其他门诊患者欠费要严格控制,对一些急危重患者,要先抢救随后催收,建立有效的审批担保制度,尽量减少患者欠费的发生。

4.加速各种应收款项的周转速度

发生应收账款会增加医院的资金占用,但它又是必要的,因为应收账款可以扩大服务规模,增加业务收入。随着我国医疗保险体制改革的推行和支付方式的改革,为了方便广大参保人员,一般采取医疗机构垫付医疗资金的做法,由于医疗保险机构所实行的偿付医疗费用的滞后,导致医院应收账款增加,这就需要在利用应收账款吸引患者及缩短收款时间之间找到适当的平衡点,并需要实施妥善的收账策略。

(四)收支两条线下应收医疗款的管理要求

医改以后,财务预算拨款方式发生了变化,基层医疗卫生机构开始施行收支两条线的管理模式。基层医疗卫生机构需加强对应收医疗款的管理,应定期或者至少每年年度终了对其进行全面检查,及时清理结算,不得长期挂账。对于期限超过 3 年以上,确认无法收回的除医疗保险结算差额以外的应收医疗款,要及时查明原因,按照管理权限要求,报经批准后核销。同时,基层医疗卫生机构应设置"坏账核销备查账",对已经核销的应收医疗款进行详细登记。

(五)应收医疗款的折让

应收账款应各种原因无法全部回收,而产生应收账款的折让。应收账款发生的折让按照以下阶段进行管理。

1.应收账款发生折让时

应收账款发生折让时,应填具"折让证明单",其折让部分应设销货折让科目表示,不得直接从医疗收入或药品收入项下减除。财务科接到银行通知客户退票时,应立即转告营业部门,营业部门对于退票无法换回现金或新票时,应立即寄发信函通知发票人及背书人,并迅速拟订对策处理。

2.营业部门对退票申诉案件送请财务科办理时

营业部门对退票申诉案件送请财务科办理时,应提供下列资料:发票人及背书人户籍所在地(先以电话告知财务科);发票人及背书人财产(土地应注明所有权人、地段、地号、面积等,建筑物(土地改良物)应注明所有权人、账号、设定抵押,其他财产应注明名称、存放地点、现值等。

3.当债权确定无法收回时

当债权确定无法收回时,应专案列送财务科,并附税务机关认可的合法凭证(如法院裁定书,或当地有关部门的证明文件,或邮政信函等),经核准后,冲销应收账款。

4.依法申诉而无法收回的债权部分

依法申诉而无法收回的债权部分,应取得法院债权凭证,交财务科列册保管,若事后发现债务人(利益偿还请求权时效为15年)有偿债能力时,应依上列有关规定,申请法院执行。

总之,医院应加强对各种应收账款的管理,及时结清,保障资金周转顺畅。对于逾期未能收回的款项,应分析原因,采取相应的措施予以收回或核销。

三、其他应收款的管理

其他应收款是指医院除财政应返还额度、应收医疗款以外的其他各项应收、暂付款项,包括职工预借的差旅费、拨付的备用金、应向职工收取的各种垫付款项等,是医院的短期性债权。由于其他应收款发生较为频繁,内容比较复杂,因此医院应加强管理,控制暂付款项的范围、比例和期限,减少对资金的占用,积极组织清算,防止损失,提高资金使用效率,要定期或者至少每年年度终了对其进行全面检查,及时清理结算,不得长期挂账。对于期限超过3年以上,确认无法收回的其他应收款应及时查明原因,按照管理权限要求,报经批准后核销。同时,医院应设置"坏账核销备查账",对已经核销的其他应收款进行详细登记。

四、坏账损失的管理

医院的应收款项中,难免有无法收回的应收款项,这些不能收回的应收款称为坏账,由于发生坏账而产生的损失称为坏账损失。为了体现稳健性原则,增强医院自我发展能力,医院财务制度作出规定,医院应建立坏账准备金制度,设计"坏账准备"科目。新医院会计制度规定:"医院应当在每年年度终了时,对医院应收账款进行全面检查,计提坏账准备"。

(一)医院坏账损失应具备的特征

《医院财务管理办法》规定确认坏账损失必须具备两个特征:①因债务人破产或死亡,以其财产或遗产清偿后,仍然不能收回的应收款项;②因债务人逾期未履行偿债义务,超过3年仍然不能收回的应收款项。

(二)坏账损失的核算方法

坏账损失的核算方法主要有两种。

1.直接转消法

直接转消法是指在坏账实际发生式,才将坏账损失予以确认,并冲销应收款项。

2.备抵法

备抵法是采用一定的方法按期预计坏账损失,计提坏账准备,计入当期费用,当某项应收款项全部或部分被确认已经成为坏账时,按确认的坏账金额冲减已计提的坏账准备,同时注销相应的应收款项的一种核算方法。

医院应采用备抵法换算坏账损失。计提坏账准备的范围为应收医疗款和其他应收款。医院应当根据应收款项的实际可收回情况,合理地计提坏账准备,不得多提或少提。

(三)坏账管理的具体要求

(1)计提坏账准备金:医院发生坏账损失是不可避免的,属正常情况。医院应当于每年度终了时,对应收款项进行全面检查,分析其可收回性,对于预计可能产生的坏账损失计提坏账准备。为正确计算盈亏,对于坏账损失,医院财务制度规定可以按年末应收医疗款和其他应收款科目余额的2%~4%计提坏账准备金,并不应超过这一标准。

(2)要严把坏账的标准:一般来讲,医院对有确凿证据表明确实无法收回的应收款项,如应收医疗款中因违规管理医保拒付的部分和患者无力支付的部分,其他应收款中应债务人已撤销、破产、资不抵债、现金流量严重不足等而无法收回的部分,按照医院管理权限,报经批准后作为坏账损失。一旦确认不得随意更改,如要更改要报有关管理部门批准。

(3)对确认长期无法收回的坏账损失(一般是3年以上),经过清查,分清责任,经医院确认的坏账要按照国有资产管理的有关规定报经主管部门批准后,才可以在坏账准备中冲销。

(4)坏账损失是医院对其他应收账款预计的损失,它不表示对债权的放弃或减免,因此,在实际工作中,对于已发生的坏账不得将其从其他应收款账面价值中消除。医院每期计提坏账,不论其是否实际发生,均应列为当期费用;同时,对于实际发生的坏账,应从其他应收款中予以消除。

(5)计提坏账准备的方法有医院根据应收款项的性质自行确定,可以采取的方法有应收款项余额百分比法、账龄分析法、个别认定法等。医院应当以适当方式列出目录,具体注明计提坏账准备的范围、提取方法、账龄的划分和提取比例,并按照管理权限报经批准。坏账准备提取方法已经确定,不得随意变更。如需变更,应当按照管理权限报经批准,并在会计报表中予以说明。

(6)已经确认的坏账,并不是医院放弃了其追索权,一旦重新收回,应及时入账。

医院建立坏账准备金制度一方面体现了稳健谨慎的原则,另一方面将预计不能回收的应收账款作为一种损失及时计入成本,避免了医院的虚盈实亏,有利于准确计量应收款项占用的资金量,可使医院加快资金周转,提高医院的经济利益。

(梅增军)

第四节　库存物资管理

一、医院库存物资管理的原则和任务

(一)医院库存物资的概念和特点

医院库存物资是指医院在开展业务活动及其他辅助活动中储存和耗用的资产,包括卫生材料、药品、包装物和低值易耗品、其他材料等。医院的库存物资处于经常性的不断耗用和重置之中,是流动资产重要的组成部分。

医院库存物资是有形资产,具有流动性强的特点,常处于销售、耗用、购买或重置中,具有较快的变现能力。同时库存物资又具有实效性特点,其发生潜在损失的可能性较大。在正常的医疗或公共卫生服务过程中,其能够规律地转换为货币资产或其他资产,但长期闲置或者不能耗用的库存物资就会形成积压,造成损失。因此应加强对库存物资的管理。

(二)医院库存物资管理的原则

1.统一管理的原则

医院库存物资应实行统一管理的原则,要求做到统一领导、统一计划、统一调配。这是因为各科室、部门的工作性质、任务不同,对库存物资的需求也不相同,故表现出比较分散的特点,如不实行统一管理,势必造成混乱而影响医疗服务业务工作的开展。

2.节约的原则

勤俭节约是医院办院的一项长期方针,不论是医院的财会部门、物资管理部门还是物资耗用的使用部门,都应把勤俭节约放在重要的位置上,精打细算,合理配置,节约成本,提高利用效率。

3.分类管理的原则

由于医院开展的医疗服务活动是针对千差万别的患者,要想保证医疗服务的顺利和良好进行,医院需要储存各种必要的医用物资,因此,医院的物资品种众多,数量庞大。据统计,一个中型规模的医院按品种、规格计算就大约有上万种物资。所以,医院库存物资管理还必须遵循分类管理的原则,才能使物资管理井然有序、多而不乱。

4.应急性原则

医疗服务活动不同于企业或商业。医院提供服务的对象主要是患者,卫生服务具有不确定的特点,由于患者所患疾病是千变万化的,同类患者也存在着不同的个体差异,患者的患病程度不同并有急慢之分。因此,医疗服务的这种特殊性在客观上要求物资供应必须遵循应急性原则。

(三)医院库存物资管理的任务和要求

医院库存物资管理的基本任务就是保证医院医疗服务工作的正常运行。具体地说,医院库存物资管理的主要任务和要求如下。

(1)按计划所需的物资品种、数量、质量和期限,保证及时供应。

(2)节约医院有限物资资源,防止损失浪费,降低物资消耗,提高物资利用效率,使有限的医院库存物资发挥更大的作用。

(3)加速物资周转,促进流动资金循环,提高流动资金利用的效果。

(4)科学预测,制定供应计划,防止盲目采购供应,保证医疗服务顺利进行。

(5)建立健全库房管理制度,完善出入库手续,对高值耗材的领、用、存应设置辅助账;应定期盘点,每年盘点不得少于一次,做到财务部门与归口管理部门账账、账实相符。

二、医院库存物资的分类

医院库存物资品种比较多,为了加强对库存物资的管理,需要对不同性质的库存物资进行合理分类,分别管理。医院库存物资主要分成以下几类。

(一)药品

药品是医院开展专业服务,用于诊断、治疗疾病的特殊商品,是最基本的物资基础。医院作为医疗卫生服务体系的基础环节,遵循公益性质和社会效益原则,执行药品零差率销售政策,药品要严格执行《药品管理法》、药品价格管理、国家基本药物制度和基本医疗保险制度等相关政策和规定,应配备、使用基本药物制度所要求的药品,配备药品应全部由上级卫生行政主管部门实行统一集中采购,按政府统一核定的药品零售价格销售。

(二)卫生材料

卫生材料是指向患者提供服务过程中,经一次性使用其价值即转化为费用的医用物资,如纱布、药棉、胶布、绷带、X光胶片、显影粉、定影粉、化学试剂、一次性注射器(输液器)、石膏等。

(三)低值易耗

低值易耗是指在基层医疗卫生机构提供服务过程中,经多次使用不改变其实物形态,而其单位价值又低于固定资产起点,或者虽然单位价值达到固定资产标准,但使用期限较短或易于损坏需要经常补充和更新的物品。低值易耗品根据其用途通常包括以下几类:①医疗用品,如听诊器、搪瓷品、不锈钢盘、消毒车等;②办公用品,如热水瓶、玻璃瓶、玻璃板、计算器、装订机等;③棉纺织品,如工作服、口罩、帽子、袖套等;④文娱体育用品,如球拍、球网、小乐器等;⑤炊事用品,如锅、碗、碟、蒸笼等;⑥其他用品,指不属于上列范围的低值易耗品。

(四)其他材料

其他材料是指为保证基层医疗卫生机构正常工作需要而储备的除低值易耗品和卫生材料以外的其他公用物品,是间接为医疗和公共卫生活动服务而消耗的各种材料。如针棉织品、办公用品、卫生清洁用具、各种固体、液体和气体燃料及油料,为包装本单位有关产品而储备的各种包装容器。如医院自制药品包装用的纸箱、玻璃瓶、塑料瓶等以及其他常用材料等。

三、库存物资的定额管理

库存物资定额管理,是医院库存物资管理的基础,亦是医院利用物资管理指导各项工作的重要依据。医院库存物资管理包括物资消耗定额管理、物资储备定额管理和物资节约定额管理。

(一)制订物资消耗定额的意义

医院库存物资消耗定额是指医院在一定的技术条件下完成某一项任务所合理消耗的物资数量标准。物资消耗定额管理是医院管理科学化的一个重要组成部分,对医院制订物资供应计划,合理利用和节约物资具有重要意义,具体如下。

(1)制订物资消耗定额是确定物资需要量和编制物资供应分配计划的基础。

(2)制订物资消耗定额是合理利用物资和节约物资消耗的有效措施,并能促进医院管理工作水平的提高。

(3)制订物资消耗定额是开展经济核算,计算成本和评价物资优劣及效益的先决条件。

(4)制订物资消耗定额是实行限额发放物资、监督合理使用物资的可靠办法。

(二)制定物资消耗定额的基本办法

1.技术分析法

技术分析法是根据工作任务的性质、特点和要求,分析某一项任务各阶段各环节所需的物资情况,经过技术分析计算制订出消耗定额。此方法较科学准确,但工作量很大。

2.统计分析法

根据医院历年物资消耗的统计资料,结合计划期内医院经营环境变化等因素来确定物资消耗定额,统计分析法简便易行,但需要有详细可靠的统计资料,同时在使用中往往无法避免以往物资使用中存在的不合理现象的影响,准确性较差。

3.经验估计法

根据医院以往的实际经验,参考有关技术文件资料,结合计划期内技术条件变化情况来确定物资消耗定额。经验估计法较简便,但科学性和准确性较差。

(三)物资消耗定额管理的分类

1.全面定额管理

全面定额管理指对低值易耗品或卫生材料全部实行按经费标准的全面定额管理。公式如下。

每病床工作日物资消耗额＝年(月)度内实际支出金额/年(月)度内床位工作总日数

2.单项定额管理

单项定额管理是指按物资种类分别制订的消耗定额,医院对消耗量较大的低值易耗品或卫生材料,可实行单项定额管理。

(四)物资消耗储备及节约指标定额公式

物资储备定额是指医院在一定的条件下,为了保障医院工作任务的完成而规定的物资储备标准。医院的物资供应计划主要包括物资消耗量和储备量两部分,而物资储备量主要是依据储备定额来确立的。储备定额可以使医院库存物资供应在保证连续使用的前提下,能尽量减少资金占用,促进资金流动。它通过经常性储备定额、保险储备定额、季结储备定额等指标构成。医院库存物资节约定额是指在保证医院业务的前提下,为更有效利用库存物资而规定的物资节约指标。

四、库存物资供应计划管理

医院库存物资供应计划是指医院为了保证医疗护理工作的顺利进行而编制的科学计划,旨在保证所需各种医院库存物资及时合理供应。具体来讲,医院库存物资供应计划是医院向国家申请或进行市场采购,按品种质量、数量、期限成套地取得医疗、教学、科研等所需各种物资的依据,也是医院库存物资供应工作的开始阶段和中心部分,做好供应计划对改进各阶段的库存物资供应工作起着重要的作用。

库存物资供应计划有年度计划、季度计划和月度计划。库存物资供应计划是医院向上级申请库存物资和内容平衡分配的依据,属目标计划。医院各科室提出年内所需用的库存物资计划,经财务部门及院领导审定,由医院库存物资管理部门编制,有的还需报上级卫生行政部门批准。

库存物资供应计划管理的工作包括:制订本院库存物资供应目录、确定各种库存物资的需要量、确定储备量和采购日期,确定库存物资采购量等。

(一)制订本院库存物资供应目录

制订库存物资供应目录是制订医院库存物资供应计划的基础工作。医院库存物资管理部门应全面收集本院所需的各种库存物资情况,按照库存物资分类进行系统整理,对每一种库存物资的名称、规格、型号、计量单位、价格、来源、功能等进行详细了解。还应衡量以往医院库存物资使用消耗情况,了解各种库存物资的技术经济效果,充分考虑医院的资金周转情况,以此来制订库存物资供应计划。

制订库存物资供应目录的关键在于如何从几种同样功能的库存物资中,根据库存物资的有效性、安全性、经济性等特点,结合本院实际情况来选择出最适合本医院的品种。另外,随着医学科学的不断发展,医用库存物资也不断更新换代,新的库存物资不断涌现,因此,医院在制订库存物资供应目录时要注意保持随时更新。

(二)确定库存物资的需要量

医院库存物资需要量是指在计划期内(可以为月、季、年)为保证按质完成预期的各项医疗护理工作和其他任务所需要的库存物资数量。一般可以采用直接计算法,按照一定的比例和系数,确定各种库存物资的需要量。

(三)确定库存物资的储备量

确定库存物资储备量,就是在分别确定计划期初和计划期末的储备量的基础上,求出在计划期内应当增减的库存物资供应量。计划期初的库存物资储备量就是报告期末的库存物资储备量,它根据实际盘点和预计确定,计划期末的库存物资储备量,是计划期结束时的库存物资库存数量。计划期的库存物资申请量可以用以下公式计算:

计划申请量=库存物资需要量+计划年末储备量-计划年初储备量-医院内部其他资源

(四)确定采购日期

采购日期也称供货周期确定。在确定采购日期时要考虑库存物资的需要量、库存物资的储备量、库存物资的保存成本、库存物资使用有效期限、库存物资的采购成本和库存物资采购的难易程度等。只有在综合考虑了这些因素后确定出的最佳采购日期才是整体最优的库存物资采购计划,才能结合医院实际情况,参考医院先期预算确定出医院库存物资采购的数量。

五、经济批量

(一)库存物资的成本

医院为了发挥库存物资的功能,必须储备一定量的物资,但也会由此而发生各项支出,即库存物资的成本。具体包括取得成本、储存成本和缺货成本。

1.取得成本

取得成本是指为取得某种库存物资而支出的成本,通常用 TC_a 来表示,包括订货成本和采购成本两部分。

(1)订货成本:是指取得订单的成本,如办公费、差旅费、邮资、通信费等支出。订货成本中有一部分与订货的次数有关,如差旅费、邮资等,称为订货的变动成本。另一部分与订货次数无关,如常设采购机构的基本开支等,称为订货的固定成本(F_1)。

(2)采购成本是指库存物资本身的价值,经常用数量与单价的乘积来确定。

2.储存成本

储存成本是指为保存库存物资而发生的成本,包括库存物资占用资金所应计的利息、仓库费用、保险费用、物资破损和变质损失等,通常用 TC_c 来表示。储存成本也分为变动成本和固定成本。变动成本与库存物资的数量有关,如库存物资资金的应计利息、物资的破损和变质损失、保险费用等。

3.缺货成本

缺货成本是指由于库存物资储存不足而给医院造成的损失,如卫生材料储存不足造成的医疗服务中断的损失等。库存物资的缺货成本与其储存数量呈反向变化,储存的数量越多,发生缺货的可能性就越小,短缺成本就越小。缺货成本用 TC_s 表示。

进行库存物资管理就是要尽力在各种库存物资成本与库存物资的效益之间做出权衡,以达到两者的最佳组合,即如果使 TC 值最小,医院的库存物资就会是最优化状态,这也正是医院库存物资管理的目标。

（二）经济订货量基本模型

实现库存物资管理的目标关键在于确定一个最佳的库存物资数量来对库存物资加以控制。管理运筹学从经济的角度提供了一种制订物资储备定额的方法，即经济批量模型。经济订货批量也称最佳订购批量，是指使储备物资总成本最小的订购批量。

经济订货量基本模型需要设立的假设条件是：①医院能够及时补充库存物资，即需要订货时便可立即取得库存物资；②能集中到货，而不是陆续入库；③不允许缺货，即无缺货成本，TC_s 为零，这是因为良好的库存物资管理本来就不应该出现缺货成本；④需求量稳定，并且能预测，即 D 为已知常量；⑤存货单价不变，不考虑现金折扣，即 D 为已知常量；⑥医院现金充足，不会因现金短缺而影响进货；⑦所需库存物资市场供应充足，不会因买不到需要的库存物资而影响其他。

六、库存物资管理的其他要求

库存物资取得时应按实际成本计价。其中，集中采购配送的库存物资，其成本按照通过确定的采购价格（包括配送费用）确定；自行外购的库存物资按照实际采购价格及相关直接税费确定；接受捐赠的库存物资，其成本比照同类或类似物资的市场价格或有关凭据注明的金额确定。

库存物资发出时，应根据实际情况采用个别计价法、先进先出法或者加权平均法确定发出物资的实际成本，计价方法一经确定，不得随意变更。

低值易耗品应当于内部领用时摊销，摊销方法可采取一次摊销法或五五摊销法。其中，一次摊销法是指在领用低值易耗品时，将其实际成本一次计入有关费用科目的方法。这种方法适用于价值低、易损坏的低值易耗品。采用这一方法时，必须加强实物管理，对领用实物数量在领用时进行登记，以防止丢失或挪用。五五摊销法是指在低值易耗品领用时摊销其一半价值，在报废时再摊销其另一半价值的方法。这种方法的优点是便于对低值易耗品进行实物监督，适用于每月领用、报废低值易耗品比较均衡的情况。

（梅增军）

第十四章

医院主要经营过程核算与管理

第一节　医疗服务业务核算

医疗服务是医院业务活动的主体和中心,在开展医疗业务活动中,医护人员借助各种诊疗手段和专业技术为患者进行各种检查、治疗,就会发生各项耗费,包括耗用各种药品及卫生材料、医疗设备的折旧、人员工资福利的发放,以及办公费、水电费、会议费等其他费用的支出,同时也会取得挂号收入、诊察收入、检查收入、化验收入、治疗收入、手术收入、卫生材料收入、药品收入等相关的收入,以便对耗费支出进行补偿,维持医院的正常运转。

一、主要账户设置

(一)"医疗业务成本"账户

为核算医院开展医疗服务及其辅助活动过程中发生的各项费用,医院应当设置"医疗业务成本"账户,该账户属于费用类账户,借方登记医疗业务成本的发生数,贷方登记医疗业务成本的冲销、转出数,期末结转后,该账户无余额。该账户下应设置"人员经费""卫生材料费""固定资产折旧费""无形资产摊销费""提取医疗风险基金""其他费用"等一级明细账,并按照具体科室进行明细核算,归集临床服务、医疗技术、医疗辅助类各科室发生的、能够直接计入各科室或采用一定方法计算后计入各科室的直接成本。

(二)"医疗收入"账户

为核算医院开展医疗服务活动取得的收入,医院应当设置"医疗收入"账户,该账户属于收入类账户,借方登记收入的退还、冲销、转出数,贷方登记发生的收入数,期末结转后,该账户无余额。为了详细的反映医院的各项医疗收入,应在该账户下设置"门诊收入"和"住院收入"两个一级明细账户进行明细核算。

1."门诊收入"一级明细账户

"门诊收入"一级明细账户核算医院为门诊患者提供医疗服务所取得的收入。该一级明细账户下应当设置"挂号收入""诊察收入""检查收入""化验收入""治疗收入""手术收入""卫生材料收入""药品收入""药事服务费收入""其他门诊收入"等二级明细账户,进行明细核算。其中:"药品收入"二级明细账户下,应设置"西药""中成药""中药"等三级明细账户。

2."住院收入"一级明细账户

"住院收入"一级明细账户核算医院为住院患者提供医疗服务所取得的收入。该一级明细账户下应当设置"床位收入""诊察收入""检查收入""化验收入""治疗收入""手术收入""护理收入""卫生材料收入""药品收入""药事服务费收入""其他住院收入"等二级明细账户,进行明细核算。其中:"药品收入"二级明细账户下,应设置"西药""中成药""中药"等三级明细账户。

(三)"应收在院患者医疗款"账户

医院应当设置"应收在院患者医疗款"账户,核算医院因提供医疗服务而应向住院患者收取的医疗款;该账户属于资产类账户,借方登记应收在院患者医疗款的增加,贷方登记应收在院患者医疗款的减少,期末余额在借方,反映医院尚未结算的应收在院患者医疗款。该账户应按照住院患者进行明细核算,比如"应收在院患者医疗款——××患者"。

(四)"应收医疗款"账户

医院应当设置"应收医疗款"账户,核算医院因提供医疗服务而向门诊患者、出院患者、医疗保险机构等收取的医疗款。该账户属于资产账户,借方登记应收医疗款的增加,贷方登记应收医疗款的减少,期末借方余额反映医院尚未收回的应收医疗款。该账户应当按照应收医疗款的类别,即"门诊患者""出院患者""医疗保险机构"等设置明细账,进行明细核算。

(五)"库存现金"账户

医院应当设置"库存现金"账户,核算医院的库存现金。该账户属于资产类账户,借方登记库存现金的增加,贷方登记库存现金的减少,期末余额在借方,表示医院实际持有的库存现金。

(六)"预收医疗款"账户

医院应当设置"预收医疗款"账户,核算医院从住院患者、门诊患者等预收的款项,该账户属于负债类账户,贷方登记收到的预交医疗款数额,借方登记结算冲转和退还的预收医疗款数额,期末余额在贷方,反映医院向住院患者、门诊患者等预收但尚未结算的款项。该账户应当按照门诊患者、住院患者等进行明细核算。

(七)"专用基金"账户

为核算医院所设置、提取的具有专门用途的净资产的增减变动和结余情况,医院应当设置"专用基金"账户,该账户属于净资产类账户,借方登记专用基金的使用、减少数,贷方登记专用基金的提取、增加数,期末余额在贷方,反映医院按规定设置、提取的专用基金的金额。按专用基金的类别设置"职工福利基金"和"医疗风险基金"两个明细账户。

(八)"坏账准备"账户

为核算医院对应收医疗款和其他应收款提取的坏账准备,医院应当设置"坏账准备"账户,该账户属于资产类账户,为"应收医疗款"和"其他应收款"的备抵账户,借方登记坏账准备的减少,贷方登记坏账准备的增加,期末余额在贷方,反映医院提取的坏账准备金额。

(九)"应缴税费"账户

医院应当设置"应缴税费"账户,核算医院按照有关国家税法规定应当缴纳或代扣代缴的各种税费。该账户为负债类账户,贷方登记按照税法规定计算的应缴税费额,借方登记实际缴纳税费额,期末余额在贷方,表示医院尚未缴纳的税费。应在该账户下按应交的税费种类设置明细账户,进行明细核算。

二、医院医疗服务业务核算

(一)医疗支出业务的核算

医疗支出业务核算主要涉及的是医疗业务成本的归集。医疗业务成本是指医院开展医疗服务及其辅助活动发生的各项费用。按照成本项目分类,医疗业务成本包括人员经费、耗用的药品及卫生材料费、固定资产折旧费、无形资产摊销费、提取医疗风险基金和其他费用。其中人员经费包括基本工资、绩效工资(津贴补贴、奖金)、社会保障缴费、住房公积金等;其他费用包括办公费、印刷费、水费、电费、邮电费、取暖费、物业管理费、差旅费、会议费、培训费等。按科室性质进行分类,可分为临床服务类科室成本、医疗技术类科室成本和医疗辅助类科室成本。医疗业务成本应当按照具体科室和成本项目进行归集。具体核算如下。

(1)开展医疗活动及其辅助活动中,内部领用或出售的药品、卫生材料等,按其实际成本,借记"医疗业务成本——卫生材料费/药品费——××科室"科目,贷记"库存物资"科目。

2012年4月,某医院呼吸科领用氧气20桶,价款400元。做相关会计分录如下:

借:医疗业务成本——卫生材料费——呼吸科 400

贷:库存物资——卫生材料——氧气 400

假设某医院只有内科、牙科和呼吸科3个临床科室,2012年4月,药房报来当日销售药品处方成本,其中西药4 655 000元、中成药2 260 000元、中药325 000元。门诊药房药品销售成本3 050 000元,其中内科1 050 000元、牙科1 200 000元、呼吸科800 000元;住院药房药品销售成本4 200 000元,其中内科2 100 000元、牙科1 500 000元、呼吸科600 000元。做相关会计分录如下:

借:医疗业务成本——药品费——内科 3 150 000——牙科 2 700 000——呼吸科 1 400 000

贷:库存物资——药品——西药 4 665 000——中成药 2 260 000——中药 325 000

(2)为从事医疗活动及其辅助活动人员计提的薪酬、福利费等,借记"医疗业务成本——人员经费——××科室"科目,贷记"应付职工薪酬""应付福利费""应付社会保障费"等。

假设某医院只有内科、牙科、呼吸科3个临床科室,2012年4月医院为从事医疗活动及其辅助活动人员发放工资、津贴及奖金等工资薪酬共计400 000元,其中内科180 000元、牙科120 000元、呼吸科100 000元。按规定代扣代缴个人所得税20 000元,代扣代缴个人住房公积金48 000元。做相关会计分录如下:

借:医疗业务成本——人员经费——内科 180 000——牙科 120 000——呼吸科 100 000

贷:应付职工薪酬 400 000

代扣个人所得税、住房公积金:

借:应付职工薪酬 68 000

贷:应付社会保障费 48 000

应缴税费 20 000

(3)对开展医疗活动及其辅助活动所使用的固定资产、无形资产计提折旧、摊销,按照财政补助、科教项目资金形成的金额部分,借记"待冲基金"科目,按应提折旧、摊销额中的其余金额部分,借记"医疗业务成本——固定资产折旧费/无形资产摊销费——××科室"科目,按照应计提的折旧、摊销额,贷记"累计折旧""累计摊销"科目。

假设某医院只有内科、牙科和呼吸科3个临床科室,2012年4月末,该医院财务部门编制当月折旧提取表,共提取 200 000 元折旧。其中,财政补助资金形成的金额部分为50 000 元,剩余的 150 000 元折旧中,内科 50 000 元、牙科 60 000 元、呼吸科 40 000 元。做相关会计分录如下:

对于自筹资金购置的固定资产:

借:医疗业务成本——固定资产折旧费——内科 50 000——牙科 60 000——呼吸科 40 000

贷:累计折旧 150 000

对于政府补助购置的固定资产:

借:待冲基金——代冲财政基金 50 000

贷:累计折旧 50 000

(4)提取医疗风险基金,按照计提金额,借记"医疗业务成本——提取医疗风险基金"科目,贷记"专用基金——医疗风险基金"科目。

2012 年 12 月 31 日,按照医院财务制度规定,医院提取医疗风险基金,提取比例为 0.2%。该医院全年实现医疗收入 29 304 934 元。

做相关分录如下:

2012 年 12 月 31 日,应当提取医疗风险基金 58 609.87 元(29 304 394×0.2%)

借:医疗业务成本——提取医疗风险基金 58 609.87

贷:专用基金——医疗风险基金 58 609.87

(5)开展医疗活动及其他辅助活动中发生的其他各项费用,借记"医疗业务成本——其他费用——××科室"科目,贷记"银行存款""待摊费用"等科目。

2012 年 4 月末,某医院设备管理部门报来设备维修报表,本月临床医疗科室维修费为 20 000 元。其中,内科 8 000 元、牙科 6 000 元、呼吸科 6 000 元,款项已经以银行存款支付。做相关会计分录如下:

借:医疗业务成本——其他费用——内科 8 000——牙科 6 000——呼吸科 6 000

贷:银行存款 20 000

(二)医疗收入业务核算

医疗收入是指医院开展医疗服务活动,按照现行国家规定的医疗服务项目,以及所属物价部门制定的项目服务收费标准取得的收入。医疗收入按照提供服务的地点不同,分为门诊收入和住院收入;按照收入性质,可分为劳务性收入、检查类收入、设施类收入和药品及卫生材料收入。下面分别介绍医院的门诊收入业务和住院收入业务的核算。

1.门诊患者医疗收入业务核算

目前医院的门诊收费有两种形式:一种预收医疗款形式,即门诊患者在就诊卡中预存资金,发生的挂号费、医药费由门诊收费处直接从预存资金中扣除;另一种形式是直接结算,即门诊患者无须预存资金,发生的挂号费、医药费由患者到收费处以现金或者银行转账的形式支付。下面分别介绍两种形式的核算。

(1)预收医疗款形式:采用预收医疗款形式,当患者向就诊卡中预存资金时,医院按照患者预存的资金额,借记"库存现金"或"银行存款"科目,贷记"预收医疗款"科目。与门诊患者结算医疗费时,如患者应付的医疗款金额大于其预交金额,按患者补付金额,借记"库存现金""银行存款"等科目,按患者预交金额,借记"预收医疗款"科目,应由医保机构等负担的部分,借记"应收医疗款"科目,按患者应付的医疗款金额,贷记"医疗收入"科目;如患者应付的医疗款金额小于其预交金额,按患者应自付部分的医疗款金额,借记"预收医疗款"科目,应由医保机构等负担的部分,借记"应收医疗款"科目,按患者发生的医疗费全额,贷记"医疗收入"科目;退还患者差额的,还应按退还金额,借记"预收医疗款"科目,贷记"库存现金""银行存款"科目。

2012 年 4 月 20 日,某医院门诊结算处收到患者张某以转账支票形式预交医疗款10 000 元,该患者当日发生医疗费 8 775 元,其中挂号费 14 元、药品费 2 500 元(西药 2 000 元、中成药 500 元)、检查费 1 500 元、治疗费 1 800 元、手术费 2 200 元、卫生材料费 500 元、药事服务费 261 元,以现金形式退回余款。做相关会计分录如下:

结算处收到张某预交金时:

借:银行存款 10 000

贷:预收医疗款——张某 10 000

结算处结算张某医疗费时:

借:预收医疗款——张某 10 000

贷:医 疗 收 入——门 诊 收 入——挂 号 收 入 14——药 品 收 入——西 药 2 000——中 成 药 500——检查费 1 500——治疗费 1 800——手术费 2 200——卫生材料费 500——药事服务费 261

库存现金 1 225

(2)直接结算形式:采取直接结算形式结算门诊患者医疗费时,按医疗应收费总额,贷记"医疗收入——门诊收入";医疗费用中,应由医疗保险机构负担的部分,借记"应收医疗款——××医疗保险机构"科目;患者自负部分,以现金或银行存款方式支付时,借记"库存现金"或"银行存款"科目,发生患者欠费时,借记"应收医疗款——××患者"。具体会计处理过程以下举例说明:

2012 年 5 月 8 日,某医院门诊收费处报来门诊收入日报表,取得门诊医疗收入1 200 000 元,其中药品收入 450 000 元(西药 350 000 元、中成药 100 000 元)、检查收入 170 000 元、化验收入 160 000 元、治疗收入 120 000 元、手术收入 120 000 元、卫生材料收入 110 000 元、药事服务费收入 70 000 元。应由社会医疗保险负担 520 000 元;患者自负部分收取现金 300 000 元,银行转账形式收取 379 000 元,张某欠费 1 000 元。做相关分录如下:

借:库存现金 300 000

银行存款 379 000

应收医疗款——××医疗保险机构 520 000——××患者 1 000

贷:医 疗 收 入——门 诊 收 入——药 品 收 入——西 药 350 000——中 成 药 100 000——检 查 收 入 170 000——化验收入 160 000——治疗收入 120 000——手术收入 120 000——卫生材料收入 110 000——药事服务费收入 70 000

2.住院患者医疗收入业务核算

医院的住院业务包括收取住院患者住院押金业务、医疗收入实现业务、出院医疗费的结算业务,以及与医保中心结算业务。具体核算如下。

(1)收取住院患者住院押金:医院的住院医务一般采取住院患者办理住院时交纳住院押金的形式,收到住院患者预交金时,按实际预收的金额,借记"银行存款""库存现金"等科目,贷记"预收医疗款"科目。

2012 年 4 月 15 日,某医院住院结算处收到入院患者孙某以转账支票的形式预交医疗款 10 000 元。做相关会计分录如下:

借:银行存款 10 000

贷：预收医疗款——孙某 10 000

（2）医疗收入的实现：实现医疗收入时，按照依据规定的医疗服务项目收费标准计算确定的基金额，借记"应收在院患者医疗款"，贷记"医疗收入——××收入"。

2012 年 4 月 25 日，某医院住院处向财务部报来当日"住院患者收入汇总报表"，医疗收入为 770 000 元，其中床位收入 40 000 元、药品收入 300 000 元（西药 250 000 元、中成药 50 000 元）、诊察收入 50 000 元、检查收入 80 000 元、化验收入 40 000 元、治疗收入 80 000 元、手术收入 60 000 元、护理收入 40 000 元、卫生材料收入 50 000 元、药事服务费收入 30 000 元。做相关会计分录如下：

借：应收在院患者医疗款 770 000

贷：医疗收入——住院收入——床位收入 40 000——检查收入 80 000——化验收入 40 000——治疗收入 80 000——手术收入 60 000——诊察收入 50 000——护理收入 40 000——卫生材料收入 50 000——药事服务费收入 30 000——药品收入——西药 250 000——中成药 50 000

（3）患者出院医疗费用结算业务：住院患者办理出院手续，结算医疗款时，如患者自付的医疗款金额大于其预交金额，应按患者补付金额，借记"库存现金""银行存款"等科目，按患者预交金额，借记"预收医疗款"科目，应由医保机构等负担部分及患者欠费部分，借记"应收医疗款"科目，按患者全部医疗费金额，贷记"应收在院患者医疗款"科目；如患者自付的医疗款金额小于其预交金额，应按患者预交金额，借记"预收医疗款"科目，应由医保机构等负担部分，借记"应收医疗款"科目按患者全部医疗款金额，贷记"应收在院患者医疗款"科目，按退还给患者的差额，贷记"库存现金""银行存款"等科目。

2012 年 4 月 30 日，孙某病愈办理出院结算手续，住院结算处根据"住院患者医药费结算汇总日报表"核算孙某住院期间发生的医疗费共计 20 000 元，其中，应由社会医疗保险负担的部分为 12 000 元。住院结算处将余款 2 000 元以现金形式退回给孙某。

借：预收医疗款——孙某 10 000

应收医疗款——××医疗保险机构 12 000

贷：应收在院患者医疗款——孙某 20 000

库存现金 2 000

假如，住院结算处结算孙某发生的医疗费为 30 000 元，社会医疗保险负担的部分为 18 000 元，孙某出院当日补付 1 000 元，剩余 1 000 元暂欠，由孙某所在单位担保偿还。则孙某出院时医院应做会计分录如下：

借：预收医疗款——孙某 10 000

应收医疗款——××医疗保险机构 18 000——出院患者——孙某 1 000

库存现金 1 000

贷：应收在院患者医疗款——孙某 30 000

3.与医保中心进行应收医疗款结算业务核算

医院在同医疗保险机构结算应收医疗款时，由于医院是按照医疗收费项目确认应收医疗款，而在医疗服务预付制付费方式下，医疗保险机构依据每出院人次次均费用或单病种定额费用等方式与医院进行实际结算支付，或医疗保险机构直接大致付费，两者经常会出现不一致，所产生的差额就叫医保结算差额。

医院同医疗保险机构结算应收医疗款时,按照实际收到的金额,借记"银行存款"科目,按照医院因违规治疗等管理不善原因被医疗保险机构拒付的金额,借记"坏账准备"科目,按照应收医疗保险机构的金额,贷记"应收医疗款"科目,按照借贷方之间的差额,借记或贷记"医疗收入——门诊收入/住院收入——结算差额"科目。

2012年4月21日,某医院同医疗保险机构结算住院患者医疗款,医院按照医疗项目确认的应收医疗款为950 000元,由于病例书写不规范医保拒付10 000元,医疗保险机构采用单病种收费计算方式实际支付金额为900 000元,做会计分录如下:

借:银行存款 900 000

坏账准备 10 000

医疗收入——住院收入——结算差额 40 000

贷:应收医疗款——××医疗保险中心 950 000 医院应当于每月末,将医保结算差额的月末余额,按照各项收入的本月发生额占所有收入本月发生额的比例,分摊调整各项医疗收入。具体计算公式如下:

住院(或门诊)收入结算差额分配率="住院(或门诊)收入"科目下"结算差额"明细科目的月末余额÷"住院(或门诊)收入"科目下全部收入类二级明细科目本月发生额总额

本月分摊计入某项住院(或门诊)收入的结算差额=住院(或门诊)收入结算差额分配率×"住院(或门诊)收入"科目下某项具体收入类二级明细科目本月发生额。

将医保结算差额分摊调整各项医疗收入时,借记"医疗收入——门诊/住院收入——××收入"科目,贷记"医疗收入——门诊/住院收入——结算差额"科目;若本月医保结算差额为贷方余额,则作相反会计分录。

2012年5月31日,某医院分配转销当月住院患者所产生的医保结算差额80 000元。当月该医院已确认的各项住院收入金额见表14-1。分配当月结算差额见表14-2。

表14-1 住院收入及其结算差额情况表

2012年5月 单位:元

"医疗收入——住院收入"所属各收入共明细科目贷方发生额		"医疗收入——住院收入——结算差额"科目借方发生额
收入项目	金额	80 000
合计	1 000 000	
床位收入	62 500	
诊察收入	37500	
检查收入	125 000	
化验收入	125 000	
治疗收入	125 000	
手术收入	125 000	
护理收入	25 000	
卫生材料收入	125 000	
药事服务费收入	125 000	
药品收入	125 000	
西药	62 500	
中成药	62 500	

表 14-2 结算差额分配表

2012 年 5 月

单位：元

医院按医疗项目确认的住院收入		1 000 000
医保结算差额		8 000
结算差额分配率		8.00%
住院收入项目	金额	应分配的结算差额
合计	1 000 000	80 000
床位收入	62 500	5 000
诊察收入	37 500	3 000
检查收入	125 000	10 000
化验收入	125 000	10 000
医疗收入	125 000	10 000
手术收入	125 000	10 000
护理收入	25 000	2 000
卫生材料收入	125 000	10 000
药事服务费收入	125 000	20 000
药品收入	125 000	10 000
西药	62 500	5 000
中成药	62 500	5 000

做相关会计分录如下：

借：医疗收入——住院收入——床位收入 5 000——检查收入 10 000——化验收入 10 000——治疗收入 10 000——手术收入 10 000——诊察收入 3 000——护理收入 2 000——卫生材料收入 10 000——药事服务费收入 10 000——药品收入——西药 5 000——中成药 5 000

贷：医疗收入——住院收入——结算差额 80 000

（三）坏账损失核算

1.坏账的概念及判断

坏账是指医院无法收回或收回的可能性极小的应收款项。由于发生坏账而产生的损失，称为坏账损失。

医院在判断坏账时，应当具体分析各应收款项的特性、金额的大小、信用期限、债务人的信誉和当时的财务状况等因素。一般来讲，医院对有确凿证据表明确实无法收回的应收款项，如应收医疗款项中因违规管理医保拒付的部分和患者无力支付的部分，其他应收款中因债务人已撤销、破产、资不抵债、现金流量严重不足等而无法收回的部分，按医院管理权限，报经批准后作为坏账损失。

2.坏账损失的核算方法

医院应当采用备抵法核算坏账损失，即采用一定的方法按期预计坏账损失，计提坏账准备，计入当期费用，当某项应收款项全部或部分被确认已经成为坏账时，按确认的坏账金额冲减已计提的坏账准备，同时转销相应的应收款项的一种核算方法。计提坏账准备的范围为应收医疗款和其他应收款,每年度终了,医院应当对应收款项进行全面检查、分析其可收回性,对于预计可能产生的坏账损失计提坏账准备、确认坏账损失,不得多提或少提。计提坏账准备的方法有应收款项余额百分比法、账龄分析法、个别认定法等,具体由医院根据应收款项的性质等自行确定。确定坏账准备计提比例时,由医院根据以往经验、债务人或债务单位的还款能力,以及其他相关信息合理地估计。

医院每期应补提或者冲减的坏账准备可按照以下公式计算:

当期应补提(或冲减)的坏账准备=当期按应收医疗款和其他应收款计算应计提的坏账准备金额-坏账准备科目贷方余额(或+坏账准备科目借方余额)

按照上述公式,如果当期按应收款项计提坏账准备金额大于"坏账准备"科目的贷方余额,应当按其差额提取坏账准备;如果当期按应收款项计算应提坏账准备金额小于"坏账准备"科目的贷方余额,应按其差额冲减当期已提取的坏账准备。

3.坏账准备的会计处理

(1)提取坏账准备时,借记"管理费用"科目,贷记"坏账准备"科目;冲减坏账准备时,借记"坏账准备"科目,贷记"管理费用"科目。

(2)医院同医疗保险机构结算时,存在医院因违规治疗等管理不善原因被医疗保险机构拒付情况的,按照拒付金额,借记"坏账准备"科目,贷记"应收医疗款"科目。

(3)当账龄超过规定年限并确认无法收回的应收医疗款或其他应收款,应当按照有关规定报经批准后,按照无法收回的应收款项余额,借记"坏账准备"科目,贷记"应收医疗款""其他应收款"科目。

如果已转销的应收医疗款、其他应收款在以后期间又收回,按照实际收回的金额,借记"应收医疗款""其他应收款"科目,贷记"坏账准备"科目;同时,借记"银行存款"等科目,贷记"应收医疗款""其他应收款"科目。

下面以应收款项余额百分比法为例讲解:应收款项余额百分比法是根据会计期末应收款项的余额和估计的坏账比率,估计坏账损失,计提坏账准备的方法。

2012年12月31日,某医院应收医疗款项余额为100 000元,该医院根据以往经验确定坏账准备的计提比例为应收医疗款余额的5%。假设该医院本年度为首次采用备抵法核算坏账损失。2013年6月,该医院发现有3 000元的应收医疗款已经确实无法收回,将其确认为坏账损失。2013年12月31日,该医院应收医疗款余额为150 000元(假定坏账准备的计提比率仍然为年末应收款余额的5%)。做相关会计分录如下:

2012年12月31日,该医院应计提的坏账准备金额为:

应计提的坏账准备金额=100 000×5%=5 000元

借:管理费用5 000

贷:坏账准备5 000

2013年6月,

借:坏账准备3 000

贷:应收医疗款3 000

2013年12月31日,该医院"坏账准备"期末余额应为:

150 000×5%=7 500(元)

年末计提坏账准备前,"坏账准备"科目的贷方余额为:5 000-3 000=2 000元

因此,2013 年末应补提的坏账准备金额为:7 500－2 000＝5 500 元

借:管理费用 5 500

贷:坏账准备 5 500

如果 2013 年 10 月,已经确认为坏账的又收回 2 500 元,并收存银行。2013 年 12 月 31 日,该医院"应收医疗款"期末余额为 80 000 元。则相关会计分录如下:

2013 年 10 月,

借:应收医疗款 2 500

贷:坏账准备 2 500

借:银行存款 2 500

贷:应收医疗款 2 500

2013 年 12 月 31 日,

该医院"坏账准备"期末余额应为:80 000×5‰＝4 000 元

年末计提坏账准备前,"坏账准备"科目的贷方余额为:5 000－3 000＋2 500＝4 500 元。因此,2013 年末应补提的坏账准备为 4 000－4 500＝－500 元,即应冲减的坏账准备金额为 500 元。

借:坏账准备 500

贷:管理费用 500

(鞠少华)

第二节　科教业务核算

不少医院除了从事医疗卫生服务活动外,还要从事教学和科研活动。

一、主要账户设置

科教业务需要设置的主要账户有"财政项目补助支出""财政补助收入""科教项目收入""科教项目支出""无形资产""累计摊销"。鉴于"财政补助支出"账户和"财政补助收入"账户在第一节已经介绍,在此只介绍"科教项目收入"和"科教项目支出""无形资产""累计摊销"账户。

(一)"科教项目收入"账户

为了核算医院取得的除财政补助收入外专门用于科研、教学项目的补助收入。医院应当设置"科教项目收入"账户,该账户属于收入类账户,借方登记科教项目收入的缴回、冲销或转出数,贷方登记医院取得的财政补助收入以外的科研、教学项目资金,期末结转后,该账户应无余额。应在该账户下设置"科研项目收入"和"教学项目收入"两个明细账户,并按具体项目进行明细核算。

(二)"科教项目支出"账户

为了核算医院使用除财政补助收入以外的科研、教学项目收入开展科研、教学项目活动所发生的各项支出。医院应当设置"科教项目支出"账户,该账户属于费用类账户,借方登记使用科教项目收入发生的各项支出,贷方登记科教项目支出的转出数。期末结转后,该账户应无余额。医

院应当在该账户下设置"科研项目支出""教学项目支出"两个明细账户,并按具体项目进行明细核算。

(三)"无形资产"账户

医院应当设置"无形资产"账户,核算医院为开展医疗服务等活动或为管理目的而持有的,且没有实物形态的非货币性长期资产。该账户属于资产类账户,借方登记无形资产的增加,贷方登记无形资产的减少,期末余额在借方,反映医院已入账无形资产的原价。该账户应当按照无形资产的类别和项目设置明细账,进行明细核算。医院应当在无形资产明细账中登记每项无形资产入账中财政补助资金、科教项目资金、其他资金的金额及其所占的比例。

(四)"累计摊销"账户

医院应当设置"累计摊销"账户,核销对无形资产计提的累计摊销。该账户属于资产备抵账户,借方登记累计摊销的减少,贷方登记累计摊销的增加,期末余额在贷方,反映医院无形资产的累计摊销额。该账户应当按照所对应的无形资产的类别及项目设置明细账,进行明细核算。

(五)"固定资产清理"账户

医院应当设置"固定资产清理"账户,核算医院因出售、报废、亏损等原因转入清理的固定资产价值及其清理过程中所发生的清理费用和清理收入等。该账户借方登记转入清理的固定资产净值及清理过程中所发生的清理费用,贷方登记清理过程中所发生的清理收入。期末余额如果在借方,表示医院尚未清理完毕的固定资产净损失;余额如果在贷方,表示医院尚未清理完毕的固定资产净收益。该账户应当设置"处置资产净额""处置资产净收入"及被清理的固定资产项目设置明细账,进行明细核算。

二、科教业务核算

医院从事科教业务活动的资金来源主要包括财政项目补助收入和来自财政补助收入以外的专门补助收入两种。对于资金来源于财政项目补助收入的科教业务核算参照第一节医院筹资业务核算中的"财政补助业务核算"部分,在此只讲解后者。

(1)医院取得除财政补助收入以外的科研、教学项目资金时,按收到的金额,借记"银行存款"等科目,贷记"科教项目收入"科目。

2012年10月10日,某医院承担一项国自然基金项目,课题经费2 000 000元,通过银行拨付医院。做相关会计分录如下:

借:银行借款2 000 000

贷:科教项目收入——科研项目收入2 000 000

(2)使用科教项目收入发生的各项支出,按实际支出金额,借记"科教项目支出"科目,贷记"银行存款"等科目;形成固定资产、无形资产、库存物资的,还应同时借记"固定资产""无形资产""库存物资"等科目,贷记"待冲基金——待冲科教项目基金"科目。

2012年3月2日,该课题组利用拨款的课题经费购买一批试剂,价款500 000元,款项已通过银行支付,试剂已经到货,并验收入库。做相关会计分录如下:

借:科教项目支出——科研项目支出500 000

贷:银行存款500 000

借:库存物资500 000

贷:待冲基金——待冲科教项目基金500 000

2012年3月10日,该课题组为开展科研,购买某项专利权,价款300 000元,由科研经费支出,款项已通过银行支付。

借:科教项目支出——科研项目支出 300 000

贷:银行存款 300 000

借:无形资产 300 000

贷:待冲基金——待冲科教项目基金 300 000

(3)科教项目资金形成的固定资产、无形资产计提折旧、摊销时,按照计提金额,借记"待冲基金——待冲科教项目基金",贷记"累计折旧"或"累计摊销"。

接上例,该项专利权按规定摊销期限为5年,按月进行摊销,做相关会计分录如下:

借:待冲基金——待冲科教项目基金 5 000

贷:累计摊销 5 000

(4)领用、发出科教项目资金形成的库存物资时,按发出物资所对应的待冲基金金额,借记"待冲基金"科目,贷记"库存物资"科目。

2012年5月,课题开展过程中,领用试剂30 000元,做相关会计分录如下:

借:待冲基金——待冲科教项目基金 30 000

贷:库存物资 30 000

(5)处置科教项目资金形成的固定资产时,应当先将固定资产的净值转入"固定资产清理",即按固定资产净值借记"固定资产清理",按累计计提的折旧额借记"累计折旧"科目,按固定资产的原值,贷记"固定资产"科目;同时,借记"待冲基金——待冲科教项目基金"科目,贷记"固定资产清理"科目。处置科教项目资金形成的无形资产时,按无形资产净值,借记"待冲基金——待冲科教项目基金"科目;按累计计提的摊销额,借记"累计摊销"科目;按无形资产的原值,贷记"无形资产"科目。

某医院一项固定资产系科教项目补助款购置。2012年1月,该项固定资产使用期满经批准报废,该项固定资产原价200 000元,累计已计提折旧195 000元,该项资产对应的待冲基金为5 000元。做相关会计分录如下:

借:固定资产清理——处理资产净额 5 000

累计折旧 195 000

贷:固定资产 200 000

借:待冲基金——待冲科教项目基金 5 000

贷:固定资产清理——处理资产净额 5 000

2012年3月1日,某医院将拥有的一项专利权(系使用科教项目经费购置)出售,取得收入3 000元,该专利权的账面余额为10 000元,已计提摊销4 000元,尚未冲减完毕的待冲基金余额为6 000元。假设不考虑相关税费。做相关会计分录如下:

取得收入时,

借:银行存款 3 000

贷:应缴款项 3 000

同时:

借:累计摊销 4 000

待冲基金——待冲科教项目基金 6 000
贷:无形资产 10 000

(鞠少华)

第三节　行政后勤业务核算

行政后勤业务是指医院行政及后勤部门为组织和管理医院的医疗、科研和教学所从事的各种经济活动。

一、主要账户设置

行政后勤业务核算需要设置的账户包括"管理费用""应付职工薪酬""应付福利费""应付社会保障费""累计折旧""累计摊销""库存物资""应缴税费""待摊费用"等。鉴于这些账户大部分在之前已经介绍,在此只介绍"管理费用""待摊费用"账户。

(一)"管理费用"账户

管理费用是指医院行政及后勤部门为组织、管理医疗和科研、教学业务活动所发生的各项费用,包括发生的人员经费、公用经费、资产折旧(摊销)费等费用,以及医院统一负担的离退休人员经费、坏账损失、银行借款利息支出、银行手续费支出、汇兑损益、聘请中介机构费、印花税、房产税、车船使用税等。

为核算以上费用,医院应当设置"管理费用"账户,该账户属于费用类账户,借方登记管理费用的增加数,贷方登记管理费用的冲减及转出数。期末结转后,该账户应无余额。在该账户下应按照与"医疗业务成本"账户明细账户设置相一致的原则,设置"人员经费""固定资产折旧费""无形资产摊销费""其他费用"等一级明细账户,进行明细核算。其中,"人员经费""其他费用"明细账下应参照《政府收支分类科目》中"支出经济分类科目"的相关科目进行明细核算。

(二)"待摊费用"账户

医院应当设置"待摊费用"账户,核算医院已经支出,但应当有本期和以后各期分别负担的分摊期在 1 年以内(含 1 年)的各项费用。该账户属于资产类账户,借方登记待摊费用的增加,贷方登记待摊费用的减少,期末余额在借方,反映医院各种已支出但尚未摊销的费用。该账户应当按照摊销费用种类设置明细账,进行明细核算。

二、行政后勤业务核算

医院的行政后勤业务主要包括医院行政、后勤部门员工薪酬的计提、差旅费的支付、所使用固定资产折旧的计提、无形资产摊销的计提、所发生的水电暖费、办公费等。下面对其主要业务核算进行介绍。

(1)计提行政后勤部门人员及离退休人员薪酬、福利费等时,借记"管理费用——人员经费"科目,贷记"应付职工薪酬""应付福利费""应付社会保障费"等科目。

2012 年 3 月,某医院为行政及后勤人员发放工资 300 000 元,按规定代扣代交个人所得税 5 000 元,代扣代交个人住房公积金 15 000 元。做相关会计分录如下:

计算应付职工薪酬：

借：管理费用——人员经费 300 000

贷：应付职工薪酬 300 000

代扣个人所得税、住房公积金：

借：应付职工薪酬 200 000

贷：应付社会保障费 15 000

应缴税费 5 000

(2)行政及后勤管理部门所使用的固定资产、无形资产计提的折旧、摊销，按照财政补助、科教项目资金形成的金额部门，借记"待冲基金"科目，按照应提折旧摊销额中的其余部分，借记"管理费用——固定资产折旧费、无形资产摊销费"科目，按照应计提的折旧、摊销额，贷记"累计折旧""累计摊销"科目。

2012 年 4 月，某医院提取行政管理部门及后勤部门固定资产折旧，共计 200 000 元。其中，属于财政补助资金形成的部分为 100 000 元。做相关会计分录如下：

对于自筹资金购置固定资产计提折旧：

借：管理费用——固定资产折旧费 100 000

贷：累计折旧 100 000

对于财政补助资金购置固定资产计提折旧：

借：待冲基金——待冲财政基金 100 000

贷：累计折旧 100 000

(3)行政、后勤部门发生其他管理费用时，借记"管理费用——其他费用"，贷记"库存现金""银行存款""库存物资""待摊费用"等科目。

2012 年 4 月 5 日，某医院财务部门李某出差报销差旅费 5 000 元，以现金支付。做相关会计分录如下：

借：管理费用——其他费用 5 000

贷：库存现金 5 000

2012 年 6 月 28 日，某医院交付上半年水电费，其中行政及后勤部门的水电费共计 500 000 元。做相关会计分录如下：

借：管理费用——其他费用 500 000

贷：银行存款 500 000

2012 年 5 月 20 日，某医院行政管理部门领用办公用品 6 000 元。做相关会计分录如下：

借：管理费用——其他费用 6 000

贷：库存物资 6 000

2012 年 12 月，某医院向长城公司支付下年度办公楼租赁费 360 000 元，该办公楼系医院财务处、医务处、工会等行政后勤部门办公使用。做相关会计分录如下：

2012 年 12 月，支付租赁费时：

借：待摊费用 360 000

贷：银行存款 360 000

2013 年 1 月至 12 月，每月分摊租赁费=360 000/12=30 000(元)

借：管理费用 30 000

贷：待摊费用 30 000

（鞠少华）

第十五章

医院成本核算与管理

第一节　成本核算的理论

一、医院成本的概念和分类

(一)医院成本的概念

医院成本是指医院在提供医疗服务过程中所消耗的物化劳动和活劳动的货币表现,包括人力成本(工资、奖金、补助等)、物耗成本(低值易耗品、卫生材料)、设备成本、房屋成本等。

(二)医院成本的分类

1.按成本性态分类,分为固定成本、变动成本和混合成本

(1)固定成本:固定成本是指在一定时期和一定业务量范围内,成本总额不随业务量、作业量变动而发生增减的成本。固定成本常常是维持性作业消耗的资源耗用,维持性作业是指使医院内部某部门受益,而与医疗服务项目或患者几乎没有联系的作业。固定成本总额只有在一定时期和一定业务量范围内才是固定的,这就是说固定成本的固定性是有条件的,不能以绝对化的观点来看待固定成本与业务量之间的依存关系,超出相关范围,固定成本还是会发生变动。

(2)变动成本:变动成本是指在一定相关范围内,成本总额随着业务量的变动而成正比例变动的成本。这里的变动成本是就总业务量的成本总额而言。变动成本是与业务量的总数成正比例增减变动的成本总额,主要是科室可以控制的成本,包括各种材料消耗、水电气的消耗等。

(3)混合成本:混合成本介于固定成本和变动成本之间,其总额虽受业务量变动的影响,但其变动幅度并不与业务量保持严格比例的成本。固定成本与变动成本只是经济生活中诸多成本形态的两种极端类型,多数成本是以混合成本的形式存在,即同时兼有变动成本和固定成本两种不同性质的成本项目。

2.按与成本对象之间的关系,分为直接成本和间接成本

(1)直接成本:直接成本是指在成本核算中,不需要通过分配可以直接追踪归属于某一成本对象的成本,即医院在开展业务活动中可以直接计入医疗服务支出的费用。包括医疗科室开支的人员经费、耗用的药品及卫生材料支出、计提的固定资产折旧、无形资产摊销、提取医疗风险基金,以及医疗科室直接发生的、可独立计量的办公费、印刷费、水费、电费、邮电费、取暖费、物业管理费、差旅费、会议费、培训费等其他费用。

（2）间接成本：间接成本是指同多个受益对象相联系的成本，需要先归集而后采用一定的成本分摊方法在多个受益对象之间进行分配的成本，即不能直接计入医疗服务支出的管理费用和其他支出。包括医院行政管理部门和后勤部门发生的各项支出。间接费用按照一定的方式（如按人员比例）可以在医疗科室中进行分摊。

3.按核算内容分类，分为人员经费、材料经费和其他费用

（1）人员费用：指应计入医疗业务成本和管理费用的职工工资、奖金、津贴、补贴和其他工资性支出以及职工福利费和对个人和家庭的补助支出等。

（2）卫生材料费和药品费：医疗运营过程中实际消耗的医疗耗材、辅助材料和药品、燃料的原价、运输、装卸等费用。

（3）固定资产折旧费、无形资产摊销费：固定资产折旧、租赁费、修理修缮费和低值易耗品的摊销、无形资产的摊销。

（4）提取医疗风险基金：用于支付医院购买医疗风险保险发生的支出或实际发生的医疗事故赔偿的资金。

（5）其他费用：不属于以上各要素但应计入医疗业务成本和管理费用的支出，如办公费、水电费、差旅费等。

二、医疗保险付费方式

医院成本核算层次的划分与医保付费方式的变革密不可分。当前，医保付费方式的改革正在进行中。实行付费方式的改革能控制医疗需求和医疗费用的增长，使之与 GDP 增长水平相适应；能够促进医院转变管理模式、降低医疗成本、提供适宜的医疗服务；能够优化医疗费用报销流程，缩短报销周期；能够实现医疗保险基金管理的信息化，便于调节与控制。

我国医疗体制改革试点的实践证明，单一的费用支付方式难以达到预期的效果，建立多元化、混合的支付体系，便于实践管理，保留综合优势以消除单一支付体系的负面效应。

（一）医保付费方式

医疗保险付费方式是指医疗保险经办机构代表参保患者为患者提供医疗服务的定点医疗机构支付费用的方式，即第三方付费（也就是我们通常所说的保险报销费用）。目前国际上保险人对医院的付费方式有 5 种，分别是按服务项目付费、总额预付、按人头付费、按服务单元付费和按病种付费。当前我国城镇职工医保、城镇居民医保和新农合的支付方式主要是按服务项目付费，总体逐步转化为按服务单元付费、按病种付费等多种付费方式。由于不同的支付方式对医疗供需双方存在着不同的刺激作用，直接影响卫生费用的控制和医疗保险制度实施的成败。

1.按服务项目付费

按服务项目付费是对医疗服务过程中所设计的每一服务项目制定价格。参保人员在享受医疗服务时逐一对服务项目计费或付费，然后由医疗保险经办机构向参保人或者定点医疗机构依照规定比例偿付发生的医疗费用。这是一种运用最早而又最常用的一种付费方式，也是我国当前医疗服务付费的基本方法。

2.总额预付

总额预付制是政府或医保经办机构与医疗服务提供方协商，以前期医院总支出为依据，在剔除不合理支出后，确定供方下一年度总预算，保险机构在支付供方费用时，以此为最高限额。这种付费方式对医院服务量方面有高度的控制权，医疗机构一旦采纳这种补偿方式，对所有前来就诊的参保人必须提供医疗保险范围内的服务，因此会在总预算额内精打细算，控制过量医疗服

务。我国在进行医院体制改革前,国家对多数公立医院实行这种付费方法。现在一些地方社保机构也采用这种方法。

3.按人头付费

按人头付费是医疗保险机构每月或每年按医院或医师服务的人数和规定收费的定额,预付给服务提供方一笔固定的费用。在此期间,供方提供合同范围内的一切医疗服务。这是在没有完整、高效的管理系统前,常被社会保险采用的一种方法。按照既往数据,测算出每一住院人次的花费,再考虑地域费用水平和医疗费用上涨等因素确定付费标准。

4.按服务单元付费

服务单元,是指将医疗服务的过程按照一个特定的参数划分为相同的部分,每一个部分为一个服务单元。例如,一个门诊人次、一个住院人次和一个住院床日。按服务单元付费即保险机构根据过去的历史资料以及其他因素制定出平均服务单元费用标准,然后根据医疗机构的服务单元量进行偿付。与按人头付费方式相比,按单元付费更进一步,它把患者每次住院分解成每天或其他单元来付费,相对科学一些。

5.按病种付费

即按疾病诊断付费方案。这一概念是由耶鲁大学研究者于 20 世纪 70 年代提出来的。它的出发点是基于患者所接受的治疗与患者的病情有关而与医院的特性无关,如病床规模、是不是专科医院等。治疗每位患者都要消耗一定的资源,而每位患者因其年龄、性别、主要和次要诊断以及入院时的状况等因素的不同而消耗不同的资源。疾病诊断付费方案正是基于这个出发点用大量的临床数据,采用量化的办法,核算每种条件下资源消耗的正常值(或平均消耗量)建立起来的。医院被看成是一个生产多种产品的企业,它可以医治多种类型和不同状态下的疾病。显然,按照补偿的价格和医院可能消耗的资源,医院总是承担着一定的经济风险。按疾病诊断付费方案是一个庞大而复杂的系统,它首先将疾病分成 23 种主要的诊断类型,进而将它们分成 470 个独立的组,然后再按美国不同地区工资指数制定不同的支付比例。预付标准从疾病的主要诊断、是否需要手术、患者年龄及有无并发症四个方面综合平衡,确定每种疾病的住院日和费用,用预付方式支付给医疗服务提供者。DRG 方式因涉及医疗机构之间利益的公平性、标准评判和医疗责任界定等问题,为可能出现的法律诉讼,DRG 是通过法案的方式推行下去的。

(二)医保付费方式对医院财务管理的影响

医疗保险付费方式改革对医院的管理理念、管理模式、工作流程、医疗行为等都带来了一定的影响,对医院的医保管理工作更是提出了挑战。如何适应改革,应对挑战成为医院管理和医保管理必须面对而又亟待解决的问题。

《关于进一步推进医疗保险付费方式改革的意见》指出当前推进付费方式改革的任务目标是:结合基金收支预算管理加强总额控制,探索总额预付。在此基础上,结合门诊统筹的开展探索按人头付费,结合住院门诊大病的保障探索按病种付费。建立和完善医疗保险经办机构与医疗机构的谈判协商机制与风险分担机制,逐步形成与基本医疗保险制度发展相适应,激励与约束并重的支付制度。

门诊医疗费用的支付,要结合居民医保门诊统筹的普遍开展,适应基层医疗机构或全科医师首诊制的建立,探索实行以按人头付费为主的付费方式。实行按人头付费必须明确门诊统筹基本医疗服务包,首先保障参保人员基本医疗保险甲类药品、一般诊疗费和其他必需的基层医疗服务费用的支付。要通过签订定点服务协议,将门诊统筹基本医疗服务包列入定点服务协议内容,落实签约定点基层医疗机构或全科医师的保障责任。

住院及门诊大病医疗费用的支付,要结合医疗保险统筹基金支付水平的提高,探索实行以按病种付费为主的付费方式。按病种付费可从单一病种起步,优先选择临床路径明确、并发症与并发症少、诊疗技术成熟、质量可控且费用稳定的常见病、多发病。同时,兼顾儿童白血病、先天性心脏病等当前有重大社会影响的疾病。具体病种由各地根据实际组织专家论证后确定。有条件的地区可逐步探索按病种分组(DRGs)付费的办法。生育保险住院分娩(包括顺产、器械产、剖宫产)医疗费用,原则上要按病种付费的方式,由经办机构与医疗机构直接结算。暂不具备实行按人头或按病种付费的地方,作为过渡方式,可以结合基金预算管理,将现行的按项目付费方式改为总额控制下的按平均定额付费方式。

要针对不同付费方式明确监管重点环节。采取按人头付费的,重点防范减少服务内容、降低服务标准等行为;采取按病种付费的,重点防范诊断升级、分解住院等行为;采取总额预付的,重点防范服务提供不足、推诿重症患者等行为。

三、成本责任中心的划分

(一)责任中心的概念和划分

1.责任中心的概念

责任中心是医院实行责任会计制度的基础,是指医院内部按照责权统一的原则划分的、相对独立的、根据其管理权限承担一定经济责任并能反映其经济责任履行情况的核算单位。

医院在进行医疗服务的过程中,为了有效地进行内部经济管理和控制,在同一领导、分级管理的原则下,根据本院的具体情况,将整个医院的经济管理逐级划分为若干个责任领域或范围,即责任中心。让其主管负责人员在其职责范围以内,各尽其职,各负其责,努力工作,并定期就其经济责任进行绩效考核,实行奖惩,将权、责、利有机地结合起来,围绕各责任中心的运营活动实行自我控制。实行责任中心制,可以真实反映医院各部门、各科室自身经济责任的完成情况,进一步规范科室成本计算办法,加强成本控制,有利于激励各部门、科室和全体人员的工作热情,有利于加强医院内部管理,保证不断提高社会效益和经济效益。

2.医院责任中心的划分

医院划分责任中心前,必须使每个责任单位对它们所进行的经济活动要有十分明确的权责范围,做到权小责小,权大责大,权责紧密结合。医院责任中心的划分原则如下。

(1)医院在运营过程中,各部门、科室、班组应具有相对独立的地位,能独立承担一定的经济责任。

(2)作为责任中心的部门、科室、班组应有一定的管理、控制权利和责任范围。

(3)作为责任中心的部门、科室、班组均能制定明确的控制目标,并具有实现与控制目标的能力。

(4)在医院运营活动过程中,各责任中心都必须能独立地执行和完成目标规定的任务。

责任中心无论其级次与大小,凡在经济管理上的责任是可以辨认者,都可以作为单独的考核单位。从门诊部、药械科、制剂室、药房,到临床科室、医技科室、洗衣室、技工室、锅炉房、电工班组,甚至医院或某科室的某项设备,都可以划分为责任中心。医院内部的责任层次一般分为院、科两级,以一个科室为一个责任中心为宜。后勤保障部门的班组,少数科室所属的室(组),其责任范围易于区分并能够独立核算的,也可划分为责任中心。

(二)责任中心的分类

责任中心按其责任范围所控制的区域大小,一般分为医疗成本中心、收益中心和投资中心三类。

1.医疗成本中心

(1)医疗成本中心的范围:医疗成本中心又称医疗费用中心,是指医院在运营过程中医疗成本发生的区域。医疗成本中心在一般情况下,只能控制医疗成本。即医疗成本中心的主管负责人,对本责任范围内发生的医疗成本应负责任,并能对其中的若干个医疗成本项目加以控制,但他无法控制医疗收入和盈亏。

医疗成本中心在医院各种形式的责任中心中应用范围较广,凡在医院内部对成本负有责任的部门、科室、班组都可视为医疗成本中心。例如,医院的挂号室、普通制剂室、无菌制剂室、药品、输血、输氧等都是医疗成本中心。有条件的或分工较细的科室,又有可能对若干班组、员工个人或某一项设备,如 CT、B超、动态心电图划为医疗成本中心,在一个医院内部来说,只要需要和可能,各级组织都可成为成本中心。

(2)责任成本:责任成本是指医院将成本支出按部门、科室、班组等责任者进行归类,并由责任者负责和进行核算的可控成本。计算责任成本,要求把能够分清责任的成本数据,分解到医院各部门、科室、班组或个人,做到干什么、管什么,干与管一致,干的要对一定的成本负责,经济责任清楚。责任成本是考核各成本中心工作业绩的依据,但应和奖惩制度挂钩。

责任成本有"可控成本"和"不可控成本"两类。可控成本是指可由医院一个部门、科室、班组或个人对其发生额施加影响并可控制的成本。不可控成本是指不能由医院某一个部门、科室、班组或个人施加影响并控制的成本。

"可控成本"与"不可控成本"的划分标准为:①成本中心在运行过程中,是否有办法知道将要发生什么性质的耗费;②成本中心对其是否有办法计量它的耗费;③成本中心在运行过程中,在其发生偏差时,是否有能力控制并能调节它的耗费。

责任成本的可控与不可控是相对的,一项成本对某责任中心来说是可控的,而对另一责任中心则可能是不可控的;对上级责任中心是可控的,而对下级责任中心则又可能是不可控的。例如,医院总收入的成本,对药品责任中心来说是不可控成本,药品责任中心直接发生的费用属于药品责任中心的可控成本,间接分配的费用又是不可控成本,因为责任中心无法控制,因此,药品责任中心对不可控成本也就不能负责。

如果成本中心对于某项成本来说,能够按以上 3 个要求对其进行管理,那么这项成本便称作该成本中心的可控成本;否则,就是不可控成本。属于成本中心的各项可控成本之和,即构成该成本中心的责任成本。如各医技科室,作为成本中心来说,对人工、水、电、医用材料、设备维修、折旧的提取,都有一定的方法计量,在实际工作中既有办法知道其耗费中活劳动消耗与物化劳动消耗各占的比重,又有能力控制、调节其耗费量,但对间接费用则不能控制和调节。

由于成本中心只对其可控成本负责,因此,每个成本中心在月、季、年计划开始以前,应根据上级下达的工作任务先编制责任全面预算,平时又根据本中心的可控成本,对责任成本的实际发生数进行记录,定期编制该成本中心的责任成本实绩报告,其工作实绩也以它的可控成本作为效绩评估和考核的依据;对不可控成本,由于成本中心无能为力,在定期的实绩报告中不予反映,最多只能作为补充资料上报,供上级参考。

成本中心的负责人,只能对其可以直接影响和控制的责任成本负责,对其不能影响和控制的不可控成本就不能负责。可见,只有可控成本才能构成该成本中心的责任成本。通过经济责任制的实施,医院根据需要和可能将本院所属各部门、科室、班组或个人都可划分为成本中心,分别编制责任全面预算,根据记录、分析和考核各成本中心的责任成本,并据其绩效实行奖惩,就能促进各成本中心积极努力抓成本管理,这是医院控制成本增加效益的必要途径。

在实际工作中,一个医疗成本中心的不可控成本,往往是另一个医疗成本中心的可控成本。如医院实行医疗项目成本核算后,各医疗项目成本的间接费用和行政管理费,对辅助科室和行政部门来说是可控成本,而对各医疗项目的成本中心则是不可控成本;又如直接用于制剂室生产的原材料、燃料、动力、人工工资等,对于制剂室成本中心是可控成本,而制剂室应摊的医院行政管理费等间接费用则是不可控成本。

在通常情况下,小规模的部门,班组、某项设备的成本中心,与较大规模的科室成本中心相比,其所计算的成本指标范围不尽相同。前者涉及的成本项目较少,后者可能要涉及全部成本项目,但都是责任成本。

2.收益中心

收益中心是指既对医疗成本负责、又对医疗收入和盈亏负责的医院内部单位。该单位既要控制成本的发生,也要对应取得的收入和收益进行控制,即它能通过对运营决策的调整来对该单位的盈亏产生影响,为医院增加经济效益。

(1)医院收益中心分类:医院的收益中心可以是自然形成的,也可以是人为划分的。自然的收益中心一般是指医院内部的独立单位,如所属分院、门诊部(所)、独立的药品零售店、服务中心等,这些单位一般可以直接与外部市场发生业务上的联系,提供其劳务或销售最终产品,既有收入,又有成本,可以计算盈亏,并且直接以完成的财务成果与其责任全面预算对比,即可评价和考核其工作业绩。人为划分的收益中心,一般不与外部市场发生业务上的联系,它适用于医院内部具有独立收入来源的药房、医技科室、在加工材料等部门。采用收益中心的管理办法,可以充分调动这些部门的积极性,达到节约挖潜、增加收入、提高经济效益的目的。

(2)医院收益中心的管理:医院在实行收益中心管理办法时,既可以对其进行完整的、独立的全部成本计算净盈亏,也可以采取不分摊不可控成本的办法,如间接费用和管理费用,只计算收益中心的毛收益,让收益中心由净收益中心变为毛收益中心。

医院收益中心应实行等价交换。应当指出的是,医院的收益由于有自然形成的,也有人为的收益。如供给患者的药品实现的收益是自然形成的,人为的收益是指在医院内部各责任中心之间,采用"内部货币"的结算办法,按照"内部转移价格"或称"内部费用转移"的办法,实行等价交换所实现的收益。例如,汽车班按照内定价格收取使用车辆的费用;又如维修班、洗衣房、供应室、药库等按照内定价格向有关科室收取的费用。由于将成本中心作为收益中心来运营管理,能够加强经管人员的责任心,做到人人既关心成本,又关心收益,因此,人为的收益中心随着市场经济的发展和医院经济管理的深化,逐渐被一些医院采用。

3.投资中心

投资中心是指既对成本、收入、收益负责,又对投入的资金的使用效果负责的医院所属内部单位。投资中心不但能控制成本、收入与收益,同时也能控制所占用的全部资金,包括流动资产和固定资产。投资中心一般适用于运营规模和运营管理权限较大的内部单位,如医院后勤工作体制改革后,实行服务公司管理的地区,对某医院的后勤工作,如洗衣、食堂、运输、维修、小卖部等实行统一管理,由于运营的职责是在保证优质服务的前提下要对投资的经济效益负责,所以,服务公司有充分的运营决策权和投资决策权。各投资中心共同使用的资产必须划分清楚,共同发生的成本应按适当标准进行分配,这样才能比较准确地算出各投资中心的经济效益。投资中心比医院其他责任中心的权利更大、责任更重。医院的投资中心是在医院规模不断扩大、市场竞争加剧以后医院发生较大运营投资权的产物。

四、医院成本核算的层次

开展成本核算,首先要明确的是成本核算的对象,这是开展成分费用归集的前提和基础。成本核算对象不同,核算的内容、方法和口径都不同。按照我国财务制度的规定,根据核算对象的不同,成本核算可分为总成本核算、科室成本核算、医疗服务项目成本核算、病种成本核算、床日和诊次成本核算。成本核算一般应以科室、诊次和床日为核算对象,三级医院及其他有条件的医院还应以医疗服务项目、病种等为核算对象进行成本核算。

(一)医院总成本

医院总成本是指医院在医疗运营过程中耗费资金的总和。它可总括反映医疗成本状况,评价和考核医院的运营水平,也是用于对外和向上级报告的财务成本,如财务会计报表反映的医疗总成本。在总成本中可划分为门诊总成本、住院总成本、医疗总成本、药品总成本。

(二)科室(部门)成本

科室、部门成本是按责任会计理论方法对责任单位的成本核算,是责任单位在医疗运营过程中所耗费的资金。科室、部门成本主要是对责任单位并对科室的运营作出预测和决策,在医院的管理中有着重要作用。

(三)医疗项目成本

医疗项目成本是针对每个医疗项目所核算的成本,反映了医疗项目所耗费的资金。项目成本主要作用在于考核医疗项目的盈亏作为补偿和定价的依据。

(四)病种成本

病种成本是反映在治疗某病种所耗费的资金总和。可以作为对治疗过程的综合评价,为病种收费提供依据,为医保的结算开辟新的途径。

(五)床日和诊次成本

1.床日成本

床日成本是指住院患者每一床位日所耗费的成本,是医院为一个住院患者提供一天的诊疗服务所耗费的平均成本。床日成本包括住院、检查、治疗、药品、血液、其他医疗材料等所有住院服务的成本。

2.诊次成本

诊次成本是医院为患者提供一次完整的门诊服务所耗费的平均成本。一个诊次的服务包括从挂号、交款、检查、诊断,直至明确结局的全过程。它和住院患者病种成本一起构成了医院最终极的两个成本核算对象。事实上,医院任何一项成本核算工作最终都指向这两类成本。

每诊次成本和每床日成本是考核医院实际成本水平的指标,便于同类医院之间的比较。在一般情况下,一个医院的某单位成本的升降,可以直接表示医院在此方面成本控制上的成效。

在以上述核算对象为基础进行成本核算的同时,开展医疗全成本核算的地方或医院,应将财政项目补助支出所形成的固定资产折旧、无形资产摊销纳入成本核算范围;开展医院全成本核算的地方或医院,还应在医疗成本核算的基础上,将科教项目支出形成的固定资产折旧、无形资产摊销纳入成本核算范围。

五、不计入医院成本核算范围的支出

为了正确反映医院正常业务活动的成本和管理水平,在进行医院成本核算时,凡属下列业务所发生的支出,一般不应计入成本范围:①不属于医院成本核算范围的其他核算主体及其经济活动所发生的支出;②为购置和建造固定资产、购入无形资产和其他资产的资本性支出;③对外投资的支出;④各种罚款、赞助和捐赠支出;⑤有经费来源的科研、教学等项目支出;⑥在各类基金中列支的费用;⑦国家规定的不得列入成本的其他支出。

(孔凡芹)

第二节 科室成本核算

一、医院科室成本核算

(一)科室成本核算的含义

科室成本核算是指将医院业务活动中所发生的各种耗费以科室为核算对象进行归集和分配,计算出科室成本的过程。建立成本责任中心,核算科室成本,将成本形成过程的控制落实到具体科室和个人,节省医院开支,减少卫生资源浪费。科室成本核算有利于改善医院运营管理,加强医院对科室医疗投入、产出的管理。

(二)科室成本核算的作用

(1)实行科室成本核算,有利于医院各层次的成本核算。成本核算分为总成本核算、科室成本核算、医疗服务项目成本核算、病种成本核算、床日和诊次成本五个层次,科室是医院组织架构中最基本明晰的责任单元,科室成本是对医院总成本的细分,科室成本核算既是医院总成本核算的延伸,又是项目成本核算和病种成本核算的基础。

(2)实行科室成本核算,有利于增强职工的成本效益责任意识。随着我国医疗卫生改革的不断发展和深入,医院面临着前所未有的压力。医院要发展就必须强化内部管理,完善内部机制,明确经济责任。将科室作为成本责任中心,进行科室成本核算,不仅能培养职工成本效益责任意识,促使科室人员自觉加强管理,节约开支,减少浪费,而且有利于降低医院的运行成本,提高医疗管理水平。

(3)实行科室成本核算,有利于医疗资源合理配置。医院在重大项目的立项选择和决策上,充分依靠成本核算数据,进行事前的成本分析及成本预测,最大可能地减少投资风险,避免盲目决策,使医院的发展规划决策更具科学性,对科室的业务发展、人力的配备、床位的设置更加合理化,医疗卫生资源配置更加高效。

(4)实行科室成本核算,有利于控制医院的整体成本。进行科室成本核算,有利于更好地执行医院的支出标准和消耗定额制度。通过实行定额制度和部门预算管理,能有效地控制卫生材料和业务费用的增长。

(5)实行科室成本核算,有利于正确处理经济效益和社会效益的关系。医院实行成本核算能够调动职工工作的积极性、主动性,为医院开源节流、增收节支,有利于持续改进、提高医疗质量和医院声誉,不断加强和提高医院管理水平,在获得较好的经济效益的同时,也获得较好的社会效益,保证医院持续、稳定、健康地发展。

二、科室分类

根据《医院财务制度》的规定,科室成本核算的科室区分为以下类别:临床服务类、医疗技术类、医疗辅助类和行政后勤类等。

(一)临床服务类

临床服务类指直接为患者提供医疗服务,并能体现最终医疗结果、完整反映医疗成本的科室,包括门诊和病房。

(二)医疗技术类

医疗技术类指为临床服务类科室及患者提供医疗技术服务的科室。该类科室作为一个医疗检查、治疗项目的执行科室,只是提供医疗服务过程中的中间服务,并不体现医疗服务的最终产品,如检验科、心功能科等。

(三)医疗辅助类

医疗辅助类科室是服务于临床服务类和医疗技术类科室,为其提供动力、生产、加工等辅助服务的科室,如门诊病案室、咨询导诊室等。

(四)行政后勤类

行政后勤类指除临床服务、医疗技术和医疗辅助科室之外的从事院内外行政后勤业务工作的科室,如医务处、财务处、行保处等。

三、科室成本的归集

医院应通过健全的组织机构,按照规范的统计要求及报送程序,将支出直接或分配归属到耗用科室,形成各类科室的成本。包括直接成本和间接成本。

直接成本的归集分两种情况,一种情况是为开展医疗服务活动而发生的能够直接计入或采用一定方法计算后直接计入该科室的各种支出,即直接成本,比如人员支出、直接耗材、药品成本等,按照实际耗用情况,计入相关科室成本。对于科室有用水、用电记录的,水费、电费也直接计入相关科室成本。

另一种情况为开展医疗服务活动而发生的不能直接计入、需要按照一定原则和标准分配计入该科室的各项支出,即科室的间接成本,即公摊成本。公摊成本需按一定的分摊标准在医院所有科室进行分摊。公摊成本包括煤、水、电、取暖费,房屋修缮费等。分摊标准可以采用人员比例、房屋面积或仪器设备占用等。例如,取暖费、房屋维修费按房屋面积比例进行分摊,科室无用水、用电记录时,水费按科室人员比例分摊,电费按房屋面积或按仪器设备占用比例进行分摊。

医院根据成本核算的要求设置成本核算科室,在各级科室下还需要设定核算单元,它是成本核算的最小单位。核算单元与成本责任中心既有区别又是相互关联的。成本责任中心是按照成本管理目标,将医院运营的整体目标分解为不同层次的子目标,落实到有关单位完成而形成的内部责任单位。核算单元是成本责任中心的分支单位,核算单元的成本核算是责任中心的成本核算的延伸和细化,每个责任中心的成本等于其各个核算单元的成本之和。例如,神经内科是成本责任中心,但它的核算单元有神经内科一病区、神经内科二病区和神经内科门诊。核算单元的确定要科学合理,如果核算单元过多,就会增加核算难度和成本,如果核算单元过少,也无法精细化进行成本核算。所以,确定核算单元既要遵循成本效益原则,又要满足成本核算的要求。

四、科室成本的分摊

医院全成本核算过程对各级各类科室成本都要核算和反映,但医技科室、医辅科室和行政后勤科室并不是医院成本核算的终点,临床科室才是终点,其他科室的成本要归集分配到临床各相关科室。

根据《医院财务制度》规定,各类科室成本应本着相关性、成本效益关系及重要性等原则,按照分项逐级分步结转的方法进行分摊,最终将所有成本转移到临床服务类科室。

(一)管理费用的分摊

在将公摊成本进行分配后,将行政后勤类科室的管理费用向临床服务类、医疗技术类、医疗辅助类科室分摊。分摊参数可采用人员比例、内部服务量、工作量等。

在管理费用的分摊中,可以根据科室服务对象的性质采用不同的人员系数,如医务处主要为医疗人员提供管理服务,所以人员系数采用科室医师、医技人员总数分摊,护理部主要为护理人员提供管理服务,人员系数采用科室护理人员总数分摊。

(二)医疗辅助成本分摊

管理费用分配后,再将医疗辅助类科室成本向临床服务类和医疗技术类科室分摊,分摊参数可采用人员比例、内部服务量、工作量等。

在医疗辅助成本的分摊中,如果医疗辅助科室按其为其他科室提供的服务指定内部价格,并按内部价格归集科室成本时,由于该科室的成本已经计入各被分摊科室中,因此其成本不能直接再分摊,应将已计入科室成本的部分先剔除,差额部分再按服务量进行分摊。

需要注意的是,医院内部价格应定期检查,发现实际成本与内部价格差异较大时应重新核定,以尽可能减少未分摊成本。

(三)医技科室成本分摊

最后将医疗技术类科室成本向临床服务类科室分摊,分摊参数可采用工作量、业务收入、收入、占用资产、面积等,分摊后形成门诊、住院临床类科室的成本。

(孔凡芹)

第三节 项目成本核算

一、医院项目成本核算介绍

医院服务项目成本核算是以各科室开展的医疗服务项目为对象,归集和分配各项支出,计算出各项目单位成本的过程。核算办法是将临床服务类、医疗技术类和医疗辅助类科室的医疗成本向其提供的医疗服务项目进行归集和分摊,分摊参数可采用各项目收入比、工作量等。

医疗服务项目成本核算就是对围绕某一服务项目所发生的一切成本进行审核、记录、汇集和分配,并计算实际成本的过程。

医疗服务项目成本核算是以临床服务科室及医疗技术科室二次分摊后的科室成本为基础,以各科室开展的医疗服务项目为对象,归集和分配各项支出,计算出各科室所开展医疗服务项目单位成本的过程。

通过项目成本核算,可以明晰成本与价格关系,有利于政府部门准确制定医疗服务项目的价格,对医院发生的各种费用进行合理补偿;有利于对不同部门或不同医院的同一医疗服务项目进行成本差异分析,找出运营管理的差距及存在的问题,指导医院优化资源配置;项目成本的核算也是病种成本核算的基础。

二、项目直接成本的归集

即收集可直接归集到各医疗服务项目的费用,如人员经费、卫生材料费等。

三、项目其他成本的分摊

即将项目开展科室的医疗成本按照一定方法分摊至服务项目。以二次分摊后的临床服务类、医疗技术类科室成本为基础,向所有医疗服务项目分摊。

一般来说,成本分摊系数包括收入分配系数、工作量分配系数和操作时间分配系数。因为项目成本核算的对象是医疗服务项目,其目的是为政府部门制定医疗服务价格提供依据,因此参与项目成本核算的成本范围不包括单收费材料和药品的成本。

(一)收入分配系数

收入分配系数是指某服务项目年医疗收入占该项目所在科室总医疗收入的百分比。

(二)工作量分配系数

工作量分配系数是指某服务项目工作量占该项目所在成本科室总工作量的百分比。

(三)操作时间分配系数

操作时间分配系数是指某项目的操作时间占该项目所在成本科室总操作时间的百分比。

四、项目成本的汇总

由于项目成本核算的工作量较大,通常以年为单位进行核算,将项目消耗的人员经费、卫生材料费、低值易耗品、专用设备折旧等直接成本,加上项目开展科室的成本分摊额,即可得到该服务项目的年总成本,再根据该项目年工作量可得到单位成本。

五、作业成本法

为了准确核算项目成本,要以作业成本法为指导。作业成本法(简称 ABC 法)作为一种先进的成本管理方法,可以提高医院的运营业绩和决策水平,促进医院的内涵建设,增强医院的生命力和竞争力。作业成本法是一种通过对所有作业活动进行动态追踪反映,计量作业和成本对象的成本,评价作业业绩和资源利用情况的成本计算和管理方法。与各种传统的成本计算方法相比,作业成本法把医疗服务提供过程看作是由一系列作业组成的动态过程,在资源和医疗服务项目之间引入"作业"。以作业为中心,根据作业对资源耗费的情况将资源成本分配到作业中,然后根据医疗服务项目所耗用的作业量,最终将成本分配医疗服务项目,即对价值的研究着眼于"资源→作业→项目"的过程,而不是传统的"资源→项目"的过程。

根据作业消耗资源,服务项目消耗作业的指导思想,先将消耗的资源分配到作业,再将作业成本归集到服务项目,医院的医疗服务活动过程可被分为若干作业,这些作业分别以各自不同的方式耗费资源为患者提供服务,所以需要根据医院行业特点和实际情况,把资源费用分配到直接成本中心,最后分配到各项作业中。而医疗服务项目是由一系列的作业构成的,这样就可以通过归集作业成本来核算医疗服务项目成本。

资源是指在一定期间内为提供服务而发生的各类成本,是作业进行中被耗费的人力、物力、财力等经济要素,这些资源消耗用货币形式来表现就是作业成本。从成本计算的角度看,作业是基于一定目的,以人为主体,消耗一定资源的特定范围内的活动。从管理角度讲,医疗服务提供过程中的各个工序或环节,例如,诊疗、手术(消毒、探查)、护理等行为都可以视为作业。可以根据人员类型、工作流程、日常工作范围及工作内容划分科室作业。

在医院的运营活动中,会有多个作业消耗同一经济资源的情况,这就需要寻找一个标准,来将这一资源合理地分配到有关的作业中去,这一标准就是资源动因。资源动因是指作业消耗资源的原因或方式,反映了作业对资源的消耗状况,是对一项作业所消耗资源数量的计量。资源动因可以根据作业人数、作业工时、材料消耗比例、设备原值、房屋占用面积等进行设置。在医院里资源动因即指各医疗或医技的科室成本向作业分配的依据。

作业动因是引起作业发生的因素,是指各项作业被最终服务消耗的原因和方式,是对一项作业产出的定量计算,是成本对象对作业需求的频度与强度,反映了每项作业利用率的产出计量标准,反映了成本对象对作业消耗的逻辑关系,是将成本库中汇集的各种成本分配到医疗服务中去的标准,也是沟通资源耗费和最终服务的中介。作业动因可以根据医疗项目执行人员类型、作业时长、工作量、工时、项目消耗材料比例、项目耗用设备额定功率等进行设置。在医院里作业动因即指各项作业成本向医疗项目分配的依据。

(孔凡芹)

第四节 病种成本和诊次成本核算

一、病种成本

(一)病种成本概述

病种成本核算是以病种为核算对象,按一定流程和方法归集相关费用计算病种成本的过程。核算病种在治疗过程中的全成本。它是医院成本核算的重要组成部分,是对医院成本核算工作的深化和细化。

(二)病种成本核算的意义和作用

(1)病种成本核算可以为政府制定科学合理的单病种付费医疗服务价格政策提供科学依据。以前我国医院实行的是全部按服务项目收费方式,政府按服务项目补偿的政策,由于医疗服务的垄断性,存在诱导消费的现象,是导致"看病贵"的根源之一,病种成本核算有利于政府进行医疗服务价格的控制。

(2)实行病种成本核算,有利于促进医疗资源的有效利用。以病种作为成本核算单位,建立单病种诊疗标准成本,能反映出各病种治疗的时间与耗费,能较准确地反映医疗成本与产出。将不同时期、不同医院的同一指标对比,能够反映医院的技术管理水平、医疗服务质量水平和经济效益情况,有利于医院成本的控制。

(3)实行病种成本核算,有利于临床路径的实施。临床路径的表现形式通常是一套以时间为顺序的,具体而详细的"医疗服务计划单",或者是表格式程序、路径图。临床路径是一种科学的服务与管理方法,既能为服务对象减少花费,又能有效保证高质量的医疗服务。实施临床路径将缩短患者的平均床日数,减少不必要的检查化验次数,使流程更加合理高效,成本更加低廉。因此,进行病种成本核算,有利于促进临床路径的实施。

(三)病种成本核算方法

在科室成本核算基础上,进行项目成本核算,而项目成本核算又是病种成本核算的基础。病种成本核算是在确定临床路径的前提下,以项目成本为基础进行核算的。首先,确定病种及它的临床路径;其次,根据临床路径,确定临床服务项目,计算项目成本;最后,把临床路径中所有项目成本相加,就形成了病种成本。

病种成本的核算方法主要有两种,分别是实际成本法和以临床路径为基础的病种成本核算法。在开展了项目成本核算的医院,如进行病种成本的核算,则应选择第二种以临床路径为基础的病种成本核算法,具体核算路径是对出院患者在院期间为治疗某单病种所耗费的医疗项目成本、药品成本及材料费成本进行叠加,进而形成单病种成本。

二、诊次成本

诊次成本核算是以诊次为核算对象,将科室成本进一步分摊到门急诊人次、计算出每诊次的成本。

诊次成本是医院为患者提供一次完整的门诊服务所耗费的平均成本。一个诊次的服务包括从挂号、交款、检查、诊断,直至明确结局的全过程。它和住院患者床日成本一起构成了医院最终极的两个成本核算对象。事实上,医院任何一项成本核算工作最终都指向这两类成本。

诊次成本=某门诊科室成本总额÷该科室门急诊人次

其中成本总额可以是:医疗成本总额、门诊成本总额、科室成本总额、项目成本总额。人次数做相应调整,例如,以某项目成本总额为成本总额计算时,人次数为该科室该项目的门急诊人次数。

三、床日成本

床日成本核算是以床日为核算对象,将科室成本进一步分摊到住院床日中,计算出每床日成本。

床日成本是指住院患者每一床日所耗费的成本,是医院为一个住院患者提供一天的诊疗服务所耗费的平均成本。床日成本包括住院、检查、治疗、药品、血液、其他医疗材料等所有住院服务的成本。

床日成本=某住院科室成本总额÷该科室住院床日

其中床日总额可以是:医疗成本总额、住院成本总额、科室成本总额、项目成本总额。

(孔凡芹)

第五节　成本分析和控制

开展医院成本核算是成本管理最重要的一个环节,根据成本核算的结果进行分析,从而发现问题,采取相应措施,对不合理成本进行有效控制,从而达到成本管理的目的。因此,成本分析和控制是成本管理的重要环节。

一、医院成本分析

医院成本分析指医院应根据成本核算结果,对照目标成本或标准成本,采取趋势分析、结构分析、量本利分析等方法,及时分析实际成本变动情况及原因,把握成本变动规律,提高成本效率。

(一)趋势分析

趋势分析法主要是通过对比两期或连续数期的成本数据,确定其增减变动的方向、数额或幅度,以掌握有关成本数据的变动趋势或发现异常的变动。典型的趋势分析是将本期成本数据与上期成本数据进行比较,更为复杂的趋势分析则涉及多个期间的比较。

在具体运用趋势分析法时,一般有两种分析的方式,绝对数趋势分析和相对数趋势分析。绝对数趋势分析是通过编制连续数期的报表,并将有关数字并行排列,比较相同指标的金额或数据变动幅度,以此来说明其发展变化。相对数趋势分析是根据会计报表中许多重要的财务指标,如成本收益率指标等。可采用环比动态比率、定期动态比率等方法。

(二)结构分析

结构分析是指对成本中各组成部分及其对比关系变动规律的分析。它通常采用计算成本中各组成部分占总成本比率的方法,用以分析医院成本的内部结构特征和合理性。

结构分析可以分析整个医院以及各个科室的人力成本、材料成本、药品成本、折旧成本、离退休人员成本等成本元素的构成,为成本控制及管理提供依据。如分析某科室全成本的构成情况,根据人力成本、材料成本、药品成本、固定资产折旧等在该科室总成本中的比重,据此分析该科室的各类成本构成是否合理。

通过成本结构分析产出的成本结构分析报表主要有:成本构成总表、直接医疗成本构成表、医疗技术类科室成本构成表、医疗辅助类科室成本构成表、管理科室成本构成表等。

(三)量本利分析

量本利分析又称盈亏平衡分析,是"服务量、成本、结余"分析简称,即指成本、业务量、结余三者之间的依存关系,又称 CVP 分析、保本分析、盈亏临界点分析。量本利分析所考虑的主要相关因素有固定成本、变动成本、保本点、边际贡献等。

医院应结合医疗服务特点和成本性态,合理分析成本变动与业务量之间的依存关系,科学划分固定成本和变动成本,并根据实际情况及时调整。

保本点是指达到保本状态时的业务量的总称。即在该业务量水平下,收入正好等于全部成本;超过这个业务量水平,就有盈利;低于这个业务量水平,就会发生亏损。量本利分析主要研究如何确定保本点和有关因素变动对保本点的影响。

边际贡献是指销售业务收入减去变动成本后的余额。

变动成本率也称为补偿率,是变动成本在收入中所占的比率。

$$门诊结余＝门诊医疗收入－门诊变动成本－门诊固定成本$$

$$住院结余＝住院医疗收入－住院变动成本－住院固定成本$$

当结余等于零时,此时的业务量即为保本点的业务量。

医院通过对保本点的计算,反映出业务量、成本间的互动关系,用以确定保证医院正常有序发展所达到的保本点业务量和保本收入总额,进一步确定所必需的目标业务量和目标收入总额,同时,固定成本和变动成本的改变也会影响医院的运营发展。

量本利分析所建立和使用的数学模型和有关图形,是建立在一定假设基础上的。因此,进行量本利分析时一定要注意以下几个假定条件。

1.成本性态分析的假定

量本利分析必须以完成成本性态分析为前提,即医院的全部成本都必须被划分为固定成本和变动成本两部分,并且建立了成本性态模型。

2.相关范围及一元性假定

假定医院在一定时期和一定服务量范围内,成本水平保持不变,即在相关范围内,固定成本总额和单位变动成本保持不变。成本和业务收入在相关范围内均表现为直线关系。

3.医院服务项目构成保持不变的假定

假定医院在多种医疗服务项目的情况下,其总的服务量发生变化时,各个服务项目的收入额在全部医疗服务项目总收入额中所占比重不会发生变化,即医疗服务项目的种类及其收入额的构成一般保持不变。

4.变动成本法的假定

假定医院的各医疗服务项目的成本,是按变动成本法计算的。

$$门诊结余＝门诊医疗收入－门诊变动成本－门诊固定成本$$

$$住院结余＝住院医疗收入－住院变动成本－住院固定成本$$

根据以上计算结果,可得出以下结论:目前,该公立医院是门诊已达到有盈余的水平,但住院处于亏损状态,实际开放床日数处于低水平。该医院应当扩大住院规模,积极收治患者,以求获得较高合理收益。

二、成本控制

医院应在保证医疗服务质量的前提下,利用各种管理方法和措施,按照预定的成本定额、成本计划和成本费用开支标准,对成本形成过程中的耗费进行控制。

(一)成本控制的原则

1.经济性原则

经济性原则指成本控制的代价不应超过成本控制取得的收益,否则成本控制就是不经济的,难以持续。要选择重要领域的关键环节实施成本控制措施,并且措施要具有实用性和灵活性。对正常成本费用开支按规定的成本费用开支标准从简控制,对于例外情况则要重点关注。

2.因地制宜原则

因地制宜原则指医院成本控制系统的设计要考虑医院、科室和成本项目的特定情况,针对医院的组织结构、管理模式、发展阶段以及科室、岗位、职务的特点设计对应措施。

3.全员参与原则

全员参与原则指成本控制观念要得到医院全体员工的认可,并且使每位领导和员工负有成本控制的责任。成本控制是全体员工的共同任务,只有通过医院全体员工的一致努力才能完成。

(二)成本控制的方法

1.标准成本法

比较标准成本与实际成本差异并分析原因,从而采取成本控制措施。这种方法是将成本计划、控制、核算和分析集合在一起进行成本管理。

2.定额成本法

将实际费用划分为定额成本和定额差异,分析差异产生的原因并予以纠正。这种方法在发生费用时,及时揭示实际成本与定额成本的差异,将事后控制发展为事中控制。

(三)成本控制的具体措施

《医院财务制度》规定,医院应建立健全成本定额管理制度、费用审核制度等,采取有效措施纠正、限制不必要的成本费用支出差异,控制成本费用支出。

成本控制的具体措施如下。

(1)建立成本支出预算管理制度。

(2)开展医院全成本核算,提高成本管理的效能。

(3)合理控制人力成本,实现减员增效。

(4)建立健全招标采购制度,实现质优价廉的物资供应。

(5)加强资金的筹集、投放与使用管理,保证资源利用最大化。

(6)医院开展技术改造,革新项目或内容,提高劳动效率,减少运行成本。

(7)其他成本控制措施。

（孔凡芹）

第十六章

医院预算管理

第一节 医院全面预算的编制

一、医院全面预算的编制原则与依据

(一)医院全面预算的编制原则

1.坚持收支统管、以收定支、收支平衡的原则

医院在编制全面预算时,必须将一切财务收支全部列入全面预算,包括计划部门根据项目功能、规模核定安排的建设计划以及医院自筹用于发展建设和对外投资的资本支出等,实行统一核算,统一管理。医院应按规定将列入全面预算的各项收入、支出全部纳入全面预算,不得在单位全面预算之外另行设立收支项目。医院支出应当有可靠的收入来源和规模作保证,医院编制收入预算,安排相应的支出,不得安排无收入来源或超出收入规模的支出。医院全面预算要做到收支平衡,不能编制赤字预算,在一定时期内医院预算收入与预算支出之间应实现等量关系,保证国家下达的卫生事业计划能够顺利完成。

2.坚持统筹兼顾、保证重点的原则

医院承担着医疗和部分公共卫生服务职责,在安排支出预算时,既要考虑到各个方面的合理需求,不能顾此失彼,又要对重点工作予以保障。要按照上年度的执行情况,考虑全面预算年度的可变因素,应分辨轻重缓急,将有限的资金安排到最需要的地方。要对各类资金统筹调度,合理安排。人员支出是保证医院业务正常运转的基本支出,必须优先安排。然后,再视财力可能,本着先急后缓、先重后轻的原则,妥善安排其他支出项目,做到既要保证重点,又要兼顾一般。

3.坚持积极稳妥、依法理财的原则

全面预算是医院财务工作的重要基础,全面预算的编制过程也是贯彻国家有关方针、政策、法规、制度以及规范财务管理的过程。因此,医院在编制全面预算的过程中,必须认真贯彻和准确体现国家有关财经和医疗卫生方面的政策、法规、制度,特别是财政、财务、会计等方面的规章制度。

4.全面预算的编制要全面完整

在编制全面预算过程中应综合考虑、全面分析,避免因全面预算缺乏周密而详尽的考虑而影响目标实现的情况出现。全面预算的编制要明确体现或反映出医院整体运营目标,并使这些运

营目标数量化和具体化。

5.全面预算的编制要切合实际,科学合理,留有余地在现实的运营过程中,过高或过低的全面预算指标都不利于全面预算管理方法的指导和控制;同时,现实状况的复杂多变又要求全面预算指标具有一定的灵活性,避免因发生意外情况而造成被动,影响原定目标的实现。全面预算的编制在技术上要符合要求,有关全面预算指标之间要相互衔接,要有明确的逻辑和钩稽关系,保证整个全面预算的综合平衡和可靠完整。

(二)医院全面预算的编制依据

为了保证医院全面预算切实可行,在编制全面预算时,要有充分的依据。

(1)国家卫生行政管理部门下达的卫生事业发展计划。

(2)以往年度的全面预算执行情况。

(3)本单位的发展规划、工作计划和业务目标。

(三)编制全面预算的准备工作

编制全面预算是医院全面预算管理的基础环节。为保证全面预算编制的科学、合理,必须先期做好各项准备工作。

1.确定全面预算基础

事业发展计划是编制全面预算的基础,上年全面预算执行情况是编制全面预算的参考。全面预算编制要坚持量入为出,收支平衡,与事业发展计划相衔接。通过分析,掌握上年财务收支和业务规律及有关资料的变化情况,总结经验,预测全面预算年度的收支增减趋势,为编制新年度全面预算奠定基础。

2.核实基本数字

核实基本数字是提高全面预算编制质量的前提。要核实在职和离退休职工人数、门急诊人次、床位编制和实有病床数,计划年度政策性增支因素的标准或定额等基本数据,并分析医院财务指标增减变动情况,合理确定财务指标及预计区间,使全面预算编制建立在可靠的基础上。

3.正确测算各种因素对医院收支的影响

一是分析测算计划年度内国家有关政策对医院收支的影响,如医疗保险制度改革、实施区域卫生规划、增设收费项目、提高收费标准对收入的影响,增加工资、津贴、补贴对支出的影响等。二是分析事业发展计划对医院收支的要求,如新增床位、新进大型医学装备和计划进行的大型修缮等对资金的需求和对收入的影响等。三是分析非经常性收支对医院总体收支的影响,医院不得将以前年度偶然发生的、非正常的收支作为编制当年全面预算的依据。

4.熟悉全面预算编制要求

准确掌握财政部门和主管部门有关编制医院收支全面预算的要求,熟悉新的全面预算科目及其内涵,熟悉全面预算表格的内在联系。财政部门和主管部门根据国家有关政策和全面预算管理和需要,会相应调整全面预算编制要求及全面预算科目、全面预算表格。医院编制全面预算,应及时了解相关要求,准确掌握相关要求,为编制全面预算打好基础。

二、医院全面预算的编制与实施程序

(一)医院全面预算的编制程序

医院全面预算的编制是非常复杂的,涉及行政、后勤、医疗、医技等各个部门,只有全员参与全面预算的编制,才能使全面预算成为各部门、科室、全体员工自愿努力完成的目标。医院全面预算的编制程序可以概括如下。

(1)医院最高管理层根据医院长期发展战略规划、运营目标、运营方针,提出医院在全面预算期(财年)的全面预算总目标和全面预算具体目标。

(2)各业务部门对于分配的全面预算指标进行反复研究,编制本部门全面预算,报送医院全面预算管理部门。

(3)医院全面预算管理部门审查、论证、平衡各部门编制的全面预算,汇总编制医疗收支、管理费用、专项收支等预算,分解到预算单位(单元),并汇总出医院的全面预算,提交医院院长办公会。

(4)经医院院长办公会批准,审议机构(全面预算管理委员会或职工代表大会)通过或驳回修改全面预算。

(5)主要全面预算指标报给卫生行政主管部门。

(6)批准后的医院全面预算,下达各部门、科室并执行。

(二)医院全面预算的实施程序

(1)首先要对医院的外部环境和内部环境进行调查摸底,医院的经济目标要服从于政府要求和市场经济的客观规律,所以在全面预算管理中要准确把握国家宏观经济政策走向,卫生改革的总体方向,周边医疗市场资源配置状况,地区国民收入发展趋势,市民医疗消费需求发展情况,以及同行业相关信息。对医院内部要充分掌握各项事业发展规划和实施计划,全面了解单位人员编制、财产分布及使用情况,了解科室、部门的人员、设备、技术力量、运营能力、工作量情况,并对历年数据进行加工、分析,以便做好全面预算和项目评估和论证工作。

(2)确立医院收支目标医院的收入主要包括业务收入、财政补助收入和其他收入三大部分。确立医院收入目标时应以医院业务收入为重点。通常根据医院总体发展规划和目标:如医院未来设备投资计划,由于房屋改扩建引起的医疗用房的增加,新科研成果的应用,新项目开展而引起的医疗服务水平的提高,由于专业人才引进引起的诊断水平的提高,由于医保定点人员的扩大、绩效激励政策的改变等因素来确定医院的增收额;根据卫生、物价等政策的改变、周边卫生资源配置变化、医保政策的变化确立医院总的减收额度,具体的工作量指标(如门、急诊人次/出院人数),从而确定医院总的业务收入及收入结构。医院的支出应遵循"一要吃饭,二要建设,三要有所积累"的原则,量入为出,量力而行,并与医院成本核算相结合。

(3)对医院收支目标进行合理分解,并层层落实到科室、部门。

1)业务收入部门:根据业务科室的历年运营状况及技术水平,结合科室的人员结构,设备投入情况,医院对科室的扶持政策,科室所承担的职能来分解落实收入目标;根据收入来配比它的药品、器械、材料消耗支出;根据历年情况核定其他公用经费支出。

2)行政后勤部门:主要根据它所承担的职能、任务,强调费用的合理开支,减少浪费,通过定项管理的办法来核定费用支出。这些收支指标的分解、落实并非一劳永逸,而是按"自上而下,自下而上,上下结合,多次平衡"的方式进行,从而缩小全面预算与实际的偏差,使目标更具合理性和可操作性。

(4)全面预算的评价与激励:医院全面预算管理是一项全员参与,全面覆盖,全程跟踪的系统工程,要使其有效实施,必须充分调动管理者和全院职工的积极性,将执行情况与医院管理者、职工的经济利益挂钩,并做到奖罚分明、到位。要奖罚,必须定期对科室的实绩与全面预算的差异进行分析、评估,考评中要求明确责任,区分执行中的可控及不可控因素,对于那些由于责任部门所创造的全面预算绩效,按收入增加、节约支出金额的一定比例确定奖励额度;对由于主观过失所造成的损失,按收入减少、超支额度酌情确定责罚额度。

医院全面预算管理是单位和医院行之有效的财务管理手段和技术。积极推进医院全面预算管理将是从根本上推动医院建设和发展的助推器。

三、医院全面预算管理的编制

以往医院编制方法大部分采用"基数加增长"的方式编制预算。医院应改革传统的"基数加增长"的全面预算编制方法,应采取"零基全面预算法"编制年度全面预算。要在科学测算计划年度内各项工作对医院收支影响程度的基础上,确定每项工作可能给医院提供的收入或需要安排的支出数量,而不是仅仅审核修改上年全面预算或审定新增部分。

(一)收入全面预算的编制

1.医疗收入

医疗收入包括门诊收入、住院收入和其他收入。门诊部分应以计划门诊人次和计划门诊平均收费水平计算,住院部分应以计划病床占用日数和计划平均床日收费水平计算,其他医疗收入应区分不同的服务项目,确定不同的定额,分别计算。

2.财政补助收入

应根据财政部门核定的定项补助数编列。

3.其他收入

可根据具体收入项目的不同内容和有关业务计划分别采取不同的计算方法,逐项计算后汇总编制。也可以参照以前年度此项收入的实际完成情况,合理测算计划年度影响此项收入增减因素和影响程度后,预计填列。

(二)支出全面预算的编制

医院的支出全面预算包括医疗支出、财政项目补助支出、科教项目支出、管理费用和其他支出。医院支出全面预算的编制应本着既要保证医疗业务正常运行,又要合理、节约的精神,以计划年度事业发展计划、工作任务、人员编制、开支定额和标准、物价因素等为基本依据。

1.医疗支出

(1)对人员经费支出部分应根据医院业务科室计划年度平均职工人数,上年末平均工资水平,国家有关调整工资及工资性补贴的政策规定、标准,职工福利费的提取标准、提取额度,计划开支的按规定属于职工福利费范围的增支因素等计算编列,耗用的药品及卫生材料支出可根据计划年度医疗收入相关部分与相应加成率或药品购销差价率等计算编列。

(2)计提的固定资产折旧可根据当年末固定资产总额与计划年度拟增加的固定资产,采用相应的折旧方法计算编列。

(3)无形资产摊销可根据相应的无形资产摊销政策,计算计划年度无形资产摊销额编列。

(4)提取医疗风险基金可根据医疗收入乘以相应的提取比例计算编列。

(5)其他部分可在上年度实际开支的基础上,根据计划年度业务工作量计划合理计算编列。其他部分中的业务支出应在上年度实际开支的基础上,根据年度人均实际支出水平为基础,按计划年度医疗业务科室平均职工人数、业务发展计划、经费开支定额计算。

2.财政项目补助支出

按照具体项目全面预算实事求是的编列。政府举办的公立医院的基本建设和设备购置等发展建设支出,经发展改革等有关部门批准和专家论证后,建立政府专项补助资金项目库,由政府根据轻重缓急和承受能力逐年安排所需资金。公立医院重点学科建设项目,由政府安排专项资金予以支持。

3.科教项目支出

按照科研课题申报的具体项目编列。

4.管理费用

对医院行政管理部门、后勤部门的人员经费和耗用的材料支出、计提的固定资产折旧、无形资产摊销以及其他各类杂项开支可参照医疗支出相应部分计算编列。其中,医院统一管理的离退休经费,按照计划年度离退休人员数和国家规定的离退休经费开支标准计算编列。

5.其他支出

可参考上年度实际开支情况,考虑计划年度内可能发生的相关因素预计编列。

(梅增军)

第二节　全面预算的编制方法

医院全面预算在很长一段时期都以定性为主,这主要受制于我国较低的全面预算管理水平和较差的预测能力。近年来,随着公立医院体制改革的不断深入,运营能力的不断提高,也开始引入时间序列、因果分析、模型法等定量预测方法。

目前,除传统的全面预算编制方法外,具体常见的全面预算方法还有零基全面预算法、弹性全面预算法、滚动全面预算法和概率全面预算法等。虽然现在这些方法的应用还有很大的局限性,但未来这些定量预测方法将会弥补定性法的不足,从而提高预测的准确性。

一、传统的全面预算编制方法

(一)增量全面预算法

在基期水平的基础上,结合全面预算期业务量水平及有关影响因素的变动情况,通过调整有关基期项目及数额而编制全面预算的方法。一般可能的影响因素包括:年收入的自然增长、政策变化因素、社会物价水平、机构变化等。

(二)系数全面预算法

利用两项不同性质而又有内在联系的数值之间的比例关系,即系数,根据其中一项已知数值,求得另一项指标数值的方法。医院日常财务管理经常使用的指标,例如,每门诊人次收入及支出、每住院人次收入及支出、应收账款周转天数、资产负债率等。

(三)定额全面预算法

定额全面预算法是利用全面预算定额与定员等相关基本数字进行全面预算编制的方法。它是某项定额与计划年度有关的技术经济指标的乘积。有的全面预算定额是国家统一制定的,有的则是在实践中形成的。例如,离退休人员经费、财政基本补助收入等。

(四)比例全面预算法

利用局部占全部的比例关系,根据其中一项已知数值,计算另一项数值的一种方法。一般是利用全面预算单项收支占收支总额的比例关系,根据全面预算单项收支测算全面预算收支总额,也可以根据全面预算收支总额测算全面预算单项收支数额。如职工福利费、工会经费、住房公积金等,按照国家有关规定采用比例全面预算法。

(五)综合全面预算法

运用系数法和增量法测算全面预算收支的一种方法。这种法方法是在基期全面预算执行的基础上,既使用系数法计算增长因素对全面预算收支的影响,又考虑影响全面预算收支的其他各种因素,进行综合分析测算,使其计算结果更为准确。

二、零基全面预算法

零基全面预算法全称为"以零为基础编制全面预算的方法",是指在编制全面预算时,不受过去业务收支情况的约束,将所有正在进行的业务活动都看作是重新开始,逐项审核成本费用是否合理,在综合平衡的基础上编制当期全面预算的方法。

(一)零基全面预算的特点

根据全面预算编制的基础不同,分增量全面预算和零基全面预算两种编制方法。与传统的增量全面预算法相比,零基全面预算法有以下 3 个特点。

(1)全面预算编制的基础不同。零基全面预算法是以零为起点,不考虑以往会计期间所发生的收支业务,根据全面预算期业务活动的重要性和可供分配的资金量确定全面预算项目和数额;增量全面预算法是以基期全面预算为基础,在此基础上结合全面预算期业务量水平,考虑可能影响因素的未来变动情况,调整原有项目而编制全面预算的一种方法。

(2)全面预算编制的分析对象不同。零基全面预算法需要对全面预算期内所有的经济业务进行成本-效益分析;增量全面预算法承认原有各项业务的合理性,只是对新增加的经济业务进行成本-效益分析。

(3)全面预算的着眼点不同。零基全面预算法在对各项目进行成本分析基础上,排出先后次序,按照项目的重要性分配全面预算资金;增量全面预算法仅限于全面预算资金的调整,不考虑业务活动本身。

(二)零基全面预算的编制

零基全面预算采用了典型的"自下而上""自上而下""上下结合"三次循环式的全面预算编制程序,充分体现了群策群力的精神,便于全面预算的贯彻实施。这种方法既有利于发挥各部门人员的主观能动性,又能促使各部门通过成本效益分析,将有限的资源运用到最需要的地方,从而提高资源的使用效率。零基全面预算一般适用于不经常发生或全面预算编制基础变化较大的全面预算项目,其编制程序主要包括以下几个步骤。

1.提出全面预算目标

在正式编制全面预算前,管理层应根据医院的整体规划和运营目标,综合考虑各种资源条件,提出全面预算目标,规范各部门的全面预算行为。

2.确定部门全面预算目标

各职能科室根据医院的总体目标和本部门的具体目标,以零为基础,提出本部门在全面预算期内为完成全面预算目标需要发生的开支项目,并详细说明每一项目的开支性质、金额、必要性和用途。

3.进行成本-效益分析

医院财务部门对各职能科室提出的全面预算项目进行成本-效益分析,将其投入与产出进行对比,说明每项费用将会给医院带来的影响。然后,在权衡轻重缓急的基础上,将各个费用项目分成若干层次,排出先后顺序和重要程度。

4.分配资金落实全面预算

根据全面预算项目的排列顺序,对全面预算期内可动用的资金进行合理分配。做到保证重点,兼顾一般。

5.编制并执行全面预算

资金分配方案确定后,财务部门要审核、汇总各部门全面预算,编制正式全面预算后,经批准下达执行。

三、弹性全面预算法

弹性全面预算法又称变动全面预算法,是根据全面预算期间可预见的多种业务量水平,分别编制相应全面预算的方法。用弹性全面预算法编制的全面预算称为弹性全面预算。它的优点在于弥补了固定全面预算当实际业务量与计划业务量发生较大差异时,收支水平的实际数与全面预算数缺乏可比性这一缺陷。

(一)弹性全面预算的编制

采用弹性全面预算法编制全面预算的具体步骤如下。

(1)选择适合的业务量:如门诊人次、出院人次、材料消耗量、直接人工工时和价格等。

(2)确定适用的业务量范围:弹性全面预算的业务量范围视部门业务量变化情况而定,不能脱离实际。一般而言,可定在正常业务量水平的70%~120%,或者以历史上最高业务量和最低业务量为上下限。

(3)划分各项费用的成本习性,确定各项成本与业务量之间的数量关系。

(4)根据各经济变量之间的数量关系,计算在不同业务量水平下的全面预算数额。

(二)弹性全面预算的编制方法

弹性全面预算法主要分公式法和列表法两种。

1.公式法

公式法是运用成本性态模型 $y=a+bx$,测算全面预算期成本费用数额,并编制成本费用全面预算的方法。其中,y 表示全面预算总成本,a 表示固定全面预算,b 表示单位变动全面预算,x 表示预计业务量。

公式法的优点是便于计算任何业务量的全面预算成本。但是,如果成本的分布呈现阶梯式或曲线式,需要用数学方法修正为直线时才能应用。

2.列表法

列表法也叫多水平法,是在确定的业务量范围内,划分若干个不同间隔水平(5%~10%),然后分别计算各项全面预算数额,汇总列入一个全面预算表格中的方法。它的优点在于不管实际业务量是多少,不必经过计算就可以直接找到与业务量相近的全面预算成本。但是,在运用列表法编制全面预算时,往往需要使用插补法计算实际业务量的全面预算成本,计算过程比较麻烦。

四、滚动全面预算法

滚动全面预算法又称连续全面预算法或永续全面预算法,是指随着时间的推移和全面预算的执行,调整和编制下期全面预算,全面预算时间不断延伸,整个全面预算期间处于逐期向后,永续滚动状态的一种全面预算编制方法。

采用滚动全面预算法编制全面预算,按照滚动的时间单位不同分为逐月滚动、逐季滚动和混合滚动。

(一)逐月滚动

逐月滚动方式是指在全面预算编制过程中,以月份为全面预算的编制和滚动单位,每月调整全面预算的方法。

(二)逐季滚动

逐季滚动方式是指在全面预算编制过程中,以季度为全面预算的编制和滚动单位,每季度调整全面预算的方法。采用逐季滚动方式编制的全面预算具有工作量较小,但缺点是精确度较差。

(三)混合滚动

混合滚动方式是指在全面预算编制过程中,以月份和季度为全面预算的编制和滚动单位,每季度细化调整全面预算的方法。这种方法的理论依据是:人们对未来的了解程度具有对近期把握较大,对远期的预计把握较小。

采用混合滚动方式编制的全面预算集中了逐月滚动和逐季滚动方式的优点,具有较高的实用性。

运用滚动全面预算法编制全面预算,能够保持全面预算的持续性,从动态的角度、发展的观点把握医院近期运营目标和长期的战略布局;采用长计划、短安排的具体做法,使全面预算更接近和适应实际情况,有利于全面预算的顺利执行和实施。

(梅增军)

第三节 医院的全面预算管理

一、全面预算管理在医院经济管理中的地位

医院经济管理包括财务管理、物资管理、药品管理、设备管理、全面预算管理、成本管理、价格管理、专项资金管理等。在诸多经济管理项目中,全面预算管理是医院运营管理的主线,为达到医院一定时期的运营目标,最重要的是对目标执行过程中的控制,而全面预算管理体现了这一控制的全过程。

医院在全面预算管理方面存在的误区有形式上的全面预算、视为财务任务、编制方法模式化、全面预算准确急于求成、按领导意图报全面预算、全面预算考核强调节约、以不变应万变等。

二、医院全面预算管理体系

按照"全面预算归口管理、限额下达控制、三级目标统一"的原则,由一级医院总全面预算、二级归口职能部门全面预算和三级临床、医技等基层单位全面预算组成,实行以财务全面预算为主,把全院所有处、科室收支都纳入医院全面预算管理体系的全面预算。

全面预算是未来一定时期内运营计划的数量表现形式,是一种系统的管理方法。它是用来分配医院的财务、实物及人力等资源,以实现既定的战略目标。医院可以通过全面预算来监控战略目标的实施进度,有助于控制收支,并预测未来的现金流量。

三、医院全面预算管理组织

开展医院全面预算和管理必须要有一定的组织机构作保障。全面预算管理部门可以独立设置也可以在财务部内设置,负责各项预算工作的开展。预算管理的组织机构及其职能如下。

(一)全面预算管理委员的组成

全面预算管理委员会是预算审定的权力机构,它由院长、副院长、财务负责人、其他职能部门负责人和责任中心负责人组成。主要职责是审议通过有关全面预算管理制度,组织有关部门或聘请有关专家进行财务预测,审议通过全面预算目标、全面预算编制方法和程序,审查整体全面预算方案及各部门编制的全面预算草案,协调和解决全面预算编制过程中的问题,将经过审查的全面预算提交院长办公会审批,院长办公会通过后下达正式全面预算,检查、监督和分析全面预算执行情况,提出改进措施,提出修订和调整全面预算的建议,对于全面预算执行中出现的矛盾进行调解和仲裁,审定年度决算,并提出考核奖惩意见。

(二)全面预算管理委员会的职责

(1)传达全面预算的编制方针、程序、具体指导科室、部门全面预算方案的编制。

(2)根据全面预算编制方针,对科室、部门编制全面预算草案进行初步审查、协调和平衡、汇总后编制医院的全面预算方案,一并报全面预算管理委员会审查。

(3)在全面预算执行过程中,监督、控制科室、部门的全面预算执行情况。

(4)每期全面预算执行完毕,及时形成全面预算执行报告和全面预算差异分析报告,交全面预算管理委员会审议。

(5)遇有特殊情况时,向全面预算管理委员会提出全面预算修正建议。

(6)协助全面预算管理委员会协调、处理全面预算执行过程中出现的一些问题。

(三)明确投资中心及其职责

投资中心由收益中心、成本中心、全面预算责任中心组成,各责任中心第一负责人对本中心全面预算承担第一责任。主要职责如下:①提供编制全面预算的各项基础资料;②编制本责任中心全面预算草案;③监督本单位/部门全面预算的执行情况并及时反馈;④根据内部和外部环境变化提出全面预算调整申请;⑤协调本单位/部门内部资源及单位/部门之间的全面预算关系;⑥定期分析和考核本单位/部门全面预算执行情况。

(梅增军)

第四节 医院全面预算管理的内容

一、全面预算的管理办法

《医院财务制度》第九条规定,"国家对医院实行核定收支、定项补助、超支不补、结余按规定使用的全面预算管理办法。地方可结合本地实际,对有条件的医院开展核定收支、以收抵支、超收上缴、差额补助、奖惩分明等多种管理办法的试点。定项补助的具体项目和标准,由财政部门会同主管部门(或举办单位),根据政府卫生投入政策的有关规定确定"。

新制度改革了政府对医院的全面预算管理办法。根据目前医院资金来源的实际情况和医改方案提出的改革方向,提出了按照项目分别核定政府补助的全面预算管理办法,删去了"定额补助"的规定。同时,为体现公立医院的公益性,强化公立医院全面预算管理,提出结余按规定使用的全面预算管理要求。政府通过对医院收支的核定、成本及结余的控制,合理确定医疗服务价格,明确划分各方责任与权利,体现公立医院的公益性特征。

(一)核定收支

卫生主管部门和财政部门根据医院的特点、事业发展计划、工作任务、财务状况以及财政补助政策,对医院编报的全年收入和支出全面预算予以核定。核定收支是国家对医院实行全面预算管理的基础环节,目的是根据医院职能定位和工作任务,合理确定其收支规模,为开展全面预算管理和核定政府补助提供依据。在核定经常性收入方面,医疗收入可根据核定的医疗服务任务及前几年医疗服务平均收入情况,并综合考虑影响医疗收入的特殊因素核定。在核定经常性支出方面,可以按人员、业务经费分项定额核定,即人员经费按定员定额的方式核定;业务经费根据核定的基本医疗服务和公共卫生服务任务的数量、质量和成本定额等综合核定。也可以根据核定的基本医疗服务和公共卫生服务任务的数量、质量及单位综合服务成本,综合考虑以前年度支出水平和有关特殊因素,核定基本医疗服务和公共卫生服务支出全面预算额度。药品支出和收入可根据药品采购价格和合理用药数量以及加成因素等额核定。其他支出和收入可根据以前年度水平并扣除不合理因素核定。

(二)定项补助

根据区域卫生规划、群众医疗卫生服务需求、收支状况、财政保障能力等情况,按照一定标准对医院的某些支出项目给予财政补助。定项补助主要用于医院基建、设备购置等方面。补助项目的确定,必须根据医院长远或阶段性工作任务和工作计划,突出工作重点,并有利于加强政府宏观管理、落实区域卫生规划。项目应当目标明确、内容具体,有相应的管理实施办法。根据政府卫生投入政策的要求,政府举办的公立医院的基本建设和设备购置等发展建设支出,经国家发展改革委等有关部门批准和专家论证后,建立政府专项补助资金项目库,由政府根据轻重缓急和承受能力逐年安排所需资金。政府对包括公立医院在内的各类医疗机构承担的公共卫生任务给予专项补助,按服务成本保障政府指定的紧急救治、援外、支农、支边等公共服务经费。公立医院重点学科建设项目,由政府安排专项资金予以支持。对于中医院(民族医院)、传染病院、精神病院、职业病防治院、妇产医院、儿童医院,在投入政策上予以倾斜。公立医院的政策性亏损,按规定动用药品收支结余弥补后仍有差额的,由同级政府核定补助。政府举办的公立医院的离退休人员符合国家规定的离退休费用,在事业单位养老保险制度改革前,由财政根据国家有关规定核定补助。事业单位养老保险制度改革后,按相关规定执行。

(三)超支不补

医院的收支全面预算经财政部门和卫生主管部门核定后,必须按全面预算执行,采取措施增收节支,除特殊原因外,对超支部分财政部门和卫生主管部门不再追加补助。这既是维护全面预算严肃性的必然要求,也是督促医院加强成本管理、合理控制支出的客观需要。医院应加强收支管理,原则上应以财政部门和卫生主管部门核定的收入和支出计划为准,努力增收节支。对于不合理的超支,财政和主管部门不再追加补助,还应追究相关责任人的责任。同时,增收节支数字要真实,不得弄虚作假,更不应因"超支不补"就压缩工作任务,不能把正常的业务支出压缩下来当作结余。

(四)结余按规定使用

增收节支形成的结余应按国家规定区别使用。具体来说,一是专项补助结余应按规定用途处理;二是执行"超收上缴"的医院应按规定将超收部分上缴财政,用于支持本地区卫生事业发展;三是除有限定用途的结余及超收上缴部分外,结余的其他部分可留归医院,按国家有关规定用于事业发展,不得随意调整用途。

上述全面预算管理办法与财政对全面预算单位的管理办法有效衔接,同时,体现了公立医院自身特点,有利于政府加强对医院的全面预算管理,体现了公立医院的公益性特征。

地方可结合本地实际,对有条件的医院开展"核定收支、以收抵支、超收上缴、差额补助、奖惩分明"等多种管理办法的试点。为体现公立医院的公益性质,有条件的地方,可要求公立医院将超收部分上缴财政,由同级财政部门会同主管部门统筹专项用于卫生事业发展和绩效考核奖励。这样做一是可以拓宽医疗卫生事业发展资金渠道,提高资金使用效益;二是可以督促公立医院合理控制收支规模,避免趋利倾向,更好地服务于群众健康。医院应当提高服务效率,积极组织收入,控制医药费用,将整体收入和支出控制在合理的范围以内,避免收不抵支或结余过多。

二、医院预算管理的要求

《医院财务制度》第十条规定:医院要实行全面预算管理,建立健全预算管理制度,包括预算编制、审批、执行、调整、决算、分析和考核等制度。

全面预算管理的要求主要体现在:一是预算管理内容要全面。明确医院要将全部的收入支出纳入预算管理。医院应在预算中全面反映整体收支活动情况,不能仅反映部分收支情况。二是预算管理过程要全面。医院应建立健全预算管理制度,对预算编制、审批、执行、调整、决算、分析和考核实施的全过程进行有效监管,发挥预算管理在医院经济运行中的主导作用。三是预算管理主体要全面。医院全面预算管理需要医院自身、主管部门以及财政部门共同参与,各负其责,形成管理合力。

医院应加强预算管理,规范预算编制、审批、执行、调整、考核与评价,加强经济管理能力,提高运行效率。医院应维护预算的严肃性,规范预算编制及调整,加强预算收入与预算支出管理,严格预算执行与考核。医院不得截留、占用或者挪用预算收入,不得随意调整预算支出用途。未经批准调整预算,医院不得作出任何使原批准的收支平衡的预算的总支出超过总收入或使原批准的预算中举借债务数额增加等决定。

三、全面预算审核

医院全面预算应经医院决策机构审议通过后上报主管部门(或举办单位)。

主管部门(或举办单位)根据行业发展规划,对医院全面预算的合法性、真实性、完整性、科学性、稳妥性等进行认真审核,汇总并综合平衡。

财政部门根据宏观经济政策和全面预算管理的有关要求,对主管部门(或举办单位)申报的医院全面预算按照规定程序进行审核批复。

为加强全面预算管理,着重强调医院、主管部门或主办单位及财政部门在全面预算编制审核中的职责。

《医院财务制度》进一步明确主管部门或举办单位、财政部门在核定收支方面的职责,主管部门(或举办单位)根据行业发展规划,对医院全面预算的合法性、真实性、完整性、科学性、稳妥性等进行认真审核,汇总并综合平衡。财政部门根据宏观经济政策和全面预算管理有关要求,对主管部门(或举办单位)上报的医院全面预算按照法定程序进行审核批复。

四、全面预算执行

医院要严格执行批复的全面预算。经批复的医院全面预算是控制医院日常业务、经济活动的依据和衡量其合理性的标准,医院要严格执行,并将全面预算逐级分解,落实到具体的责任单位或责任人。医院在全面预算执行过程中应将执行情况与全面预算进行对比分析,及时发现偏差、查找原因,采取必要措施,以保证全面预算整体目标的顺利完成。

(一)严格全面预算执行,强化全面预算约束

全面预算执行贯穿于整个全面预算年度的始终,是全面预算管理的核心和关键环节。因此,全面预算的执行具有十分重要的意义。如果不严格执行全面预算,编制的全面预算就没有任何意义,医院收支活动就带有盲目性,就会影响医院的平稳发展。根据《医院财务制度》的规定,在全面预算执行过程中,医院要严格执行批复的全面预算,并将全面预算逐级分解,落实到具体的责任单位或责任人。

(二)建立全面预算分析制度

医院应定期对全面预算的执行情况进行分析、检查。检查的主要内容包括:①收入是否与全面预算相符,若实际收入少于全面预算时,要及时分析原因;②对实际支出情况进行分析、对比,要注意与上年全面预算执行情况的对比,根据支出的实际状况,合理预测全年支出数额,若出现支出大幅度增长或下降等不正常情况时,要及时查找原因,采取有效措施加以控制,确保支出全面预算的执行。

五、全面预算调整

医院应按照规定调整全面预算。财政部门核定的财政补助等资金全面预算及其他项目全面预算执行中一般不予调整。当事业发展计划有较大调整,或者根据国家有关政策需要增加或者减少支出、对全面预算执行影响较大时,医院应当按照规定程序提出调整全面预算建议,经主管部门(或举办单位)审核后报财政部门按规定程序调整全面预算。如果收入全面预算调整后,应相应调增或调减支出全面预算。

(一)全面预算调整的前提

经财政部门和主管部门批准的医院全面预算一般不予调整。但由于全面预算是一种事前的计划。在全面预算执行的过程中,可能会对客观情况预计不足,即使在全面预算编制的当时是科学的、合理的,但遇有特殊情况,会使全面预算与实际需要不符,这样批准的全面预算就不再平衡,需要在全面预算执行中对全面预算进行调整。

全面预算调整的前提,是全面预算执行过程中出现了编制年初全面预算时未预见的特殊情况,如国家实施重大政策措施和国家财政收支情况发生变化,事业计划和收支标准调整,或者发生其他特殊情况,对经财政部门和主管部门批准的收支全面预算发生较大影响时,医院可按规定程序进行调整。除此之外,一般不予调整。

(二)全面预算调整方案的编报

全面预算调整方案由医院编制,经主管部门审核后,报送同级财政部门核准。但要注意的是,调整后的全面预算仍要保持收支平衡。

六、决算编报

年度终了,医院应按照财政部门决算编制要求,必须做到数字真实、内容完整、计算准确、手续完备、及时编制决算。

医院要根据有关规定按时完成年度决算编制,然后上报主管部门(或举办单位),审核无误后由主管部门(或举办单位)汇总报财政部门审核批复。对财政部门批复调整的事项,医院及时调整相关数据。

七、分析和考核

《医院财务制度》规定,医院要加强全面预算执行结果的分析和考核,并将全面预算执行结果、成本控制目标实现情况和业务工作效率等一并作为内部业务综合考核的重要内容。逐步建立与年终评比、内部收入分配挂钩机制。

主管部门(或举办单位)应会同财政部门制定绩效考核办法,对医院全面预算执行、成本控制以及业务工作等情况进行综合考核评价,并将结果作为对医院决策和管理层进行综合考核、实行奖惩的重要依据。

(一)全面预算分析与考核的作用

全面预算的分析和考核,就是要把全面预算执行情况、全面预算执行结果、成本控制目标实现情况和业务工作效率等与责任人和员工的经济利益挂钩,奖惩分明,从而使员工与医院形成责、权、利统一的责任共同体,最大限度地调动每个员工的积极性和创造性。全面预算分析和考核是确保年度全面预算和事业发展计划按时完成的重要因素,是对全面预算编制、审批、执行、调整等各个管理环节工作的检验,是总结管理经验和落实奖惩措施的基本依据。没有分析与考核,全面预算工作效果无法评价,全面预算管理就会失去意义。

(二)全面预算分析的实施

医院决策和管理层应定期召开全面预算执行分析会议,认真听取财务部门的全面预算分析报告。医院财务部门应定期向医院决策和管理层报告全面预算执行情况,分析的重点是收支计划完成情况、基本建设项目、大型设备购建、重点学科建设、人才培养等方面全面预算的执行情况。

对未完成全面预算的项目,要从政策变化、环境和条件因素、决策评价、责任人履行职责、管理是否到位等多方面进行分析、研究,提出相应的解决办法,纠正全面预算编制和执行中的偏差。

(梅增军)

第十七章

医院筹资管理

第一节 概　　述

市场经济条件医院的创立、生存和发展,必须以一次次融资、投资、再融资为前提。资本是医院的血脉,是医院经济活动的第一推动力和持续推动力。随着我国市场经济体制的逐步完善和融资市场的快速发展,医院作为市场经济主体的一部分置身于动态的市场环境之中,计划经济的融资方式正在得到根本性改变,今后医院融资效率越来越成为其发展的关键。由于经济发展的需要,一些新的融资方式应运而生,融资渠道纷繁复杂。对于医院而言,如何选择融资方式,怎样把握融资规模以及各种融资方式的利用时机、条件、成本和风险,这些问题都是医院在融资之前就需要进行认真分析和研究的。

一、医院筹资的必要性

医院筹资是指医院根据卫生事业发展的需要,通过一定渠道采取适当的方式,获取所需资金的一种行为,它在医院财务管理中处于极其重要地位。任何一家医院要进行医疗卫生活动,都必须首先筹集到一定数量的资金,才能运转。因此,筹资既是医院卫生事业活动的前提,又是医院再生产活动顺利进行的保证;同时筹资也为投资提供了基础和前提,没有资金的筹集,就无法进行资金的投放,从这个意义上说,筹资在医院财务管理中处于十分重要地位。

在我国传统的计划经济体制下,医院吃国家资金的"大锅饭",医院无资可筹,也就没有筹资任务。但随着我国社会主义市场经济体制的建立和完善。医院作为相对独立的事业法人走向市场,医院之间的竞争越来越普遍,医院要想在社会卫生服务供求矛盾渐趋突出的大环境下求生存,求发展,单纯地依靠国家财政拨款已满足不了要求,医院必须广开筹资渠道,多渠道、多形式地筹资卫生资金。医院要在积极争取政府增加财政拨款的同时,扩大医疗卫生服务,适当增加有偿服务收入,以解决卫生资金投入不足的问题。目前,非政府筹资形式在医院筹资的作用中也日趋显著,可以说在新体制下,筹资越来越显示出它的现实意义。

二、筹资的分类

按照医院资金的来源渠道不同,可将医院筹集起来的资金划分为自有资金和负债资金两大类。

（一）自有资金

主要是通过吸收直接投资和内部积累等方式筹集资金的,如事业基金、专用基金等。其特点是:一般不用还本,财务风险较小。

（二）负债资金

又称借入资金或债务资金,是医院依法筹措并依约使用,按期偿还的资金。主要包括银行或非银行金融机构的各种借款、应付债券、应付票据等内容。它是通过银行借款、商业信用、融资租赁等方式来筹集资金的。其特点是医院的负债一般要还本或还本付息,财务风险较大。

由于医院资金可以从以上两个不同来源渠道,用多种方式来进行筹集,但其使用时间的长短,附加条件的限制,财务风险的大小等都不一样。因此,医院在筹集资金时必须充分考虑这些特点不同,以便选择最佳筹资方式,实现医院财务管理目标。

按照医院资金使用期限的长短,将资金筹集分为短期资金与长期资金两种。短期资金一般是指供一年内使用的资金。主要用于投资于现金、应收账款等,一般在短期内可收回,短期资金常采取利用商业信用和取得银行流动资金贷款等方式筹集。长期资金一般是指供一年以上使用的资金。主要用于医院基建投资、大型医疗设备投资等。通常在几年乃至十几年方能收回。当前医院长期资金的取得主要采用财政专项拨款、内部积累和融资租赁等方式来筹集。

三、医院筹资渠道

筹资渠道是指经济活动中客观存在的筹措资金的来源方向和途径。认识和了解各种筹资渠道及其特点,有利于医院充分拓宽和合理利用筹资渠道。目前医院的筹资渠道主要有以下几种。

（一）国家财政资金

国家各级财政对医院的财政拨款、专项拨款、专项补助等国有资金是目前医院筹资的主要渠道之一,特别是国有医院,其绝大多数资本由国家投资形成,无论国有资产以何种形式进入医院,从产权关系上看,它们都属国家投入的资金,产权属国有。这也是当前大多数医院国有性质的成因。

（二）医院自有资金

它是指医院内部形成的资金,主要包括事业基金、专用基金等,这些资金的特征是,无须医院通过一定的方式去筹集,而是直接由医院内部经营生成或转移形成,是目前医院筹资的主要渠道之一。

（三）银行信贷资金

银行对医院的各种贷款。这一类资金本应是医院发展和经营的重要资金来源,但由于当前各级医院在经营理念和市场适应能力等方面的滞后,使这类筹资在医院整个资金来源中所占比重较小。

（四）非银行金融机构资金

非银行金融机构资金主要是指来源于信托投资公司、租赁公司及各类医院集团的融资。

（五）其他单位资金

医院在经营过程中,往往形成往来款项（应付款项）。从而形成债务人对债权人的短期信用资金占用。

由于当前医院适应市场经济能力较差,国有资金投入不足,已经严重阻碍了中小型医院的发展,医院应如何正确筹措和利用银行信贷资金,加速医院的发展和适应市场经济的能力已成为医院财务管理中的一项重要课题。部分省市计划、财政、卫生等部门已经开始研讨利用财政专项补助和银行信贷资金相结合的可行性,这一利用银行信贷资金模式,就是政府(国家)贴息贷款。这种风险小于银行贷款、责任大于财政补助的资金筹措方式会为医院筹资增加新的渠道、为医院发展注入新的活力。

四、医院筹资原则

医院筹资是一项重要而复杂的工作,为了有效筹措所需的资金,医院必须遵循一定的基本原则。

(一)筹资总收益大于总成本原则

目前,随着经济的发展,融资已逐渐成为医疗行业的热门话题,很多医院热衷于此。然而,在医院进行融资之前,先不要把目光直接对向各式各样令人心动的筹资途径,更不要草率地作出筹资决策。首先应该考虑的是,医院必须筹资吗? 筹资后的投资收益如何? 因为筹资则意味着需要成本,筹资成本既有资金的利息成本,还有可能是昂贵的筹资费用和不确定的风险成本。因此,只有经过深入分析,确信利用筹集的资金所预期的总收益要大于筹资的总成本时,才有必要考虑如何筹资。这是医院进行筹资决策的首要原则。

(二)规模适当原则

由于医院筹资需要付出成本,因此,医院在筹集资金时,首先要确定医院的筹资规模。不同时期医院的资金需求量往往是波动的,财务人员应认真分析财务状况,采用一定的方法,预测资金的需要量,合理确定筹资规模。既要避免因筹资不足,影响医院的正常医疗活动;又要防止筹资规模过大,造成资金闲置。

(三)筹措及时原则

同等数量的资金,在不同时点上具有不同的价值。医院财务人员在筹集资金时必须熟知资金时间价值的原理和计算方法,以便根据资金需求的具体情况,合理安排资金的筹集时间,适时获取所需资金。这样,既能避免过早筹集资金形成资金投入前的闲置,又能防止取得资金的时间滞后,错过资金投放的最佳时间。

(四)来源合理原则

资金的来源渠道和资金市场为医院提供了资金的源泉和筹资场所,它反映资金的分布状况和供求关系,决定着筹资的难易程度。不同来源的资金,对医院的收益和成本有不同影响,因此,医院应认真研究资金渠道和资金市场,合理选择资金来源。

(五)方式经济原则

医院在确定筹资数量、筹资时间、资金来源的基础上,筹资还必须认真研究各种筹资方式。资金筹集必然要付出一定的代价,不同的筹资方式条件下筹资成本高低不同,选择经济可行的筹资方式,与筹资方式相联系的问题是资金的结构问题,医院应确定合理的资金结构,以降低成本、减少风险。

(孔　霞)

第二节 医院自有资金筹集

医院自有资金的筹集主要是通过内部积累及吸收直接投资等方式筹集资金,如果是股份制医院则还可以通过发行股票等方式筹集。

一、医院内部积累

医院内部积累方式主要是依靠医院本身扩大医疗卫生服务范围,提高医疗卫生服务质量,利用自身优势发展卫生第三产业,通过合理收费,实现医院资金的良性循环而形成的内部积累资金。合理收费:医院开展医疗卫生活动所消耗的资金主要补偿方式是向患者收费,即按照国家核定的医疗收费标准收取费用。医疗收费价格确定一般要遵循以下几种原则:收费价格要以医疗成本消耗为依据。收费价格水平要考虑群众有支付能力的卫生消费需求。收费价格水平要考虑政府财政的承受能力。

若是公立医院,由于不以营利为目的,所以定价要素中不应含利润和税金。因此,公立医院要想筹集更多的自有资金,必须扩大医疗卫生服务,积极发展卫生第三产业。另外,盘活医院内部存量资金筹资也是内部积累筹资的一种特殊形式。目前我国部分边远地区的中、小型医院和少数城市医院由于医疗技术薄弱、病源少加之经营不善,往往是一方面资金短缺,但另一方面又存在着严重的资产闲置与低效率运行,被人称为"捧着金碗要饭吃"。在这种情况下,医院进行筹资活动应首先考虑如何积极进行内部融资。即可以通过合理调度盘活内部的停滞资金加速资金周转次数,加速医疗卫生行业集团化进程,充分发挥医疗集团财务公司的作用,合理调配各项资源,利用各项资金的时间差与空间差,总体有效利用资金。调整医院的经济结构,改善医院经营管理等措施,盘活医院的存量资产,实现结构优化,流动加速,闲置资产变现,低效资产变高效,对医疗集团来说无疑是一种成本最低,且卓有成效的筹资方式。

二、吸收直接投资

吸收直接投资是指医院直接吸收国家、法人、个人投入资金的一种筹资方式。吸收直接投资与收益留存等都是医院筹集自有资金的重要方式,按现行会计制度,直接投资者都是医院的所有者,他们对医院具有经营权和管理权,同时对医院的亏损甚至倒闭承担相应的经济责任。

目前我国国有非营利性医院吸收直接投资的来源主要是国家财政拨款,还有一小部分是其他单位或个人的捐款。国家财政拨款是指国家根据区域卫生发展规划的要求和政府财力的可能,对医院开展医疗卫生活动的一种资金补偿。营利性医院吸收直接投资是指医院以协议合同等形式吸收国家、其他医院、个人和外商等直接投入资金,形成医院资本金的一种筹资方式,它不以股票为媒介,是非股份制营利性医院筹集自有资金最主要的形式。吸收直接投资可以采用多种方式,从出资者的出资形式看主要有吸收现金投资和吸收非现金投资。吸收非现金投资又可以分为:一是吸收实物资产投资,即投资者以房屋、建筑物、设备等固定资产和材料、商品等流动资产作价投资;二是吸收无形资产投资,即投资者以专利权、商标权、非专有技术、土地使用权等无形资产投资。吸收直接投资方式的优点是:吸收直接投资所筹资本属于主权资本,它与借入资本相比,能提高医院对外偿债的能力;吸收直接投资方式,其程序相对简单,筹资速度相对较快。其缺点是吸收直接投资方式的成本较高。

三、普通股与优先股筹资

目前医疗卫生行业筹资渠道和筹资方式均较为单一,大多数医疗卫生单位仍然延续计划经济时期的筹资模式,等靠国家资金的注入。在国有投资相对减少的今天,很多医院出现资金短缺,医院自身的补偿机制低下,严重影响医院正常业务的开展和高新技术的发展,在当前医疗卫生市场,国有公立医院尚无发行上市股票的事例,然而部分民营和私立医院在其成立时就已实行股份制,虽然这种股份制医院的筹资形式与发行上市股票筹资有着一定的区别,但它毕竟是医院筹资渠道和形式的一种值得尝试的方法。

股票筹资在市场经济日渐完善的条件下,不失为今后医院的发展过程中筹资的重要渠道和形式。股票属于股份制医院为筹集自有资金而发行的有价证券,是股份制医院签发的证明股东所持股份的凭证,它代表了股东对股份医院的所有权。发行普通股是筹集权益资金最常见的方式。普通股是股份制机构发行的代表股东享有平等的权利、义务,不加特别限制且股利不固定的股票,它是最基本的股票。普通股股东具有以下权利:公司经营管理权;剩余财产的要求权;新股发行的优先认购权;红利分配权。优先股则是股份制机构发行的优先于普通股东分得股息和剩余财产的股票。与其他证券相比,它兼有普通股票和债券的一些特征,因此,习惯被称为混合证券。它具有以下基本特征。优先股具有普通股的一些基本特征,表现在:优先股筹资构成股本,在大多数情况下没有到期日,没有固定的股息支付义务,股息从税后收益中支取,能分配公司剩余财产,并承担有限责任。同时,优先股还兼有债券筹资的一些特性,表现为:股息固定,不受股份制机构经营状况和盈利水平的影响;没有表决权和管理权。

对于国有医疗卫生单位股票筹资还是一种新型的筹资形式,其涉及资本市场运作和国家相关政策等各方面的内容,医疗卫生部门的财务人员,特别是财务管理人员应对这一筹资形式做深入的了解。

(孔 霞)

第三节 医院负债资金筹集

一、概述

负债筹资是指通过负债筹集资金。负债是医院一项重要的资金来源,目前负债筹资还不是国有公立医院的筹资主要来源,但几乎所有的医院均不同程度地利用负债资金筹资。负债筹资的特点是:筹集的资金具有使用上的时间性,需到期偿还;无论医院运营好坏,需固定支付债务,从而形成医院的固定负担。按照所筹资金偿还期限的长短,负债筹资可分为流动负债筹资和非流动负债筹资。

(一)流动负债筹资
流动负债筹资所筹资金的可使用时间较短,一般不超过一年。流动负债筹资具有:筹资速度快,容易取得;筹资富有弹性;筹资成本较低;筹资风险较高。流动负债筹资最主要形式有商业信用和短期借款。商业信用指在商品交易中由于延期付款或预收款项所形成的单位间的借贷关系,这种负债筹资方式占医院的流动负债筹资的较大比重,医院商业信用的具体形式有应付账款、预收账款等。短期借款按目的和用途分为周转借款、临时借款、结算借款等;按利息支付方式分为收款法借款、贴现法借款和加息法借款等。医院负债筹资按来源可以分为银行借款、应付账款、预收款项、融资租赁、发行债券及其他方式。

(二)非流动负债筹资

非流动负债筹资是指占用资金期限超过一年的负债筹资,该类筹资可以解决医院长期资金的不足,同时由于非流动负债归还期限较长,医院可对债务的归还作长期安排,还债压力及风险相对较小,但非流动负债筹资一般筹资成本较高,负债限制较多,从而形成对债务单位的种种束缚,在我国,公立医院原则上不得借入非流动负债,确需借入或融资租赁的,应按规定报主管部门(或举办单位)会同有关部分审批,并原则上由政府负责偿还。

二、银行借款

银行借款是指医院根据借款合同从有关银行或非银行金融机构借入的需要还本付息的款项。目前大、中型医院由于技术力量较好,自身补偿能力和抵御风险能力较强,有较好的信用保证,较为容易获得银行等金融机构的信用贷款;而小型医院在各个方面均远不如大、中型医院,因而较难获得信用贷款;从部分省市医疗卫生机构对贷款的需求看,更多的医院更愿意利用政府(国家)贴息贷款这一新颖的贷款形式。

按照借款期限的长短可分为短期借款和长期借款。长期借款按是否提供担保又分为抵押借款和信用借款。由于信用借款风险比抵押借款大,其利率通常较高。银行为了保护其自身权益,保证到期能收回贷款,一般要求借款单位拥有良好的财务状况,这就是借款协议中的保护性条款。借款协议使得银行拥有干预借款人行为的法律能力。银行借款程序一般分为以下几个步骤:医院提出借款申请;银行审查借款申请;签订借款合同;医院取得借款;借款的到期归还本息。银行借款的缺点是财务风险较大,特别是长期借款必须定期还本付息,在经营不利的情况下,可能会产生不能偿付的风险,甚至会导致医院的破产。

三、应付账款

应付账款是指医院购买货物暂未付款而欠供货方的款项,由于目前在药品、医疗器械、医疗设备等市场均是需方市场,在这种情况下,医院处在相当主动的地位,尤其是国有中、大型综合性医院。在这一市场环境下,医院利用应付账款进行短期筹资是非常有利的。通常医院享受的是免费信用,几乎没有任何筹资成本。而对于一般医院而言,若要获得一定期限的免费信用,必须要付出相当的成本,主要是放弃现金折扣。

四、预收款项

预收款项是卖方在交付款项前向买方预先收取部分或全部款项的信用形式。目前医院的预收账款的主要方式是住院患者预交金,在大、中城市医院患者住院通常需交一定数额的住院预交金,这部分资金实际就是医院利用预收账款而形成的短期筹资,只有在少数经济落后的县级或县级以下医院患者住院不交纳住院预交金。因此,这种筹资形式对医院有普遍的实用意义。

预收账款相当于享受了交款方的借款,一定程度上缓解了医院的资金需求,预收账款的期限具有强制性,但通常不需要花费代价。

五、融资租赁

融资租赁通常是一种长期租赁,可解决医院对资产的长期需要。其特点是一般由承租人向出租人提出正式申请,由出租人融通资金引进用户所需设备,然后再租给用户使用,租期较长。一般为租赁财产寿命的一半以上,租赁合同比较稳定。在融资租赁期内,承租人必须连续支付租金,非经双方同意中途不得退租。租赁期满后,可选择以下几种办法处理租赁财产:将设备作价转让给承租人;由出租人收回;延长租期续租等。在租赁期间内,出租人一般不提供维修和保养设备方面的服务。

利用融资租赁筹资的最大缺点是代价成本较高。其固定的租金是一项较沉重的负担。以上几种筹资方式或多或少都对医院所在地的医疗市场状况、医院的经营情况、技术水平、患者来源等均有所要求。对于地方经济活跃、经营较好、水平较高、病源充足的大、中型医院几种筹资方式都可进行。但对于当地经济落后、医院水平较低、经营状况不好、患者来源不足的小型医院,几种筹资方式对其均存在限制。而往往这类医院所在地恰好是缺医少药的老、少、边、穷地区,急需资金提高医疗水平。

前面所提到的政府(国家)贴息贷款模式,作为一种新颖的筹资方式,其目的就是在于提高有限的政府投资的利用效率,利用较少的政府贴息撬动较大的金融贷款,以解决目前部分地区医疗卫生行业筹资方式、渠道单一、急需资金投入的状况。

六、债券

发行债券,同股权融资不同,医院同样可以通过向社会发行债券的方式来募集资本,因此,医院可以通过发行债券的方式来融资,这种融资方式不用担心控制权会改变,也不需要担心公立医院的公立性质会不会改变,医院只需要定期支付债券利息即可。不过这种融资方式同银行贷款一样面临着到期不能偿付利息的风险。

目前医院发行债券的相关前提为发行债券必须是营利性医院或民营、私立医院,国有公立医院还没有公开发行债券的事例。医院发行债券是指医院为筹集资金而发行的、约期还本付息的借贷关系的有价证券。当前在我国,如医院利用发行债券筹资会面临国家医疗卫生政策等多种因素的制约。

七、其他方式

(一)回租租赁

回租租赁同融资租赁一样,均属于金融租赁范畴,其不同之处是租赁方有区别,融资租赁出租方是医用设备生产厂家,回租租赁出租方是租赁公司。生产厂家将设备卖给租赁公司,租赁公司再将设备租赁给医院。回租租赁方式对生产厂家、租赁公司、承租三方大有裨益。对企业来说,将自己现有产品卖给租赁公司兑现,用以增加设备的投资;对租赁公司来讲,利用充足的资金购买先进医疗设备再将其租给医院,通过定期收取租金达到资金升值的目的;从医院方面看,可以投入很少资金就使用先进的医疗设备。采用回租租赁方式,医院花很少的资金就能使用先进的设备。这是一个很大的潜在市场。

(二)或有租金租赁

或有租金租赁是租赁公司与医院之间的一种契约关系,与回租租赁不同之处,它不是以固定或者浮动的利率作为确定租金的依据,而是以租赁设备的收益来确定承租方向出租方所交纳的租金。

(三)国际银团贷款

国际银团贷款也称为辛迪加贷款,是指由一家或几家银行牵头由不同国家银行参加,联合向借款者共同提供巨额资金的一种贷款。贷款金额从几亿美元到数十亿美元不等。辛迪加贷款的贷款期限一般为5~10年,有时甚至更长。目前医疗卫生行业主要是世界银行贷款和世界银行贴息贷款方式。

(四)ABS 融资

ABS——"Asset Backed Security"即资产支持证券,ABS 筹资是将某一项目的资产所产生的独立的、可识别的未来收益(现金流量或应收账款)作为抵押(金融担保),据以在国际资本市场发行具有固定收益率的高档债券来筹集资金的一种国际项目融资方式。我国目前这种筹资方式在很大程度上还受政策和法律限制。

(五)DR 筹资

DR 是 Depositary Receipts 的简称,即证券存托凭证。是一种推动国际股票市场全球化,广泛吸引投资者,进一步消除国际资本流动障碍的新的股权筹资方式。

(六)负债调换融资

负债调换融资于 20 世纪 80 年代初出现在欧洲债券市场,指两个借款人相互交换各自的债务的一种筹资方式。

(孔　霞)

第四节　医院资金需求量预测与营运资金政策

一、资金需求量预测

医院在筹资前,应当采用一定的方法预测资金需求量,只有这样,才能使筹集来的资金既能保证医院正常运行的需要,又不会有过多地闲置。

(一)定性预测法

定性预测法是指利用直观的资料,依靠经验和主观分析、判断能力,预测未来资金需求量的方法。通常在医院缺乏完整、准确的历史资料的情况下才采用。定性预测法不能揭示资金需求量与有关因素之间的数量关系。

(二)比率预测法

比率预测法是在以一定财务比率为基础的条件下,预测未来资金需求量的一种方法。

(三)资金习性预测法

所谓资金习性是指资金的变动同收入变动之间的依存关系。根据资金习性可以把资金分为不变资金、变动资金和半变动资金。

资金习性预测法是根据资金习性预测未来资金需求量的一种方法。这里需要指出的是不变资金、变动资金和半变动资金的划分是相对的,相对于一定的业务收入变化范围。近几年,随着医疗卫生事业迅猛发展,资金需求量加大与政府投资不足之间的矛盾日渐突出,医院的基本建设、基础设施改造、基础医疗保障压力很大,资金不足已成为制约医疗卫生事业发展的重要因素,因此,医院在这种情况下,必然要借助负债筹资这种筹资形式,借入适量资金用于医疗事业的发展,解决医院资金周转的困难,这对医院合理配置资源,提高资金使用效益,提高医疗水平具有十分重要意义。同时,医院引入"负债"观念,有助于医院树立经营意识和风险意识。防止因盲目扩大债务规模而影响医院正常业务的开展。

适度负债筹资是医院以银行借款、商业信用和融资租赁等方式吸引适量资金或实物资产投入医院,通过财务杠杆作用,实现医院资源利用的最优化,以充分提高医院经济效益的一种发展形式。需要说明的是,利用商业信用筹资实际上绝大部分是院内融资,由于医院各类预收款、应付账款、科研经费等数额一般较大,有相当数量的间歇资金沉淀在医院,医院可利用这部分资金进行融资,用于医院临时周转,其方式风险较小,但由于受到资金总量的限制,资金融通规模有限。医院租赁融资主要是设备租赁,通过设备租赁可以解决大型设备采购资金不足且使用效益不高的矛盾。

二、营运资金政策

营运资金政策包含了营运资金持有政策和营运资金筹集政策。

(一)营运资金持有政策

营运资金概念包括流动资产和流动负债两部分,是日常财务管理的重要内容。流动资产随着医院业务量的变化而变化,业务量越大,其所需流动资产也越多。但两者的关系并非呈线性关系,这是由于规模经济、资金使用效率等因素的作用。

营运资金持有量的高低,影响着医院的收益和风险。在固定资产、流动负债和业务量一定时,较高的营运资金持有量,意味着流动资金较高。这会使医院财务风险较小。从而保证医院经营活动平稳地进行,风险较小。然而流动资产的收益性一般低于固定资产,所以,较高的总资产拥有量和较高的流动资产比重会降低医院资金使用率和收益率。较低的营运资金持有量会带来相反的结果,即医院有较高的资金使用率和收益率,但财务和经营风险加大。

因此,营运资金持有量的确定,就是在收益和风险之间权衡。营运资金持有量较高的宽松营运资金政策,其收益和风险都较低;营运资金持有量较低的紧缩营运资金政策,其收益和风险都较高。介于两者间的适中的营运资金政策对于医院和投资者而言是理论上最佳的选择。但通常情况下适中的营运资金政策的资金持有量却难以量化,这是因为影响营运资金政策的资金持有量的多种因素共同作用的结果。

所以,医院应当根据自身的具体情况和经济环境条件,按照适中的营运资金政策的原则,确定适当的营运资金持有量。

(二)营运资金筹集政策

营运资金筹集政策就是研究营运资金的筹集政策,重点是分析营运资金两要素——流动资产和流动负债。

1.流动资产和流动负债分析

周转期较短(通常在一年以下)的资产为流动资产,包括货币资金、应收账款、库存物资等。

周转期较短(通常在一年以下)的负债为流动负债,包括短期借款、应付账款等。

2.流动资产和流动负债的配合

营运资金筹集政策,主要是如何安排临时性流动资产和永久性流动资产的资金来源而言,通常可以区分为3种:配合型筹资政策、激进型筹资政策和稳健型筹资政策。

(1)配合型筹资政策的特点:对于临时性流动资产,运用临时性负债筹集资金满足其资金需要;对于永久性流动资产和固定资产,运用长期负债、自发性负债和权益资本筹集资金满足资金需要。配合型筹资政策要求临时负债筹资纠划严密,实现现金流动与预期安排相一致,这种筹资政策的基本思想是将资产与负债的期间相配合,以降低医院不能偿还到期债务的风险和尽可能降低债务的资金成本。

(2)激进型筹资政策的特点:临时性负债不但融通临时性流动资产的资金要求,还解决部分永久性资产的资金需求。

(3)稳健型筹资政策的特点:临时性负债只融通部分临时性资产的资金需求,另一部分临时性流动资产和永久性资产,则由长期负债、自发性负债和权益资本作为资金来源。一般而言,如果医院能够驾驭资金的使用,采取收益和风险配合是较好的筹资政策。

(孔 霞)

第五节 杠杆效应

一、杠杆效应的含义

财务管理中的杠杆效应表现为:由于特定费用的存在而导致的,当某一财务变量以较小幅度变动时,另一相关变量会以较大幅度变动。对杠杆效应的认识,可以使医院合理规避风险,提高财务管理水平。

财务管理中的杠杆效应有3种形式,即经营杠杆、财务杠杆和复合杠杆,在叙述这些杠杆原理前,必须先了解成本习性、边际贡献等相关问题。

二、成本习性、边际贡献与息税前利润

(一)成本习性及分类

所谓成本习性是指成本总额与业务收入之间在数量上的依存关系。根据成本习性对成本分类,对正确进行财务预测和财务决策,提供重要的依据。

按成本习性分类可以把全部成本分为固定成本、变动成本和混合成本3类。

1.固定成本

固定成本是指在一定时期和一定业务收入范围内不随业务量的变动发生任何变动的那一部分成本费用,这些成本费用每期均保持基本相同的水平。正是由于这些成本费用是固定不变的,因此,随着业务收入的增加。意味着它将分配给更多的业务量,也就是单位固定成本将随着业务量的增加而逐步变小。固定成本还可细分为约束性固定成本和酌量性固定成本两类。约束性固定成本是医院维持一定的业务收入必须负担的最低成本;酌量性固定成本是医院运营方针确定

的在一定时期内的成本,随着医院运营方针的改变而改变。

固定成本总额只是在一定时期和一定业务范围内保持不变,这里的一定范围,就是所谓的相关范围。超过相关范围,固定成本也会发生变化。因此,在讨论固定成本时必须与一定时期、一定范围相联系起来进行分析。从相对较长的时期来看,没有绝对不变的固定成本。

2.变动成本

变动成本是指其总额随着业务量成正比变动的那一部分成本。与固定成本相同,变动成本也是研究"相关范围"问题,只有在一定范围内,业务量和成本才能完全成同比例变化,呈完全的线形关系,超过一定范围,这种关系就不成立。

3.混合成本

有些成本虽然也随着业务量的变动而变动,但不成同比例变动,这样就不能简单地归入固定成本或变动成本,这类成本就是混合成本。混合成本依据其与业务量的关系分为半变动成本和半固定成本。

半变动成本是混合成本的基本类型,它通常有一定的初始量,有如固定成本,在这个初始量的基础上随业务量的增加而增长,又类似变动成本。

半固定成本是随着业务量的变化而呈现阶梯形变化,业务量在一定限度内,这种成本不发生变化,当业务量变化到一定限度时,成本就变化到一个新的水平。

(二)边际贡献及其计算

边际贡献是指业务收入减去变动成本后的差额。其计算公式为:

$$M = px - bx = (P - b)x = m \times x$$

式中:M 为边际贡献;P 为业务量单价;b 为单位变动成本;x 为业务量;m 为单位边际贡献。

(三)息税前利润及其计算

息税前利润及其计算是指支付利息和交纳所得税之前的利润。成本按习性分类后,息税前利润计算公式如下:

$$EBIT = px - bx - a = (P - b)x$$

式中:EBIT 为息税前利润;a 为固定成本。

三、经营杠杆及其计算

(一)经营杠杆的概念

在其他因素不变时,业务量的增加虽不会改变固定成本总额,但会降低单位固定成本,从而提高单位利润。反之,业务量的减少会提高单位固定成本,降低单位利润。如果剔除固定成本,所有成本都是变动的,那么边际贡献就是息税前利润,此时息税前利润变动率同业务量变动率完全一致,这种由于固定成本的存在而导致息税前利润大于业务量变动的杠杆效应,就是经营杠杆。

(二)经营杠杆的计算

只要存在固定成本,就存在经营杠杆效应的作用。为此,需要对经营杠杆进行计算。对经营杠杆的计算最常用的指标是经营杠杆系数或经营杠杆度。所谓的经营杠杆系数是指息税前利润变动率相当于业务量变动率的倍数。其计算公式为:

$$经营杠杆系数 = \frac{息税前利润变动率}{业务量变动率}$$

$$DOL = \frac{\triangle EBIT/EBIT}{\triangle(px)/px}$$

$$= \frac{\triangle EBIT/EBIT}{\triangle x/x}$$

式中:DOL 为经营杠杆系数;EBIT 为变动前的息税前利润;$\triangle$EBIT 为息税前利润的变动额;px 为变动前的业务收入;$\triangle$(px)为业务收入的变动额;x 为变动前的业务量;Ax 为业务量的变动额。

(三)经营杠杆与经营风险的关系

引起经营风险的主要原因,是时常需求和成本等因素的不确定性,虽然经营杠杆系数本身不是经营风险的根源,但医院经营风险的大小和经营杠杆系数有着重要关系。

四、财务杠杆及其计算

所谓财务杠杆是指筹资债务的利息通常都是固定不变的,当息税前利润增大时,单位盈余所负担的固定财务费用相对减少;反之,当息税前利润减少时,单位盈余所负担的固定财务费用相对增加。这种由于债务的存在而导致收益变动大于息税前利润变动的杠杆效应。

与经营杠杆作用的表示方法类似,财务杠杆作用的大小通常用财务杠杆系数加以衡量。财务杠杆系数越大,财务杠杆作用越明显,财务风险就越大;反之依然。

财务杠杆吸收古的计算公式为:

$$财务杠杆系数 = \frac{息税前利润}{息税前利润 - 利息}$$

$$DFL = \frac{EBIT}{EBIT - I}$$

$$或\ DFL = \frac{delta\triangle EPS/EPS}{\triangle EBIT/EBIT}$$

式中 I 为债务利息;$\triangle$EPS 为单位利润变动额;EPS 为基期单位利润。

医院负债比率是可以人为控制的,医院可以通过合理安排资本结构,适度负债,使用财务杠杆利益抵消风险增大所带来的不利影响。

五、总杠杆系数(复合杠杆系数)

经营杠杆通过扩大业务量影响息税前盈余,而财务杠杆则是通过扩大息税前盈余影响收益。若两种杠杆同时起作用,那么业务量的微小变动都会使单位收益产生更大的变动。这两种杠杆的连锁作用就是总杠杆作用。总杠杆作用的程度,可用总杠杆系数 DTL 来表示和计算。

$$DTL = DOL \times DFL$$

总杠杆的作用在于能够估计出业务量的变动对单位收益造成的影响;再则,它能看出经营杠杆与财务杠杆之间的相互关系,可以使医院在考虑了各种相关的具体因素后,正确灵活地利用两杠杆间的关系作出抉择。

财务杠杆与财务风险的关系:财务风险是指医院为取得财务杠杆利益而利用负债资金时,增加了医院单位收益大幅度变动的机会所带来的风险。医院为了取得财务杠杆利益,就要增加负债,一旦出现息税前利润下降至不足以补偿固定利息支出,医院的单位收益就会下降的利用财务杠杆只能加大医院财务风险,而不能取得财务杠杆利益。这就是说,医院利用财务杠杆,可能会产生好的效果,也可能产生不利影响。

六、复合杠杆

由于存在固定的业务经营成本,产生生产经营杠杆效应,使得息税前利润的变动率大于业务量的变动率;同样,由于存在固定财务费用,产生财务杠杆效应,使得利润的变动率大于息税前利润的变动率。这种由于固定生产经营成本和固定财务费用的共同存在而导致的利润变动大于业务量变动的杠杆效应就是复合杠杆。对复合杠杆进行计量的最常用指标是复合杠杆系数。复合杠杆系数是指利润变动率相当于业务量变动率的倍数。其计算公式如下:

$$复合杠杆系数 = \frac{利润变动率}{业务量变动率}$$

$$DCL = \frac{\triangle EPS/EPS}{\triangle(px)/px} = \frac{\triangle EPS/EPS}{\triangle x/x}$$

复合杠杆系数与经营杠杆系数、财务杠杆系数之间的关系可以表示为:

$$DTL = DOL \times DFL$$

既复合杠杆系数为经营杠杆系数和财务杠杆系数之积。

$$复合杠杆系数 = \frac{边际贡献}{息税前利润 - 利息 - \dfrac{优先股股利}{1 - 所得税税率}}$$

$$DCL = \frac{M}{EBIT - I - \dfrac{d}{1 - T}}$$

另复合杠杆系数还可表示为:

$$复合杠杆系数 = \frac{边际贡献}{息税前利润 - 利息}$$

$$DCL = \frac{M}{EBIT - I} = \frac{(p-b)x}{(p-b)x - a - I}$$

（孔　霞）

第十八章

医院财务管理

第一节　医院财务概述

财务是有关财产所发生的经济业务。财产的货币表现形式是资金,财产的经济业务是资金的流动。资金流动的过程和结果产生了一系列的经济关系,体现在资金的筹集、调拨、分配、运用等环节与有关方面所发生的货币关系。财务的表现形式是指本单位与各方面的经济关系。

一、医院财务的定义

医院财务的定义可归纳为,医院财务是医院在经营活动中资金流动的过程和结果,它的表现形式是医院与各方面的经济关系。医院财务活动是医院会计核算的对象。

二、医院经营活动的财务关系

医院的经营活动与政府、债权人、债务人、患者和医院员工等各方面发生经济关系,这种关系又称财务关系。医院必须严格执行国家法规和制度,处理好财务关系。做到既符合政府和医院的利益,又要保护服务对象和医院员工等有利益关系人的合法权益,以调动各方积极因素,支持医院发展。医院有以下几种财务关系。

(一)医院与政府的缴拨款关系

公立医院享受政府财政的事业或专项补贴,体现了政府对医院的拨款关系。根据《医院财务制度》规定,医院超标准的药品收入要上缴财政,体现了医院对政府财政的缴款关系。

(二)医院与债权人、债务人与患者的结算关系

医院同医疗保险机构的记账关系;医院同患者之间的结算关系;医院同供应商之间的购销关系;医院与银行之间的存贷关系等,各类结算关系非常复杂。

(三)医院内部财务关系

医院同院内各部门、各科室之间存在内部结算关系,明确经济责任,便于目标管理。

(四)医院与员工的支付关系

医院根据工资分配原则支付职工的劳动报酬和其他福利津贴,体现了按劳分配的关系。

三、医院财务管理

医院财务管理是组织和处理财务活动中所发生的经济关系,利用货币形式对财务收支进行综合管理,即"现金簿记"。财务管理实质是理财,理顺资金流转的程序,确保经营活动畅通。理顺医院同各方面的经济关系,确保各方利益得到合理满足的一系列管理活动。具体内容包括医院预算管理、医院基金管理、医院负债管理、医院资产管理、医院收支管理、医院对外投资管理等。

(一)医院预算管理

医院预算一般由财务部门和业务部门共同编制。预算编制是依据政府财政的事业计划指标和本单位的事业计划而编制,医院的全部收支均要纳入预算管理。根据政府或主管部门下达的预算指标,结合本年度的事业计划编制年度预算,在编制预算时遵循以收定支、收支平衡、统筹兼顾、保证重点的原则。预算上报财政部门审批,预算一经审核确定,具有较强的约束性和严肃性,不得随意改变。

(二)医院基金管理

医院基金管理应遵循基金专款专用的原则。医院基金一般意义指医院的净资产,主要包括固定基金、事业基金、专用基金、财政专项基金、留本基金和待分配结余等,通过上级拨款、内部形成和捐款等渠道积累而成。不得将不同基金混用,留本基金在指定期间不得参与医院运行,只能用于投资,但投资收益可投入运营。按基金不同性质采用不同的管理方法。

(三)医院负债管理

医院负债按偿还期分为长期负债和短期负债,保持长期负债与短期负债的机构,避免因集中偿还负债而引起医院流动资金周转失灵。

(四)医院资产管理

医院资产包括流动资产、固定资产、无形资产等。流动资产包括货币资金、药品、库存物品;严格资金管理制度;经常抽查库存记录;对药品做到"全额管理、数量统计、实耗实销"的管理,医院用品收入实行"核定收入,超收上缴"的管理办法。

固定资产包括房屋及建筑物、专业设备、一般设备、图书和其他固定资产。固定资产做到专人保管,文档齐全,定期清点,落实责任。大额固定资产购置应量力而行,反复论证,并上报主管部门审批。按照规定计提折旧,大额修理费用事先预提。

(五)医院收支管理

严格执行物价政策,药品与医疗收支实行分开管理,分别核算的原则,医院支出按照规定渠道开支,严格支出审批,根据预算控制支出。

(六)对外投资管理

对外投资根据回收期分为长期投资与短期投资。对外投资必须进行可行性论证,报主管部门批准。以实物或无形资产对外投资,应评估其价值。

(孔凡芹)

第二节 医院财务管理的原则和任务

一、医院财务管理的原则

医院财务管理原则就是组织财务活动,处理财务关系的准则。它是由医院的性质和组织管理的要求所决定的。医院财务管理应遵循以下原则。

(一)系统原则

系统是由若干个相互作用、相互依存的部分有机结合而成的整体。财务管理从筹资开始,到资金收回为止,经历了资金筹措、投放、收回、分配等几个阶段,这几个阶段相互联系、相互作用,组成一个整体,具有系统的性质。为此,做好医院财务管理工作,必须从财务管理系统的内部和外部入手,从各个科室、各个部门的协调和统一出发,这就是财务管理的系统原则。

(二)平衡原则

1.量力而行和尽力而为相结合

医院要处理好事业发展和资金供需矛盾的关系就要坚持量力而行和尽力而为相结合的原则。医院各项事业发展都需要资金,在国家补贴相对不足的情况下,资金缺口较大。医院要提供质优价廉的医疗服务,必须坚持不多收、不乱收,把节约资金、降低医疗成本贯穿始终。量力而行,就是要尊重客观经济规律,从医院的实际出发,充分考虑财力可能,坚持把有限的资金投入到急需的地方,节约、勤俭办事。尽力而为,就是在财力许可的范围内,充分发挥人的主观能动性,分清轻重缓急,统筹安排资金,合理使用各项资金,努力挖掘各方面的潜力,大力提高资金使用效率,反对花钱大手大脚和铺张浪费的现象。要使有限的资金得到合理的使用,就不能盲目投资,要进行科学论证,效益跟踪,认真总结经验,改进工作,切实提高资金的使用效益。

2.国家、单位和个人三者利益的平衡兼顾

医院在财务管理中,要坚持国家、单位和个人三者利益兼顾的原则。医院作为相对独立的财务核算单位,要获取单位经济利益,讲求经济效益,但更要自觉维护国家的利益,顾全大局;在处理单位与职工之间的财务关系时,要坚持社会主义按劳分配制度,多劳多得,优劳优得,效率优先,兼顾公平。既要防止出现片面强调单位和个人的利益,忽视国家利益的现象,又要防止出现单纯强调国家利益,忽视单位和个人利益的现象。当三者利益发生冲突时,单位利益和个人利益必须服从国家利益。

3.社会效益和经济效益的平衡

非营利性医院是承担一定政府福利职能的公益性组织,是非营利性经济组织,担负着救死扶伤、保护和增进人群健康水平的使命,根本目的是不断提高全民族身体素质,保障国家各项事业的发展。营利性医院也要讲求社会效益和经济效益的平衡。

(三)依法理财原则

1.执行国家有关法律、法规和财务制度

在社会主义市场经济条件下,一切经济活动必须在法律法规的范围内运行,财务活动也不例外,医院的财务管理要遵循法律、法规和财务制度,牢固地树立法律意识,坚持各项财务管理工作在法制轨道上运行,这是医院财务活动必须遵循的最基本的原则。严格执行这一原则,对规范医院财务行为、保证医院健康发展,具有十分重要的意义。坚持这一原则,要按照社会主义市场经济的要求,结合具体特点、实际情况,制订财务管理规定、财务管理办法,建立起一套科学的财务制度体系。

2.建立健全医院内部财务制度的原则

医院为了强化管理,不仅要严格遵循和执行国家财务管理法规,而且需要建立内部财务制度,确定内部的财务关系,明确内部各部门的责权分工和利益分配,加强财务部门控制约束机制建设,使财务活动有章可循,以增强各部门的责任心,使各部门相互制约、协调一致地组织财务活动,处理财务关系。

(四)计划管理原则

实行计划管理,是由社会主义市场经济的风险性和财务活动的复杂性所决定的,所谓计划管理,指对影响医院理财活动的多种情况采用多种方法进行预测,对预测结果进行详细的分析,并通过预算的方式将其表现出来,以提高预见性。实行预算管理,是体现计划原则的重要保证。医院的全部财务活动包括一切收支,都要编制预算,实行预算管理,正确编制单位预算计划,可以有计划地组织单位活动,保证各项业务的顺利进行。医院预算计划的编制,要考虑计划期内的各种有利和不利因素,使计划具有先进性、科学性和可行性。在执行过程中如果发生重大变化,要对原预算计划按规定的程序进行调整,以正确指导财务活动和资金运动。

(五)统分结合原则

统分结合原则指统一领导、分级管理相结合(图 18-1)。医院财务管理工作,应在主管领导或总会计师或首席财务总监(CFO)领导下由财务部门统一管理。医院财务部门统一管理医院的财务有利于强化医院财务管理,促进医院财务管理的规范化。同时设置单独的财务管理机构,配备必要的财务管理人员。

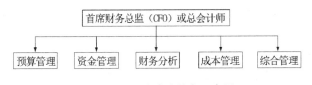

图 18-1　医院统分结合示意图

为了实现统一领导分级管理,还应坚持管钱与管物相结合、使用资金与管理资金结合、管理责任与管理权力结合,在实行经济核算的条件下,应合理安排各部门、各科室在资金成本费用和收益管理中的职权关系,并制订一定的财务目标,定期考核,以实现医院各科室、各部门理财的目标和效率。

二、医院财务管理的任务

医院财务管理的基本任务是按照国家的方针政策,根据自身资金运动的客观规律,利用价值形式、货币形式,对医院的经济活动进行综合管理,其具体任务如下。

(一)合理编制预算,统筹安排各项资金

医院预算是医院完成各项工作任务,实现事业计划的重要保证,也是医院财务工作的基本依据。医院的全部财务收支,都要编制预算计划,实行计划管理。医院预算必须认真贯彻执行卫生方针政策,按照量入为出、收支平衡的原则编制,不搞赤字预算。预算既要积极、先进、合理,又要控制消费,分清轻重缓急和主次先后;既保证重点,又兼顾一般,把有限的资金安排使用到最需要的地方,保证医疗任务的顺利完成。

(二)依法组织收入,积极筹措资金,保证资金需要

医院除了取得国家事业补贴外,要在国家政策允许的范围内,开发潜力,多形式、多渠道、多层次组织收入。但要以严格执行国家政策,禁止多收费、乱收费,不增加患者负担为前提。

(三)努力节约支出,控制费用和成本

医院在积极组织收入的同时,一定要加强支出管理,减少浪费,开展成本核算,压缩一切不必要的开支,节约使用资金,控制费用和成本。医院各项支出,要严格按照预算,制订支出消耗定额,财会部门审核,经领导批准后执行。

(四)建立健全财务制度,加强经济核算和监督,提高资金使用效益

财务管理利用价值形式对医院经营活动进行综合性管理,促使各个环节讲求经济效益,勤俭节约,精打细算,管好资金,用好资金,充分发挥资金的使用效益,促使医院努力增收节支,堵塞漏洞,挖掘潜力,实行院科两级核算,争取用尽可能少的劳动消耗和物质消耗,提供更多优质的卫生服务。

(五)加强国有资产管理,防止国有资产流失

医院的国有资产是实现各项事业计划的物质基础,医院要按照有关国有资产进行严格管理、合理使用,防止国有资产流失。

(六)对医院经济活动进行财务控制和监督

医院的财务机构和财务人员必须严格执行各种财务制度,加强财务监督,严格遵守财经纪律,进行财务控制,督促医院根据国家的方针政策、制度和办法进行管理,以较少的耗费提供较好的医疗服务。对于违反财经法规和财务制度的行为要加以制止,维护财经纪律。财务控制和监督具有经常性和综合性特点,既可以通过财务收支计划做到事前控制,又可以通过各种资料发现经营过程中的有利和不利因素,做到事中控制和事后监督,以提高单位的整体效益。

（孔凡芹）

第三节　医院财务管理的职能和内容

一、医院财务的职能

财务的本质是指财务的内部联系,医院财务的本质是以较少的投入取得较大的经济效益和社会效益,财务的本质决定财务的职能,财务的职能是指财务本身所具有的功能。财务职能是确定财务管理任务与作用的客观依据,医院财务的职能主要表现在筹资、分配、监督 3 个方面。

(一)筹资职能

由于医院的医疗服务活动是不断进行的,在医院服务过程中,要不断地消耗资金,这要求财务必须不断地筹集投入所需的资金,使财务具有筹资职能。医院筹资渠道主要有从财政部门取得财政性补助资金,从主管部门或主办单位取得非财政性资金,通过提供医疗服务而收取资金,通过对外投资收取资金,接受社会捐赠取得资金等。

(二)分配职能

医院从各种不同来源筹集到的资金,有用于医疗服务活动过程中的资金,主要表现为购买劳动资料和劳动对象,以及向职工支付工资。医院筹集的资金,首先补偿成本消耗,然后向主管部门缴纳应缴超收药费款后,按照《医院财务管理办法》进行分配。财务分配应兼顾医院的利益和职工待遇的关系,兼顾短期利益和长期利益。财务分配所包含的基本内容,可概括为通过正确核算成本消耗,合理反映医院的财务成果,使成本费用与收益相配比,以较少的耗费取得较大的经济效益和社会效益。

(三)监督职能

财务活动能反映医院资金的利用及对外投资的成果,暴露医院经济管理工作中的问题。为了合理地处理财务关系,国家制订了有关方针、政策,财务管理必须按有关规定对医院的财务实行监督,这就是财务监督职能。

二、医院财务管理的内容

2010 年 12 月 28 日财政部和卫生部(现卫健委)颁布的《医院财务制度》和《医院会计制度》,对医院财务管理的内容有明确的规定,主要包括资金筹集、收入支出等管理。在市场经济条件下,医院财务管理应更多地引入企业财务管理的内容。

(一)计划经济体制下财务管理的内容

1.资金筹集的管理

医院筹集资金是为了开展医疗服务活动,新建医院需要筹集资金,正常运行的医院同样也需要筹集资金。资金筹集管理是医院财务管理的重要内容。

2.预算管理

国家对医院实行"核定收支,定项(定额)补助,超支不补,结余留用"的管理办法。国家财政对医院进行经常性补助用于维持医院正常运转;专项补助用于医院发展。预算管理主要通过单位预算的编制、审批和执行,对单位各项财务收支计划进行管理。

3.收入管理

医院的收入有医疗服务活动过程中取得的医疗收入、药品收入和其他收入,有国家拨给的财政补助收入,上级补助收入。收入管理主要是对收入项目、收入范围等进行的管理。

4.支出与成本费用管理

医院的支出有医疗支出、药品支出、管理费用支出和专项补助支出等。支出管理就是对支出项目、范围进行的管理。成本管理主要是对成本对象进行归集和成本控制。

5.结余及其分配管理

医院收支结余包括医疗收支结余、药品收余、财政专项补助收支结余。结余及其分配管理主要是对医疗收入分配和使用所进行的管理。

6.基金管理

基金是医院资产减去负债的净资产,它是医院内部形成、其他单位或个人捐赠的各种资金,分为事业基金、固定基金、专用基金。基金管理是对医院基金的取得和使用所进行的管理。

7.负债管理

医院负债包括流动负债和长期负债。负债的管理包括款项、应付款项、暂存款项、应缴款项的管理等。

8.流动资产管理

医院的流动资产包括货币资金、库存物资等,流动资产管理主要是对医院的货币资金、库存款项所进行的管理。

9.固定资产管理

医院固定资产包括房屋建筑物、专业设备等五大类。固定资产管理主要是对医院固定资产所进行的管理。

10.医院无形资产管理

医院无形资产是指不具有实物形态,能较长时间为医院提供收益的资产,例如,名誉、商标等。无形资产管理是指对医院无形资产的取得、使用、减少所进行的管理。

11.对外投资管理

医院对外投资是医院附属单位开展的对外投资项目,包括短期投资、长期投资。有以货币资金、实物、无形资产形式向其他单位的投资,有以货币资金购买的债券投资。医院要加强对外投资的管理。

12.财务清算的管理

随着医疗卫生事业改革的进一步深化,在市场经济体制下,产权改革、资产重组及区域卫生规划的实施等,会引发医院"关、停、并、转"现象,医院"关、停、并、转"的时候,要进行财务清算。加强财务清算期间的财务管理,也是医院财务管理的重要内容之一。

13.财务报告与分析

财务报告是医院根据账册记录编制的,反映医院一定会计期间内经营成果和资金使用情况的书面报告。财务分析主要是通过利用财务报告所提供的各种有关资料,根据经营成果,对一定时期内医院财务活动所进行的研究、分析和评价。开展财务分析是科学合理地制订下一个年度财务预算的基础,也是了解和预测医院经营方向的重要过程,财务分析是当前医院财务管理的一个弱项,需要大力开展和推广。

14.财务控制与监督

财务控制与监督主要是依据国家有关方针、政策和财务制度对医院各项财务活动所进行的监督和控制,是实现医院财务管理目标的重要手段。

在医院财务管理中,预算管理是工作中心,收支管理是基础,财务分析是手段,财务控制与监督是保证。努力做好财务管理工作,对于制订管理计划、目标、重点和措施,提高资金使用效率,促进医院健康发展都将起到重要的作用。

(二)市场经济体系下财务管理的内容

市场经济环境下,为了提高资金的使用效率,除了开展原有的财务管理活动外,更应适应现代管理的需要,开展项目投融资决策、资本结构分析和结余分配等活动。此外,预算管理也应是需要加强的内容。因此,市场经济体制下,财务管理的主要内容包括以下几点。

1.预算管理

预算是事业单位根据事业发展计划和任务编制的年度财务收支计划。预算管理是国家根据客观经济规律的要求,为使预算资金有序高效运行而进行的计划、组织、指挥、协调、控制活动。它的主体是国家或预算职能部门,目标是达到资金高效有序运行。

医院预算管理的主要内容不仅包括医院业务预算管理,还包括财务预算管理。医院全面预算以医疗服务收入为起点,扩展到采购、成本、费用、资金等各个方面,从而形成一个完整的体系。

业务管理包括医疗服务收入预算、支出预算、费用预算、成本预算、管理费用预算等;财务预算包括现金预算等。

2.融资决策

融资是指资金的来源和渠道:在计划经济体系下,医院财政预算体制采取的是差额补助。因此筹资渠道非常单一,主要靠医疗服务收入和政府财政拨款,财政拨款基本上满足了人员工资和日常费用的消耗,财务管理人员主要的工作是将资金管好用好。但是,在市场经济环境下,医院的财政拨款越来越不能弥补医院的费用支出,医疗资金的需求也越来越大,因此,如何解决资金来源的问题,从哪儿筹资,如何筹资,筹多少资才能够保证医院的发展和使用等问题成为管理者需要考虑的重要问题。因此,筹资管理越来越重要,成为财务管理中的首要问题。

3.投资决策

投资是以收回现金并取得收益为目的而发生的现金流量。在资金有限的前提下,如何选择,如何投资才能发挥资金最大的效益是投资决策的核心内容。例如,医院的一笔资金可以购买设备,兴建医院,开办特色门诊,增加新的服务项目等,投入到哪种项目中,才能发挥最大作用? 同样的现金流出,医院希望取得更多的现金流入。因此,医院需要研究投资决策的可行性、合理性和实用性。

4.项目管理

医院的投资管理越来越多地以项目的方式存在,项目管理的内容包括项目周期、项目投资总费用、项目投资分析等。项目管理需要数理基础和大量的基础信息,采用一定的技术方法,这是项目投资决策成功的关键,因此越来越引起管理者的重视。

5.资产的管理

医院的资产表明一个医院的经济实力和发展潜力,医院的固定资产体现了医院的规模,流动资产体现了医院的运行状况。医院要合理规划固定资产和流动资产的比例,同时还要对流动资产和非流动资产进行分类管理。资产管理的好坏,决定着医院发展的规模和效果。

6.负债的管理

在医疗市场激烈竞争的情况下,卫生部门原有的筹资渠道发生了很大的改变。政府对卫生事业的投入却由 1990 年的 24.99% 下降到 2000 年的 15.25%。在政府筹资不足的前提下,负债筹资越来越成为医院出于自身发展需要向在融资市场上采取的一个主要的方法和手段。但是负债经营必须以偿还能力为前提。如果不能按时偿还债务,医院的发展就会陷入困境。因此,对于管理者来说,测定偿债能力,有利于做出正确的筹资决策和投资决策;而对于债权人来说,偿债能力的强弱是他们做出贷款决策的基本的决定性依据。适当负债是必要的,但在市场经济环境下,由于负债具有一定的风险性,负债到什么程度不会对医院发展产生负面影响,是医院管理者进行理财或资本融资时必须认真思考的问题,也是负债管理中的重要内容。

7.结余分配

取得一定的结余也是医院发展中的一个重要内容,科学合理地核算和分配结余,不仅有利于调动医疗工作者的积极性,也关系到医院的发展规模和方向。因此,医院需要正确核算收支结余,真实准确地计算和反映收支结余或亏损的形成,以及结余的分配或亏损的弥补缺口,向决策者提供管理信息。因此,结余分配政策的制订也是医院结余管理的一项重要内容。不同性质的医院,其结余分配政策也不尽相同。对于大多数非营利性医院,除根据国家有关规定,以及医院的具体情况提取职工福利费基金外,其余转为事业基金,用于医院的发展。而对于营利性医院,在考虑提取职工福利费基金、结转事业基金的基础上，更重要的是要考虑投资人的利润回报和股东的利益。过高的股利，会影响医院再投资的能力，但是过低的股利，有可能引起股东的不满，从而导致投资的减少，也会影响医院的发展。因此，如何合理分配利润，也是医院现代财务管理中的重要内容。

（孔凡芹）

第四节　医院财务管理的方法

为了实现财务管理目标，财务管理需要一定的方法，包括定性方法和定量方法。在不同的财务管理环节上，财务管理的方法也不同。

一、制订财务制度

财务制度是医院组织财务活动的规范，是对医疗服务活动实行财务监督的依据，是处理各种财务关系的准则。为了有效地对医院进行财务管理，医院必须根据国家的有关方针、政策、法令、财经制度和财务制度，结合本单位的实际情况制订本单位的财务制度，使财务管理工作有法可依，有章可循。医院财务制度主要有财务会计制度、资金管理制度、财产物资管理制度、成本管理制度、财务收支审批制度、财务内部控制制度等。财务制度既要符合国家统一制度的规定，又要符合本单位的实际情况，还要简便可行，为有关部门和人员所接受，以便有效地加强财务管理和监督。

二、财务预测

财务预测是指根据有关的财务活动的历史资料，依据现有条件和未来发展趋势，运用科学的方法对未来财务活动状况可能达到的数额和发展趋势所进行的预计和测算，为财务决策和财务预算提供科学的依据。财务预测的内容主要有资金需要量及其利用效果的预测、投资和效益预测、收入和支出预测、成本和结余预测等。预测的方法：第一，充分掌握过去的会计核算资料和计划期的有关指标，运用数学的方法加以计算分析，借以对未来财务指标或经济效益进行预测；第二，由熟悉财务业务活动的专门人员，根据过去的经验及计划期的有关因素，对医院财务状况进行分析、判断，对未来的财务状况提出预测意见，预测出结果后再认真进行评价，并加以修正，减少盲目性，提高预见性。

财务预测包括以下内容。

第一，明确预测对象和目的。预测的对象和目的不同，则资料的搜集、方法的选择、结果的表现方式等也有不同的要求。为了达到预期的效果，应根据预测的具体对象和目的，确定预测的范围，保证预测的结果。

第二，确立财务预测的基本程序。确立财务预测的目标，有目的地搜集资料，对各类资料进行科学的归类、汇总、调整等加工处理，选择合适的预测方法，有效地进行预测，检查和修正预测的结果，分析误差及其产生原因，以保证目标的达成。

第三，选择财务预测的主要方法。财务预测的主要方法有时间序列预测法、趋势预测法、因素预测法、现金流量法等。

三、财务决策

财务决策是指在财务预测的基础上,对已提出的各种方案定性、定量分析进行科学的、经济的、技术的论证,作出有根据的分析结论,经过分析比较,权衡利弊得失,确定最佳方案。

财务决策一经确定,就要编制相应的预算计划,并调整医院的经济活动,因此是医院决策的重要组成部分。财务决策的正确与否直接关系医院的兴衰和成败。决策方法包括以下几点。

其一,优选对比法。优选对比法是将各种方案排列在一起,按其经济效益的好坏进行优选对比,从而做出决策的方法。这是财务管理中的一个基本方法,包括总量对比法、差量对比法和指标对比法。总量对比法是对不同方案的总收入、总承包或结余等进行对比,以取定最佳方案的一种方法。差量对比法是对不同方案的预期收入之间的差额进行对比,求出差量利润,以便做出决策。指标对比法是对不同方案经济效益的指标进行对比,以取定最优方案的一种方法。例如,在进行长期投资决策时,可把不同投资方案的净现值、内含报酬率、现值指数等指标进行对比,从而选择最优方案。

其二,线性规划法,是根据运筹学原理,对具有线性联系的极值问题进行求解,从而确定最优方案的一种方案。在若干约束条件下,例如,资金总量、服务人次、检查次数等一定的情况下,这种方法能够帮助管理人员对如何合理组织人力、财力、物力等做出最优决策。

其三,损益决策法。这是在不确定情况下进行决策的一种方法,是将各个方案的收益的最大值和最小值都计算出来,然后取其最大值。

四、财务预算

财务预算是医院对其一定时期内资金运动所作的计划,是以货币形式把各方面的计划综合平衡起来,便于医院内部各职能部门根据统一的目标,安排自己的活动,采取必要的措施,保证计划的完成。医院财务预算计划,主要包括资金筹集和使用计划、业务收支计划、成本费用计划、流动资金计划、专项资金计划等。

编制财务预算计划的程序是:收集和整理资料,并根据上期指标执行情况和财务决策,合理提出财务计划指标,结合医院各项工作计划,对各项指标进行协调、综合平衡,在先进、合理的技术经济定额的基础上,调整指标,编制财务计划。编制财务计划的方法有以下几种。

(1)平衡法:指在编制财务计划时,利用有关指标客观存在的内在平衡关系计算确定计划指标的方法。例如,在确定一定时间现金期末余额时,便可利用如下公式:

期末现金余额＝期初余额＋本期增加额－本期减少额。

平衡法的优点是便于分析计算,工作量不大,结果比较准确明了,适用于那些具有平衡关系的计划指标的确定。但是在运用平衡法时要注意,具有平衡关系的每一个指标不能重复或遗漏,并且计算口径要一致。

(2)因素法:也称因素推算法,是指在编制财务计划时,根据影响某指标的各种因素,来推算该指标计划数的方法。因素法计算出的结果一般比较准确,但计算过程比较复杂。

(3)比例法:是指在编制财务计划时,根据历史形成的比较稳定的各项指标之间的比例关系,来计算计划指标的方法。例如,在推算一定时期资金占用量时,可以使用历史上的资金占用额与业务收入之间的比例和当期业务收入来确定。比较法的优点是计算简便,但所使用的比例必须恰当,否则会出现偏差。

(4)定额法:指在编制财务计划时,以定额作为计划指标的一种方法。在定额管理基础比较好的医院,采用定额法确定的预算指标不仅切合实际,而且有利于定额管理和计划管理相结合。但要根据实际情况的变化不断修改定额,使定额切实可行。

五、财务控制

财务控制是指在经营活动过程中,以计划和各项指标为依据,对资金的收入、支出、占用、耗费进行日常的计算和审核,以实现计划指标,提高经济效益。实行财务控制是落实计划任务,保证计划实现的有效措施。为了保证财务管理工作任务的完成和财务计划目标的实现,医院财务部门必须加强日常财务控制工作,以财务制度为依据,以财务计划为目标,以财务定额为标准,并与经济责任制相结合,明确各科室、各部门和有关人员的责权关系,使财务控制工作岗位化、具体化。

财务控制方法包括以下几项工作:制订控制标准,将标准分解到各科室或个人,便于日常控制;执行标准,主要采用实耗指标,限额领用,限额支票等;对实际完成的差异及时发现,分析研究,消除不利差异,以便及时调整预算计划。财务控制的方法体现在事前控制、事中控制和事后控制的全过程中。

六、财务检查

财务检查是以核算资料为主要依据,根据国家制订的财经纪律及单位内的财务管理办法,对单位各项财务活动的合法性、合理性和有效性进行检查,它是实现财务监督手段的重要体现。通过财务检查,可以肯定成绩,揭露问题,有效地保证计划的完成,维护财经纪律,不断提高财务管理水平。通过检查,揭露单位的违法乱纪行为,发现财务管理环节中存在的问题,促使单位加强经济核算,改善财务管理。

财务检查的方法包括单位内部自我检查和外部检查两种。单位内部检查,主要是指各个科室、各个机构内部自身开展的检查,由财务人员、内审机构人员及其他有关部门完成。单位外部检查,主要由卫生主管部门、财政部门、物价部门、审计部门及其他部门来完成。

(孔凡芹)

第五节　医院的基本财务分析方法

财务分析是一项技术性很强的工作,其重点在于选择合适的方法并进行计算与分析。通常使用的财务分析方法主要包括比较分析法、趋势分析法、比率分析法和因素分析法等。本节将详细介绍在医院财务分析中经常使用的几种财务分析方法。

一、比较分析法

比较分析法是将两个或两个以上相关指标(可比指标)进行对比,测算出相互间的差异,从中进行分析比较,找出产生差异的主要原因的一种分析方法。比较分析法是实际工作中最常用的一种方法。常用的比较分析方法如下。

（1）用本期的实际指标与本期计划指标比较，用以说明本期计划的完成情况和完成进度情况，并为进一步分析产生差异的原因指明方向。

（2）用本期的实际指标与上期实际指标比较，用以了解指标的发展变化情况，预计发展变化的规律和趋势，评价本期与上期财务管理状况的优劣。

（3）用本期实际指标与历史上最高水平进行比较，用以反映本期财务状况在历史上的地位，说明单位的财务发展业绩。

（4）用本单位的实际指标与本地区的先进水平进行比较，用以说明单位的差距与不足，促进单位进一步提高财务管理水平。

（5）用本单位的实际指标与其他地区同类机构的指标进行比较，以说明地域差异。

（6）对单位内部各个部门、科室之间的指标进行比较，目的是了解掌握单位内部各部门的管理情况，鼓励先进，鞭策落后。

采用比较分析法时，应注意指标的统一性和可比性。进行对比的各项指标，在经济内容、计算方法等方面，应具有可比的共同基础。如果相比较的指标之间存在不可比因素，应先按照统一的口径进行调整，然后再进行比较。

二、趋势分析法

趋势分析法是通过比较医院连续几期的会计报表或财务指标，来了解财务指标的变化情况，并以此来预测医院未来的发展趋势的一种分析方法。采用这种方法可以从医院的财务账款和经营成果的发展变化中寻求其变动的原因、性质、速度等，并以此来判断医院未来的发展趋势。趋势分析法按照比较标准的不同，可以分为定基趋势分析法和环比趋势分析法。

（一）定基趋势分析法

定基趋势分析法是指连续在几期的会计数据中，以某期为固定时期（一般为第一期），指数定为100，分别计算其他各期对固定基期的变动情况，以判断其发展趋势。其中，要分析的各期称为报告期，要对比的时期称为基期。采用定基指标分析时，可以将报告期与基期进行直接对比，便于挖掘潜力，改进工作方法。

（二）环比趋势分析法

环比趋势分析法是指在连续几期的会计数据中，每一期分别与上期进行对比，分析计算各期的变动情况，以判断发展趋势，采用环比指标分析，可以看出指标的连续变化趋势。

（三）在运用趋势分析法时应注意的几个问题

（1）选择合适的基期。基期必须具有代表性、正常性和可比性。

（2）进行趋势分析所需要的期数一般应在三期以上。一般而言，选择的期数越多，分析结果的准确性越高。

（3）分析过程应排除不可比因素，在计算口径上力求一致，当会计政策、财务制度等变化时，应对相关因素作适当的调整，并注意偶然事件的影响。

三、结构分析法

结构分析法是指分析某一类财务项目的数据在全部财务项目中所占的百分比。例如将医院的总收入作为总体，计算财政补助收入占总收入的比重，可以反映政府对医院的支持程度如何。

分别计算出医疗服务收入和药品收入在总收入中所占的比重,可以反映出药品在医疗收入中的作用。这是一种非常简单但很实用,又便于掌握的分析方法。但是在分析中要注意总体和部分之间的构成关系。结构分析的主要内容如下。

(一)筹资结构

筹资结构是指某类(种)筹资形式(渠道)所筹集的资金占所筹全部资金的比重。筹资结构又可以细分为借入资金类型结构、自有资金类型结构。

(二)资产结构

资产结构是指单位某类资产在各类资产总额中所占的比重。目的是分析资产占用的合理性和有效性。

(三)负债结构

负债结构是指各种不同类型的负债占全部负债的比重。

(四)收入结构

收入结构是指各个不同项目的收入额占整个收入的比重。卫生机构的收入一般分为补助收入和业务收入。补助收入一般分为财政补助收入和上级补助收入;业务收入包括医疗收入、药品收入和其他收入。

(五)支出结构

支出结构是指各个不同项目(类别)的支出占全部支出的比重。医院的支出可分为业务支出、经营支出、对附属单位补助支出、上缴上级支出和其他支出。业务支出又可分为医疗支出、药品支出和其他支出等具体的项目。

四、因素分析法

因素分析法是依据分析指标与其影响因素之间的关系,从数量上来确定几种相互联系的因素对分析对象影响程度的一种分析方法。采用比较分析法可以揭示实际数与比较数之间的差异,但不能揭示产生这种差异的原因及各因素的影响程度。采用因素分析法可以取得各项制约因素变动对综合指标的影响程度的数据,有助于了解原因,分清责任,评价医院的经营工作;同时,也可以通过因素分析,找出问题之所在,抓住主要矛盾,有的放矢地解决问题。

(一)因素分析法的种类

因素分析法有不同的计算方法,其中常见的有连环替代法和差额分析法。

1.连环替代法

这是最基本的因素分析方法。它是根据财务指标与其影响因素的依存关系,从数值上测定各因素对分析指标影响程度的方法。

2.差额分析法

直接用因素的影响差异来计算各种因素对财务指标影响情况的一种方法,它实际上是连环替代法的简化形式,其方法比连环替代法要简化许多,在实际工作中一般都采用这种因素分析法。

3.因素直接对比法

通过对影响某一财务指标各因素的直接对比求出差异,确定其对财务指标的影响程度。

4.投入产出法

运用价值形态的投入产出表来计算与财务指标有关因素的影响程度的方法。

5.个案比较法

对同一分析对象的两个或两个以上不同方案进行比较、分析,以确定最佳财务方案的方法。

6.综合评分法

对影响总体的各个分项指标按照其重要程度逐一进行打分,然后根据总体得分情况的高低来分析财务状况的一种方法。

7.关联分析法

将两个或两个以上相互关联的指标联系起来,进行综合分析的方法。

8.专家意见法

专家意见法就是通过聘请专家来对卫生机构财务活动进行分析的方法。

9.平衡分析法

平衡分析法是对卫生机构财务活动中具有平衡关系的指标进行对比分析的一种方法。

(二)连环替代法

连环替代法是利用各个因素的实际数与计划数的连环替代来计算各因素的影响程度。其一般计算步骤如下。

(1)比较分析财务指标的实际数和计划数,确定分析对象。

(2)确定影响分析对象变动的各项因素。

(3)对影响这项经济指标的各项因素进行分析,决定每一项因素的排列顺序。

(4)逐项进行连环替代,计算替代结果。

(5)比较各因素的替代结果,确定各因素对分析指标的影响程度。

(6)对各项因素影响程度进行验证,检验分析结果。

(三)差额分析法

差额分析法是因素分析法的一种简化形式,它是利用各个因素的实际数与计划数的差额来计算各因素对指标变动的影响程度。其基本要点是,用某项因素的实际数与计划数的差额,乘以因素关系之中列在该因素前各个因素的实际数和列在计划数因素后的各因素的基数,所得出的结构就是该因素变动对分析指标的影响程度。

(四)因素分析中应注意的问题

因素分析法既可以全面分析各个因素对某项经济指标的影响,又可以单独分析某个因素对某一经济指标的影响。在财务分析中应用较为广泛。但在应用因素分析法时,应注意以下几个问题。

1.因素的关联性

即被分解的各个因素必须与总体指标存在着因果关系,客观上构成指标差异的制约因素。

2.计算结果的假定性

采用因素分析法计算某个因素变动的影响程度时,需假定其他因素不变,并且需假定前面的因素已变动,而后面因素未变动。因为连环替代顺序不同会导致计算分析结果不同,为此,财务人员在开展分析时应力求这种假定是合乎逻辑的,应按照事物的发展规律和各因素的相互依存关系合理排列各因素的顺序。这种假定应具有实际经济意义。

3.因素替代的顺序性

替代因素时,必须遵循各因素的主次依存关系,排列成一定的顺序并依存替代,不可加以颠倒,否则会得出不同的结果。确定各因素排列顺序的一般原则是:先数量因素后质量因素;先实物数量因素后价格数量因素;先主要因素后次要因素。

4.顺序替代的连环性

因素分析法所确定的每一因素变动对总指标的影响,都是在前一次计算的基础上进行的,并采取连环比较的形式确定所有因素变化影响结果。因为只有保持计算过程的连环性,才能使各个因素影响数之和等于分析指标变动的差异,以全面说明分析指标变动的原因。

五、财务比率分析方法

财务比率分析,就是通过对某些彼此关联的会计项目数据进行对比,计算出各种财务比率,并用来揭示各相关会计项目之间逻辑关系的一种分析方法。比率是相对数:采用这种方法,能够把某些条件下的不可比指标变成可比指标,以利于分析。这种方法适用于单位内部和单位之间的指标评价与比较。常用的比率分析指标如下。

(一)偿债能力分析

偿债能力是指卫生机构偿还各种到期债务的能力,偿债能力的大小,是衡量一个单位财务状况好坏的重要标志。卫生机构只有在具备足够的偿债能力的前提下,才能保证债务的及时偿还和具有贷款的基础。

1.流动性指标分析

(1)短期偿债能力分析。短期偿债能力表明一年以内债务的清偿能力。它是依医院流动资产与流动负债的关系而确定的。这是因为流动资产在短期内可以产生现金用于偿还流动负债。短期偿债能力分析是对卫生机构偿付流动负债能力的分析。一般用流动比率和速动比率等指标来分析评价。

流动比率。是单位流动资产与流动负债的比率。它表示每一元流动负债中有多少流动资产作为偿还债务的保证。流动比率越高,说明单位流动资产周转越快,偿还流动负债的能力越强。但是,流动比率过高,表明资金利用效率比较低,单位没有将多余的资金用作投资和其他经营业务上。根据经验判断,其值一般大于2时,说明单位偿还短期负债的能力较强。

计算出来的流动比率只有和同行业平均水平、本企业历史水平进行比较,才能知道这个比率是高还是低。如要进一步找出过高或过低的原因,还必须分析流动资产和流动负债的结构以及经营上的因素。

虽然流动比率越高,偿还短期债务的流动资产保证程度越强,但这并不说明医院已经有足够的现金用来偿债。流动比率高也可能是存货积压,应收账款增多且收账期延长,以及待摊费用和待处理财产损失增加所致,而真正可用来偿债的现金却严重短缺。所以,在分析流动比率的基础上,还应进一步对现金流量加以分析和考察。值得注意的是,流动比率指标计算所需要的报表数据的真实性和可靠性是至关重要的。分析流动比率时应剔除不实的因素,以免得出错误的结论。

速动比率是单位速动资产与流动负债的比率。它表示每一元流动负债中有多少速动资产作为偿还债务的保证。所谓速动资产,是指流动资产减去变现能力较差且不稳定的存货、待摊费用、待处理流动资产损失等后的余额。速动比率是流动比率的补充,流动比率只能反映流动资产与流动负债之间的关系,并没有揭示出流动资产构成的素质如何。而速动比率是在剔除了流动负债中变现能力最差的存货后,反映单位偿债能力的指标。因此,速动比率比流动比率更能够准确、可靠地评价医院资产的流动性及其偿还短期债务的能力。该指标越高,表明偿还债务的能力越强。一般正常的速动比率以1为合适,表明既有好的债务偿还能力,又有合理的流动资产结构。

影响速动比率可信度的重要因素是应收账款的变现能力。账面上的应收账款不一定都能变成现金,实际坏账可能比计提的准备金要多;季节性的变化,可能使报表的应收账款数额不能反映平均水平。这些情况,外部使用人不易了解,而财务人员却可以做出估计。

现金比率是现金类流动资产占流动资产的比重,反映单位短期偿债可能性的大小。现金类资产包括医院所拥有的货币资金和所持有的易于变现的有价证券,它是衡量医院即期偿还债务能力的比率。这个值越大,单位偿还短期债务的可能性就越大。

现金比率越高,说明短期偿债能力越强。但是如果这个比率太高,意味着医院保留了过多的现金类资产,这将意味着医院所筹集的资金未能得到实质性的应用,存在着资金闲置的情况。按照一般企业的经验,现金比率在 20% 左右为宜。

计算现金比率的原因在于,速动资产中的应收账款存在着发生坏账的可能性,某些到期的账款不一定能够及时收回,这势必影响对短期偿债能力的准确判断。因此,当分析者怀疑应收账款存在变现难度时,则希望以现金比率来说明问题。现金比率是债权人特别关心的一个指标。

(2)长期偿债能力分析。长期偿债能力分析是对单位偿还长期负债能力大小的分析评价。常用的评价指标有资产负债率、已获利息保障倍数、基金比率等。

资产负债率是单位负债总额与资产总额的比率,用来说明单位资产总额中有多少是通过举债而得到的。资产负债率是衡量负债水平及其风险程度的重要判断标准。该指标不论对投资人还是债权人都十分重要。适度的资产负债率既表明投资人、债权人的投资风险较小,又表明经营安全、稳健、有效,具有较强的筹资能力。

资产负债率多少为宜,不同经营者看法不同。从债权人的立场看,他们希望资产负债率越低越好,经营单位偿债有保证,贷款不会有太大的风险。

从医院所有者的角度看,由于医院通过举债筹借资金,所以所有者最关心的是全部资本利润率是否超过借入款项的利率。当全部资本利润率高于借款利率时,负债比例越大越好,否则则相反。

从经营者的角度看,医院在持续经营的过程中必须根据需要和可能,审时度势地利用负债资金,要充分估计预期的经营风险和财务风险,作出恰当的资金结构决策,并以此指导医院的筹资来源选择,以财务管理的主动性,维持医院恰当的负债比率。

长期负债比率:是单位长期负债与资产总额的比率,用来反映单位长期负债占资产的比重。

利息保障倍数:是单位纯收益加利息费用之和与利息费用的比率,反映了单位经营服务所得支付债务利息的能力,同时也反映了债权人投资的风险程度。该比率太低,则说明单位难以用经营服务所得来按时支付债务利息,其值一般应大于1。

该指标不仅反映了医院获利能力的大小,而且反映了获利能力对偿还到期债务的保证程度,它既是医院举债经营的前提依据,也是衡量医院长期偿债能力大小的重要标志。这个指标的数值越大,说明医院承受利息的能力越强。如果数值小于1,则表示医院的获利能力无法承担举债经营的利息支出。这个指标的判断标准,应根据往年经验,结合行业特点和历史水平来判断,一般按利润较低时的水平评价。

产权比率:该指标又称负债权益比率,是单位的负债总额与所有者权益的比率。这个比率可以用来评价医院财务结果是否稳健合理,反映了医院的所有者权益对债权人权益的保障程度。

产权比率表明债权人投入的资本受到股东权益保障的程度。该比率越低,债权人承担的风险越小;该比率越高,债权人承担的风险越大。因此,该比率的变动是医院债权人所关注的。

产权比率反映债权人所提供的资本与所有者权益的相对关系,反映医院基本财务结构是否稳定。从股东角度来看,产权比率高,是高风险、高报酬的财务结构;产权比率低,是低风险、低报酬的财务结构。

产权比率与资产负债率对医院长期偿还债务能力描述的区别在于,产权比率侧重揭示财务结构的稳健程度以及主权资本对偿债风险的承受能力,而资产负债率则侧重于分析债务偿付安全性的物质保障程度。

(二)运营能力分析

运营能力是指卫生机构运用资金进行经营活动的能力。对运营能力的分析,一般采用下列指标。

1.流动资产周转速度指标

流动资产周转率是指一定时期内的业务收入与流动资产平均占用额的比率,是用来反映整个流动资产周转速度的指标。流动资产周转天数表示全部流动资产回收一次所需要的时间。周转次数越多,周转天数越少,说明周转速度越快,利用效率越高。

2.应收账款周转速度指标

应收账款周转速度指标包括应收账款周转率和周转天数。应收账款周转率是一定时期内业务收入净额与平均应收账款余额之比,反映单位在一定时期内应收经营服务收入款的平均回收速度;应收账款周转天数是指一定时期内(一般为一年)应收账款收回的平均天数。业务收入包括医疗收入、药品收入和其他收入。

一般来说,应收账款周转率越高越好,天数越短,说明收回货款的速度越快,资产流动性越强,可以减少或避免坏账损失。反之,周转次数越少,天数越长,说明收回货款的速度越慢,产生坏账的可能性越大。

3.存货周转速度指标

存货周转速度指标包括存货周转率和周转天数。存货周转率是主营业务收入与平均存货的比率,用来反映存货的流转速度。存货周转天数表示周转一次所需要的时间。

一般来讲,存货周转速度越快,存货的占用水平越低,流动性越强,存货转换为现金或应收账款的速度越快。提高存货周转率可以提高医院的变现能力,而存货周转速度越慢,则变现能力越差。

4.固定资产周转率

固定资产周转率是一定时期内业务收入与固定资产平均净值的比率,是用来反映固定资产的价值转移、回收速度和利用效果的指标。

固定资产周转率高,表明固定资产利用充分,同时也能说明固定资产投资得当,结构合理,能够发挥其应有的效率;相反,如果固定资产周转率不高,则揭示了固定资产运用效率不高,提高的财务成果不多,医院营运能力不强。

运用和计算固定资产周转率时应注意,应用固定资产的净值即原值减去累计折旧后的余额计算。在利用这一指标进行比较时,一般适宜自身纵向比较,如果与其他单位横向比较,则要注意两种折旧方法是否一致。

5.总资产周转率

总资产周转率是指一定时期内的业务收入与资产总额的比率,用来反映总资产价值回收、转移与利用效果。该指标综合反映了医院整体资金的营运能力和利用效果。该指标越高,表明总资产营运能力越强。

(三)盈利能力分析

盈利能力是指卫生机构获得经济收益的能力,是衡量单位经济效益高低的重要指标。常用的分析指标主要如下。

1.资产报酬率

资产报酬率是单位在一定时期内业务经营收支结余与资产平均总额的比率,又称资产收益率。资产平均总额为年初资产总额与年末资产总额的平均数。该项指标越高,说明医院资产利用效益越好,经营管理水平越高。该指标作为揭示医院资产综合利用效果的指标,无论对于企业所有者、债权人还是经营者都具有重要意义。

2.业务收益含量

业务收益含量是单位业务收支结余与业务收入之间的比率。该比率越大,说明盈利能力越强。

3.业务经营支出收益率

业务经营支出收益率是单位业务经营收入与其支出的比率。该比率越大,说明盈利能力越强。

4.经费自给率

经费自给率是单位非财政(上级)补助收入与事业、经营支出的比率。该值越大,说明单位收益能力越强。

5.固定资产产出率

固定资产产出率是单位业务经营收入与固定资产平均值的比率。该指标值越大,说明单位收益能力越强。

6.投资收益率

投资收益率是对外投资纯收益与平均投资总额的比率。该指标值越大,说明收益能力越强。

7.资本保值增值率

资本保值增值率是医院期末所有者权益总额与期初所有者权益总额之比。资本的保值增值是医院所有者所关心的,资本价值的衡量应取决于其增值的能力。医院在经营中必须尽可能使所有者的资产得以保全并使之不断增值,从而降低风险,维护医院所有者的权益。

影响资本保值增值的因素有:经营盈亏、利润分配中的各项支付、资本的增减。其中,经营盈亏对资本保值增值率的影响是正常的,而利润分配中的各项支付是人为政策造成的资本减值。因此,计算该指标时应扣除客观增减因素。

(四)发展能力分析

发展能力是指卫生机构的财务增长和可持续发展的能力。发展能力是单位经济实力强弱的重要体现。常用的分析指标有以下几种。

1.总资产增长率

总资产增长率是医院本年总资产增长额同年初资产总额的比率,它可以衡量医院本期资产规模的增长情况,评价医院营运规模总量上的扩张程度。该指标表明医院规模增长水平对发展后劲的影响。但应注意规模扩张的质量,避免资产盲目扩张。

2.净资产增长率

净资产增长率是单位一定时期内资产的期末数与期初数的比率。净资产增长率越高,说明发展能力越强。

3.固定资产增长率

固定资产增长率是单位一定时期内固定资产增加值与期初固定资产原值的比率。它是用来测验固定资产规模扩大程度的指标。

4.固定资产更新率

固定资产更新率是一定时期内单位新增固定资产原值与期末固定资产原值的比率。该指标反映了医院所拥有的固定资产的新旧程度,体现了医院固定资产更新的快慢和持续发展的能力。

5.收支结余增长率

收支结余增长率是单位本期收支结余与上期收支结余的比率。它是说明经营情况的指标。

6.人均纯收入增长率

人均纯收入增长率是在职职工人均纯收入增长的比率,是反映收益扩张能力的指标。

六、收支平衡分析

医院为了维持和发展卫生事业,必须使所消耗的卫生资源得到应有的补偿。因此,在提供卫生服务过程中,就要进行经济核算,要对影响价值补偿的经济因素进行预测和控制。在会计年度结束时,如有一定的结余,则一部分作为发展基金,一部分作为职工集体的福利基金,还有一部分作为个人的奖励基金。为了取得一定数量的结余,就要对结余的有关因素进行分析和研究。在收费水平一定的情况下,影响结余的因素有两个,即卫生服务的成本和卫生服务的数量。本节研究的是卫生服务成本、卫生服务数量和结余之间的变量关系。这种研究,称为收支平衡分析,或称为成本、业务量、利润分析。

(一)成本的分类

在进行收支平衡分析中,按其成本特性进行成本的分类。所谓成本特性,就是指成本总额和业务量之间的依存关系,也就是成本总额和业务量之间的变量关系。根据这种关系,可将成本划分为变动成本、固定成本和混合成本。

(二)混合成本的分解方法

在医院管理中,为了便于制订计划和控制经济活动,必须把全部成本划分为变动成本和固定成本两类。因此,对混合成本需要采用适当的方法,将其中变动和固定的两部分成本分解出来,并分别计算。分解混合成本的方法,通常采用"高低点法"和"最小二乘法"两种方法。

变动成本和固定成本的划分是相对的,有一定程度的假定性,不绝对准确。因此,在一定业务量范围内,如混合成本的数量不大,为了简化手续,根据成本的具体内容可以全部视为固定成本或变动成本,不进行分解。固定成本总额加上变动成本总额,构成一个机构的总成本。

(三)收支平衡分析计算方法

根据成本特性,将成本归并为固定成本和变动成本两大类,就可以进行收支平衡分析。

根据决算表所列的内容,可以把成本、业务量和盈余三者之间的关系,列成下列计算式:

收入－成本＝盈余

(经费补贴＋业务收入)－(变动成本＋固定成本)＝盈余

七、综合财务分析

以上分别从偿债能力、运营能力、盈利能力和发展能力等方面介绍了主要的财务比率指标，每一个财务比率指标都是从某一特定的角度对医院的财务状况及经营成果进行分析，但它们却无法揭示各种财务指标之间存在的内在关系，不能全面地评价医院的总体财务状况及经营成果。而只有将各种财务比率指标结合起来，进行系统的、综合的分析，才能指出有关指标之间的内在联系，才能对医院的财务状况做出全面的、合理的评价，这就是综合财务分析。常用的综合财务分析的方法是杜邦财务分析系统。

杜邦财务分析是利用几种主要财务比率之间的关系来综合地分析医院的财务状况的一种分析方法。由于这种方法是由美国杜邦公司创造并首先采用的，故称杜邦财务分析。杜邦财务分析一般用杜邦系统图来表示。

（鞠少华）

第六节　医院财务环境

医院是在一定的环境下诞生、存在、发展的，医院开展财务管理活动必然要受到国家的政治、经济体制，以及相关政策法规制度等许多因素的制约，医院开展财务活动所产生的各种财务关系也应该受到国家政策的指导，这些客观存在的因素必然对医院财务活动产生一定的影响，财务管理活动的结果也是这些因素相互作用的结果。这种作用于理财主体的财务活动的条件、因素的总和，就是财务环境。

财务环境是实施财务管理的基础，没有良好的财务环境，就不能行使财务管理的各项职能。而财务环境也是动态可变的，它随着政治、经济、管理体制等外部因素的变化而变化。市场经济条件下，医院的财务活动是一个开放系统，与内外部环境发生着资金、信息等方面的广泛交流。要实现医院财务管理目标，就要认识和把握医院的财务环境，并根据环境的变化做出相应的决策，以明确有利和不利的条件，避免决策失误，实现财务管理的目标。

一、财务管理环境分析

医院财务环境按构成范围可分为内部财务环境和外部财务环境。从医院的外部环境来看，包括政治、经济、法律、文化教育等各方面的环境；从医院内部看，医院组织形式、内部管理体制和管理组织机构、医院领导者和管理人员的素质等都对财务管理产生不同程度的影响。

（一）外部财务环境

所谓外部财务环境是指医院外部影响财务活动的条件和因素。外部财务环境的主要特点是影响范围大，影响间接，不容易控制也不便加以利用，包括外部软环境和硬环境。

医院财务活动的外部软环境，是指影响财务活动的外部制度因素。如国家颁布的各种财政法律文件、财务法规、财务制度等，这些因素的存在，制约和影响着医院各种财务决策和财务行为，医院在规划、实施其财务行为时必须遵守和服从。

医院财务活动的外部硬环境是指在一定的时间和空间条件下，在一定的数量规模上影响医院财务活动的客观条件和因素。如生产要素市场、金融市场、信息机构、国家有关管理机构、有经济业务记录的单位等。医院在规划、实施财务行为时,受其制约和影响。

医院外部的财务软环境和硬环境之间有着密不可分的关系,如国家颁布的各项财经法规制度,是医院外部财务软环境,它又与上级有关管理部门、财税机关、审计机构等硬环境的监督密切相连,只有将软环境和硬环境结合在一起,医院才能开展正常的财务活动。医院财务外部环境是独立于医院客观存在的,是医院不能控制和改变的。医院只能因势利导,充分利用有利的外部环境开展医院的财务活动。社会主义市场经济条件下,医院财务外部环境的主要内容如下。

1.宏观经济环境

医院的经济活动,是市场经济条件下社会经济运转中的一个组成部分,它直接受到国家的经济形势、政治形势、科技发展等总体环境的影响。国家根据整个国民经济发展和运行的需要,在一定时期内可能实施一系列的宏观调控政策,这些宏观调控政策、法规、条例,有的对医院财务决策、财务行为产生直接的影响,医院必须在国家宏观调控政策下,规范自己的财务活动。

2.体制环境

计划经济体制下,医院无自主权,经济体制改革以来,国家赋予了医院更多的自主权。机制的转换,给医院注入了新的活力,但同时也使医院财务决策、财务活动出现了许多新情况和新问题。可见医院的财务活动与特定的经济体制相联系。

3.市场环境

计划经济模式下,国家集中过多,统得过死,医院形成了"等、靠、要"的思想,由于国家财力有限,卫生事业的发展缓慢;市场经济体制下,医院处于市场经济环境之中,医疗收费实行计划控制,成本消耗遵照市场价格。医院的财务管理首先就要考虑市场因素,加强经济管理,努力降低成本,提高经济效益。

4.法律环境

医院开展财务管理,必须遵行国家现有的法律法规。法律环境不仅为医院经营规定了行为准则及限制条件,而且为医院合法经营提供了保障。医院在提供服务的过程中,必须遵循的法律法规包括以下内容。

(1)《中华人民共和国会计法》:是开展会计核算和财务管理的基本法规。

(2)《中华人民共和国税法》:目前,医院分为营利性医院和非营利性医院,对于营利性医院,国家明确规定要依法纳税,所以税法中的相关规定,尤其是营业税的相关规定是营利性医院需要遵守的。

(3)财务法规:开展财务管理除了要遵守会计法以外,由于卫生系统的特殊性,在事业单位财务管理准则的基础上,财政部、卫生部(现卫健委)联合下发了《医院财务管理办法》和《医院会计核算制度》,是开展财务管理所必须遵循的法规。

5.金融环境

金融环境主要影响医院的融资理财,金融环境对医院的影响表现在金融市场和金融机构中。

(1)金融市场:金融市场的参与者包括资金的供给者和需求者。金融市场既为资金的需求者提供筹资的场所,也为资金的供给者提供多种投资和获利的机会。完善发达的金融市场对于调节资金的供求和流通,促进医院发展具有重要的意义。影响医院财务管理的金融市场包括以下几点。

其一,货币市场:指融资期限在一年以内的短期资金市场。它包括:第一,票据贴现市场。商业票据的持有人在票据到期之前可到银行将商业票据转让给银行,银行以一定的贴现率计算贴现息以后,将票据到期额扣除贴现息之后的余额支付给持有人,持有人借此实现短期融资。第二,短期证券市场。信誉好的医院需要短期资金时,可以通过发行短期融资券筹措资金,以满足经营活动的需要。

其二,资本市场:指融资期限在一年以上的长期资金市场。它包括:第一,长期借贷市场。银行等金融机构从社会各方吸收存款作为资金来源,向医院提供长期贷款。第二,长期证券市场。筹资者通过发行股票或债券筹集相对稳定的长期资金,投资者通过买卖股票或债券获得投资收益。

(2)金融机构:金融机构是在金融市场上沟通资金供给者和资金需求者之间资金融通的媒介。资金供给者和资金需求者之间有时会直接交易,即直接融资,但更多的时候是通过一定的金融机构进行间接融资。我国目前的金融机构包括中国人民银行,各种政策性银行——如中国进出口银行,商业银行如中国工商银行、中国建设银行等。此外还有一些金融机构,如信托公司、证券公司、租赁公司等。这些机构通过多种不同的形式为医院的筹资提供了必要的服务,随着经济的发展,这些金融机构在医院的筹资理财活动中所发挥的作用将会越来越大。

(二)内部财务环境

所谓内部财务环境,是指医院内部客观存在的条件和因素,医院内部财务环境也可分为软环境和硬环境。内部财务环境的主要特点是影响范围小、影响直接、易把握。医院内部财务环境是医院进行财务活动的基础,是医院发展的基本条件。

医院内部财务软环境一般是指医院内部自行制订的管理规章制度。医院在规划、决策财务活动时,必须对医院领导的财务管理水平,以及职工的素质加以全面考虑,从而做出全面而客观的决策。医院内环境始终影响和制约着医院的财务活动。

医院内部财务硬环境,一般是指医院的资产、负债状况,如固定资产、流动资产的规模、结构及两者之间的比例关系,固定资产利用程度,医院资产负债率等。这些硬环境实际上是医院的财务条件和能力。医院在规划其财务活动时将直接受到这些因素的影响。医院财务管理人员必须从本单位实际情况出发,根据财力可能合理安排医院财务活动,做到客观实际。医院内部财务环境中的软环境和硬环境之间相互结合,制约和影响着医院的财务活动。

医院内部环境的资料一般比较容易取得,而且往往有现成资料可以利用。医院内部财务环境从内容看,一般包括医院类型、医院规模、内部管理水平和组成人员素质、资金构成、设备状况、业务运转环节等。

1.组织结构

医院的组织结构对医院财务管理的质量影响很大。医院改制以后,出现了股份制医院,并形成董事会,董事会制订决策,委派总经理执行决策。在这种股份制医院中,出现了首席财务总监(CFO),专门负责财务管理工作,因此,在这种组织结构中,财务管理的环境较好,管理的水平也较高。如果不具备这种组织结构,在现有的医院体制下,若能够实行总会计师制度,对财务管理活动也非常有利。

2.财务管理水平和素质

医院的财务管理水平是医院内部财务管理体制和制度、基础管理工作、财务管理人员业务素质和职业道德、财务管理工作和经验等方面的综合。医院进行财务决策时,必须充分考虑到自身的财务管理水平。财务决策者的素质是指决策者自身的文化水平、知识结构、经历、经验、胆略、年龄等。决策者的素质对选择合理、有效的方案有着极其重大的影响。

3.资产的总量及其结构比例

医院资产代表一个医院的经济实力,医院的固定资产体现医院的规模,流动资产体现医院的营运能力。医院拥有一定的资产,要合理规划固定资产和流动资产的结构比例,还要考虑资产负债率。

二、医院财务环境适应能力

医院财务环境适应能力是指应对财务环境现状的能力,或者说是财务活动和财务管理对财务环境及其变化的适应能力、承受能力、应变能力的总称。

医院财务环境适应能力是反映医院理财综合能力的一项重要标志。财务环境适应能力的强弱,是评价医院财务状况好坏,理财素质高低的一个重要标准。医院财务环境适应能力,主要取决于医院内部财务状况,而不是外部。医院财务环境的应变能力,是指随着环境的发展变化,能够积极调整财务策略,驾驭和利用环境的能力。市场经济体制下,国家对医院的补贴相对减少,加上医药分业管理的逐步实施,医疗保险的全面推开,区域卫生规划的推行,医院财务环境的适应能力的强弱便越来越明显。医院只有合法地积极组织收入,应对财务环境的变化,才能提高适应财务环境的能力。

（孔凡芹）

第七节 国内外医院财务管理进展

一、美国医院财务管理的先进模式

在美国,公立医院占 21% 左右,其中,美国联邦政府所属公立医院主要包括退伍军人医院、军队医院和印第安人医院;由美国地方政府设立的综合医院和专科医院主要扮演医疗安全网角色,服务于当地低收入者、未参加医疗保险者和普通民众。私立医院虽然是私人投资,但不是以赚钱为目的,投资者基本不参与经营管理,也不从医院获得任何好处,纯粹是回馈社会。2009 年 1 月奥巴马总统执政以来,一直致力于推行医改。经过不懈努力,2010 年 3 月 23 日,奥巴马总统签署了新一轮医改法案。奥巴马医改主要解决健康权应属美国公民的基本权利、加大政府维护民众健康的责任以及抑制医疗费用高速增长等方面问题。奥巴马政府力图通过建立可负担、可获得、全覆盖的商业医疗保险体系和对低收入人群实施政府补助等方式,将其中 3 200 万美国公民强制性纳入医保。

(一)以首席财务官为核心的财务管理组织架构

美国的医院一般设立理事会负责管理工作,理事不领取报酬。院长由理事会负责聘任,没有行政级别,副院长和科室主任由院长聘任,医院在财务、人事等方面享有充分的自主权。美国医院财务组织架构由董事会、首席执行官(CEO)、副院长、中层管理人员和医务人员组成,董事会是医院最高权力机构,审核医院年度预算和投资建议,统筹安排资金。医院经济往来由财务结算中心统一办理,财务结算中心下设采购核算会计、一般财务会计、费用结算会计、账单管理和办公室等岗位;医院通过网络与财务结算中心连接,既能使结算中心及时了解患者费用和业务开展情况,又能使院长及时了解医院财务状况和收支情况。院长是医院 CEO,由董事会聘任。平均每家医院有 60~80 个成本中心,各中心有独立的成本数据收集与预算。中层管理人员是各成本中心经理,负责向副院长直接汇报、制订预算、保证预算执行,核准预算中的开支。首席财务官(CFO)是医院财务组织架构的核心,是向首席执行官直接汇报的最高财务长官和医院运营战略、资本规划专家,负责监控财务数据、财务报告管理和内部控制,确保财务信息的正确性与一致性。美国医院关注财务流动性(现金和投资流动性),CFO 对财务委员会负责,向委员会与董事会提交财务报告,与投资委员会、审计委员会和其他受财务影响的委员会协同工作,同外部审计人员和负责内部审计的副总裁一起审核年报与外部报表。

(二)渠道多样、结构合理的医院资金来源

美国公立医院收入分为提供医疗服务获取的运营收入和基本建设、大型设备购买所需要的资本投资。公立医院日常运营收入中,相当一部分来自面向老人的医疗照顾计划(Medicare)和面向穷人的医疗救助计划(Medicaid)两大政府保险项目的补偿。政府医疗保障要由政府负责筹资,覆盖约 27% 的人口。在任何情况下美国医院急诊室都不允许拒收患者。美国患者欠费约占医疗费用 4% 左右,联邦政府负责承担 85%,其余部分主要由医院和商业保险公司、慈善救助等途径解决。

公立医院资本投资来源多样,既包括政府补贴或专项拨款,也包括政府担保的市场融资和民间捐赠,筹资渠道包括慈善性捐款、免税债券、政府补助和低息贷款、商业借款和证券融资。医院可以发行相对低成本、免税的债券获得收益,为建设和更新设施提供资金。很多医院建立了附属的基金会以接受、管理慈善赠款,所得慈善募款使用以项目形式开展,涉及医院发展(基础设施建设和翻修、设备购置和更新)、创新科研启动基金和医疗救助等项目。在公立医院日常运营中,政府投入方式有特别征税和下拨补贴。政府投入在公立医院运营收入中占比 3%~50% 不等,比重取决于公立医院多大程度上扮演了医疗安全网角色,即为地方没有任何医疗保险的低收入者提供未获补偿的欠费服务量。政府投入占公立医院资本投资比重差异也极大,影响因素包括当地社会经济人口状况、政府财政状况、政府与公立医院市场融资的信誉度和公立医院自身筹款能力等。

Medicare 和 Medicaid 尝试各种形式灵活的打包付费方式,设定严格的质量及其他绩效标准,激励公立医院提供优质服务。美国医院不依靠药品挣钱,门诊一般不设立药房;医师开具处方后,通过网络信息系统将其自动传输到零售药店,由患者自行购药。药品经销商独立于医院和医师外,相互之间没有直接的经济利益关系。美国医改实施三年多来,在扩大医保可及性、改革医疗服务市场、降低医疗费用和改进服务质量方面取得较大进展。

(三)以预算管理为主线的医院全方位成本控制

美国政府对公立医院的补偿是基于疾病诊断相关分组(DRGs)的付费方法,引导供方主动控制成本、保证服务质量。医院建立了分类清晰的会计科目表、快速准确的会计系统和综合信息管理系统,有明确的预算手册和预算日程表。预算数据准确,有较强的可操作性,预算经医院董事会和集团董事会批准才能执行。医院重视项目预算执行控制,对预算执行情况进行系统评价,逐项对预算差异进行分析说明,确保开支严格按预算项目和金额执行。重视对患者医疗费用的控制,在保证医疗需要的前提下,能不做的检查决不做,能用便宜药品,决不用贵重药品,药品费只占医药费 10%~20%。为控制采购成本、减少资金占用,美国医院对物资实行批量采购、集中供应。

(四)为院长描绘经济活动全景的医院财务报告

美国对公立医院实施强制性信息披露管制,公立医院发布的年度财务报告(披露其服务能力、服务流量以及财务结构)非常容易获得,最常见、最基本的医院财务报告包括资产负债表、收益表和预算表这3份财务报表。其中,资产负债表反映了过去某一时期内医院的财务宏观变化,可以告诉医院院长在一个财政年度的财政资源、负债和资产净值情况。收益表可以报告某一时期内医院创造的收入以及在同一时期内的费用开支,让院长了解这一时期的盈亏状况。美国医院预算包括以下6大类:①业务预算,包括医院预算患者占床天数、入院患者数量和出院患者数量等;②收入预算,决定从患者收费上所得到的毛收入多少,用总单位服务量乘以患者的收费价格得到毛收入额;③人事预算,由职工数量乘以他们工资率得出的预算;④业务开支预算,是预算医院运转所需开支、医院消费及服务费用;⑤资本预算,是医院计划购置新仪器或更新仪器预算计划;⑥现金预算,由医院创造收入减去开支。预算表有利于医院管理人员研究发展动向,将未来长期和短期目标具体化。美国医院财务人员通过财务报表和财务分析将医院经济活动呈现在院长面前,使其了解医院经营状况,分析医院的机会与威胁。

二、国内医院财务管理的最新进展

发展迅速、运行成本攀升、经济管理粗放、相对成本过高、财务控制乏力、投入不足与浪费严重并存,这曾经是国内公立医院普遍存在的经营管理状况。近年来,国内医院一方面按照新《医院财务制度》和《医院会计制度》要求,完善财务管理制度和管理信息系统,顺利实施新财会制度;另一方面,适应公立医院经营方式的变化,如医院托管、医院集团和医疗联合体,不断创新财务管理模式。

(一)适应新财务、会计制度要求,推进财务管理科学化、精细化

为规范医院会计核算,提高会计信息质量,国内医院以《医院财务制度》和《医院会计制度》的施行为契机,在财务人员培训、制度衔接、资产管理、成本核算、预算管理、内部控制和财务分析等领域做了大量工作,取得了明显进展。

1.加强制度执行组织领导,财务管理地位显著提升

各医院主要负责人和分管领导高度重视新医院财会制度的实施,切实加强领导,将其作为全面提高医院管理水平的重大机遇,明确了实施方案和部门任务,将实施责任落实到具体岗位和个人。财务部门发挥了牵头作用,精心做了组织、宣传、培训、实施、指导和督促等各项工作。各医院建立了财务部门和人事、设备管理、基建、信息、后勤等部门之间的分工协作机制,将医院一切财务收支、经济核算、成本管理和财务管理工作纳入财务部门统一管理。各医院根据新医院财会制度和相关规定的要求,结合医院业务流程,理顺了预算管理、会计核算和成本核算等财务管理工作岗位设置,明确岗位职责,调整配置相适应专职人员和兼职人员,完善内部控制制度,财务管理在医院经济管理决策中的地位得以彰显。

2.财务业务培训规模空前,全面准确掌握制度要求

在新旧《医院财务制度》和《医院会计制度》衔接前后,各医院一方面选派了部分财务业务骨干,参加卫生主管部门和卫生经济学会组织的制度培训班,另一方面,各医院内部多次组织基层财务人员进行了深入学习,全面掌握、准确理解制度规定,在较短的时间内,以较高的财务人员素质有力保障了新旧制度的顺利衔接。此外,近年来,国内医院就新制度执行过程中面临的各种热

点和难题进行了频繁而深入的业务交流,广大财务人员业务水平相应得到大幅度提升。

3.做好医院基础管理工作,确保财务规范高效运行

各医院结合新旧制度衔接,做了大量的工作,摸清了医院家底,确保了财务规范高效运行:①制度衔接。完成本单位资产和负债的全面清查、盘点和核实,账龄分析,资产盘盈、盘亏以及应确认而未确认的资产、负债经审计后,按规定报批、处理完毕。对本单位固定资产和无形资产原价、资金来源、已使用年限、尚可使用年限等进行了核查,并计提固定资产折旧、追溯确认待冲基金。将旧账中各会计科目余额转入新账,并按新制度进行调整,将基建账相关数据并入新账,按调整后科目余额编制科目余额表,作为新账期初余额。②升级财务管理软件。各医院加快了财务信息化建设步伐,以会计核算为主线,以预算管理为核心,以物流管理为基础,以绩效考评为手段,通过会计核算、财务管理、成本核算、物流管理和固定资产管理等系统的衔接,搭建统一财务管理平台,实现各系统从同一源头取数,做到资金流、物流、信息流同步。③全面预算管理。各医院严格执行部门预算管理规定,一些医院成立了预算管理委员会,建立了由医院主要负责人负总责,财务部门牵头实施,职能业务部门共同参与、分工协作的工作机制,规范了预算编制、审批、执行、决算、分析和考核等环节的工作程序。④成本管理。各医院积极开展成本核算,在科室成本的基础上,逐步开展医疗服务项目成本、病种成本、医疗全成本和医院全成本核算工作。⑤固定资产管理。部分大型医院已经开展大型医用设备购置的可行性论证、经济效益分析和单机效益分析,并与资产管理、预算管理相衔接。⑥内部财务管理制度。各医院结合新制度的要求,重点健全了预算管理、成本管理和内部控制等方面的制度。

(二)适应公立医院经营方式的变化,致力于财务管理模式的创新

随着医改的深入,不少医院在探索医疗服务新模式,以便充分、合理利用医疗资源。目前,北京、上海、深圳、武汉等地在公立医院改革进程中,出现了一些新方式,如合作、托管、重组、医疗联合体、医院集团和院办院管等,医院财务管理模式随之创新。本部分重点介绍托管、医疗联合体和医院集团下的财务管理。

1.省级大型医院托管基层医院,提高优质医疗资源配置效率

托管是指在医疗机构双方资产归属不变、独立法人不变、医院性质和功能不变、财政拨款渠道和相关政策不变、职工身份及待遇不变的前提下,将基层医疗机构的行政、人事调配权和经营管理决策权委托给具有较强经营管理能力的大型医院管理。产权不是托管的决定因素,大医院的管理、品牌、人才和技术等非产权因素是托管的促成因素。例如:2011年,同济医院南下托管咸宁市中心医院,获得咸宁医院经营决策权、干部任免权和人事调配权,并全面输入自身的品牌、人才、技术、管理理念和管理模式等;咸宁医院借力提升医疗水准,使基层百姓享受优质医疗资源。托管一年,同济品牌、技术与管理在咸宁不断生根,当地百姓可以在家门口享受"同济水平、咸宁价格"。按托管医院对被托管医院财权的集中程度可分为集中型、分散型和折中型3类,被托管医院具体采用哪类财务管理体制视具体情况而定。若被托管医院财务管理规范,基础工作扎实,则可采用分散的委派财务管理体制;若被托管医院财务管理不规范,会计基础工作较差,则宜采用统一财务管理体制。

2.构建区域性纵向医疗联合体,发挥医疗资源整体利用效能

医疗联合体是指一定地域内不同类型、层级的公立医院组合起来,成立协作联盟,成为利益共同体和责任共同体。医疗联合体属于松散型技术协作模式,在不改变医院隶属关系、产权关系和人员身份的前提下,通过整合各级医院资源,发挥大医院的龙头作用,带动内部各成员单位协

同发展。松散型、紧密型两大类医联体的建立初衷都是通过"上下"联合,建立有序的分层医疗。例如:2012 年,北京市医院管理局推出北京朝阳医院医疗联盟、北京友谊医院医疗共同体和北京世纪坛医院医疗联合体 3 个医疗联合体试点,并计划建立 20 个医疗联合体,建立预约挂号、双向转诊、检验和大型设备检查等绿色通道。医疗联合体突破了传统分级办医体制和行政区域限制,其推进有赖于建立利益平衡机制:对医院外部而言,要改革体制机制,协调分散于编制、财政、发改、人事和医保等部门的职能,确保财政补偿渠道不变,落实对公立医院补助政策,创新投入方式,将财政补偿与医院绩效挂钩,实施医保总额预付制,引导资源合理使用。对医院内部而言,要改革运行机制,建立法人治理结构,实现政事分开、管办分开。医疗联合体为非法人主体,其会计核算是一种内部核算,联合体前期改造添置固定资产、合作期内联合体购置财产物资为共有资产;改造支出分期摊到联合体的营运成本,职工薪酬也计入联合体营运成本,进行交叉服务收入分辨和汇总。

3.建立医院集团,形成规模经济效应,增强医疗市场竞争力

医院集团是若干具有相对独立性的医院为了适应市场经营管理环境和医院内部组织的变化,按照特定要求,借助某些机制,通过发挥品牌效应和群体优势,合理配置集团内的管理、技术和资本等资源,相互结合而组成的医疗联合体。在医院层面,集团化可以推进区域医疗资源整合,减少资源重复投入和浪费,谋求规模经济效应,拓展发展空间,增强市场竞争力。从资源整合角度来看,医院集团可以分为横向整合和纵向整合:横向整合医院集团是指医院集团中只包括城市医院或只包括县级医院,如综合性公立医院、中医院、妇幼保健院和专科医院等;纵向整合医院集团是指以城市医院或县级医院为核心,包括社区卫生服务中心、乡镇卫生院等要素组成的医院集团。例如:2009 年,镇江市整合市区二级医院和社区卫生服务中心,组建以资产为纽带、紧密型的江苏康复医院集团和以技术为纽带、松散型的江苏江滨医院集团。医院集团化的最终目的是建立与市场经济相适应的集团医院现代管理制度,以谋求医院的可持续发展,优化医疗资源配置,提高资源利用效率,实现区域医疗资源的整合和有效利用。因此,医院集团化需要一系列配套改革措施,而不能只是机械、简单地进行资产组合和人员等方面的合并。集团高层要从资产管理、财务管理、组织机构、人事和考核等方面制订完整的工作程序,明确各部门的权责关系。医院集团的每个成员是独立法人,为了整合医疗资源与财务资源,以强带弱,提升整体医疗水平,产生"1+1>2"的效果,集团医院需要创新财务管理模式,加强集团总部财务中心的管理职能,实行全面预算管理,通过一体化财务战略和财务资源的整合,强化竞争优势。

(孔凡芹)

第十九章

医院会计管理

第一节 概　　述

会计是一种经济管理活动,是因经济管理的客观需要而产生,并随着经济管理活动的发展而发展。它通过记录、计算,准确地反映和监督经济活动过程中的各种资源消耗和经营成果是会计的基本职能。会计的核算和监督是以货币为主要计量单位,以真实、合法的会计凭证为依据,具有连续性、系统性、全面性和综合性等特点。

一、会计的产生

在人类社会的生产活动中,人们一方面要创造物质财富,另一方面又要发生劳动消耗。自然人们会很关心耗费带来的成果,力求以尽可能少的劳动消耗,取得尽可能多的成果。这样就需要采取一定的方法对劳动耗费和所取得的成果进行观察、计量、记录和比较。随着生产活动的日益复杂,单凭头脑记忆已不能完成这项工作,于是就产生了原始的计量、记录行为。远在原始社会末期,我国就出现了"结绳记事""刻木记日"等原始的记录计算方法。

随着社会生产力的发展,一方面人类的生产活动出现了剩余产品;另一方面随着文字、数字和货币的出现,对生产活动的记录、计算过程也越来越复杂和专业化,于是会计活动从生产活动中逐渐独立出来,并成为一项专门的技术性工作。可以说,一定数量的剩余产品以及文字、数字和货币的出现是会计产生的重要前提。

纵观古今中外和会计的发展历史我们可以得出以下结论。

第一,会计是适应社会生产的需要而产生的。社会存在和发展的基础是生产,而生产离不开管理,管理离不开会计。社会越进步,现代化程度越高,会计越重要。

第二,会计本身有一个不断发展、变化、提高和完善的过程。会计的发展取决于生产力水平的提高和社会制度的变革。而不同历史阶段促进会计发展的共同性因素,则是经济资源的有限性和人类对资源利用效益最大化的追求。

第三,从会计方法的发展演变来看,会计记账方法的演变过程可以概括为:叙述性记录－单式记账法－复式记账法。

二、医院会计的概念

"会计"一词从字面上解释,"会"是聚合的意思,"计"是计算的意思。清代学者焦循所著《孟子正义》一书解释道:"零星算之为计,总合算之为会。"其意思是说,岁末的全年总合计算以及日常的零星计算,合起来即"会计"。虽然这种简单的字面解释无法表述会计的全部内容,但仍然概括了会计核算方面的基本特征。

会计的历史源远流长,现在人们所说的会计,是指以货币为主要计量单位,以凭证为依据,采用专门的方法,对会计主体的经济活动进行全面、综合、连续、系统的核算与监督,向有关方面提供会计信息,参与经济管理,旨在提高经济效益的一种管理活动。

(一)会计的分类

会计可以按照不同的标准进行分类,按照核算与监督的对象及内容不同,会计可以分为企业会计和预算会计。

1.企业会计

企业会计是以货币为主要计量单位,连续、系统、全面地核算与监督各类企业资金活动过程及结果的专业会计,是企业经营管理的一个重要组成部分,是一个经济信息系统。企业会计是核算与监督社会再生产过程中属于生产流通、电子商务、广告传媒等领域中的各类企业经营活动和经营结果的会计体系。企业会计包括:工业企业会计、商业企业会计,交通运输企业会计、农业企业会计、旅游饮食服务企业会计、邮电通讯企业会计、施工企业会计、房地产企业会计、金融企业会计、电影新闻出版企业会计、对外经济合作企业会计等。

2.预算会计

预算会计是以货币为主要计量单位,连续、系统、全面地核算与监督各级事业单位、行政单位和财政机关预算资金活动过程及结果的专业会计,是国家预算管理的重要组成部分。预算会计是以预算管理为中心的宏观管理信息系统和管理手段,是核算与监督事业单位、行政单位预算收支和中央及地方各级政府财政总预算执行情况的会计体系。包括事业单位会计、行政单位会计和财政总预算会计等。

事业单位、行政单位和财政机关同属于非物质生产部门。其业务及资金活动过程与企业相比有较大差别。它们组织及使用的资金基本上属于社会再生产过程中分配领域的国家预算资金。因此,在会计分类上把这部分单位的会计统称为预算会计。又因为事业单位、行政单位和财政机关的业务活动与执行预算的任务不同,其会计核算的对象与具体内容也存在相应差别,故将其会计分别称为事业单位会计、行政单位会计和财政总预算会计,前两者又统称为单位预算会计。

(二)医院会计的概念

医院是以向人们提供医疗护理服务为主要工作内容的医疗机构,根据不同的标准,医院有不同的分类,本书中所指的医院是指公立医院。2010年财政部颁布的《医院财务制度》(财社[2010]306号)和《基层医疗卫生机构财务制度》(财社[2010]307号)(以下简称新财务制度)对公立医院的范围给出了明确的界定:公立医院(以下简称医院)包括综合医院、中医院、专科医院、门诊部(所)、疗养院等,不包括城市社区卫生服务中心(站)、乡镇卫生院等基层医疗卫生机构。基层医疗卫生机构的范围包括政府举办的独立核算的城市社区卫生服务中心(站)、乡镇卫生院等基层医疗卫生机构。基层医疗卫生机构主要负责提供疾病预防控制等公共卫生服务及基本医疗服务、诊疗常见病、多发病,而公立医院主要承担危重急症和疑难病症救治、科研、教学等多方面的职能。

医院是实行差额预算的卫生事业单位,医院会计制度是我国预算会计体系的重要组成部分。新财务制度第九条规定:国家对医院实行"核定收支、定项补助、超支不补、结余按规定使用"的预算管理办法。地方可结合本地实际,对有条件的医院开展"核定收支、以收抵支、超收上缴、差额补助、奖惩分明"等多种管理办法的试点。

根据会计核算、监督对象和适用范围的相关规定,医院会计属于预算会计范畴。医院会计是以货币为主要计量单位,对医院资金运动的过程及结果进行连续、系统、完整地反映和监督,向与医院有经济利益关系的各方提供所需要的会计信息、为医院内部管理者进行运营决策、编制预算以及评价考核工作业绩提供重要依据的一项经济管理活动。

三、医院会计核算的对象

医院会计核算的对象是医院资金的运动。研究会计核算的对象可以使我们对医院会计所要反映和监督的内容进行总体的了解。在各个医院里,资金运动的具体过程总是表现为各种各样众多的业务活动。医院的业务活动主要包括医疗、科研、教学以及其他与之相关的其他活动。

为了提供医疗服务,医院需要消耗各种资源。为了取得这些资源医院就需要不断地筹集和投放资金(医院取得的补偿主要包括国家财政补助、向患者收费或医疗保险机构付费等)。将货币资金转化为各项资产,如购买药品、卫生材料、各种医疗设备等。在提供医疗服务的过程中,医院要发生各种材料的消耗,设备的磨损,同时也要发生工资的支付和其他费用的支出。这些耗费,即为物化价值和劳动价值转化为医疗劳务价值的过程。在这个过程中,医院既取得有关收入,又发生各种相关费用。医院在持续运营的过程中,收入与费用相抵后的结余即为医院的经营成果。此外,在购买物资和取得补偿的过程中,医院还会与患者、医疗保险机构、政府部门以及相关单位形成各种应收应付等经济行为。

此外,医院开展的科研和教学活动也要发生资金的筹集、投放和消耗等经济行为。由此可见医院开展的医疗服务、科研和教学等活动,实际上就是一个资金运动的过程,医院会计就是要对这些经济活动进行准确核算,从而提供完整真实的有关医院财政补助预算收支执行情况、资产负债等财务状况以及收入、成本费用等运营成果的信息,以满足会计信息使用者的需要。医院资金运动的简化过程如图 19-1 所示。

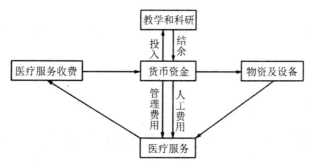

图 19-1　医院资金运动过程图

四、医院会计的职能

会计职能是指会计在企业、事业单位经济活动中所具有的对财产物资和业务收支活动进行管理方面的功能,即会计能干什么。医院会计的职能,与企业会计职能保持一致,具有反映和监督职能。

(一)反映职能

医院会计的反映职能是指会计通过确认、计量、记录、报告从数量上综合反映医院的经济活动情况,为医院的经济管理提供可靠的经济信息的功能。如对医院在开展医疗服务活动中,业务收入的取得,费用的控制,结余的计算等进行全面核算,并以会计报表或其他形式向信息使用者报告经济信息。这种反映的职能是医院会计的首要职能,也是医院会计工作的基础。其表现主要是对经济活动进行记录、计算、分类、汇总,并将经济活动的各项内容转换为会计信息,转换为能在会计报告中概括并综合反映医院财务活动状况的会计信息。

医院会计反映职能的主要特点有:①会计主要是从数量方面反映各单位的经济活动,从而为经济管理提供数据资料;②会计是对医院经济活动进行全过程的反映,即会计不仅反映过去,还要预测未来经济活动,为医院管理者进行管理经营决策服务;③会计反映具有完整性、连续性和系统性。

(二)监督职能

医院会计的监督职能是指按照经济管理的一般规律,根据政策、法律和规章制度的要求,运用会计对经济活动、单位预算执行情况反映的价值指标,按照一定的目标和要求,指导和调节经济活动的功能。与其他会计一样,会计监督是在会计反映基础上进行的,主要特点有:①会计监督主要是利用价值指标进行货币监督;②会计监督包括事前、事中和事后监督;③医院会计监督的职能也在医院会计核算的全过程中,严格按照法律、法规、预算的要求行事。医院会计与企业会计相比,由于具有使用预算资金的特征,监督的地位更为重要,其会计监督又表现为对医院会计核算过程的监督。因此,医院会计担负着会计管理的重任,它既为医院经济管理提供信息资料,又直接履行管理的职能。

反映和监督是医院会计的两个基本职能,两者之间密切联系相辅相成。反映是会计监督的基础,没有核算所提供的各种信息,监督就失去了依据;而监督又是会计核算质量的保证,只有核算,没有监督,就难以保证核算所提供信息的真实性和可靠性。在实际工作中反映和监督往往是结合在一起进行的。

会计的职能除了核算和监督两个基本职能外,还有参与经济预测、经济决策以及经济活动分析等职能。

(鞠少华)

第二节　医院会计核算的基本前提和一般原则

医院会计核算是在一定的前提条件和原则基础上进行的。会计前提是对会计资料的记录、计算、归集、分配和报告进行处理和运用的假设前提和制约条件,如果离开了这些前提及制约条件,会计核算的各种数据便无从产生,也无从解释或运用。同样,医院会计核算的一般原则,是对会计工作及由此产生的会计信息的基本要求,是我国会计核算工作应当遵循的基础性规范。

一、医院会计核算的基本前提

会计核算的基本前提,也称会计假设,它是人们对那些未经确认或无法正面论证的经济事物和会计现象,根据客观的正常情况或趋势所作的合乎事理的推断。医院会计核算的基本前提包括会计主体、持续经营、会计分期、货币计量。

(一)会计主体

会计主体是会计工作为其服务的特定单位和组织,指医院会计确认、计量和报告的空间范围,明确会计主体是组织会计核算的首要前提。

一般来说,凡有经济业务的任何特定的独立实体,如需独立核算盈亏或经营成果及编制独立的会计报表,就可以构成一个会计主体。在会计主体假设前提下,医院会计核算应当以医院自身发生的各项经济业务为对象,记录和反映其自身的各项经济活动。

需要特别指出的是,会计主体与法律主体并不是等同的概念,所有的会计主体不一定都是法律主体,但所有的法律主体都应该是会计主体。例如,一家医院拥有若干分院,为了全面反映各分院的财务状况与经营成果,可以将各分院作为一个会计主体开展会计核算,但分院却不是法律主体。

区别一所医院或医疗机构是否是一个会计主体,主要包括 3 个方面:①是否拥有独立的资金;②是否进行独立的经济活动;③是否实行独立的会计报告。

凡同时符合以上三个条件的经济组织,即为一个独立的会计主体。

(二)持续经营

持续经营是指在正常情况下,医院将按照既定的经营方针和预定的经营目标一直无限期的运营下去,而不会存在破产和停业清算的情况。它是会计假设中一个极为重要的内容。有了持续经营的前提,医院在会计信息的收集和处理上所使用的会计处理方法才能保持稳定,会计记录和会计报表才能真实可靠。会计核算上所使用的一系列会计处理方法都是建立在持续经营的前提基础上的。

持续经营假设为许多资产计量和费用分配奠定了理论基础,例如在持续经营的前提下,医院可以正常使用它所拥有的资产、偿还正常的债务、进行会计记录、按照成本记账、确定折旧方法计提折旧等。同时也为确定各种费用分配方法提供了依据,也建立起了会计确认和计量的原则。如固定资产价值在取得时按成本入账,折旧按使用年限或按工作量分期摊销;无形资产的摊销;预提和待摊费用的分配;资产、负债划分为流动和长期;收益确定和费用分配的应计原则等,都必须在这一前提下才有意义。

但是在市场经济条件下,由于价值规律和竞争而产生优胜劣汰,医院也无法违背这一规律。医院的关、停、并、转,使正常的经营活动无法维持,即持续经营前提已不能成立,建立在此前提之下的各种会计准则将不再适用,而只能用另外一种特殊的会计准则进行会计处理。如对破产清算的单位,历史成本原则已不适用,必须用清算价格来确定其财产价值,其会计处理也就应当遵循清算会计的相关规定。

《事业单位会计准则》中对事业单位持续经营前提规定为:会计核算应当以事业单位各项业务活动持续正常地进行为前提。医院的会计核算也应遵循这一会计假设。

(三)会计分期

会计分期是指人为地把持续不断的医院业务运营活动,划分为一个首尾相接、等间距离的会计期间,以便分期地确定费用、收入和经营成果或收支结余,分期地确定各期初期末的资产、负债和净资产的数量,进行结账和编制会计报表,及时有效地向有关方面提供财务状况和财务成果的会计信息。

有了会计分期,才产生了本期与非本期的区别;有了本期和非本期的区别,才产生了权责发生制和收付实现制;有了会计分期,也就有了预收、预付、应收、应付、预提、待摊等一些特殊的会计方法。由此可见,会计分期规定了会计核算的时间范围,是适时总结业务活动或预算执行情况的重要前提条件之一。只有规定固定的会计期间,才能把各期的财务成果进行比较。我国事业会计准则规定,事业单位会计采用"公历制",即每年1月1日至12月31日为一个会计年度,中间还可分为季度和月份,均按公历制计算。

根据世界各国对预算年度的规定不同,会计年度采用的形式有:公历制(即每年1月1日起至本年12月31日止),如中国、德国、匈牙利、波兰、瑞士、朝鲜等国;四月制(即每年4月1日起至次年3月31日止),如英国、加拿大、印度、日本、新加坡等国;七月制(即每年7月1日起至次年6月30日止),如瑞典、澳大利亚等国;十月制(即每年10月1日起至次年9月30日止),如美国、缅甸、泰国、斯里兰卡等国。

《事业单位会计准则》对会计分期前提的规定是:会计核算应当划分会计期间、分期结算账目和编制会计报表。会计期间分为年度、季度和月份,会计年度、季度和月份的起讫日期采用公历日期。会计期间的划分为财务报告期间和截止日的确定提供了基础,《医院会计制度》规定医院财务报告分为中期财务报告和年度财务报告,以短于一个完整的会计年度的期间(如季度、月度)编制的财务报告为中期财务报告,年度财务报告则是以整个会计年度为基础编制的财务报告。

(四)货币计量

货币计量又称货币计量单位,是指会计主体的业务管理活动及其结果,必须以货币作为计量尺度予以综合反映。会计核算必须选择货币作为会计核算上的计量单位,并以货币形式反映单位的生产、经营的全过程,从而使会计核算的对象统一表现为货币运动,全面反映医院的财务状况和经营成果。由此可见,会计计量之所以以货币为统一计量单位,主要是因为货币是现代经济中一切有价物的共同尺度,是商品交换的媒介物,是债权债务清算的手段。

会计综合反映医院的资产、负债、净资产、收入和费用等方面的信息,货币是最理想的计量单位,其他如实物、劳务计量尺度都不具有这种功能。

货币计价前提包括三个方面的内容。

(1)货币计量单位是会计计量的基本计量单位,其他单位是辅助的。

(2)在多种货币同时存在的条件下,或某些业务是用外币折算时,需要确定一种货币为记账本位币,我国会计准则规定以人民币为记账本位币。

(3)货币计量单位是借助价格来完成的,如某些经济业务没有客观形成的市场价格作为计量依据时,应选择合理的评估方法来完成计量工作。

《事业单位会计准则》中对事业单位货币计价前提的规定是:会计核算以人民币为记账本位币。发生外币收支的,应当折算为人民币核算。

应当注意的是,货币计量前提是以币值的相对稳定为基础的,在恶性通货膨胀或物价急剧变化的情况下,就需要采用特殊的会计准则来进行处理,如通货膨胀会计。货币计量假设是一种币值不变的会计假设,是指在正常的会计处理过程中,不考虑币值变动的影响,即假定货币价值稳定不变。币值不变假设是历史成本原则的理论基础。假定货币稳定保证了不同时期的会计信息具有可比性。

在医院会计核算中遵循了上述四项基本假设,在会计报表中无须说明;若有违背,则应作为重大事项的揭示予以说明和反映。

上述会计核算的四项基本假设,具有相互依存、相互补充的关系。会计主体确立了会计核算的空间范围,持续经营与会计分期确立了会计核算的时间长度,而货币计量则为会计核算提供了必要手段。没有会计主体,就不会有持续经营;没有持续经营,就不会有会计分期;没有货币计量,就不会有现代会计。

二、医院会计核算的一般原则

医院会计核算的一般原则是指对医院会计核算进行指导的基础性规范,是对会计工作及由此产生的会计信息的基本要求,会计核算的一般原则包括三个方面的内容:一是衡量会计信息质量的会计原则,主要有真实性原则、相关性原则、可比性原则、一致性原则、及时性和明晰性原则等;二是确认和计量方面的会计原则,主要有权责发生制原则、配比原则、专款专用原则、历史成本原则、划分收益性支出和资本性支出的原则等;三是修正会计原则,主要有谨慎性原则、重要性原则和实质重于形式原则。

(一)衡量会计信息质量的会计原则

1.真实性原则

真实性原则是指医院会计核算应以实际发生的经济业务和以合法的凭证为依据,进行会计计量、编报财务报告,客观真实地反映医院的财务收支状况及其结果。按照这个要求,会计核算的对象应该是医院实际已经发生的经济业务,并有合法的凭证作为依据,利用符合经济业务特点的方法或标准进行核算。

会计信息的真实性,是保证医院会计核算质量的首要条件,真实性原则要求会计处理必须做到内容真实确切、数字准确无误、项目全面完整、手续齐全完备、资料及时可靠。

2.相关性原则

相关性原则又称有用性原则,是指医院会计核算所提供的会计信息应当符合国家宏观经济管理的要求,满足利益相关各方的需要,即预算管理和有关各方了解医院财务状况及收支情况的需要,满足医院内部加强管理的需要。会计信息相关性,是随着医院的内外环境的变化而变化的。在计划经济时期,医院的会计工作和会计信息主要是为满足国家对其直接管理而服务的,其信息的主要内容是资金的收、付、存的基本内容。随着社会主义市场经济等外部形势的变化,医院的会计信息也必须随之变动。医院的资产、负债和净资产及其变化情况,已成为最为有用的经济信息,成为加强医院内部、外部管理的必需。因此,医院必须按相关性原则进行会计处理,并提供有用的会计信息。

如果会计信息提供以后,没有满足会计信息使用者的需要,对会计信息使用者的决策没有什么作用,就不具有相关性。

3.可比性原则

可比性原则又称统一性原则,是指医院会计核算应当按照统一规定的会计处理方法进行,同行业不同单位会计指标应当口径一致,相互可比。这条原则要求的内容:一是会计处理在同一行业内、医院之间应采取统一的方式和方法,统一按行业会计制度进行;二是同一医院在不同地点、不同时间发生的相同类型的经济业务,应采用统一的方式、方法处理,以保证医院内部各类业务事项的可比性。会计信息的可比性是提高会计信息可利用程度的一个很重要的内容。

4.一致性原则

一致性原则是指医院各个会计期间共同所用的会计处理方法、程序和依据应当前后一致,不得随意变更。如确有必要变更,应当将变更的情况、原因和对医院财务收支结果的影响在财务报告中说明。在会计核算中,某些业务往往存在着多种核算方法可供选择使用,如材料的计价方法、累计折旧、坏账准备的计提方法及收支结余确定方法等。为了保证会计报表前后期有关数据的可比性,防止因会计方法变更影响会计数据的客观性,会计处理方法必须前后各期保持一致。

5.及时性原则

及时性原则是指对医院的各项经济业务应当及时进行会计核算。及时性内容包括两个方面:一是医院的会计处理应当及时,即会计事项的账务处理应当在当期内进行,不能延至下一会计期间或提前至上一会计期间;二是会计报表应在会计期间结束后,按规定日期呈报给上级主管部门、财政部门、出资者及其各方利益关系人,不得影响有关各方使用报表。及时性原则是保证会计信息使用者及时利用会计信息的必要条件,但医院不得为满足及时性原则而提前结账和赶制会计报表,否则将违背真实性原则。

6.明晰性原则

明晰性原则又称清晰性原则,可理解性和可辨认性原则,是指医院会计记录和会计报告应当清晰明了,便于理解和运用。提供会计信息的目的在于使用,要使用会计信息就必须理解、明了会计信息所说明的问题。因此,要求医院所提供的会计信息简明、易懂、明了地反映医院的财务状况和业务运营成果。明晰性原则是对会计技术提出的质量要求。

(二)确认和计量方面的会计原则

1.权责发生制原则

权责发生制原则又称应计制或应计基础、应收应付制,是指医院会计以收入和支出(费用)是否已经发生为标准来确认本期收入与支出(费用)的处理方式,即以收付应归属期间为标准,确定本期收入和支出(费用)的处理方法,其主要内容为:凡是当期已经实现的收入和已经发生应当在本期负担的费用,无论款项是否收付,都应当作为本期的收入和支出(费用)处理;凡是不属于本期的收入和支出(费用),即使款项已经在本期收付,也不应作为本期的收入和支出(费用)入账。权责发生制是对收入、支出(费用)确定和计价的一般原则,也是一种记账基础。

与权责发生制相对应的原则为收付实现制,又称现金制。收付实现制,是指以货币资金的实收实付为基础来确认收入和支出(费用)的处理方式。凡是在本期实际收到的款项,或在本期实际支出的款项,无论该项收入、支出(费用)发生在什么时间,是否应归本期,都作为本期的收入和支出(费用)处理。

在医院会计实务中,其交易或者事项的发生时间与相关货币收支时间有时并不完全一致,例如,某些款项已经收到,但医疗服务并未提供,或者某款项已支付,但却并非本期经营活动所发生的,因此为了更加真实地反映特定会计期间的财务状况,按照《医院会计制度》(财会[2010]27号)(以下简称新会计制度)规定:"医院会计采用权责发生制基础"。

医院会计采用权责发生制基础可以合理确定各期结余或亏损,加强经济管理,提高资金使用效益。此外,我国预算会计(含行政单位会计、事业单位会计除经营业务外)要求采用收付实现制,因此医院取得的财政补助收入、科教项目收入以及相应发生的财政项目补助支出、科教项目支出应采用收付实现制进行核算。以拨款的方式从财政部门、主管部门或举办单位取得的经费来源,不需要偿还,但要对支出情况进行严格的考核和监督,保证预算资金的安全。

因此,医院确认各项业务收入,应当以权责发生制为基础;财政补助收入和科教项目收入以收付实现制为补充。

2.配比原则

配比原则又称收入与费用相配比原则,是指医院的支出(费用)与取得的收入应当相互配比,以求得合理的结余。配比原则包括三个方面的内容:一是收入必须与取得时付出的成本、费用相配比,这样才能确定取得的某类收入是否可抵偿其耗费;二是某一部门的收入必须与该部门的成本、费用相配比,它可以衡量和考核某一部门的业绩;三是某个会计期间的收入必须与该期间的耗费相配比,即本会计期间内的总收入应与总的成本、费用相配此,从而确定出本期医院的结余情况。

根据收入与成本、支出(费用)之间的关系,配比的方式有直接配比、间接配比和期间配比三种。凡是与各项收入有直接联系的费用、支出,如材料费、人工费,都可以作为直接配比的项目直接处理;对与收入没有直接联系的间接费用,则按一定的标准分摊,确定为某类收入的费用;对会计期间发生的管理费用,则应采用期间配比的方式,作为期间费用直接列入当期的支出。医院会计的配比原则与权责发生制的应用是相互联系的,即会计基础采用权责发生制的单位,支出与相关的收入应当相互配比。在配比原则下,将会发生待摊费用和预提费用等核算内容。

根据配比原则,当医院医疗收入已经实现时,某些资产已被消耗(如药品和卫生材料),以及劳务已经提供(如提供诊察服务),对于已被耗用的这些资产和劳务的成本,应当在确认有关收入的期间确认为费用。医院的各项费用中,医疗业务成本与医疗收入的实现直接相联系,两者的确认应符合配比原则,在某个会计期间确认医疗收入时,应当同时确认与之相关的医疗业务成本。

3.专款专用原则

专款专用原则是指对指定用途的资金,应按规定的用途使用,并单独反映。由于国家对事业单位有专项补助经费,因此这一原则是事业单位会计特有的准则,它只存在于事业单位(包括医院)会计中,而不存在于企业与行政单位会计中。在资金投入主体较多,投入项目较多的医院,必须按资金取得时规定的不同用途使用资金,专款专用并专设账户。会计核算和报表都应单独反映其取得、使用情况,从而保证专用资金的使用效果。例如,医院会计中的财政补助收入、科教项目收入、财政项目补助支出、科教项目支出等会计科目,以及财政补助收支情况表等均是该项原则的具体体现。

4.历史成本原则

历史成本原则又称实际成本计价原则、原始成本原则,是指医院的各项财产物资应当按照取得或购建时的实际价值核算,除国家另有规定者外,一律不得自行调整其账面价值。由于历史成本具有客观性,是交易过程形成的成本,没有随意性;同时,历史成本资料容易取得,历史成本反映财产物资取得时的价值,既有案可查,前后又具有可比性,同时又能反映物价波动情况。

5.划分收益性支出和资本性支出的原则

收益性支出是指该项支出发生是为了取得本期收益,即仅与本期收益的取得有关;资本性支出是指该支出的发生不仅与本期收入的取得有关,而且与其他会计期间的收入有关,或者主要是为以后各会计期间的收入取得所发生的支出。

划分收益性支出和资本性支出,主要目的是为了正确计算医院各个会计期间的结余和亏损。对于以权责发生制为基础确认的费用,如医疗业务成本、管理费用等,应当合理划分应当计入当期费用的支出和应当予以资本化的支出。根据划分应计入当期费用的支出和应予以资本化的支出原则,如果某项支出的效益涵盖几个会计期间,该项支出应予以资本化,如以自筹资金购买固定资产的支出,不能作为当期的费用;如果某项支出的效益仅涉及一个会计期间,则应当确认为当期费用。

(三)修正会计原则

1.谨慎性原则

谨慎性原则又称为稳健性,是指医院对交易或者事项进行会计处理时应当保持应有的谨慎,不应当高估资产或者收益、低估负债或者费用。谨慎性要求医院在面临风险或者不确定性时,应当保持应有的谨慎性,充分估计各种风险和损失,避免医院在发生风险时正常运营受到严重影响。

2.重要性原则

该原则就是在会计核算过程中对交易或事项应当区别其重要程度,采用不同的核算方式。对资产、负债、净资产等有较大影响,并进而影响财务会计报告使用者据以作出合理判断的重要会计事项,必须按照规定的会计方法和程序进行处理,并在财务会计报告中予以充分、准确地披露;对于次要的会计事项,在不影响会计信息真实性和不至于误导财务会计报告使用者作出正确判断的前提下,可适当简化处理。实行重要性原则,对次要经济业务作适当的简化核算工作,可使会计资料和会计报表突出重点地反映医院的经营情况和财务状况。

区别重要和次要的依据,主要是从考核分析和预测决策的要求来考虑的,也是会计核算本身进行成本/效益权衡的体现。这里需要强调的是,对于某一会计事项是否重要,除了严格参照有关的会计法规的规定之外,更重要的是依赖于会计人员结合本单位具体情况所作出的专业判断。

3.实质重于形式原则

该原则是指医院应当按照交易或事项的经济实质进行会计核算,而不应当仅仅按照它们的法律形式作为会计核算的依据。

在会计核算过程中,可能会碰到一些经济实质与法律形式不吻合的业务或事项,例如,融资租入的固定资产,在租期未满之前,从法律形式上讲,所有权并没有转移给承租人,但是从经济实质上讲,与该项固定资产相关的收益和风险已经转移给承租人,承租人实际上也能行使对该项固定资产的控制权,因此承租人应该将其视同自有的固定资产,一并计提折旧和大修理费用。

遵循实质重于形式原则,在进行会计核算时,会计人员应当根据经济业务的实质来选择会计方法,而不是拘泥于经济业务的法律形式。遵循该原则体现了对经济实质的尊重,能够保证会计核算信息与客观经济事实相符。

(鞠少华)

第三节　会计核算方法

会计核算方法是会计方法中的最基本部分,是所有企业、事业单位共同适用的会计方法,也是初学者必须首先掌握的会计方法。

一、会计核算方法简介

会计核算方法是指对会计核算对象的经济活动进行全面、系统、连续地反映和监督所采用的一套专门方法。这些方法包括:设置账户、复式记账、填制和审核凭证、登记账簿、成本计算、财产清查和编制财务报表等。

(一)设置账户

设置账户是对会计要素的具体内容进行分类反映的一种方法。设置账户就是对会计要素根据一定的规律设置不同的分类科目。会计要素的内容是复杂多样的,只有通过设置账户,对它们进行分类反映,才能取得所需要的财务信息。设置账户是会计核算的基础,也是会计核算的起点。

(二)复式记账

复式记账是会计记账的一种方法,是相对单式记账而言的。其特点是:对每项经济业务都要按相等的金额在两个或两个以上的有关账户中同时进行登记。采用复式记账,既可以全面反映会计要素的增减变化情况,也便于检查账户记录的正确性,因而它是科学的记账方法。

(三)填制和审核凭证

会计凭证是记录经济业务,明确经济责任,作为记账依据的书面证明。企事业单位的资金运动是由不同项目具体的经济业务所构成的,会计对于资金运动的反映和监督,也必须通过对每一项经济业务的反映和监督来进行。因此,在经济业务发生时,就需要用适当的方法来审核经济业务是否合法,是否符合财经制度的规定,是否执行了财经纪律。同时,要把已经发生的经济业务正确无误地记录下来,必须要有确凿的根据。为了满足以上要求,会计工作就采用了填制和审核凭证这一专门的方法。通过会计凭证的填制和审核,可以对企业、事业单位的经济活动实行经常的、有效的会计监督,而且还可以为账簿的记录提供可靠的依据,以保证会计资料的真实性。填制和审核凭证是保证经济业务真实性、合法性和会计记录正确性的一种方法。

(四)登记账簿

账簿是记录经济业务的簿籍,开设账簿要根据会计制度统一规定的账户名称(会计科目),而登记账簿则必须以会计凭证为依据,运用复式记账的方法,全面、连续、系统地在账簿中记录所发生的经济业务。

(五)成本计算

成本计算是对医院各项业务活动中发生的各种费用,按照一定对象和标准进行归集和分配,以计算确定各成本对象的成本。成本计算是为了进一步开展成本分析和决策。

(六)财产清查

财产清查是对实物、现金进行实地盘点,对银行存款和应收、应付账款进行核对,以确定各种财产的实有数,查明财产是否账实相符的一种方法。定期进行财产清查对保护医院财产安全完整和财务信息质量都有重要意义。

(七)编制财务报表

财务报表是以日常核算资料为主要依据,以货币为主要计量单位,以经济指标为主要内容,集中反映医院一定会计期间的财务状况和经营成果的正式文件。编制财务报表向有关方面提供财务信息,是会计反映职能的集中体现。编制财务报表是会计核算的终点。

二、会计核算方法之间的关系

上述各种会计方法,是一个完整体系。在实际工作中,必须彼此联系、相互配合地加以运用。一般来说,在经济业务发生后都要填制凭证,根据审核无误的凭证,按照规定的账户,用复式记账的方法在各种账簿中进行登记,并对各个经营过程中发生的费用进行成本计算。在一定时期以后,通过财产清查将财产物资实际结存数额与账簿的记录加以核对,在账实相符的基础上编制各种会计报表,然后对各种会计资料进行必要的分析和检查。但必须指出,以上各种会计方法,在实际工作中并不是完全按照固定的顺序来运用的,它们之间往往会交叉使用。例如,在填制凭证时,必须考虑到账户设置的要求和运用复式记账的方法;又如,在登记账簿时,要考虑到编制会计报表的要求;再如,在编制会计报表时,也要利用复式记账的原理来进行试算平衡。不论在什么情况下,会计的各种专门方法都必须相互配合地加以运用,缺少了任何一种方法,都不可能全面地完成会计的任务。这是在运用会计的各种专门方法时必须充分加以注意的。

上述各种核算方法之间的相互关系,按照会计核算工作程序,可用图 19-2 表示。

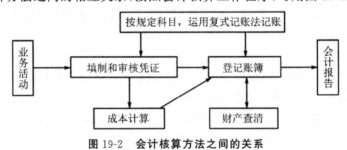

图 19-2 会计核算方法之间的关系

(鞠少华)

第二十章

医院财务会计内部控制与管理

第一节　医院财务会计内部控制与管理概述

内部控制是因加强经济管理的需要而产生的,是随着经济的发展而发展完善的。远在公元前 3600 年的美索不达米亚文化的记载中,就可找到内部牵制的踪迹。内部控制在世界范围的发展可以分为 4 个阶段:内部牵制阶段、内部控制制度阶段、内部控制结构阶段、内部控制框架阶段。1992 年美国提出的《内部控制——整体框架》即著名的"COSO 报告"是目前国际最为权威的内部控制理论,2004 年,美国证券市场开始实施《塞班斯法案》,规定上市公司的财务报告必须包括一份内控报告,并明确规定公司管理层对建立和维护财务报告的内部控制体系及相应控制流程负有完全责任,财务报告中必须附有其内控体系和相应流程有效性的年度评估。国内有关内部控制的研究和实务主要是借鉴国外的经验,并结合适合于我国具体情况的内控制度。2001 年 6 月至 2004 年 7 月财政部连续指定和发布《内部会计控制规范—基本规范(试行)》等七项内部会计控制规范。2008 年 6 月 28 日财政部等五部门联合发布我国首部《企业内部控制基本规范》,是我国在会计审计领域做出的与国际接轨的重大改革之一,使我国企业内部控制规范化工作跨入新的发展阶段。

与企业相比较,医院财务会计内部控制规范建设还相对滞后,虽然经过多年的实践,各医院都相继建立了一系列内部控制制度,并制定了一定考核办法,但尚未有统一的、完整的、规范的、权威性的内部控制制度,相关的文件仅有 2006 年卫生健康委员会发布的《医院财务会计内部控制规定(试行)》,这种现状与现代医院管理要求不相适应。财政部已将《行政事业单位内部控制规范》进行广泛征求意见,下发实施后将有效填补行政事业单位内部控制规范的空白。

一、医院财务会计内部控制现状

随着医疗体制改革的不断深入,建立健全医院财务会计内部控制制度对提高医院管理水平有着重要的意义。在医院财务会计内部控制实施过程中存在一些问题,需要进一步完善和提高。只有不断健全与完善内部控制,加强内部运营管理,提高医院财务会计内部控制的效率和效果,提高内部管理水平和风险防范能力,推进廉政建设,才能维护社会公众利益,达到内部控制的最终目标,使医院稳步健康的发展。

内部控制制度是现代管理理论的重要组成部分,是强调以预防为主的制度,目的在于通过建立完善的制度和程序来防止错误和舞弊的发生,提高管理的效果及效率。严控则强,失控则弱,无控则乱。目前,我国医院财务会计内部控制与管理中还存在着一些问题。

(一)对财务会计内部控制的重要性缺乏应有的认识

内控意识是内控制度中的一项重要内容,良好的内控意识是确保内控制度建立健全并有效实施的重要保证。但是许多医院缺乏对财务会计内部控制知识的基本了解,对建立健全内部控制的重要性和现实意义认识不够,内控意识薄弱。有的医院管理层只是把内控理解为各种规章制度的汇总,有的在处理内控与管理、内控与风险、内控与发展的关系问题上的认识有偏差,把内控与发展和效益对立起来。有的医院管理者简单地将预算控制等同于内部控制,认为有了预算控制就无所谓内部控制体系了,还有的单位干脆拒绝进行内部控制制度的建设。

(二)忽视了财会部门在医院财务会计内部控制中的地位和作用

医院财务部门是医院财务会计内部控制制度的执行者和实施者,对财务会计内部控制制度的有效实施起着举足轻重的作用。许多医院的财会部门没有得到应有的重视,财务管理制度不健全,财务会计基础工作仍很薄弱,需要进一步强化。有的单位缺乏明确的岗位责任制,财会人员对其所处岗位的职责内容不详,职权不明确,责任不清楚,程序不规范,造成财务管理及运营失控。

(三)财产物资的控制较薄弱

财产物资是医院资产的重要组成部分,医院必须制定切实可行的财务会计内部控制制度,保证其安全和完整,防止资产流失。实行政府采购制度以后,医院固定资产的购置环节得以规范,但在使用管理方面仍缺乏相关的内部控制,重钱轻物,重购轻管现象比较普遍。有的医院对财产物资的采购具有盲目性,只是依据科室申请去采购,而不进行可行性研究,造成资产的重复购置和闲置浪费。

(四)费用支出方面缺乏有效控制

许多医院对经费的支出(特别是招待费、办公费、会议费、车辆费等)缺乏严格的控制标准,有的医院即使制定了内部经费开支标准,仍较多采用实报实销制,只要有相应审批人员签字同意,会计人员就予以报销;专项经费被挤占、挪用、执行效率低的现象比较普遍,致使专项资金未能发挥其应有的资金效益。

(五)缺少评价、监督机制

财务会计内部控制是一个系统管理的过程,需要通过大量的制度和活动来实现,要确保内控制度的执行效果,就必须进行监督。目前,财务会计内部控制制度的内部监督和评价机制没有很好地建立起来,缺乏统一的标准和体系,致使检查监督和评价流于形式,无法达到理想效果。如在实际工作中存在着不相容岗位没有相互分离的问题,记账人员、保管人员、经办人员没有设置专人专岗,存在出纳兼复核、采购兼保管等违规现象,重大事项决策和执行没有实行分离制约制度。缺乏应有的监督机制,任何严密的内部控制系统都难以发挥作用。

(六)财务会计内部控制人员的素质不能适应岗位要求

目前很多医院缺乏经过正规培训的财务会计内部控制人员。很多在职内部控制人员在意识上、技能上和行为方式上不能达到实施财务会计内部控制的基本要求,对内部控制的程序或措施经常理解不到位。多数医院的内部审计部门没有发挥其监督、评价、防范的作用。

我国医院财务会计内部控制与管理还存在着很多缺陷,在医疗体制改革不断深化的情况下,医院的内控建设面临着前所未有的挑战,因此财务会计内部控制制度的健全及发挥作用也就显得尤为重要。

二、医院内部控制与管理的改进

(一)促使财务内控制度有效实施

增强医院员工特别是管理层对财务会计内部控制重要性的认识,促使财务内控制度有效实施:医院管理层的思想意识、道德水平和综合素质是医院财务会计内部控制的关键因素。医院领导层应改变旧的"重医疗、轻管理"的管理理念,更新知识,加强对会计法律和法规的学习,明确财务负责人参与医院重大决策的职责。管理理念的提升是医院形成良好的内控机制和制度执行的关键。

(二)切实加强财产物资的安全控制

按照不相容职务相分离的原则,合理设置会计及相关工作岗位,明确职责及权限,对重要岗位定期轮换,形成相互制衡的机制。建立和完善各项资产在采购、验收、付款等环节上的授权审批制度。严格规范固定资产的购建与使用。建立和完善各项管理制度,并组织实施。

(三)建立和完善监督机制

监督机制是确保财务会计内部控制有效的关键环节。内部控制制度的制定不仅是文字化的制度形式,更重要的是在工作中要监督执行,行使监督的职能作用。达到查错防弊、改进管理的目的。

(四)建立适合医院的成本费用考核体系

医院要结合自身的实际情况,建立成本费用管理的组织体系和考评体系,各成本责任中心将成本管理机构制定的指标,落实到人,采取奖罚措施,达到成本控制的目的,提高医院的运营效率。

(五)加强人员培训,提高审计人员素质

加强内部审计人员业务培训和后续教育工作,以培训学习及考核来提高内部审计人员的整体素质,全面提高他们的思想素养、理论水平、学历层次。同时,应积极吸收经济、会计、法律等相关专业人才或复合人才加入审计队伍,促进医院内部审计人员素质的提高,为有效开展内审业务提供保障。

(孔凡芹)

第二节　财务会计内部控制与管理的基本要求

一、内部控制定义

内部控制是指单位为实现控制目标,通过制定一系列制度、实施相关措施和程序,对经济活动的风险进行防范和管控的动态过程。

医院财务会计内部控制是医院为了保证业务活动的有效进行和资产的安全与完整,防止、发现和纠正错误与舞弊,保证会计资料的真实、合法、完整而制定和实施的政策、措施及程序。通过建立健全财务会计内部控制,使医院各部门、各岗位相互监督、制约和联系,从而维护国有资产安

全与完整,堵塞漏洞,加强医院财务管理,促进各医院财务会计内部控制制度的建设,提高医院财务管理水平和会计信息质量,为提高医院自身竞争力和医院发展战略目标的实现,提供合理保证。

二、内部控制目标

内部控制与管理的目标可归纳为 5 个方面。

(一)合理保证医院管理和服务活动合法合规

内部控制要求医院的管理和服务活动必须置于国家法律、法规允许的基本框架之下,在守法的基础上进行管理。

(二)合理保证医院资金安全完整

资金安全是医院正常经营的前提和基础,也是财务管理的目标之一,而良好的内部控制,应当为资产安全提供扎实的制度保障。

(三)合理保证医院财务报告及相关信息真实准确

可靠的信息报告能够为医院管理者提供适合其制定目标的准确而完整的信息,同时,保证对外披露的信息报告的真实、完整,有利于提升医院的诚信度和公信力,维护医院良好的声誉和形象。

(四)提高管理服务的效率和效果

要求医院结合自身管理和提供服务的环境,通过健全有效的内部控制,不断提高管理服务活动的效率和效果。

(五)促进医院实现发展战略

这是内部控制的终极目标。它要求医院在运营管理中努力做出符合战略要求,有利于提升可持续发展能力和创造长久价值的策略选择。

三、内部控制原则

内部控制制度的建立与实施,应当遵循下列原则。

(一)全面性原则

内部控制应当贯穿决策、执行和监督全过程,覆盖各种业务和事项。内部控制是一个全方位的整体,它渗透于医院管理和服务活动整个过程并贯穿于活动的始终。

(二)重要性原则

内部控制应当在全面控制的基础上,关注重要业务事项和高风险领域。医院在构建内部控制制度时,应密切关注所面临的各种风险,有针对性地设计内部控制措施,使风险降低到可以忍受的合理水平,保持医院健康持续地发展。

(三)制衡性原则

内部控制应当在治理结构、机构设置及权责分配、业务流程等方面相互制约、相互监督,同时兼顾运营效率。一项完整的经济业务事项,如果是经过两个以上的相互制约环节对其进行监督和检查,其发生错弊现象的概率就很低。就具体的内部控制措施来说,相互牵制必须考虑横向控制和纵向控制两个方面的制约关系。从横向关系来讲,完成某个环节的工作需有来自彼此独立的两个部门或人员协调运作、相互监督、相互制约、相互证明;从纵向关系来讲,完成某个工作需经过互不隶属的两个或两个以上的岗位和环节,以使下级受上级监督,上级受下级牵制。横向关系和纵向关系的核查和制约,使得发生的错弊减少到较低程度,或者即使发生问题,也易尽早发现,便于及时纠正。

(四)适应性原则

内部控制应当与医院规模、业务范围、竞争状况和风险水平等相适应,并随着情况的变化及时加以调整。进行内部控制设计时应根据不同的控制类型灵活采用不同的策略。

(五)成本效益原则

内部控制应当权衡实施成本与预期效益,以适当的成本实现有效控制。在设计内部控制时,一定要考虑控制投入成本和控制产出效益之比,一般来讲,要对那些在业务处理过程中发挥作用大、影响范围广的关键控制点进行严格控制;而对那些只在局部发挥作用、影响特定范围的一般控制点,其设立只要能起到监控作用即可,不必花费大量的人力、物力进行控制。力争以最小的控制成本获取最大的经济效果。

四、内部控制要素

借鉴 1992 年美国提出的《内部控制——整体框架》即 COSO 框架,内部控制的要素归纳为内部环境、风险评估、控制活动、信息与沟通、内部监督五大方面。

(一)内部环境

内部环境规定医院的纪律与架构,影响运营管理目标的制定,塑造医院文化并影响员工的控制意识,是实施内部控制的基础。它通常包括下列 5 个方面。

1.医院的治理结构

医院的治理结构比如管理层、核心部门的分工制衡及其在内部控制中的职责权限等。

2.医院的内部机构设置及权责分配

尽管没有统一模式,但所采用的组织结构应当有利于提升管理效能,并保证信息通畅流动。

3.内部审计机制

内部审计机制包括内部审计机构设置、人员配备、工作开展及其独立性的保证等。

4.医院的人力资源政策

医院的人力资源政策如关键岗位员工的强制休假制度和定期岗位轮换制度等。

5.医院文化

医院文化包括医院整体的风险意识和风险管理理念,管理层的诚信和道德价值观,医院全体员工的法制观念等。一般而言,医院负责人在塑造良好的内部环境中发挥着关键作用。

(二)风险评估

风险是指一个潜在事项的发生对目标实现产生的影响。风险评估是指医院及时识别、科学分析管理服务活动中与实现控制目标相关的风险,合理确定风险应对策略,是实施内部控制的重要环节。风险评估主要包括目标设定、风险识别、风险分析和风险应对。风险与可能被影响的控制目标相关联。医院必须制定与各项管理服务项目相关的目标,设立可辨认、分析和管理相关风险的机制,以了解医院所面临的来自内部和外部的各种不同风险。在充分识别各种潜在风险因素后,要对固有风险(即不采取任何防范措施)可能造成的损失程度进行评估。

(三)控制活动

控制活动是指医院管理层根据风险评估结果,采用相应的控制措施,将风险控制在可承受度之内的政策和程序。控制措施可概括为 7 个方面,即不相容职务分离控制、授权审批控制、会计系统控制、财产保护控制、预算控制、运营分析控制和绩效考评控制。同时规定医院应当建立重大风险预警机制和突发事件应急处理机制,明确风险预警标准,对可能发生的重大风险或突发事件,制订应急预案、明确责任人员、规范处置程序,确保突发事件得到及时妥善处理。

(四)信息与沟通

信息与沟通是指医院及时准确地收集、传递与内部控制相关的信息,确保信息在医院内部、医院与外部之间进行有效沟通,是实施内部控制的重要条件。信息与沟通的主要环节包括确认、计量、记录有效的管理服务业务;在财务报告中恰当揭示财务状况、运营成果和现金流量;保证管理层与医院内部、外部的顺畅沟通。信息与沟通的方式是灵活多样的,但无论哪种方式,都应当保证信息的真实性、及时性和有用性。

(五)内部监督

内部监督即医院对内部控制建立与实施情况进行监督检查,评价内部控制的有效性,对于发现的内部控制缺陷,以及时加以改进。内部监督是实施内部控制的重要保证,包括日常监督和专项监督。监督情况应当形成书面报告,在报告中应揭示内部控制的重要缺陷。内部监督形成的报告应当有畅通的报告渠道,确保发现的重要问题能传达到管理层。同时,应当建立内部控制缺陷纠正、改进机制,充分发挥内部监督效力。

(孔凡芹)

第三节　内部控制的主要内容与要求

一、预算控制

(一)预算编制控制

根据国家有关规定和医院的实际情况,建立健全预算编制、审批、执行、分析、调整、决算编报、绩效评价等内部预算管理工作机制。单位一切收入、支出必须全部纳入预算管理。

医院的预算编制应当做到程序合理、方法科学、编制及时、数据准确。按规定程序逐级上报,由上级预算管理部门审批。

医院应当指定部门专人负责收集、整理、归档并及时更新与预算编制有关的各类文件,定期开展培训,确保预算编制部门人员及时全面掌握相关规定。

医院应当建立内部预算编制部门与预算执行部门、资产管理部门的沟通协调机制,确保预算编制部门及时取得和有效运用财务信息和其他相关资料,实现对资产的合理配置。应严格按照批复的预算组织收入、安排支出,确保预算严格有效执行。

(二)预算执行控制

1.建立预算执行的适时分析机制

财会部门定期核对内部各部门的预算执行报告和已掌握的动态监控信息,确认各部门的预算执行完成情况。医院根据财会部门核实的情况定期予以通报并召开预算执行分析会议,研究、解决预算执行中存在的问题,提出改进措施。确保年度预算的完成。

2.年度预算一经批复,一般不予调整

因政策变化、突发事件等客观原因影响预算执行的,按规定程序报批。应当建立突发事件应急预案资金保障机制,明确资金报批和使用程序。因突发事件等不可预见因素确需调整预算的,应当按照国家有关规定和医院的应急预案办理。

（三）决算控制

加强决算管理,确保决算真实、完整、准确,建立健全预算与决算相互协调、相互促进的机制。

建立健全预算支出绩效评价机制,按照国家有关规定和本单位具体情况建立绩效评价指标,明确评价项目和评价方法,加强业务或项目成本核算;通过开展支出绩效评价考核,控制成本费用支出,降低运行成本,提高资金使用效率。

二、收入与支出控制

（一）收入控制

1.医院应当建立健全收入管理制度和岗位责任制

根据收入来源和管理方式,合理设置岗位,明确相关岗位的职责权限,确保提供服务与收取费用、价格管理与价格执行、收入票据保管与使用、办理退费与退费审批、收入稽核与收入经办等不相容职务相互分离,合理设置岗位,加强制约和监督。

2.各项收入应符合国家有关法律、法规和政策规定

要严格按照国家规定管理各项收入,严格执行收入管理业务流程。

（1）重点控制门诊收入、住院结算收入。加强流程控制,防范收入流失,确保收入的全过程得到有效控制。

（2）加强结算起止时间控制。统一规定门诊收入、住院收入的每天、每月结算起止时间,以及时准确核算收入。

（3）建立退费管理制度。各项退费必须提供交费凭据及相关证明,核对原始凭证和原始记录,严格审批权限,完备审批手续,做好相关凭证的保存和归档工作。

（4）各项收入应当由单位财会部门统一收取并进行会计核算,其他部门和个人未经批准不得办理收款业务,严禁设立账外账和"小金库"。严格按照医院财务会计制度规定确认、核算收入。

3.财务部门要及时备案各项收入合同

业务部门应在涉及收入的合同协议签订后及时将合同副本交存财会部门备案,确保各项收入应收尽收,以及时入账。财会部门应当定期检查收入金额是否与合同约定相符;对应收未收项目应当查明情况,明确责任主体,落实追缴责任。按照规定项目和标准实现的收入不得以任何形式截留、挪用、私分或者变相私分。

4.指定专人负责文件

指定专人负责收集、整理、归档并及时更新与收入有关的文件,定期开展培训,确保主管领导和业务人员及时全面掌握相关规定。

5.取得的各项收入必须开具统一规定的票据

各类收入票据由财务部门统一管理。

（1）建立各项收入与票据存根的审查核对制度,确保收入真实完整。建立健全票据管理程序和责任制度。明确票据的购买、印制、保管、领用、核销、遗失处理、清查、归档等环节的职责权限和程序,财政票据等各类票据的申领、启用、核销、销毁均应履行规定手续。

（2）按照规定设置票据专管员，建立票据台账，做好票据的保管和序时登记工作。票据应当按照顺序号使用，不得拆本使用。设立票据登记簿进行详细记录，防止空白票据遗失、盗用。

（3）每位负责保管票据的人员要配置单独的保险柜等保管设备，并做到人走柜锁。不得违反规定转让、出借、代开、买卖财政票据，不得擅自扩大财政票据的适用范围。

6.重点关注一些特殊项目的收入情况

医院内部应当定期和不定期检查、评价收入管理的薄弱环节，如发现问题，应当及时整改。重点关注：长期挂账的往来款项和冲减支出的交易或事项是否真实；挂账多年的应收款项是否及时进行追缴，确实无法追缴的，是否按照规定程序报批后处理；已核销的应收款项是否按照"账销、案存、权在"的要求，保留继续追缴权利，明确责任人追缴义务；与收入相关的其他情形。医院的收入管理岗位流程图如图 20-1 所示。

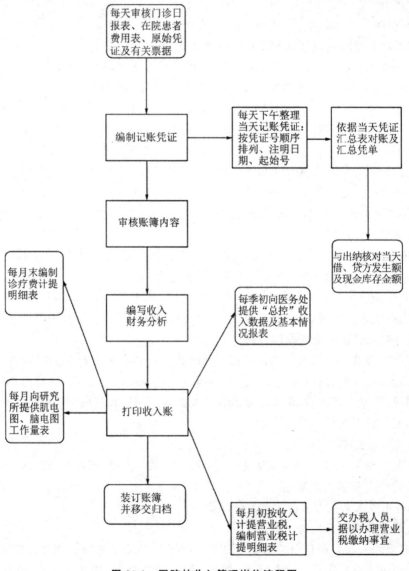

图 20-1　医院的收入管理岗位流程图

(二)支出控制

1.建立健全支出管理制度和岗位责任制

合理设置岗位,明确相关岗位的职责权限,确保支出申请和内部审批、付款审批和付款执行、业务经办和会计核算等不相容岗位相互分离。合理设置岗位,加强制约和监督。

2.完善支出管理的流程

按照支付业务的类型,完善支出管理流程,明确内部审批、审核、支付、核算和归档等支出各关键岗位的职责权限。实行国库集中支付的,应当严格按照财政国库管理制度有关规定执行。

3.加强支出审批控制

明确支出的内部审批权限、程序、责任和相关控制措施。审批人应当在授权范围内审批,不得超越权限审批。

4.建立重大支出集体决策制度和责任追究制度

重大支出应当由单位领导班子集体决策,重大支出标准根据本单位实际情况确定,不得随意变更。

5.加强支出审核控制

全面审核各类付款凭证及其附件的所有要素。主要做到几个方面:①重点审核单据凭证是否真实、合规、完整,审批手续是否齐全,以及是否符合国库集中支付和政府采购等有关规定;②会议费、差旅费、培训费等支出报销凭据应附明细清单,并由经办人员签字或盖章;③超出规定标准的支出事项应由经办人员说明原因并附审批依据,确保单据凭证与真实的经济业务事项相符。

6.加强支付控制

明确报销业务流程,按照规定办理资金支付手续。签发的支票应当进行备查登记。使用公务卡结算的,应当按照公务卡管理有关规定办理业务。

7.加强支出的核算和归档控制

由财会部门根据业务的实质内容及时登记账簿,保证核算的及时性、真实性和完整性。与支出业务相关的经济合同和专项报告应当按照有关规定交存财会部门备案。各项支出要符合国家有关财经法规制度。严格按照医院财务会计制度的规定确认、核算支出。

8.加强成本核算与管理

严格控制成本费用支出,降低运行成本,提高效益。

9.一些项目的支出要重点关注和管理

医院内部应当定期和不定期检查、评价支出管理的薄弱环节,如发现问题,应当及时整改。重点关注内容包括:①是否存在挪用预算资金向无预算项目支付资金或用于对外投资的情形;②是否存在采用虚假或不实事项套取预算资金的情形;③是否存在违规向所属预算单位划转资金的情形;④是否存在将财政预算资金借贷给其他单位的情形;⑤预付款项的转回或冲销是否合理、合规,是否存在协同第三方套取预算资金的情形;与支出相关的其他情形。

三、采购控制

医院应当按照《中华人民共和国政府采购法》及相关法律、法规的规定加强对采购业务的控制。建立健全包括采购预算与计划管理、采购活动管理、验收与合同管理、质疑投诉答复管理和内部监督检查等方面的内部管理制度。对未纳入《中华人民共和国政府采购法》适用范围的采购业务,应当参照政府采购业务制定相应的内部管理制度。

医院应当结合本规范的要求和实际情况,对采购业务的关键环节制定有针对性的内部控制措施。

(一)加强采购业务的预算和计划管理

建立预算管理部门、采购管理部门和资产管理部门之间的沟通机制。采购管理部门根据本单位工程、货物和服务实际需求及经费预算标准和设备配置标准细化部门预算,列明采购项目或货物品目,并根据采购预算及实际采购需求安排编报月度采购计划。

指定专人负责收集、整理、归档并及时更新与政府采购业务有关的政策制度文件,定期开展培训,确保办理政府采购业务的人员及时全面掌握相关规定。

建立采购业务管理岗位责任制,明确相关部门和岗位的职责权限,确保采购需求制定与内部审批、招标文件准备与复核、合同签订与验收、采购活动组织与质疑投诉检查等不相容岗位相互分离。

(二)加强审批审核事项管理

审批审核事项包括采购组织形式变更、采购方式变更、采购进口产品和落实政府采购扶持节能、环保产品政策的审核等。建立采购进口产品或变更采购方式的专家论证制度及严格的内部审核制度,以及向上级主管部门报批报备及公告登记管理制度。

(三)加强对采购活动的控制

通过竞争方式择优选择政府采购业务代理机构。在制定采购文件、签订合同及组织重大采购项目的验收过程中应当聘请技术、法律、财务等方面的专家共同参与,确保需求明确、翔实,采购文件和合同条款完备、合法。单位在采购活动中要严格执行对评审专家登记、评审过程记录、专家评价管理规定,要对代理机构直接或代为收取的投标保证金和履约保证金进行严格管理,确保保证金按法律制度规定及时返还供应商或上缴国库。

(四)加强采购项目的验收管理

根据规定的验收制度和采购文件,由独立的验收部门或指定专人对所购物品的品种、规格、数量、质量和其他相关内容进行验收,出具验收证明。对重大采购项目要成立验收小组。对验收过程中发现的异常情况,负责验收的部门或人员应当立即向有关部门报告;有关部门应查明原因,以及时处理。

(五)建立采购业务质疑投诉管理制度

采购活动组织部门要与采购需求制定部门建立协调机制,共同负责答复供应商质疑。答复质疑应当采用书面形式,答复及时,内容真实、客观、清晰。

(六)加强采购业务的记录控制

妥善保管采购业务的相关文件,包括采购预算与计划、各类批复文件、招标文件、投标文件、评标文件、合同文本、验收证明、质疑答复文件、投诉处理决定等,完整记录和反映采购业务的全过程。定期对采购业务的信息进行分类统计,并在单位内部进行通报。

(七)大宗设备、物资或重大服务采购业务需求

对于大宗设备、物资或重大服务采购业务需求,应当由医院领导班子集体研究决定,并成立由医院内部资产、财会、审计、纪检监察等部门人员组成的采购工作小组,形成各部门相互协调、相互制约的机制,加强对采购业务各个环节的控制。

（八）加强涉密采购项目安全保密管理

涉密采购项目应当严格履行安全保密审查程序,并与相关供应商或采购中介机构签订保密协议或者在合同中设定保密条款。

（九）重点关注的项目和内容

医院内部应当定期和不定期检查、评价采购过程中的薄弱环节,如发现问题,应当及时整改。重点关注内容包括:①是否按照预算和计划组织采购业务;②对于纳入政府集中采购目录的项目,是否按照规定委托集中采购机构实行集中采购;③是否存在拆分政府采购项目逃避公开招标的情形;④采购进口品或变更采购方式的项目是否履行了审批手续;⑤涉及节能、环保、安全产品的项目是否执行了相关政策;⑥是否按时发布了采购信息;⑦对采购限额标准以上公开招标数据标准以下的政府采购项目,是否按照法定要求选择采购方式;⑧是否按照规定履行验收程序;⑨与采购业务相关的其他情形。

四、重要项目控制

（一）资产控制

1.货币资金控制

医院应当按照《行政单位国有资产管理暂行办法》《事业单位国有资产管理暂行办法》及相关法律、法规的规定,建立健全符合本规范要求和医院实际情况的资产管理制度和岗位责任制,强化检查和绩效考核,加强对资产安全和有效使用的控制。

（1）建立健全货币资金管理岗位责任制,合理设置岗位,不得由一人办理货币资金业务的全过程,确保不相容岗位相互分离和定期轮岗规定落实到位。

（2）担任出纳的人员应当具备会计从业资格:出纳不得兼任稽核、票据管理、会计档案保管和收入、支出、债权、债务账目的登记和对账工作。医院不得由一人办理货币资金业务的全过程。办理货币资金业务的人员,要有计划地进行岗位轮换。医院门诊和住院收费人员要具备会计基础知识和熟练操作计算机的能力。

（3）严禁一人保管支付款项所需的全部印章:财务专用章应当由专人保管,个人名章应当由本人或其授权人员保管。每位负责保管印章的人员要配置单独的保险柜等保管设备,并做到人走柜锁。

（4）建立严格的货币资金业务授权批准制度:明确被授权人的审批权限、审批程序、责任和相关控制措施,按规定应当由有关负责人签字或盖章的经济业务与事项,必须严格履行签字或盖章手续,审批人员按照规定在授权范围内进行审批,不得超越权限。使用财务专用章必须履行相关的审批手续并进行登记。

（5）货币资金纳入信息化管理:已实现财务信息化管理的单位,货币资金的收付流程要全面纳入信息系统管理,禁止手工开具资金收付凭证。按照规定的程序办理货币资金收入业务。货币资金收入必须开具收款票据,保证货币资金及时、完整入账。

（6）货币资金支付控制:货币资金必须按规定程序办理。①支付申请:用款时应当提交支付申请,注明款项的用途、金额、预算、支付方式等内容,并附有有效经济合同或相关证明及计算依据。②支付审批:审批人根据其职责、权限和相应程序对支付申请进行审批。对不符合规定的货币资金支付申请,审批人应当拒绝批准。③支付审核:财务审核人员负责对批准的货币资金支付申请进行审核,审核批准范围、权限、程序是否合规;手续及相关单证是否齐备;金额计算是否准确;支付方式、收款单位是否妥当等,经审核无误后签章。④支付结算:出纳人员根据签章齐全的支付申请,按规定办理货币资金支付手续,并及时登记现金日记账和银行存款日记账。签发的支票应进行备查登记。其中:按照《现金管理暂行条例》的规定办理现金的收支业务。不属于现金开支范围的业务应当通过银行办理转账结算。实行现金库存限额管理,超过限额的部分,必须当日送存银行并及时入账,不得坐支现金。出纳人员每天要登记日记账、核对库存现金、编制货币资金日报表,做到日清月结。加强对现金业务的管理与控制。按《支付结算办法》等有关规定加强银行账户的管理。严格按照规定开立账户、办理存款、取款和结算;定期检查、清理银行账户的开立及使用情况;加强对银行结算凭证的填制、传递及保管等环节的管理与控制。严禁出借银行账户。

(7)加强货币资金的核查控制:指定不办理货币资金业务的会计人员不定期抽查盘点库存现金,抽查银行对账单、银行日记账及银行存款余额调节表,核对是否账实相符、账账相符。对调节不符、可能存在重大问题的未达账项应当及时向会计机构负责人报告。

加强与货币资金相关的票据的管理,明确各种票据的购买、保管、领用、背书转让、注销等环节的职责权限和程序,并专设登记簿进行记录,防止空白票据的遗失和被盗用。

(8)货币资金控制重点内容:医院内部应当定期和不定期检查、评价货币资金管理的薄弱环节,如发现问题,应当及时整改。重点关注:①货币资金业务相关岗位设置情况;②是否存在违反《现金管理暂行条例》的情形;③是否存在违规开立、变更、撤销银行账户的情形及其他违反《人民币银行结算账户管理办法》《支付结算办法》的情形;④对以前检查中发现的违规情况,是否及时进行整改;⑤与货币资金管理相关的其他情形。

2.药品及库存物资控制

(1)建立健全库存物资控制制度:医院应当建立健全物资保管、领用审批、登记记录、盘点清查等专项制度,明确内部相关部门和岗位的职责权限,确保请购与审批、询价与确定供应商、合同订立与审核、采购与验收、采购验收与会计记录、付款审批与付款执行等不相容职务相互分离,合理设置岗位,加强制约和监督。防止物资被盗、过期变质、毁损和流失。医院不得由同一部门或一人办理药品及库存物资业务的全过程。

(2)制定科学规范的药品及库存物资管理流程:明确计划编制、审批、取得、验收入库、付款、仓储保管、领用发出与处置等环节的控制要求,设置相应凭证,完备请购手续、采购合同、验收证明、入库凭证、发票等文件和凭证的核对工作,确保全过程得到有效控制。

(3)加强药品及库存物资采购业务的预算管理:具有请购权的部门按照预算执行进度办理请购手续。

(4)健全药品及库存物资采购管理制度:药品和库存物资由单位统一采购。对采购方式确定、供应商选择、验收程序等做出明确规定。纳入政府采购和药品集中招标采购范围的,必须按照有关规定执行。

根据药品及库存物资的用量和性质,加强安全库存量与储备定额管理,根据供应情况及业务需求,确定批量采购或零星采购计划,具体做到以下几点:①确定安全存量,实行储备定额计划控制;②加强采购量的控制与监督,确定经济采购量;③批量采购由采购部门、归口管理部门、财务部门、审计监督部门、专业委员会及使用部门共同参与,确保采购过程公开透明,切实降低采购成本;④小额零星采购由经授权的部门对价格、质量、供应商等有关内容进行审查、筛选,按规定审批。

(5)加强药品及库存物资验收入库管理:根据验收入库制度和经批准的合同等采购文件,组织验收人员对品种、规格、数量、质量和其他相关内容进行验收并及时入库;所有药品及库存物资必须经过验收入库才能领用;不经验收入库,一律不准办理资金结算。

(6)加强物资保管与领用控制:除物资管理部门及仓储人员外,其他部门和人员接触或领用物资时,应当由授权部门和授权人批准;大批物资和属于贵重物品、危险品或需保密的物资,应当单独制定管理制度,规定严格的审批程序和接触限制条件。

(7)加强物资的记录和核算控制:物资管理部门应当建立物资台账,保持完整的物资动态记录,并定期对物资进行清查盘点,确保账实相符。财会部门要根据审核无误的验收入库手续、批准的计划、合同协议、发票等相关证明及时记账。财会部门的物资明细账与物资台账应当定期进行相互核对,如发现不符,应当及时查明原因。保证账账、账实相符。

药品及库存物资的储存与保管要实行限制接触控制。指定专人负责领用,制定领用限额或定额;建立高值耗材的领、用、存辅助账。

(8)健全药品及库存物资缺损、报废、失效的控制制度和责任追究制度:完善盘点制度,库房每年盘点不得少于一次。药品及库存物资盘点时,财务、审计等相关部门要派人员监督。

3.固定资产控制

(1)建立健全固定资产管理岗位责任制:明确内部相关部门和岗位的职责权限,加强对固定资产的验收、使用、保管和处置等环节的控制。确保购建计划编制与审批、验收取得与款项支付、处置的申请与审批、审批与执行、执行与相关会计记录等不相容职务相互分离,合理设置岗位,加强制约和监督。医院不得由同一部门或一人办理固定资产业务的全过程。

(2)制定固定资产管理业务流程:明确取得、验收、使用、保管、处置等环节的控制要求,设置相应账卡,如实记录。

(3)建立固定资产购建论证制度:按照规模适度、科学决策的原则,加强立项、预算、调整、审批、执行等环节的控制。大型医用设备配置按照准入规定履行报批手续。

(4)加强固定资产购建控制:固定资产购建应由归口管理部门、使用部门、财务部门、审计监督部门及专业人员等共同参与,确保购建过程公开透明,降低购建成本。

(5)固定资产验收控制:取得固定资产要组织有关部门或人员严格验收,验收合格后方可交付使用,并及时办理结算,登记固定资产账卡。验收控制包括:①建立固定资产信息管理系统,以及时、全面、准确反映固定资产情况,统计分析固定资产采购预算编制的合理性及资产使用的效果和效率。②明确固定资产使用和保管责任人,贵重或危险的固定资产,以及有保密等特殊要求的固定资产,应当指定专人保管、专人使用。建立固定资产维修保养制度。归口管理部门应当对固定资产进行定期检查、维修和保养,并做好详细记录。严格控制固定资产维修保养费用。③明确固定资产的调剂、出租、出借、处置及对外投资的程序、审批权限和责任。固定资产的调剂、出租、出借、对外投资、处置等必须符合国有资产管理规定,进行可行性论证,按照规定的程序和权限报批后执行,并及时进行账务处理。出租、出借、对外投资固定资产的合同副本应当交存财会部门备案。④固定资产管理部门应当建立固定资产台账,保持完整的固定资产动态记录,并定期对固定资产进行清查盘点,确保账实相符。财会部门的固定资产明细账与固定资产台账应当定期进行相互核对,如发现不符,应当及时查明原因。加强固定资产处置管理制度。明确固定资产处置(包括出售、出让、转让、对外捐赠、报损、报废等)的标准和程序,按照管理权限逐级审核报批后执行。

4.对外投资控制

(1)建立健全对外投资业务的管理制度和岗位责任制:明确相关部门和岗位的职责、权限,确保项目可行性研究与评估、决策与执行、处置的审批与执行等不相容职务相互分离。

(2)建立对外投资决策控制制度:加强投资项目立项、评估、决策环节的有效控制,防止国有资产流失。所有对外投资项目必须事先立项,组织由财务、审计、纪检等职能部门和有关专家或由有资质的中介机构进行风险性、收益性论证评估,经领导集体决策,按规定程序逐级上报批准。决策过程应有完整的书面记录及决策人员签字。严禁个人自行决定对外投资或者擅自改变集体决策意见。

(3)加强无形资产的对外投资管理:医院以无形资产对外投资的,必须按照国家有关规定进行资产评估、确认,以确认的价值进行对外投资。

(4)严格对外投资授权审批权限控制,不得超越权限审批:建立对外投资责任追究制度。对出现重大决策失误、未履行集体审批程序和不按规定执行的部门及人员,应当追究相应的责任。

(5)加强对外投资会计核算控制:建立账务控制系统,加强对外投资会计核算核对控制,对其增减变动及投资收益的实现情况进行相关会计核算。

(6)建立对外投资项目的追踪管理制度:对出现的问题和风险及时采取应对措施,保证资产的安全与完整。

(7)加强对外投资的收回、转让和核销等处置控制:对外投资的收回、转让、核销,应当实行集体决策,须履行评估、报批手续,经授权批准机构批准后方可办理。

(8)对外投资应当由单位领导班子集体研究决定,投资活动和投资范围应当符合国家有关投资管理规定:单位应当建立对外投资信息管理系统,以及时、全面、准确地反映对外投资的价值变动和投资收益情况,财会部门应当及时进行会计核算。

5.重点关注的内容

医院内部应当定期和不定期检查、评价实物资产管理的薄弱环节,如发现问题,应当及时整改。重点关注内容包括:①不定期抽查盘点报告并实地盘点实物资产,查看是否存在账实不符、核算不实、入账不及时的情形,对已发现的资产盘盈、盘亏、毁损,是否查明原因、落实并追究责任;②结合资产、收支等账簿记录和资产保险记录、资产租赁经济合同等原始凭证,检查是否存在少计资产或账外资产的情形;③是否存在资产配置不当、闲置、擅自借给外单位使用等情形;④与实物资产管理相关的其他情形。

(二)建设项目控制

医院应当建立健全建设项目管理制度和廉政责任制度。通过签订建设项目管理协议、廉政责任书等,明确各方在项目决策程序和执行过程中的责任、权利和义务,以及反腐倡廉的要求和措施等。合理设置岗位,明确相关部门和岗位的职责权限,确保项目建议和可行性研究与项目决策、概预算编制与审核、项目实施与价款支付、竣工决算与竣工审计等不相容职务相互分离。建设项目的控制从以下几方面入手。

1.建设项目立项

建设项目立项、概预算编制和招标等应当严格遵循国家有关法律、法规的要求,符合国家政策导向和医院实际需要,经内部职能部门联合审核后,由领导班子集体决策,重大项目还应经过专家论证。

任何部门不能包办建设项目全过程,严禁任何个人单独决策或者擅自改变集体决策意见。

决策过程及各方面意见应当形成书面文件,与相关资料一同妥善归档保管。

建立工程项目相关业务授权批准制度。明确被授权人的批准方式、权限、程序、责任及相关控制措施,规定经办人的职责范围和工作要求。严禁未经授权的机构或人员办理工程项目业务。

按照国家统一的会计制度的规定设置会计账簿,对建设项目进行核算。如实记载业务的开展情况,妥善保管相关记录、文件和凭证,确保建设过程得到全面反映。

国库支持项目的控制:实行国库集中支付的建设项目,应当按照财政国库管理制度相关规定,根据项目支出预算和工程进度办理资金支付等相关事项。

按照审批单位下达的投资计划(预算)专款专用,按规定标准开支,严禁截留、挪用和超批复内容使用资金。

建立工程项目概预算控制制度。严格审查概预算编制依据、项目内容、工程量的计算和定额套用是否真实、完整、准确。

2.建设项目施工

(1)加强工程项目质量控制:工程项目要建立健全法人负责制、项目招投标制、工程建设监理制和工程合同管理制,确保工程质量得到有效控制。

(2)建立工程价款支付控制制度:严格按工程进度或合同约定支付价款。明确价款支付的审批权限、支付条件、支付方式和会计核算程序。对工程变更等原因造成价款支付方式和金额发生变动的,相关部门必须提供完整的书面文件和资料,经财务、审计部门审核并按审批程序报批后支付价款。

3.建设项目竣工

项目竣工后应当按照规定的时限办理竣工决算,并根据批复的竣工决算和有关规定办理建设项目档案和资产移交等工作。

经批准的投资概算是工程投资的最高限额,未经批准,不得突破,单位应当杜绝超规模、超概预算现象的发生。

加强项目竣工决算审计工作。未经竣工决算审计的建设项目,不得办理资产验收和移交手续。

4.建设项目控制重点内容

应当定期和不定期检查、评价建设项目管理的薄弱环节,如发现问题,应当及时整改。重点关注:①是否违反规定超概算投资;②工程物资采购、付款等重要业务的授权批准手续是否健全,是否符合《中华人民共和国招投标法》《中华人民共和国政府采购法》及相关法规、制度和合同的要求;③是否存在已交付使用的建设项目长期不结转入账的情形;④是否存在建设项目结余资金长期挂账的情形;⑤是否存在与施工方协同操作套取预算资金的情形;⑥是否存在不按照规定保存建设项目相关档案的情形;⑦与建设项目相关的其他情形。

(三)债权和债务控制

严格遵循国家有关规定,根据单位的职能定位和管理要求,建立健全债权和债务管理制度,明确债务管理部门或人员的职责权限。确保业务经办与会计记录、出纳与会计记录、业务经办与审批、总账与明细账核算、审查与记录等不相容职务相互分离。

加强债权控制。明确债权审批权限,健全审批手续,实行责任追究制度,对发生的大额债权必须要有保全措施。建立清欠核对报告制度,定期清理,并进行债权账龄分析,采取函证、对账等形式加强催收管理和会计核算,定期将债权情况编制报表向单位领导报告。

建立健全应收款项、预付款项和备用金的催收、清理制度,严格审批,以及时清理。建立健全患者预交住院金、应收在院患者医药费、医疗欠费管理控制制度。主要内容包括:①每天进行住院结算凭证、住院结算日报表和在院患者医药费明细账卡的核对;②每月核对预收医疗款的结算情况;③加强应收医疗款的控制与管理,健全催收款机制,欠费核销按规定报批。

单位大额债务的举借和偿还属于重大经济事项,单位应当进行充分论证,并由单位领导班子集体决策。要充分考虑资产总额及构成、还款能力、对医院可持续发展的影响等因素,严格控制借债规模。

经办人员应当在指定职责范围内,按照单位领导班子的批准意见办理债务的举借、核对、清理和结算。不得由一人办理债务业务的全过程。

按照国家有关规定设置各类账簿,核算债务资金来源、使用及偿还情况,妥善保管相关记录、文件和凭证,按照规定及时向有关部门上报债务情况。

建立债务授权审批、合同、付款和清理结算的控制制度。加强债务的对账和检查控制。定期与债权人核对债务余额,进行债务清理,防范和控制财务风险。医院内部应当定期和不定期检查、评价债务管理的薄弱环节,如发现问题,应当及时整改。防范和控制财务风险。

五、经济合同控制

医院应当指定经济合同归口管理部门,对经济合同实施统一规范管理。

(一)建立经济合同授权制度

(1)建立与经济合同相关的授权批准制度,严禁未经授权擅自以单位名义对外签订经济合同;严禁违反相关规定签订担保、投资和借贷合同。

(2)采购业务应当订立经济合同:医院授权采购代理机构代为签订政府采购业务经济合同的,应当签订授权委托书。

(3)加强经济合同订立控制:合同订立前,单位应当充分了解合同对方的主体资格、信用情况等有关内容,确保对方当事人具备履约能力。

(4)对于影响重大、涉及较高专业技术或法律关系复杂的合同,应当组织法律、技术、财会等专业人员参与谈判,必要时可聘请外部专家参与相关工作。

(5)应当指定相关职能部门或聘请外部专家对合同文本进行严格审核,重点关注合同的主体、内容和形式是否合法,合同双方的权利和义务、违约责任和争议解决条款是否明确等。

医院订立政府采购合同的,应当在中标、成交通知书发出后30天内签订。

(二)加强经济合同履行控制

合同履行过程中,因对方或自身原因导致可能无法按时履行的,应当及时采取应对措施,并向医院有关负责人汇报。

(1)应当建立政府采购合同履行监督审查制度:对政府采购合同履行中签订补充合同,或变更、中止或者终止合同等情形应按政府采购法及相关制度规定的条件进行审查和控制。

(2)财会部门应当根据经济合同条款办理结算业务:未按经济合同条款履约的,或应签订书面经济合同而未签订的,或验收未通过的业务,财会部门有权拒绝付款,并及时向单位有关负责人报告。

(三)加强经济合同登记控制

经济合同要进行登记,经济合同副本应当交存单位财会部门备案;政府采购合同副本还应当于签订之日起 7 个工作日内交所属主管部门备案。

应当定期对合同进行统计、分类和归档,详细登记合同的订立、履行和变更情况,实行合同的全过程封闭管理。

(四)加强经济合同的安全工作

应当加强经济合同信息安全保密工作,未经批准,不得以任何形式泄露合同订立与履行过程中涉及的国家机密或商业秘密。

(五)经济合同纠纷控制

应当加强经济合同纠纷控制。经济合同发生纠纷的,应当在规定时效内与对方协商谈判并向单位有关负责人报告。经双方协商达成一致意见的纠纷解决方法,应当签订书面协议。纠纷经协商无法解决的,经办人员应向单位有关负责人报告,并依经济合同约定选择仲裁或诉讼方式解决。

六、财务电子信息化控制

(一)建立健全财务电子信息化管理制度和岗位责任制

应用专门的授权模块,明确相关部门和岗位的职责、权限,确保软件开发与系统操作、系统操作与维护、档案保管等不相容职务相互分离,合理设置岗位,加强制约和监督。

财务电子信息系统凡涉及资金管理、物资管理、收入、成本费用等部分,其功能、业务流程、操作授权、数据结构和数据校验等方面必须符合财务会计内部控制的要求。

门诊收费和住院收费系统必须符合卫生健康委员会《医院信息系统基本功能规范》的要求,实时监控收款员收款、交款情况;提供至少两种不同的方式统计数据;系统自动生成的日报表不得手工修改;预交款结算校验;开展票据稽核管理、欠费管理、价格管理、退款管理。

(二)加强财务电子信息系统的应用控制

建立用户操作管理、上机守则、操作规程及上机记录制度。加强对操作员的控制,实行操作授权,严禁未经授权操作数据库。监控数据处理过程中各项操作的次序控制、数据防错、纠错有效性控制、修改权限和修改痕迹控制,确保数据输入、处理、输出的真实性、完整性、准确性和安全性。

(三)加强数据、程序及网络安全控制

设置和使用等级口令密码控制,健全加密操作日志管理,操作员口令和操作日志加密存储,加强数据存储、备份与处理等环节的有效控制,做到任何情况下数据不丢失、不损坏、不泄露、不被非法侵入;加强接触控制,定期监测病毒,保证程序不被修改、损坏、不被病毒感染;采用数据保密、访问控制、认证及网络接入口保密等方法,确保信息在内部网络和外部网络传输的安全。

建立财务电子信息档案管理制度,加强文件储存与保管控制。数据要及时双备份,专人保管,并存放在安全可靠的不同地点。

(孔凡芹)

第四节 内部控制的评价与监督

一、内部控制评价制度

应当根据规范的要求和单位的实际情况,制定内部控制评价制度,对内部控制设计和运行的有效性进行评价。

(一)内部控制评价的组织机构

由内部审计机构或者指定专职人员具体负责财务会计内部财务控制制度执行情况的监督检查,确保财务会计内部控制制度的有效执行。

医院可聘请中介机构或相关专业人员对本单位财务会计内部控制制度的建立健全及实施进行评价,并对财务会计内部控制中的重大缺陷提出书面报告。对发现的问题和薄弱环节,要采取有效措施,改进和完善内部控制制度。

(二)内部控制评价的要求

内部控制评价工作应当与内部控制设计与实施工作保持独立性,评价的方法、范围和频率由单位根据本单位的性质、业务范围、业务规模、管理模式和实际风险水平确定。

常用的评价方法包括穿行测试、实地查验、问卷调查、抽样和比较分析、专题讨论等。

(三)内部控制评价结果

内部控制评价的结果应当形成书面报告,对执行内部控制成效显著的内部机构和人员提出表彰建议,对违反内部控制的内部机构和人员提出处理意见;对发现的内部控制设计缺陷,应当分析其产生的原因,提出改进方案。内部控制评价报告经单位负责人签字后应当报送同级财政部门。

二、内部控制的监督

国务院财政部门和县级以上地方各级人民政府财政部门应当根据《中华人民共和国会计法》和内部控制规范,对本行政区域内各单位内部控制的建立和运行情况进行监督检查。

财政部门等在依法检查、处理、处罚财政违规行为时,应当同时检查确定是否存在造成财政违规行为的内部控制缺陷,并跟踪有关单位内部控制缺陷的整改情况,巩固检查成果。

国务院审计机关和县级以上地方各级人民政府审计机关对单位进行审计时,应当对单位特定基准日内部控制设计和运行的有效性进行审计,在实施审计工作的基础上对内部控制的有效性发表审计意见。

已经按有关规定接受注册会计师审计的单位,接受委托的会计师事务所应当对单位特定基准日内部控制设计和运行的有效性进行审计,在实施审计工作的基础上对内部控制的有效性发表审计意见。

(孔凡芹)

第二十一章

会计等式与借贷记账法

第一节　会计要素与会计等式

会计要素与会计等式是会计核算的基本内容,会计要素是账户设置和会计报表设计的基础,而会计等式则表明了会计要素之间的数量关系。本节将主要介绍医院会计要素和会计等式,为借贷记账法学习奠定理论基础。

一、会计要素

医院会计核算的对象是医院资金的流动。为了利用复式记账法对医院的业务活动进行全面、系统、正确地确认、计量、记录和报告,有必要将会计对象分解为若干构成要素。会计要素是对会计对象所作的最基本的带有规律性的科学分类,是会计核算对象的具体化。有了会计要素这一基本分类,在账户设置和会计报表设计时就有了依据,在具体核算时还可深入开展不同层次的详细分类,进行分类核算。在编制会计报表进行财务信息输出时,会计要素也即会计报表要素是会计报表反映的基本指标。

新会计制度第一部分中规定:"医院会计采用权责发生制基础,医院会计要素包括资产、负债、净资产、收入和费用。"其中,资产、负债和净资产是医院财务状况的静态表现,也是资产负债表的构成要素,体现的是医院的基本产权关系;收入和费用是医院运营成果的动态反映,也是收入费用表的构成要素,体现的是医院在运营中发生的财务关系。

(一)资产

1.资产的定义

资产是指医院过去的交易或事项形成的并由医院拥有或者控制的资源,该资源预期会给医院带来经济利益或者服务潜力。根据资产的定义,资产应当同时具备以下特征。

(1)资产预期会给医院带来经济利益或者服务潜力。资产预期会给医院带来经济利益或服务潜力,是资产的本质特征。这里所指的"服务潜力"是按照医改的目的和要求,医院从事所规定的各项活动,向公众提供医疗服务的能力。

资产预期会给医院带来经济利益,是指资产预期会直接或间接导致现金或现金等价物流入医院。例如,医院的应收医疗款在债务人偿付时可以直接为医院带来现金流入;医院采购的药品、卫生材料,购置的固定资产等,可以用于医疗服务过程,这些资源用于医疗服务过程,并按照相关标准通过项目收费转化为现金,是医院获得的经济利益。

我国卫生体制改革的总体目标是要求医院用较低的成本提供比较优质的医疗服务,不断满足人民群众对基本医疗服务的需求。与企业不同,医院属于公益性质,是非营利性组织,不以营利为最终目的。医院持有很多资产并非是为了获取经济利益,而是为了向社会公众提供医疗服务。医院的资产更大的意义在于其使用效益和社会效益,医院致力于使用合理的资产提供更好、更多的满足人民群众需要的医疗服务。因此,对于医院而言,是否具备服务潜力是衡量一项资源是否符合资产定义、是否应当作为资产予以确认和计量的重要标志,预期能够给医院带来服务潜力是医院资产的重要特征。

(2)资产是医院所拥有或者控制的。一般情况下,一项财产能否作为医院的资产,主要是看其所有权是否属于该医院,如果医院拥有其所有权,即作为资产确认。如果不拥有其所有权,但能够对其进行控制,则该项资产也应作为资产确认。控制是指医院对该项财产具有管理权,能够自主地运用它进行经济活动,并承担由此而产生的各种风险。资产是医院所拥有的,或者即使不为医院所拥有也能为医院所控制的。医院拥有资产,就能排他性地从资产中获取经济利益或服务潜力。如果医院不能拥有或控制资产所能带来的经济利益或服务潜力,该资产就不能作为医院的资产。比如,对于以融资租赁方式租入的固定资产来说,虽然医院并不拥有其所有权,但是由于租赁合同规定的租赁期相当长,接近于该资产的使用寿命。租赁期满,承租医院一般有优先购买该资产的选择权。在租赁期内,承租医院有权支配资产并从中受益或者可以向患者提供服务。所以,以融资租赁方式租入的固定资产应视为医院的资产。对于以经营租赁方式租入的固定资产来说,由于医院不能控制它,不应视同为医院的资产。临时借入的仪器设备等,不被医院所拥有,因此,不属于医院的资产。

(3)资产是由过去的交易或事项形成的。资产必须是现时的资产,而不能是预期的资产。只有过去的交易或者事项才能增加或减少医院的资产,预期未来发生的交易或者事项不形成资产。比如,医院购买医疗设备、自行建造住院楼、自行研制生产药品等,已经发生的购买、自行建造、生产等交易或者事项即为过去的交易或者事项。而医院有购买计划,但尚未发生的购买交易则不会形成医院的资产。

(4)资产必须是以货币计量的;不能用货币计量的资产暂时无法统计的,不能计入医院的资产中。例如,医疗事故中的损失费用,如果以现金或实物的形式进入到医院的资产账户中,才属于医院的资产,否则不能计入资产。

只有同时具备以上条件的,才能作为资产加以确认。

2.资产的分类

资产可以按照不同的标准进行分类。

(1)按照流动性对资产进行分类,可以分为流动资产和非流动资产。流动资产是指可以在1年内(含1年)变现或耗用的资产,主要包括货币资金、短期投资、应收及预付款项、存货等。除流动资产以外的其他资产,统称为非流动资产,如长期投资、固定资产、在建工程、无形资产等。

(2)按照有无实物形态对资产进行分类,可以分为有形资产和无形资产。有形资产是指有实物形态的资产,如库存物资、固定资产等;无形资产是指不具有实物形态而能为医院提供某种权利的资产,通常表现为某种法定权利或技术,如专利权、商标权、著作权、版权、土地使用权、医院购入的不构成相关硬件不可缺少组成部分的应用软件等。

3.资产的确认和计量

(1)资产的确认:确认资产的一般标准如下。①符合资产的定义;②其成本或者价值能够可靠的计量。医院在取得一项资源时,如果同时满足上述条件,应当将该项资源确认为一项资产。某项资源即使符合了资产的定义,但如果不能可靠计量,则无法体现在会计凭证、账簿直至会计报表中,也就不能被确认为医院的资产。

(2)资产的计量。①资产的初始计量:资产的初始计量是指资产初始确认时入账金额的确定。医院在确认资产时,通常应当按照取得资产或自制资产所发生的实际成本予以计量。对于接受捐赠、无偿划拨的非现金资产,其成本比照同类或类似物资的市场价格或有关凭据注明的金额加以确定。对于无偿调入的长期股权投资,因其同类或类似投资的市场价格难以确定,其成本应以调出单位的原账面价值为基础确定。②资产的后续计量:资产的后续计量是指在资产的存续期间内的各个会计期末,资产账面金额的确定。新制度出于会计信息有用性和会计谨慎性原则的考虑,要求医院在每年年度终了,对应收款项进行全面检查,对预计可能发生的坏账损失计提坏账准备并计入当期费用;对于固定资产和无形资产,要求按月计提折旧和摊销,以如实反映资产在期末真实的折余或摊余价值。医院的其他资产,除非新增或减少,期末一般不调整其账面金额。

(二)负债

1.负债的定义

负债是与资产对应的概念。负债是指医院过去的交易或事项形成的现实义务,履行该义务预期会导致含有经济利益或者服务潜力的资源流出医院。根据负债的定义,负债应当同时具备以下特征。

(1)负债是医院由于过去的交易或者事项形成的。负债是过去已经发生的交易或事项所产生的结果。即只有过去发生的交易或事项增加或减少医院的负债,而不能根据谈判中的交易或事项或计划的经济业务来确认负债。例如,已经发生的借款行为会形成医院的负债,而计划中的银行借款行为则不会形成医院的负债;已经发生的购置医疗设备的行为可能形成医院的负债,而计划中的商品购买行为不会形成医院的负债。

(2)负债是医院承担的现实义务。负债作为医院的一种义务,是由医院过去的交易或事项形成的现在已经承担的义务。负债是已发生,未来必须偿付的经济责任。负债的实质是医院未来的经济利益的丧失或牺牲。如医院接受银行贷款形成的尚未偿还的短期借款,是医院已经承担的现时义务,构成医院的负债;如果医院没有接受银行贷款,则不承担还款的现实义务,也就不构成医院的负债。"现时义务"不等同于"未来承诺",如医院管理层决定在今后某一时间购买某项资产,这只是一项"未来承诺",其本身并不产生现时义务。一般情况下,只有在资产已经获得时才会发生现时义务。

(3)负债的清偿预期会导致含有经济利益或者服务潜力的资源流出医院。负债的清偿通常将导致医院含有经济利益或服务潜力的资产的减少,如医院用现金、实物资产或者以提供劳务等方式偿还负债,会导致含有经济利益或服务潜力的资源流出医院。

(4)以货币进行确切计量或可以实现预计。

(5)负债一般都有确切的债权人和偿付日期。负债是不可以自动消失的,除非已经进行了偿还。但是负债不一定用现金来偿还,它可以采用实物或者其他等价物的方式,或者以劳务的形式进行偿还。

2.负债的分类

为了准确报告和分析医院的负债状况和偿债能力,医院的负债应当按其流动性划分为流动负债和非流动负债。其中,流动负债是指医院将在1年内(含1年)偿还的负债,包括短期借款、应缴款项、应付票据、应付账款、预收医疗款、应付职工薪酬、应付福利费、应付社会保障费、应交税费、其他应付款等;非流动负债是指医院偿还期限在1年以上(不含1年)的长期负债,包括长期借款、长期应付款等。

(三)净资产

1.净资产的定义

净资产是指医院资产减去负债后的余额。净资产是医院开展医疗活动和完成教学、科研各项任务的物质基础,是形成医院资产的基本来源。医院的资产一方面来源于对外借款等负债,另一方面来源于其自身业务活动的积累,比如提供医疗服务取得医疗收入、政府财政补助、科研教学项目拨款等。也就是说,在医院的总资产中,扣除债权人对其享有要求权的资产(即负债)之后,剩余的就是医院自己享有要求权的资产,即净资产。医院净资产是指医院资产减去负债后的余额。医院的净资产具有以下几个特点。

(1)净资产除专用基金结余、财政专项补助结余和待分配结余外,一般是永久性的,是医院的自有资产的主要来源。

(2)净资产是个净额概念。医院净资产是指医院资产减去负债后的余额,即:净资产=资产-负债。一般而言,引起净资产增减变动主要有两种情况:①由于含有经济利益或服务潜力的资源流入医院,使得医院的资产增加,或者负债减少,从而导致净资产增加,即医院获得了收入而导致净资产增加;②由于含有经济利益或服务潜力的资源流出医院,使得医院的资产减少,或负债增加,从而导致净资产减少,即医院发生了费用而导致净资产减少。即医院的净资产变动主要来自收入减去费用后的余额。因此,净资产是个净额概念,其核算既依赖于资产和负债的正确核算,也依赖于收入与费用的正确核算。

(3)医院享有其净资产的拥有权和使用权。医院净资产归医院拥有和支配。医院可以使用净资产购买设备和物资,也可以用来安排其他开支。对于专用基金、财政补助结转(余)、科教项目结转(余)等具有限定用途的净资产,医院应当按照有关规定和限定用途予以使用。

(4)净资产不能单独计价。净资产的计价要依赖资产、负债、收入、费用这些要素,并与这些要素息息相关。

(5)医院净资产产权属国家所有。医院的各项净资产虽然为医院所拥有和支配,但从净资产的终极归属而言,其所有权并不属于医院本身,而是归属于国家所有。净资产是医院对上级主管部门或单位的经济责任或其投资者的经济责任。

2.净资产的分类

(1)按是否限定用途分类:医院净资产按是否限定用途,可分为限定性净资产和非限定性净资产两类。①限定性净资产是指由国家有关法规、制度或拨款单位指定用途的净资产,如专用基金、财政补助结转(余)、科教项目结转(余);②非限定性净资产是指不受国家法规、制度或出资者、拨款单位约束,而由医院自行决定使用的净资产,如事业基金。限定性净资产随着限定条件的解除或时间的推移可以转化为非限定性净资产,如非财政科教项目结余解除限定后,可以转为非限定性净资产(事业基金),由医院自行支配使用。

(2)按内容分类:医院净资产按内容分类,可分为事业基金、专用基金、待冲基金、财政补助结转(余)、科教项目结转(余)、本期结余和结余分配。①事业基金:事业基金指医院拥有的非限定用途的净资产。包括结余分配转入资金(不包括财政基本支出补助结转)、非财政科教项目结余解除限定后转入的资金等。事业基金按规定用于事业发展和弥补亏损。②专用基金:专用基金指医院按照规定设置、提取的具有专门用途的净资产。主要包括职工福利基金、医疗风险基金等。职工福利基金是指按业务收支结余的一定比例提取、专门用于职工集体福利设施、集体福利待遇的资金。医疗风险基金是指从医疗业务成本中计提、专门用于支付医院购买医疗风险保险发生的支出或实际发生的医疗事故赔偿的资金。其他专用基金是指按照有关规定提取、设置的其他专用资金。③待冲基金:待冲基金指医院使用财政补助、科教项目收入购建固定资产、无形资产或购买药品、卫生材料等物资所形成的,留待计提资产折旧、摊销或领用发出库存物资时予以冲减的基金。④财政补助结转(余):财政补助结转(余)指医院历年滚存的财政补助结转和结余资金,包括基本支出结转、项目支出结转和项目支出结余。⑤科教项目结转(余):科教项目结转(余)指医院尚未结项的非财政资助科教项目累计所取得收入减去累计发生支出后的,留待下期按原用途继续使用的结转资金,以及医院已经结项但尚未解除限定的非财政科教项目结余资金。⑥本期结余:本期结余指医院本期除财政项目补助收支、科教项目收支以外的各项收入减去各项费用后的结余。本期结余只存在于年度中间,年末,应按规定转入结余分配,结转后无余额。如果年末本期结余是亏损,用事业基金弥补,不足以弥补的则为待分配结余。财政专项补助结余不参与年末分配。⑦结余分配:结余分配是指医院用于核算医院当年提取职工福利基金、未分配结余结转事业基金、用事业基金弥补亏损等情况和结果而设置的一个会计账户。该账户属中间结转账户,年末提取职工福利基金和将未分配结余结转事业基金后,此账户一般无余额。

(四)收入

1.收入的定义

收入是指医院开展医疗服务及其他活动依法取得的非偿还性资金。

医院的业务活动包括医疗、科研、教学以及与之相关的其他活动。在开展这些活动时,需要消耗各种资源,为了使各项医疗活动不间断地进行,需要不断地取得补偿,医院取得的补偿包括国家财政补助、向患者收费或医疗保险机构付费,这些都构成了医院的收入。在市场经济条件下,医院可以利用暂时闲置的资产对外投资,投资取得的收益也构成医院收入。

医院收入具有以下几个特点。

(1)医院收入是依法取得的。医院收入必须符合国家有关法律、法规和制度的规定,如财政补助收入必须通过法定程序报批后,方能取得。医院的医疗服务收入,其项目和收费标准都由政府管制,医疗服务项目、收费价格必须按照规定程序经过有关部门批准后,才能向服务对象收取。医院的药品价格、药品加成政策也由政府管制。医院的其他收入,也要按照规定的程序和规则依法取得。

(2)医院收入将引起资产增加或负债减少(或者两者兼而有之),并最终将导致医院经济利益或服务潜力的增加。例如,医院取得医疗收入最终会引起库存现金或银行存款的增加,或引起预收医疗款的减少,或同时增加库存现金/银行存款并减少预收医疗款。

(3)医院收入将导致本期净资产增加。医院取得收入一定会增加本期净资产。需要说明的是,这里所指的仅是收入本身对净资产的影响。收入扣除相关成本费用后的净额可能会引起净资产的增加,也可能会引起净资产的减少。收入的这一特征使其与负债相区分,比如医院从银行借入款项,同时引起资产增加和负债增加,并不引起净资产增加。

2.收入的分类

医院的收入按照来源可分为医疗收入、财政补助收入、科教项目收入和其他收入。

(1)医疗收入:即医院开展医疗服务活动取得的收入,包括门诊收入和住院收入。

(2)财政补助收入:即医院按部门预算隶属关系从同级财政部门取得的各类财政补助收入,包括基本支出补助收入和项目支出补助收入。基本支出补助收入是指由财政部门拨入的符合国家规定的离退休人员经费、政策性亏损补贴等经常性补助收入;项目支出补助收入是指由财政部门拨入的主要用于基本建设和设备购置、重点学科发展、承担政府指定公共卫生任务等的专项补助收入。

(3)科教项目收入:即医院取得的除财政补助收入外专门用于科研、教学项目的补助收入。

(4)其他收入:即医院取得的除医疗收入、财政补助收入、科教项目收入以外的其他收入,包括培训收入、食堂收入、银行存款利息收入、租金收入、投资收益、财产物资盘盈收入、捐赠收入、确实无法支付的应付款项等。

3.收入的确认与计量

医院确认各项业务收入,应当以权责发生制为基础,财政补助收入和科教项目收入以收付实现制为补充。

权责发生制是以应收应付作为标准来处理经济业务,确认本期收入和费用的会计核算基础。在权责发生制基础下,凡属本期应计的收入,不管本期是否实际收到款项,均作为本期的收入处理;凡属本期应负担的费用,不管本期是否实际付出款项,都作为本期的费用处理。

收付实现制是以款项的实际收付为标准来处理经济业务,确认本期收入和支出的会计核算基础。在收付实现制基础下,凡在本期实际支付的款项,不论其付款义务是否归属于本期,均应作为本期支出处理;凡在本期实际收到的款项,不论其是否归属于本期,均应作为本期收入处理。

医院各项收入的确认和计量原则如下。

(1)医疗收入:医疗收入应按照权责发生制基础予以确认,即在提供医疗服务(包括发出药品)并收讫价款或取得收款权利时,按照国家规定的医疗服务项目收费标准计算确定的金额确认入账。医院给予患者或其他付费方的折扣不计入医疗收入。

医院同医疗保险机构结算时,医疗保险机构实际支付金额与医院确认金额之间存在差额的,对于除医院因违规治疗等管理不善原因被医疗保险机构拒付产生的差额以外的差额,应当调整医疗收入。例如,医院垫付医疗保险基金支出3 000万元,医保机构审核后实际拨入医保垫付资金2 900万元,医院应根据2 900万元调整医院医疗收入。

(2)财政补助收入:财政补助采用国库集中支付方式下拨时,在财政直接支付方式下,应在收到代理银行转来的《财政直接支付入账通知书》时,按照通知书中的直接支付入账金额确认财政补助收入;在财政授权支付方式下,应在收到代理银行转来的《授权支付到账通知书》时,按照通知书中的授权支付额度确认财政补助收入。

其他方式下拨的财政补助,应在实际取得补助时确认财政补助收入。

(3)科教项目收入:科教项目收入按照收付实现制基础予以确认,即在实际收到时,按照实际收到的金额予以确认。

(4)其他收入:其他收入中,固定资产出租收入、投资收益等按照权责发生制基础予以确认,其他收入一般在实际收到时予以确认。

(五)费用

1.费用的定义

费用的定义是指医院为开展医疗服务及其他业务活动所发生的、导致本期净资产减少的经济利益或者服务潜力的流出。从费用的概念可以看出,费用具有以下两个基本特征。

(1)费用会引起资产减少或者负债增加(或者两者兼而有之),并最终将导致医院资源的减少,包括经济利益的流出和服务潜力的降低,具体表现为医院的现金或非现金资产的流出、耗费或者毁损等。比如医院将卫生材料用于患者治疗,导致存货(资产)的减少,消耗的卫生材料成本构成费用。再如,固定资产随着时间推移,其价值发生了损耗,并通过折旧反映出来,折旧属于费用的范畴。又如,医院将其存货捐赠给其他单位或个人,导致存货(资产)的减少,这时存货的成本也构成费用。

(2)费用将导致本期净资产的减少。这里所指的"本期"是指费用的发生当期,即费用的确认时点。也就是说,只有在导致某一会计期间净资产减少时,才能确认一项费用。费用最终将减少医院的资产,根据"资产=负债+净资产"的会计等式,引起资产总额减少的情况有负债的减少或者净资产的减少。值得注意的是,其中只有同时引起净资产减少的经济利益或者服务潜力流出才是费用。比如,医院以银行存款(资产)偿还一项应付账款(负债),这种情况下,资产和负债减少了相同的金额,并没有影响净资产,因此此项资产流出不构成费用。

2.费用的分类

(1)**按费用功能分类**:按照费用的功能分类,医院的费用分为医疗业务成本、财政项目补助支出、科教项目支出、管理费用和其他支出。①医疗业务成本:指医院开展医疗服务及其辅助活动发生的费用,包括人员经费、耗用的药品及卫生材料费、固定资产折旧费、无形资产摊销费、提取医疗风险基金和其他费用,不包括财政补助收入和科教项目收入形成的固定资产折旧和无形资产摊销。医疗业务成本是医院为了提供医疗服务而发生,按照成本项目、医疗科室等进行归集的直接费用。②财政项目补助支出:指医院利用财政项目补助收入发生的项目支出。③科教项目支出:指医院使用财政补助收入以外的科研、教学项目收入开展科研、教学活动所发生的各项支出。④管理费用:指医院行政及后勤管理部门为组织、管理医疗、科研、教学业务活动所发生的各项费用,包括医院行政及后勤管理部门发生的人员经费、公用经费、资产折旧(摊销)费等费用,以及医院统一负担的离退休人员经费、坏账损失、银行借款利息支出、银行手续费支出、汇兑损益、聘请中介机构费、印花税、房产税、车船使用税等。管理费用属于期间费用,即为医院发生的、不能合理地归属于具体项目或对象,而只能按照一定会计期间归集的费用。⑤其他支出:指医院本期发生的、无法归属到医疗业务成本、财政项目补助支出、科教项目支出、管理费用中的支出,包括培训支出,食堂提供服务发生的支出,出租固定资产的折旧费,营业税、城市维护建设税、教育费附加等税费,财产物资盘亏或毁损损失,捐赠支出,罚没支出等。

(2)**按费用性质分类**:医院为了加强其内部管理,还可以同时按照费用的性质进行分类,并将费用的功能分类与性质分类结合起来。比如医疗业务成本按费用性质分类包括人员经费、卫生材料费、药品费、固定资产折旧费、无形资产摊销费、提取医疗风险基金和其他费用;管理费用按费用性质分类包括人员经费、固定资产折旧费、无形资产摊销费和其他费用。其中人员经费、其他费用又可参照《政府收支分类科目》中"支出经济分类科目"的相关科目进行分类。

根据《政府收支分类科目》中支出经济分类科目,人员经费包括工资福利支出和对个人和家庭的补助支出。

1)工资福利支出反映医院支付给在职职工和临时聘用人员的各类劳动报酬,以及为上述人员缴纳的各项社会保险费等,包括:①基本工资,反映医院按规定发放的基本工资。包括医院工作人员的岗位工资、薪级工资,各类学校毕业生试用期工资等。②津贴补贴,反映医院在基本工资之外按规定开支的津贴和补贴。包括政府特殊津贴、艰苦边远地区津贴、护龄津贴、卫生津贴等和各类补贴,如交通补贴、通信补贴、取暖补贴等。③奖金,反映医院按规定开支的各类奖金。如国家统一规定的机关事业单位年终一次性奖金等。④社会保障缴费,反映医院为职工缴纳的基本养老、基本医疗、失业、工伤、生育等社会保险费,残疾人就业保障金等社会保险费。⑤伙食补助费,反映医院发给职工的伙食补助费,如误餐补助等。⑥其他工资福利支出,反映上述项目未包括的人员支出,如各种加班工资、病假两个月以上期间的人员工资、编制外长期聘用人员、长期临时工工资等。

2)对个人和家庭的补助包括:①离休费,反映医院离休人员的离休费、护理费和其他补贴。②退休费,反映未参加基本养老保险的医院退休人员的退休费和其他补贴。③退职费,反映医院退职人员的生活补贴,一次性付给职工的退职补贴。④抚恤和生活补助,反映医院按规定开支的烈士遗属、牺牲病故人员遗属的一次性和定期抚恤金,伤残人员的抚恤金,离退休人员等其他人员的各项抚恤金。按规定开支的优抚对象定期定量生活补助费,退役军人生活补助费,医院职工和遗属生活补助,因公负伤等住院治疗、住疗养院期间的伙食补助费,长期赡养人员补助费等。⑤救济费,反映按国家规定支付给特殊人员的生活救济费,包括精减、退职、老、弱、残职工救济费等。⑥医疗费,反映未参加职工基本医疗保险的医院人员的医疗费支出,以及参保人员在医疗保险基金开支范围之外,按规定应由医院分担的医疗补助支出。⑦住房公积金,反映医院按职工工资总额的一定比例为职工缴纳的住房公积金。⑧住房补贴,反映医院开支的在职和离退休人员的地方住房补贴、提租补贴、购房补贴等。⑨其他对个人和家庭的补助支出反映未包括在上述项目的对个人和家庭的补助支出,如婴幼儿补贴、职工探亲补贴、退职人员及随行家属路费等。

3)其他费用则可参照《政府收支分类科目》中支出经济分类科目"一般商品和服务支出"的相关科目进行分类,具体包括:①办公费,反映医院日常办公用品、书报杂志及日常印刷费等支出。②水电费,反映医院支付的水费(包括饮用水、卫生用水、绿化用水、中央空调用水)、污水处理费、电费(包括照明用电、空调用电、电梯用电、食堂用电、取暖加压用电、计算机等办公设备用电)等支出。③邮电费,反映医院开支的信函、包裹、货物等物品的邮寄及电话费(含住宅电话补贴)、电报费、传真费、网络通信费等。④取暖费,反映医院取暖用燃料费、热力费、炉具购置费、锅炉临时工的工资、节煤奖以及由医院统一支付的在职职工和离退休人员宿舍取暖费等。⑤公用车运行维护费,反映公务用车租用费、燃料费、维修费、过桥过路费、保险费、安全奖励费用等支出。⑥其他交通工具运行费用,反映医院除公务用车外的其他各类交通工具(如船舶、飞机)燃料费、维修费、过桥过路费、保险费、安全奖励费用等支出。⑦差旅费,反映医院工作人员出差的交通费、住宿费、伙食补助费、因工作需要开支的杂费,干部及大中专学生调遣费,调干随行家属旅差费补助等。⑧培训费,反映各类培训支出。⑨公务接待费,反映医院按规定开支的各类公务接待(含外宾接待)费用。⑩劳务费,反映医院支付给其他单位和个人的劳务费用,如临时聘用人员、钟点工工资、稿费、翻译费、评审费、一般咨询费、手续费等。⑪工会经费,反映医院按规定提取的工会经费。⑫福利费,反映医院按国家规定提取的福利费。⑬其他日常公用支出,反映上述科目未包括的日常公用支出。如日常小型会议费、一般行政赔偿费和诉讼费、会员费、来访费、广告费、其他劳务费及离休人员特需费、公用经费等。

3.费用的确认和计量

(1)费用的确认原则:医院应当在含有经济利益或服务潜力的资源已经流出本单位,资产将带来的未来经济利益或服务潜力预期将减少或者资产预期不能再带来未来经济利益或服务潜力时,确认相应的费用。

(2)费用的计量原则:费用的计量,即以怎样的金额确认费用。医院的各项费用应当在实际发生时按照其实际发生额计入当期费用。

(3)医院费用确认和计量的具体情况:医院在费用确认和计量中,通常会有以下 3 种具体情况。

1)第一:费用的确认与收入的确认有着直接联系(或称因果关系、补偿关系)与本期收入有直接因果关系的费用,或由本期收入补偿的费用,应当在确认相关收入的当期确认为当期费用。比如医疗业务成本与医疗收入有直接因果关系,医疗业务成本由医疗收入来补偿,两者应在同期予以确认。发出药品、卫生材料是直接与所产生的药品、卫生材料收入相联系的,相关药品、卫生材料的成本应当在确认当期药品、卫生材料收入的同时被确认为当期医疗业务成本(药品费、卫生材料费)。

2)第二:直接作为当期费用确认。在医院的业务活动中,有些支出不能提供明确的未来经济利益或服务潜力,并且对这些支出加以分摊也没有意义(不能合理地进行分摊,或者分摊不符合成本效益原则等)。这时,这些费用就应当直接作为当期费用予以确认。比如,固定资产日常修理费等。这些费用虽然与跨期收入(或提高以后期间的服务潜力)有联系,但由于不确定性因素,往往不能肯定地预计其带来利益及所涉及的期间,因而就直接列作当期的费用。

对于直接确认为当期费用的费用,其计量通常是根据所支付的或者应当支付的现金、银行存款或其他货币资金的金额,或者因此而承担的负债(如应付账款、其他应付款等)的金额来确定。

3)第三:按照系统、合理的分摊方式确认。如果一项支出的发生预期在若干个会计期间带来经济利益或服务潜力,那么该项支出就应当按照合理的分摊方法,分期确认为费用。比如以医院自筹资金形成的固定资产的折旧和无形资产的摊销都属于这一情况。当然,并不是所有的折旧和摊销都应当确认为医院的费用,比如以财政补助、科教项目资金形成的折旧,应冲减待冲基金而非确认为费用。

对于分摊确认的费用,如固定资产折旧、无形资产摊销等,费用的计量通常是根据所确认的折旧和摊销金额来确定的。比如按照规定的折旧方法,在预计使用年限内,计提固定资产折旧时,应当按照计提的折旧金额,确认相同金额的费用。

二、会计等式

(一)会计等式定义

会计等式亦称会计平衡公式或会计恒等式,是反映各会计要素之间数量关系的公式。会计等式既是会计的钥匙,也是会计科目、复式记账和会计报表等会计核算方法建立的理论依据。

医院要开始医疗服务活动,必须先拥有或控制一定的经济资源,即资产。各医院的资产尽管在数量和结构上有所不同,但医院各种资产的来源不外乎两种:一是出资者的资金投入,即出资者权益;二是债权人提供的资金,即债权人权益。资产的构成,表明医院拥有多少经济资源和拥有什么样的经济资源;权益(负债及净资产)的构成,则体现由不同渠道取得这些经济资源时所形成的经济关系。因此,资产与权益之间形成了相互依存关系,它们是同一资金的两个不同方面,任何资产必然有其相应的权益,任何权益必有它的资产;一个医院的资产总额与权益总额在数量上存在着必然相等的关系,这一平衡关系用公式表示如下:

$$资产=权益$$

$$权益=负债+净资产$$

$$资产=负债+净资产①$$

这个等式表明医院在某一时点上资金运动的相对静止状态。

医院在开展业务活动过程中不断产生收入和费用,收入和费用相抵后即产生结余,结余是医院的运营成果,是医院净资产的重要来源。在收入和费用没有结转之前,即在一定时期内动态观察医院的业务活动,会计平衡公式还可以表示为:

$$资产=负债+净资产+(收入-费用)②$$

上述等式,只存在于业务活动过程中,年终结余分配后,上式又回复为:

$$资产=负债+净资产$$

其中:①和②是会计等式中的两个基本公式。

(二)会计等式与经济业务的类型

医院在经营过程中发生的各种经济活动在会计上称为经济业务,亦称会计事项。经济业务不断发生,必然会引起各项会计要素经常发生增减变动。但是,无论医院的经济业务的数额如何变动,都不会改变会计等式的数量平衡关系,即医院资产总额总是等于权益总额。从各种经济业务对医院会计要素的影响来看,可以概括为两大类,一类只涉及资产和权益;另一类只涉及收入和支出。

1.涉及资产和权益的经济业务发生后对会计等式的影响

(1)一项资产增加,另一项资产减少,增减金额相等。即经济业务只是引起资产方项目的增减变化,不涉及权益方项目的增减。

(2)一项权益增加,另一项权益减少,增减金额相等。即经济业务只是引起权益方项目的增减变化,不涉及资产方项目的增减,包括:①一项负债增加,另一项负债减少;②一项净资产增加,另一项净资产减少;③一项负债增加,一项净资产减少;④一项净资产增加,一项负债减少。

(3)资产与权益同时增加,双方增加金额相等。即经济业务发生同时引起资产方与权益方项目的增加,包括:①一项资产增加,一项负债增加;②一项资产增加,一项净资产增加。

(4)资产与权益同时减少,双方减少金额相等。即经济业务发生同时引起资产方与权益方项目的减少,包括:①一项资产减少,一项负债减少;②一项资产减少,一项净资产减少。

2.涉及收入和支出(费用)的经济业务发生后对会计等式的影响

在会计年度开始时,基本的会计等式为:

$$资产=负债+净资产$$

在会计年度中,医院由于经营,一方面会取得收入,并因此增加资产(或减少负债);另一方面要发生支出(费用),并因此减少资产(或增加负债)。这类经济业务发生时所引起会计等式中有关会计要素的增减变动,概括起来也不外乎上述第一类经济业务发生对资产和权益影响的四种类型。

(1)收入发生引起资产增加,等式双方同增。

(2)收入发生引起负债减少,等式右方两个项目之间此增彼减。

(3)支出(费用)发生引起资产减少,等式左方两个项目之间此增彼减。

(4)支出(费用)发生引起负债增加,等式双方同增。

由于上述经济业务的发生,会计等式转化为:

$$资产+费用=负债+净资产+收入$$

$$或资产=负债+净资产+(收入-费用)$$

综上所述,会计等式的平衡原理揭示了会计要素之间的规律性联系,因而它是设置会计科目、复式记账和会计报表等方法的理论依据。反过来讲,运用以这一平衡原理建立的各种会计方法,就可以把握会计要素之间的这种规律性联系,为经济管理提供各种会计信息。

(殷　爽)

第二节　会计科目与账户

会计科目是对会计要素的具体内容进行分类核算的项目。通过设置会计科目,可以把各项会计要素的增减变化分门别类地记在账上,清楚地提供一系列具体、分类的数量指标。而会计账户是根据会计科目,设置的具有一定格式和结构,记录会计要素增减变动情况的记账实体。本节将主要介绍医院会计科目与账户。

一、会计科目

会计科目简称"科目",是按经济内容对资产、负债、净资产、收入、费用等会计要素作进一步分类的类别名称,即对会计要素的具体内容进行分类核算的标志或项目。会计科目是对会计对象的具体内容进行科学归类和连续核算与监督的重要工具。会计科目的设置应符合会计核算的一般原则对会计核算工作的基本要求,以保证会计信息的质量。每一个会计科目都应当明确反映一定的经济内容,科目和科目之间在内容上不能相互交叉。会计科目是设置账户的依据,是账户的名称。

(一)设置会计科目的意义

会计科目就是对会计对象具体内容的科学分类,设置会计科目意义重大。

(1)设置会计科目,可以对错综复杂的经济业务进行科学的分类,将复杂的经济信息变成有规律的、易识别的经济信息,并为其转换成会计信息准备条件。

(2)设置会计科目,为正确组织会计核算提供了条件。只有在对会计对象进行科学分类的基础上,才能正确计算其相关经济内容在金额上的增减变化情况,从而正确进行会计核算。

(3)设置会计科目,可以为会计信息的使用者提供科学、详细的分类指标体系。

(4)设置会计科目,可以把价值形式的综合核算和财产物资的实物核算有机结合起来,从而有效地控制财产物资的实物形态。

(二)设置会计科目的原则

分类是管理的一种形式,会计科目作为分类信息项目或标志,分类的正确与否决定着会计信息的科学性、系统性和适用性。因此,会计科目必须根据一定的原则来设置。设置会计科目应遵循以下原则。

1.合法性原则

合法性原则指所设置的会计科目应当符合国家统一的会计制度的规定。

2.相关性原则

相关性原则指所设置的会计科目应为提供有关各方所需要的会计信息服务,满足对外报告与对内管理的要求。

3.实用性原则

实用性原则指所设置的会计科目应符合单位自身的特点,满足单位的实际需要。另外,会计科目要简明、适用,并要分类、编号。每一个会计科目都应有特定的核算内容。具体要求如下。

(1)在设置会计科目时,必须严格、明确地界定每一个会计科目特定的核算内容,不能混淆。

(2)会计科目的名称应与其核算的内容相一致,并要含义明确、通俗易懂。

(3)会计科目的编号是会计科目的数字代码。总分类科目的编号一般为四位数码,其中首位数字表示大类或会计要素,第二位数字表示大类下的小类;四位数字组合起来表示具体的会计科目,如1 001表示库存现金。

统一规定会计科目的编号,是为了便于编制会计凭证,登记会计账簿,查阅账目,实行会计电算化。单位在填制会计凭证、登记会计账簿时,应当填列会计科目的名称,或者同时填列会计科目的名称和编号,不应当只填会计科目编号,不填会计科目名称。

(三)会计科目的分类

由于每个会计科目核算的经济内容及提供核算指标的详细程度不同,因此可以按不同的分类方法将会计科目进行分类。

1.按会计科目核算的经济内容不同

按会计科目核算的经济内容不同,可以分为资产类、负债类、净资产类、收入类和费用类。

(1)资产类科目:①流动资产科目;②非流动资产科目。

(2)负债类科目:①流动负债科目;②非流动负债科目。

(3)净资产类科目:①事业基金科目;②专用基金科目;③待冲基金科目;④财政补助结转(余)科目;⑤科教项目结转(余)科目;⑥本期结余科目;⑦结余分配科目。

(4)收入类科目:①医疗收入科目;②财政补助收入科目;③科教项目收入科目;④其他收入科目。

(5)费用类科目:①医疗业务成本科目;②财政项目补助支出科目;③科教项目支出科目;④管理费用科目;⑤其他支出科目。

2.会计科目按其提供核算指标的详细程度

会计科目按其提供核算指标的详细程度,可以分为总分类科目和明细分类科目。

(1)总分类科目,简称总账科目,是对会计要素的具体内容进行总括分类的科目,是总分类账户的名称。

(2)明细分类科目,简称明细科目,是对总分类科目进一步分类的科目,它所反映的经济内容或提供的指标比较具体详细。医院会计要根据其经济业务复杂程度、管理要求,把明细科目分为子目和细目,子目称为一级明细科目,细目称为二级明细科目。通常总账科目又称一级科目,一级明细科目又称二级科目,二级明细科目又称三级科目。

(四)医院会计科目表

会计科目名称表将会计科目分为资产类、负债类、净资产类、收入类和费用类。

二、会计账户

(一)会计账户的概念

会计账户是根据会计科目,按照会计管理与核算的要求,具有一定格式和结构,用来分类记录会计要素增减变动情况及其结果的载体或记账实体,也就是在账簿中开设的记账单元。在会计核算中,会计账户是用货币计量单位对经济业务按会计科目进行归类、反映和监督的一种专门方法。

(二)开设账户的必要性

账户依附于账页,反映在账簿中。账簿能提供系统的、分门别类的经济信息。账户是反映会计对象具体内容的形式。会计对象是资金运动,资金运动的具体内容是通过在账簿中设置许多账户来反映的。如在"资产"总分类账中设置"库存现金""银行存款""固定资产""库存物资""待摊费用"等账户,就具体地反映出医院的资金使用在哪些方面。

1.开设账户是核算经济业务的需要

通过每个账户,记录每笔经济业务和每类经济业务所引起资金数量的增减变化。按照财务制度的规定,计算出资金的取得、使用、耗费、收回和分配。

2.开设账户是贮存会计信息的需要

账户记录经济业务引起资金的增减变化,既能反映资金的总分类情况,又能反映资金的明细分类的明细情况;既可以反映每一笔经济业务的情况,又可以反映一定时期全部经济业务的情况;既反映资产、负债和净资产的增加和减少情况,又反映其变化的结果情况。从而使每个账户储存有丰富的会计信息。

3.开设账户是提供会计信息的需要

根据每个账户贮存的会计信息,按照医院管理的需要,向有关方面提供关于资金运动的总分类会计信息,或某一方面的明细分类的会计信息,或某种具体的明细的会计信息,以便借助这些会计信息加强医院管理。

(三)会计账户的设置

账户是根据事先确定的会计科目而设置的,确定有什么会计科目就相应的设置什么账户;会计科目是分级设置的,账户也应分级设置。

为了总括核算医院的经济活动情况,根据总分类科目设置的账户称为总账账户,又称一级账户,一般习惯也称为总账,用来核算某项经济内容的总括情况。按子目设置的账户称为二级账户;按细目设置的账户称为三级账户;二、三级账户统称明细账户,一般又称分户账,用来核算某项经济业务详细内容的账户。总账户与明细账户对比见表 21-1。

(四)账户的基本结构

医院在开展业务活动的过程中,其经济业务的增减变化是错综复杂的,但每项经济业务所引起增减变化归纳起来不外乎是增加和减少两种情况,账户的结构就要分别记载这两种情况的变化,并为变化后的财务状况及其结果提供资料。

1.账户结构形式

账户的基本结构分为左方和右方两部分,反映经济业务引起资金运动数量变化的增加和减少两种情况。在账户中应包括以下内容:①账户的名称,即会计科目;②日期和摘要,即经济业务发生的时间和内容;③凭证号数,即账户记录的来源和依据;④增加和减少的金额。图 21-1 为账户的简化形式,通常称为"T"字账。

表 21-1　总账户与明细账户

总账户 一级账户	明细账户(也称为分户账)	
	二级账户 (按子目设置)	三级账户 (按细目设置)
医疗收入	住院收入	床位收入 治疗收入 手术收入 护理收入 …
	门诊收入	挂号收入 诊察收入 检查收入 化验收入 …

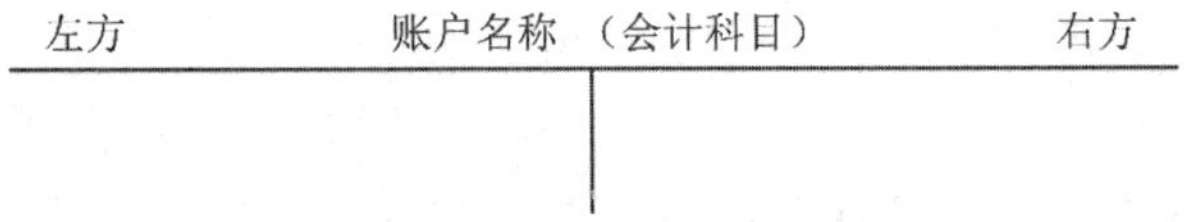

左方	账户名称　(会计科目)	右方

图 21-1　"T"字式账户结构

账户的左方和右方,登记经济业务引起资金运动数量变化的增加或减少。如果在"左方"记录增加额,则在"右方"记录减少额。反之,如果在"右方"记录增加额,则在"左方"记录减少额。

2.账户的余额

账户记录的内容通常包括四个金额要素:期初余额、本期增加发生额、本期减少发生额和期末余额,它们也是账户记录金额的核算指标。

(1)本期增加发生额:指本期账户所登记的增加金额的合计数。

(2)本期减少发生额:指本期账户所登记的减少金额的合计数。

(3)期末余额与期初余额:期末余额为本期期初余额加上本期增加额减去本期减少额后的金额。

上述四项指标的关系可用下列公式表示:

本期期末余额＝本期期初余额＋本期增加发生额－本期减少发生额

三、会计科目与会计账户的关系

会计科目是对会计对象的具体内容进行分类核算的标志或项目。会计账户是根据规定的会计科目开设的,用来记录各个会计科目所反映的经济业务内容的格式。两者既有联系又有区别,具体如下。

(一)会计科目与账户的联系

会计科目与账户都是对经济业务进行的分类,都说明一定的经济业务内容。会计科目给会计账户赋予了科学名称,并限定了会计账户的内涵和用途;会计账户则充分表现了会计科目所要反映的内容,两者在账页中的有机结合,构成了会计账簿。会计科目若不与会计账户相结合,只能是一种对会计要素分类后的名称;而会计账户若不以会计科目命名,则无法应用。

(二)会计科目与账户的区别

1.制定的权限不同

在我国,会计科目是由国家财政部门颁布的会计制度统一制定的,是会计的一项基本制度,除具有方法性和指标性外,还具有法规性,是各经济单位会计核算和会计管理的一种依据;账户是各经济单位根据会计科目的规定和管理的需要在账簿中开设的。

2.时间阶段不同

会计科目是会计主体在进行会计核算之前,事先就确定的对经济业务进行分类核算的项目;账户则是经济业务发生后,进行分类、连续登记的一种手段。

3.具体表现不同

会计科目只有名称,表示对会计要素详细分类的项目,没有形式与结构;而会计账户则既有形式又有一定的结构,并根据不同的命名而有不同的表现。会计科目是对经济内容进行分类核算的依据,是账户的名称;而会计账户则是对会计对象具体内容进行分类核算的载体和工具,是编制会计报表的依据。

(殷 爽)

第三节 借贷记账法

为了对会计要素进行核算与监督,在按一定原则设置了会计科目,并按会计科目开设了账户之后,就需要采用一定的记账方法将会计要素的增减变动登记在账户中。记账方法是指在经济业务发生以后,如何将其记录在账户中的方法。目前通常采用的方法为复式记账法。

一、复式记账法

记账方法有两类,单式记账法和复式记账法。单式记账法是对发生的每一项经济业务所引起的会计要素的增减变动,只在一个账户中进行单方面记录的一种记账法。复式记账法则是从单式记账发展而来的,是对发生的每一项经济业务,都要以相等的金额,同时在两个或两个以上相互联系的账户中进行登记。复式记账法分为借贷记账法,增减记账法和收付记账法等。

(一)复式记账法的原理

复式记账的理论依据是会计平衡关系,即会计等式:

$$资产=权益=负债+净资产$$

会计要素之间的平衡关系是客观的,经济业务的发生又必然引起会计要素数量上的增减变动。要使平衡关系不受影响,就只能是等式两边的要素以相等的数额同时增加或同时减少。或等式一边的不同要素之间、同一要素的不同项目之间以相等的数额此增彼减。而每一变动都涉及不同要素或同一要素的至少两个项目的增减变化。因此,每一项经济业务都要以相等的金额同时在两个或两个以上账户中登记,才能保证记录经济业务的完整性。所以说,会计等式是复式记账法的理论基础。

(二)复式记账法的特点

复式记账法与单式记账法相比,有如下两个特点。

(1)由于对每一项经济业务都要在相互联系的两个或两个以上的账户中做记录,根据账户记录的结果,不仅可以了解每一项经济业务的来龙去脉,而且可以通过会计要素的增减变动全面、系统地了解经济活动的过程和结果。

(2)由于复式记账要求以相等的金额在两个以上的账户同时记账,因此可以对账户记录的结果进行试算平衡,以检查账户记录的正确性。

二、借贷记账法

(一)借贷记账法的概念

借贷记账法,是指以"借""贷"为记账符号,以"资产=负债+净资产"为理论依据,以"有借必有贷,借贷必相等"为记账规则,来登记经济业务,反映各会计要素增减变动情况的一种复式记账法。借贷记账法起源于13～14世纪的意大利,是历史上第一种复式记账法,也是当今世界各国普遍采用的一种记账方法。我国《事业单位会计准则》明确规定医院会计记账采用借贷记账法。

(二)借贷记账法的主要特点

(1)以"借""贷"作为记账符号,在医院的实际工作中,"借"表示资产类、费用类账户的增加和负债类、净资产类、收入类账户的减少;"贷"表示负债类、净资产类、收入类账户的增加和资产类、费用类账户的减少。借贷记账法的记账符号如图21-2所示。

借方	账户名称 （会计科目）	贷方
资产的增加		资产的减少
负债的减少		负债的增加
净资产的减少		净资产的增加
费用的增加		费用的减少或转出
收入的减少或转出		收入的增加

图 21-2　借贷记账法的记账符号

(2)以"有借必有贷,借贷必相等"作为记账规则,医院的每项经济业务,如果在一个账户中记借方,必须同时在另一个或几个账户中记贷方;或者在一个账户中记贷方,必须同时在另一个或几个账户中记借方,记入借方的总额与记入贷方的总额必须相等。

(3)按"借方=贷方"的等式试算平衡,即:①所有账户在一定期间内借方发生额的总和必然等于贷方发生额的总和;②所有期末有余额的账户,它的借方余额的总和也必然等于贷方余额的总和。

上述平衡关系用公式表示如下:

$$\sum 账户的借方发生额 = \sum 账户的贷方发生额$$
$$\sum 账户的借方余额 = \sum 账户的贷方余额$$

(三)借贷记账法的账户结构

借贷记账法账户的结构是根据会计要素的不同而不同。然而不同性质的账户结构都是以会计等式为基础体现的一种对称。借贷记账法的账户基本结构是,每一个账户都分为左右两方,左方为"借方",右方为"贷方"。采用借贷记账法时,规定账户的借贷两方必须做相反方向的记录。账户结构可以概括如图21-3所示。

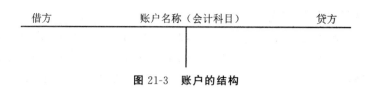

图 21-3 账户的结构

1.资产类账户的结构

资产类账户的结构如图 21-4 所示。

借方		资产类账户名称	贷方	
期初余额	XXX			
本期增加额	XXX	本期减少额	XXX	
本期发生额合计	XXX	本期发生额合计	XXX	
期末余额	XXX			

图 21-4 资产类账户的结构

借方期末余额＝借方期初余额＋借方本期发生额－贷方本期发生额

2.负债及净资产类账户的结构

负债及净资产类账户的结构如图 21-5 所示。

借方		负债及净资产类账户名称	贷方	
		期初余额	XXX	
本期减少额	XXX	本期增加额	XXX	
本期发生额合计	XXX	本期发生额合计	XXX	
		期末余额	XXX	

图 21-5 负债及净资产类账户的结构

贷方期末余额＝贷方期初余额＋贷方本期发生额－借方本期发生额

3.收入类账户的结构

收入类账户的结构如图 21-6 所示。

借方		收入类账户名称	贷方	
本期转出额	XXX	本期增加额	XXX	
本期发生额合计	XXX	本期发生额合计	XXX	

图 21-6 收入类账户的结构

4.费用类账户的结构

费用类账户的结构如图 21-7 所示。

借方		费用类账户名称	贷方	
本期增加额	XXX	本期转出额	XXX	
本期发生额合计	XXX	本期发生额合计	XXX	

图 21-7 费用类账户的结构

其记账方法也有相应要求,具体如下。

(1)任何账户都是左借右贷。

(2)资产、费用类账户增加记左方(借方),净资产、负债和收入类账户增加记右方(贷方),资产、费用类账户减少记右方(贷方),净资产、负债和收入类账户减少记左方(借方)。

(3)各类账户的期末余额与记录增加额的一方通常都在同一方向。

（四）借贷记账法的记账规则

借贷记账法的记账规则概括地说就是"有借必有贷，借贷必相等"。借贷记账法的记账规则是根据以下两个方面来确定的。一是根据复式记账的原理，对任何一项经济业务都必须以相等的金额，在两个或两个以上相互联系的账户中进行登记；二是根据借贷记账法账户结构的原理，对每一项经济业务都应当作借贷相反的记录。因此，借贷记账法要求对每一项经济业务都要按借贷相反的方向，以相等的金额，在两个或两个以上相互联系的账户中进行登记。

结合会计等式，在账户中体现这一平衡关系，可以将不同性质的账户的结构确定为：凡是属于资产类和费用类的账户，经济业务的发生所引起的增加数记入借方，减少数记入贷方，余额在借方；凡是属于负债类、收入类和净资产类的账户，减少数记入借方，增加数记入贷方，余额在贷方。借贷记账法的记账规则见图 21-8 所示。

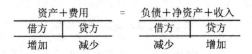

图 21-8　借贷记账法的记账规则

注意事项如下。

（1）对每一个账户来说，期初余额只可能在账户的一方：借方或贷方，反映资产或负债或净资产的期初金额。

（2）如果期末余额与期初余额的方向相同，说明账户的性质未变；如果期末余额与期初余额的方向相反，则说明账户的性质已发生改变。如"应收医疗款"是资产类账户，期初余额一般在借方，反映期初尚未收回的账款。但如果期末余额出现在贷方，说明本期多收了医疗款，多收部分就转化成应退还给对方的款项，变成负债性质的账户了。类似情况一般会在一些往来款账户中出现，如"应收在院患者医疗款""预付账款""应付账款""预收医疗款"等反映往来账款的账户以及"待处理财产损溢"等双重性账户（共同性账户），应根据它们的期末余额方向来确定其性质，如果是借方余额，就是资产类账户；相反，如果是贷方余额，则是负债类账户。因此应在学习中注意深刻理解与掌握账户的结构。

（3）对于收入、费用类账户，由于这类账户的本期发生额在期末结账时都已转入结余类账户，所以一般无期初、期末余额。

（五）借贷记账法的实际运用

1.记账的一般步骤

在实际运用记账规则记录一项经济业务时，一般按下列步骤进行。

（1）分析经济业务涉及哪几个会计要素，应在哪几个账户中进行登记。

（2）确定涉的这些账户属于什么性质的账户，哪个账户记增加，哪个账户记减少，还是同时记增加或同时记减少。

（3）判断应记入相关账户的借方还是贷方，以及各账户应记的金额。

2.借贷记账法举例

现以某医院开展的四笔经济业务为例说明借贷记账法的记账规则。

（1）医院预收住院患者医疗款 6 万元，存入银行存款账户，如图 21-9 和图 21-10 所示。

借方	预收医疗款		贷方
	期初余额		589 000
	①		60 000
	期末余额		649 000

图 21-9 预收医疗款

借方	银行存款		贷方
期初余额	283 000		
①	60 000	②	100 000
		③	200 000
期末余额	43 000		

图 21-10 银行存款

(2)医院用银行存 10 万元款购买卫生材料,如图 21-10 和图 21-11 所示。

借方	库存物资		贷方
期初余额	560 000		
②	100 000		
期末余额	660 000		

图 21-11 库存物资

(3)医院用银行存款,偿还短期借款 20 万元,如图 21-10 和图 21-12 所示。

借方	短期借款		贷方
	期初余额		450 000
③	200 000		
	期末余额		250 000

图 21-12 短期借款

(4)医院将某已经完成的科研项目的余额款 25 万元,按规定转入事业基金,如图 21-13 和图 21-14 所示。

借方	科教项目结转(余)		贷方
	期初余额		300 000
④	250 000		
	期末余额		50 000

图 21-13 科教项目结转(余)

借方	事业基金		贷方
	期初余额		158 0 000
	④		250 000
	期末余额		1 830 000

图 21-14 事业基金

通过以上四项业务可见:①借贷记账法的记账规则是"有借必有贷,借贷必相等";②经济业务对会计等式的增减变化影响是涉及等号两边的账户时,同增或同减;只涉及等号一边的账户时,有增有减。

(何三静)

参考文献

[1] 李连成,莫大鹏,付应明.现代医院管理制度全集[M].北京:中国言实出版社,2020.

[2] 杜天方,刘燕.医疗机构项目成本管理[M].杭州:浙江工商大学出版社,2022.

[3] 蒋飞.现代医院管理精要[M].北京:科学技术文献出版社,2019.

[4] 糜琛蓉,倪语星,朱仁义.医院感染防控与管理实训[M].北京:科学出版社,2020.

[5] 翟理祥,夏萍.精益医疗管理实践[M].北京:人民卫生出版社,2022.

[6] 刘乃丰.医院信息中心建设管理手册[M].南京:东南大学出版社,2020.

[7] 陈伟,李鑫.医疗投诉管理实务[M].北京:国家行政学院出版社,2022.

[8] 王霜.现代医院管理制度研究[M].秦皇岛:燕山大学出版社,2019.

[9] 应亚珍.现代医院管理丛书 医院经济运行精细化管理[M].北京:人民卫生出版社,2022.

[10] 张锦文.医院管理[M].台湾:台北市大林出版社,2020.

[11] 莫求,王永莲.医院行政管理[M].上海:上海交通大学出版社,2019.

[12] 臧培毅.现代医院管理理论与实践[M].长春:吉林科学技术出版社,2018.

[13] 庄建民.医院管理新思维[M].北京:人民卫生出版社,2020.

[14] 师庆科,王觅也.华西医学大系 现代大型综合性医院大数据平台建设与应用探索[M].成都:四川科学技术出版社,2022.

[15] 邹妮,孙喆.医院感染管理[M].上海:上海世界图书出版公司,2019.

[16] 郑艳华.现代医院管理[M].北京:科学技术文献出版社,2020.

[17] 卢文,张延红,陈永利.新形势下医院财务管理与创新研究[M].长春:吉林科学技术出版社,2022.

[18] 吴兆玉,陈绍成.实用医院医疗管理规范[M].成都:四川科学技术出版社,2019.

[19] 苗豫东.公立医院应急管理理论与实践[M].北京:经济科学出版社,2022.

[20] 李亚军.现代医院管理制度[M].西安:世界图书出版西安有限公司,2020.

[21] 孙良仁.现代医院管理实践[M].北京:科学技术文献出版社,2019.

[22] 吕峰,杨宏,高云英.医院信息管理理论研究[M].成都:电子科技大学出版社,2018.

[23] 王人颢.公立医院国有资产管理手册[M].北京:中国经济出版社,2022.

[24] 沈红玲.现代医院管理理论与实践[M].北京:科学技术文献出版社,2020.

[25] 马静.实用医院管理[M].汕头:汕头大学出版社,2019.

[26] 马雅斌,李语玲,王云峰.医院药事管理制度[M].上海:世界图书出版上海有限公司,2022.

[27] 莫言娟.现代医院管理与医院经济运行[M].天津:天津科学技术出版社,2020.

[28] 胡光云.新编医院管理实务[M].昆明:云南科技出版社,2019.

[29] 王晓锋.现代医院管理模式与实用操作[M].北京:科学技术文献出版社,2020.

[30] 潘美恩,廖思兰,黄洁梅.医院档案管理与实务[M].长春:吉林科学技术出版社,2022.

[31] 兰芳.现代医院财务管理研究[M].延吉:延边大学出版社,2020.

[32] 张蔚.现代医院文档管理[M].西安:世界图书出版西安有限公司,2022.

[33] 杨继红.现代医院管理概要[M].上海:上海交通大学出版社,2019.

[34] 陈英博.现代医院财务管理探索[M].北京:现代出版社,2020.

[35] 陈佳骏.6S 精益管理提升医院员工满意度的实践研究[J].现代医院管理,2022,20(3):50-52.

[36] 谭梦,刘玉秀,王修来,等.国外医院管理的研究热点分析[J].医学研究生学报,2022,35(4):414-417.

[37] 胡木兰.学校医院管理系统的分析与设计[J].软件,2022,43(4):51-53.

[38] 费良巧,王峥,李星星,等.基于供应链管理的现代医院管理[J].现代医院管理,2022,20(1):44-47.

[39] 刘伊婧,孙志欣.现代中医医院的管理四要素[J].中国城乡企业卫生,2022,37(1):212-214.

[40] 王莉,张鑫.利用网络信息技术实现医院档案信息化管理[J].办公自动化,2022,27(15):46-48.